神经外科视频图解

——肿瘤及颅底手术

Video Atlas of NEUROSURGERY

—Contemporary Tumor and Skull Base Surgery

原著主编 Alfredo Quiñones-Hinojosa

视频编辑 Jordina Rincon-Torroella

主　　译 张洪钿　陈立华　骆锦标

副 主 译 杜郭佳　云　强　杨　非　王向宇　陈保东

译者名单（按姓氏笔画排序）

万振海　马献昆　王大巍　左　频　付　尧

白　刚　冯　刚　冯伟文　朱　蒙　刘建明

江　津　闫宪磊　闫惊涛　许敏华　李　磊

杨　海　张广柱　张长远　张心佟　陈为为

陈成为　邵永祥　范学政　赵培超　姚安令

袁　波　唐建巍　黄传平　章建飞　董玉书

谭林琼

科学出版社

北　京

图字：01-2018-6590 号

内 容 简 介

本书是美国著名的梅奥诊所神经外科主任 Alfredo 最新力作，他曾因主编世界神经外科经典巨著 *Schmidek and Sweet Operative Neurosurgical Techniques (6th)* 闻名业界。全书分 7 部分介绍了当今轴内肿瘤、轴外肿瘤、脑室内肿瘤、颅底入路、颅底肿瘤的内镜通路、颅底病变的联合通路、颅底肿瘤的神经外科手术方法和技巧，配合 6h 时长的 40 个视频剪辑，完美诠释了当代颅底和肿瘤神经外科界最新成果及微创神经外科的最新理念。通过准确的语言描述、大量精美的图片、清晰的手术录像将神经外科的手术细节一一呈现给读者，使复杂的颅底和肿瘤神经外科手术操作变得通俗易懂。全书体现了多学科交叉和精准神经外科的当代发展，并展现了现代最新科学技术在神经外科领域的应用，是神经外科手术操作最新成果的集成。

本书可供神经外科医师及相关从业人员使用。

图书在版编目（CIP）数据

神经外科视频图解 . 肿瘤及颅底手术 /（美）阿尔弗雷多 奎松 - 辛诺霍萨主编；张洪钿，陈立华，骆锦标译 .—北京：科学出版社，2019.2

书名原文：Video Atlas of NEUROSURGERY—Contemporary Tumor and Skull Base Surgery

ISBN 978-7-03-060447-7

Ⅰ . ① 神…　Ⅱ . ①阿…　②张…　③陈…　④骆…　Ⅲ . ①神经外科手术 - 图解　②颅内肿瘤 - 外科手术 - 图解　③颅底 - 脑外科手术 - 图解　Ⅳ . ① R651-64　② R739.41-64　③ R651.1-64

中国版本图书馆 CIP 数据核字（2019）第 013016 号

责任编辑：徐卓立 / 责任校对：蒋　萍
责任印制：肖　兴 / 封面设计：吴朝洪

科学出版社 出版
北京东黄城根北街 16 号
邮政编码：100717
http://www.sciencep.com

三河市春园印刷有限公司 印刷
科学出版社发行　各地新华书店经销
*
2019 年 2 月第　一　版　开本：889 × 1194　1/16
2020 年 1 月第二次印刷　印张：17 3/4
字数：510 000

定价：198.00 元

（如有印装质量问题，我社负责调换）

ELSEVIER

Elsevier (Singapore) Pte Ltd.
3 Killiney Road, #08-01 Winsland House I, Singapore 239519
Tel: (65) 6349-0200; Fax: (65) 6733-1817

Video Atlas of NEUROSURGERY：Contemporary Tumor and Skull Base Surgery,1th Edition

ISBN: 978-0-323-26149-4

This translation of *Video Atlas of NEUROSURGERY*：*Contemporary Tumor and Skull Base Surgery*,1st Edition by Alfredo Quiñones-Hinojosa was undertaken by China by China Science Publishing & Media Ltd. (Science Press) and is published by arrangement with Elsevier (Singapore) Pte Ltd.

Video Atlas of NEUROSURGERY：*Contemporary Tumor and Skull Base Surgery*,1st Edition by Alfredo Quiñones-Hinojosa 由科学出版社进行翻译，并根据科学出版社与爱思唯尔（新加坡）私人有限公司的协议约定出版。

《神经外科视频图解：肿瘤及颅底手术》（第 1 版）（主译张洪钿等）
ISBN：978-7-03-060447-7

声　明

本译本由科学出版社完成。相关从业及研究人员必须凭借其自身经验和知识对文中描述的信息数据、方法策略、搭配组合、实验操作进行评估和使用。由于医学科学发展迅速，临床诊断和给药剂量尤其需要经过独立验证。在法律允许的最大范围内，爱思唯尔、译文的原文作者、原文编辑及原文内容提供者均不对译文或因产品责任、疏忽或其他操作造成的人身及（或）财产伤害及（或）损失承担责任，亦不对由于使用文中提到的方法、产品、说明或思想而导致的人身及（或）财产伤害及（或）损失承担责任。

expertconsult.com 网站上的视频资料：

本书的相关视频，包括每一章中每一个手术步骤都能够通过访问 www. expertconsult.com 网站看到。这些内容可与本书各章节的阅读结合起来使用，也可以独立使用。如何访问视频的指令可在相关的页面上找到。

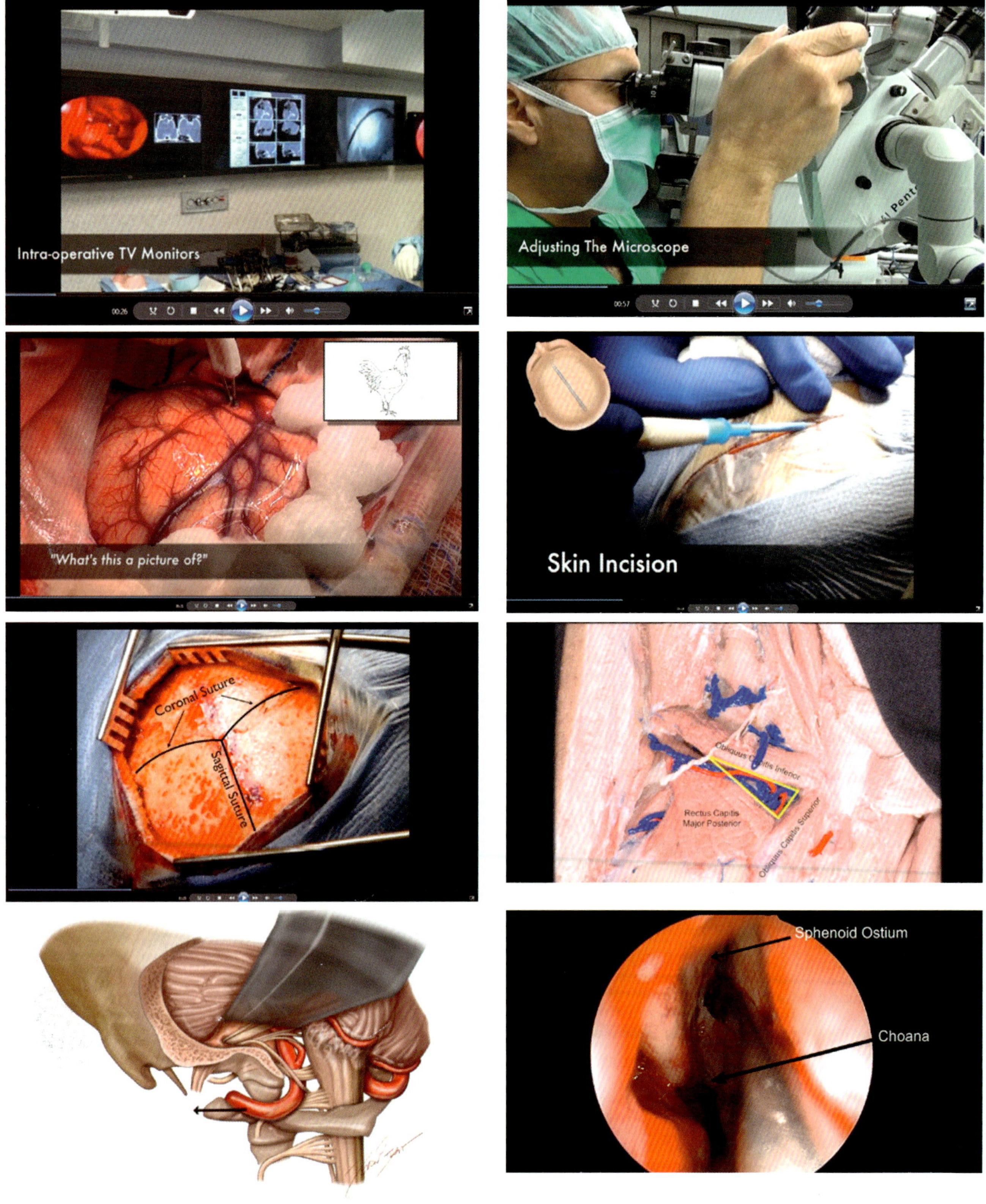

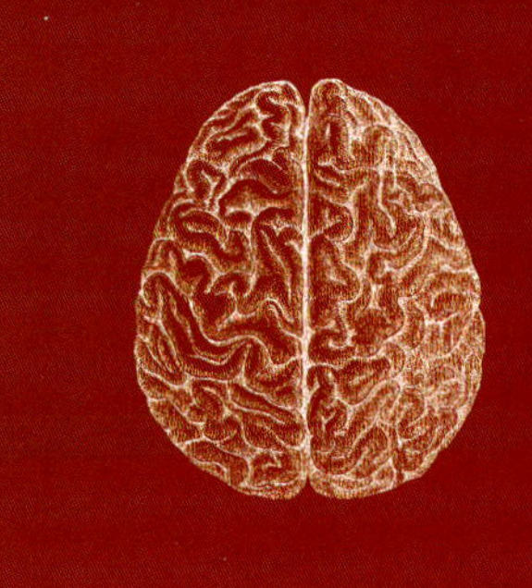

主 译 简 介

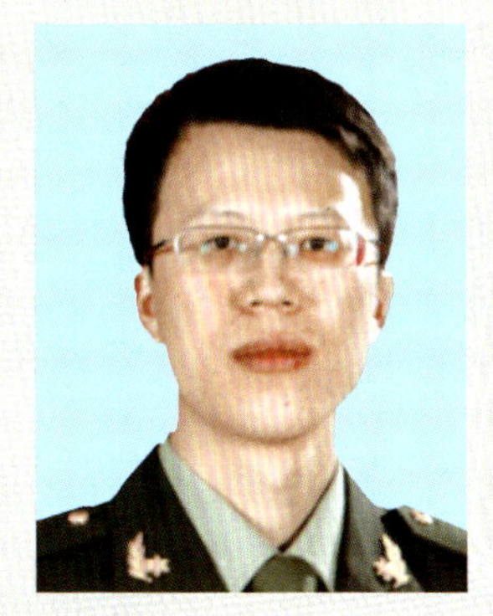

张洪钿

医学博士、博士后、硕士研究生导师。中国人民解放军总医院第七医学中心附属八一脑科医院副主任医师、副教授。曾赴德国法拉克福大学攻读博士后，德国汉诺威神经外科研究所做访问学者。现任中华医学会神经外科分会青年委员，中国医师协会急诊分会神经急诊专业委员会常委，中国研究型医院学会神经外科专业委员会神经创伤专家委员会委员，中国研究型医院学会神经外科专业委员会神经重症专家委员会委员，北京市医学会神经外科学分会青年委员，中国医师协会神经损伤与修复分会青年委员，中国医师协会显微外科医师分会神经外科专业委员会委员，北京市医学会神经外科学分会青年委员，欧美同学会脑血管病专业委员会委员，国家自然科学基金委员会评审专家；并担任国内多家杂志和 3 个 SCI 杂志编委或审稿人。

擅长脑血管病和颅内肿瘤显微镜和内镜下的精准锁孔手术及多学科治疗，每年完成开颅手术 300 余例。开展干细胞移植与脑卒中、脊髓损伤和脑瘫再生修复方面的研究，以第一作者和通讯作者发表 SCI 论文 40 余篇，主编（译）包括《神经外科锁孔手术入路》和《脑桥小脑角手术学》等专著 5 部，获得国家和省部级基金 7 项，科研经费约 300 余万，2013 年获北京市科技进步二等奖，入选教育部新世纪优秀人才计划、北京市科技新星及北京市优秀人才。

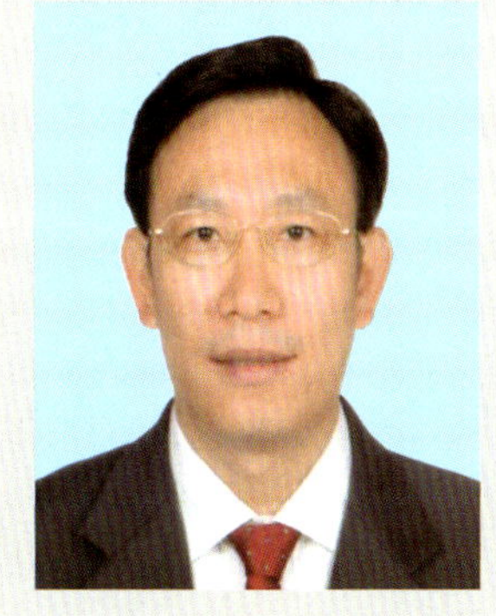

陈立华

医学博士，博士后，教授，主任医师，博士研究生导师。中国人民解放军总医院第七医学中心附属八一脑科医院主任。曾在德国汉诺威神经外科研究所做访问学者。现任中国神经科学学会理事，中国神经科学学会神经损伤与修复分会副主任委员候任主委，中国医师协会显微外科医师分会第一届委员会委员，北京神经内科学会全科医学专业委员会（第一届）副主委，海峡两岸医药卫生交流协会神经外科专业委员会委员，中国研究型医院协会神经外科专业委员会神经创伤专家委员会常务委员，中国医药教育协会神经外科分会常委，中国医疗保健国际交流促进会神经外科分会委员；

担任《中华神经创伤外科电子杂志》副主编；《中华脑科疾病与康复电子杂志》副主编，《中华神经外科疾病研究杂志》《中华神经医学杂志》等多家杂志编委。

擅长颅底和脑干肿瘤显微镜和内镜下的精准微创手术及综合治疗，年完成微创开颅手术 400 余例。1999 年在国内率先开展“锁孔”(或称微骨孔)颅底外科的科研和临床工作，已完成“微骨孔”手术超过 2500 余例。主要开展颅底肿瘤基础与临床方面的研究，以第一作者和通讯作者发表 SCI 论文 100 余篇，主编（译）包括《实用颅底显微外科》、《神经外科锁孔手术入路》和《脑桥小脑角手术学》等专著 6 部，先后获得湖南省优秀青年教师科研基金、博士后基金、北京市卫生人材“十百千”百字人才培养基金、北京市委组织部优秀人才培养基金、国家自然科学基金、北京市优秀人才培养基金资助、首都医学发展基金重点项目、首都医学发展基金创新项目等资助。2009 年获中国神经外科医师协会王忠诚青年医师奖，2013 年因“听神经瘤微侵袭治疗技术体系的建立与临床应用”获国家教育部科技成果奖二等奖，获其它省部级成果 6 项。

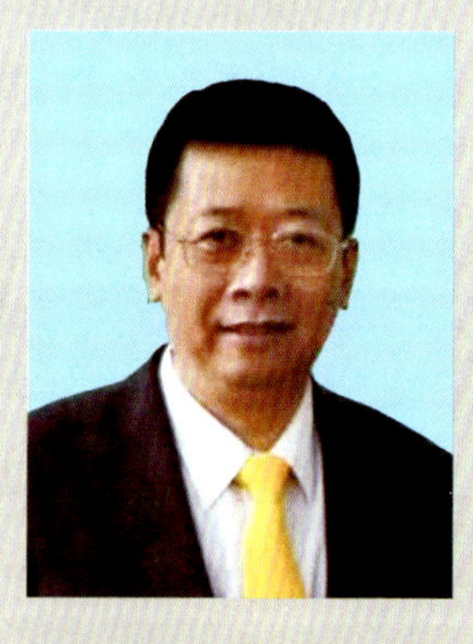

骆锦标

华南理工大学附属二院，广州医科大学附属广州市第一人民医院神经外科主任医师。现任中华医学会急救分会心脑血管病学组委员兼秘书，中国医师协会神经急诊专业委员会常委，中国研究型医院神经创伤专家委员会常委，广东省医师协会神经外科医师分会委员，广东省医学教育协会神经外科分会副主任委员，广东省中西医结合神经肿瘤分会常委，广东省医学会创伤分会常委，广州市医学会神经外科分会常委，广州抗癌协会神经外科分会委员，中国神经调控联盟理事。

近十几年来一直专注于脑出血微创手术救治及颅脑创伤的临床和基础研究，是国家卫健委中华医学会、中国医师协会培训部脑出血微创救治新技术向全国推广的主要专家之一。参与国家“十一五”及“十二五”课题的临床研究，主持省科技厅及市卫生局科研课题多项，发表国内外学术研究论文数十篇。目前是广东省、广州市以及江西省、河北省等多地区的科技评审专家委员会成员，也是参与制定最新的“全国高血压脑出血诊治专家共识”广东省唯一的入选专家。参加了由美国 - 澳大利亚 - 中国共同组织的“MISTE- Ⅲ国际大样本脑出血微创治疗多中心临床研究”，以及“Interact3 国际脑出血的多中心研究”等国际合作。

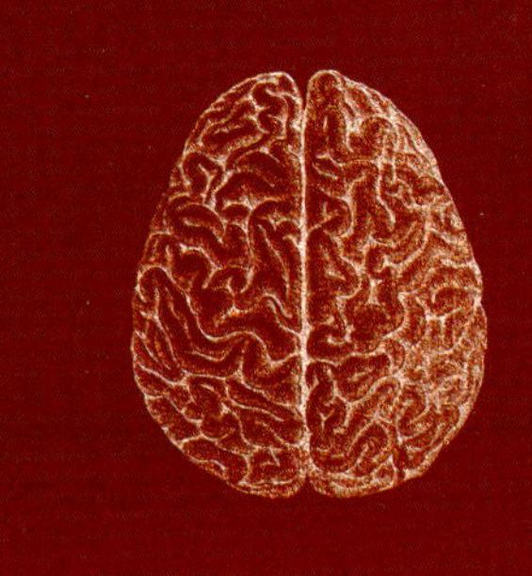

原 著 主 编

Alfredo Quiñones-Hinojosa

美国 Miller-Coulson 临床卓越学院成员

美国佛罗里达州梅奥诊所

William J.&Charles H. 梅奥教授兼神经外科主任

美国马里兰州巴尔的摩约翰 · 霍普金斯大学医学院

原神经外科肿瘤学、神经科学、细胞和分子医学教授

原神经外科脑肿瘤手术组主任、垂体手术组主任

视频编辑

Jordina Rincon-Torroella 医学博士

美国马里兰州巴尔的摩约翰 · 霍普金斯大学医学院

神经外科博士后研究员

视频说明：视频来源于 expertconsult.com

说　　明：视频图解的主要内容由每一章节循序渐进的视频组成，具体内容见网站 www.expertconsult.com。这些视频可与本书各章节结合起来使用，也可以独立使用。

本书所有在线内容可访问以下网址获得：ebooks.elsevier.com。

当您登录网址后，请根据提示进行以下操作：

Select Language:English ⟶ If you have a redemption code, click here. ⟶ 填入密码，点击 NEXT ⟶ 点击 SUBMIT

然后进行注册即可。

请注意输入密码时中间不要有任何空格。注册时需要将所有信息填写完整，邮箱一定要收到完整密码重置信息，如果不够完整，需要刷新重试。第一次使用需要接收网站的条款。

献 辞

致我亲爱的妻子 Anna 和我们的孩子 Gabriella、David、Olivia，感谢他们对病人及其家庭奉献的一份非凡的耐心和爱。孩子们是我工作必不可少的部分，他们所问的问题常让我不知如何作答，也促使我始终保持脚踏实地和谦逊的作风。

致我的前任和现任导师，还有我们优秀的团队，包括护士、行政人员、麻醉师、神经内科医师、神经外科医师、耳鼻喉科医师、放射科医师、内分泌科医师、住院医师、研究生和医学生。他们全身心致力于追求完美，悉心关怀病人，这些都是手术进步不可或缺的一部分。他们不仅教给我如何手术，还教我如何成为一个有爱心的医师。他们多年来一直引领着我，指导着我。当我心怀疑虑和恐惧、置身黑暗不知所措时，他们为我指点迷津。

致我极好的病人和他们的家人，他们把生命托付于我们，向我们提出问题，推动着我们变成更好的内科医师、外科医师和更优秀的人。

致 Elsevier 公司，Jordina Rincon-Torroella 博士、Devon Stuart 博士和优秀的团队，感谢你们让这本书出版。历时数年病例的收集、视频的录制，凝聚着大家多年的经验和心血，才最终编著出了这本书及相关的视频集——如果没有你们，这些都不可能实现。

Alfredo Quiñones-Hinojosa

2016 年 8 月

致　谢

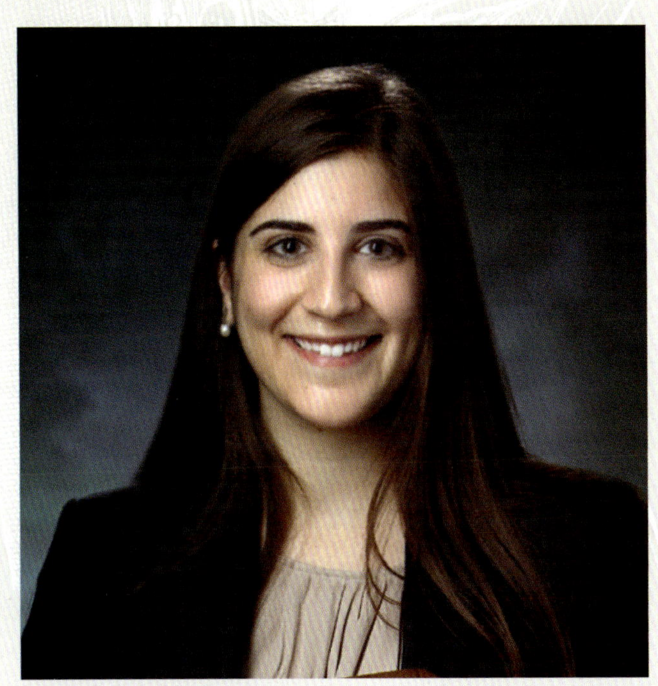

视频编辑
Jordina Rincon-Torroella

Jordina Rincon-Torroella 于 2013 年 2 月在西班牙的巴塞罗那大学获得了医学博士学位。2012 年 3 月赴美国的约翰 • 霍普金斯大学医学院实习，期间加入了 Quiñones 博士的神经外科团队。2013 年 7 月被“Riera Gubau 基金会”资助并获“La Caixa”奖学金返回约翰 • 霍普金斯大学医学院做博士后研究员。她的研究兴趣包括肿瘤的发生、高级别胶质瘤的治疗及颅底病变的手术入路。Rincon 博士多次参与发表或出版相关的临床研究和翻译著作，所撰写的章节达到 60 余个，还在许多具有开创性内容的神经外科书籍中完成了视频拓展工作，其中包括 Quiñones 博士神经外科实验室的多个项目，如新技术的应用、胶质瘤的诊断和治疗。Jordina Rincon-Torroella 博士 2016 年 7 月在约翰 • 霍普金斯大学医学院开始了作为神经外科住院医生的职业生涯。

Devon Stuart，艺术类硕士，毕业于医学应用艺术专业。作为一位医学艺术家，创办了 Devon Medical Art，LCC 并担任领导人。从 2011 年起，她为 Elsevier 公司完成了 5 本外科图书的绘画，尤其擅长有关头颈部手术的绘制工作，作品超过 700 幅。在相关的图谱和视频创作中，她对颅骨解剖和绘画的精度把握十分准确。Devon 与约翰 • 霍普金斯医学公司有插图和 3D 动画制作方面的广泛合作，作品涉及乳房重建、整形外科、疝修补、胎儿治疗和特殊的移植手术。目前她与丈夫和 2 个孩子生活在美国 Hershey。

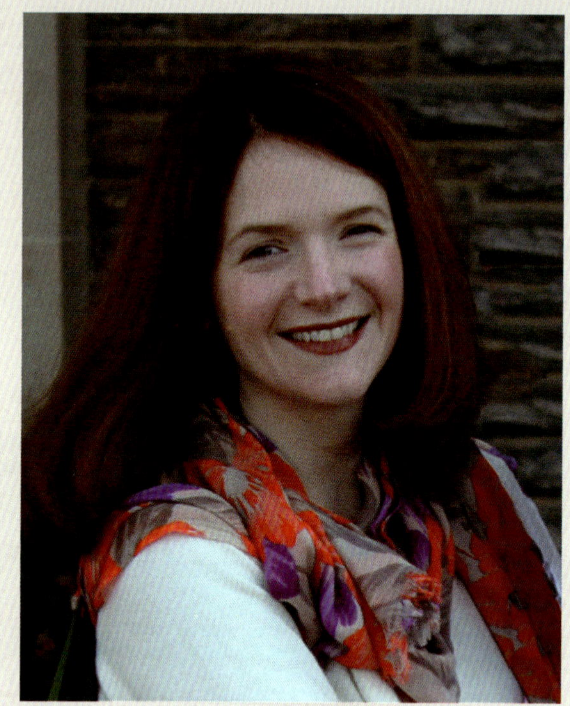

插图画家
Devon Stuart

我们感谢外科手术工作室为这本关于颅底手术视频图解的图书提供了 3D 模型和相关的图像资料。该外科手术工作室致力于提供为医疗卫生服务的手术影像，以期为相关合作的企业带来更多的价值。外科手术工作室整合了现代最顶尖的剪辑和仿生技术，治疗全程中经由病人和医师的双重授权，对相关的医学图像和视频片段进行了重新制作。该工作室的联合孵化平台，通过对图像多重有创意的修饰手段，如动画和互动等，实现了图像多层次的综合性虚拟重建，使得这些图像似乎是在病人体内巡游所拍摄出来的。更多体验可以访问 http://www.surgicaltheater.net/3D

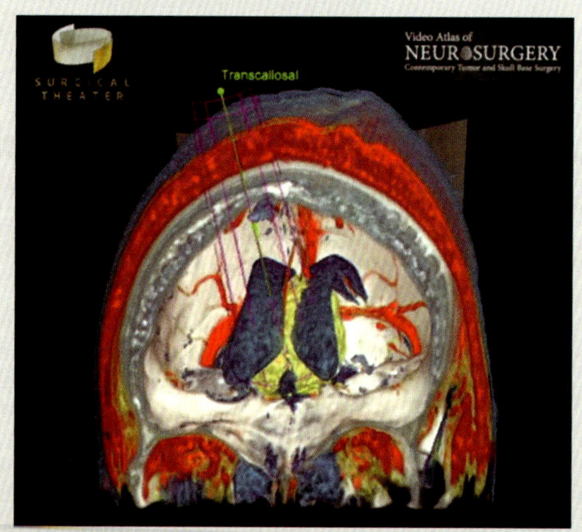

3D 模型外科手术工作室
© Surgical Theater.

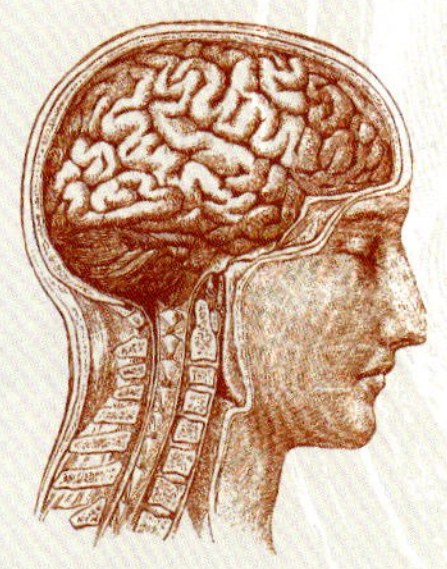

撰稿者名单

Shami Yesha Acharya, BSc (Hons), MBBS, MRCSEng
Post-Doctoral Fellow
Department of Neurosurgery
The Johns Hopkins Hospital
Baltimore, MD, USA;
Neurosurgical Trainee
St George's Hospital
London, UK

João Paulo Almeida, MD
Post-Doctoral Fellow
Department of Neurosurgery
The Johns Hopkins Hospital
Baltimore, MD, USA;
Neurosurgeon
State University of Campinas (UNICAMP)
São Paulo, Brazil

Norma Arechiga, MD
Post-Doctoral Fellow
Department of Neuro-Oncology
The Johns Hopkins University
Baltimore, MD, USA;
Chief of Neurology at ABC Hospital, Mexico;
Professor of Neurology at Universidad Anahuac Mexico
Professor of Neurology at Technologico de Monterrey;
Adults Neurology, Centro Médico Nacional SXXI;
Hospital de Especialidades, IMSS, Mexico City

Arnau Benet, MD
Associate Collaborator
Department of Neurosurgery
The Johns Hopkins Hospital
Baltimore, MD, USA;
Assistant Professor, Departments of Neurosurgery and OHNS
Director, Skull Base and Cerebrovascular Laboratory
University of California San Francisco
San Francisco, CA, USA

Eibar Ernesto Cabrera-Aldana, MD
Research Fellow in Neuro-Oncological Surgery
The Johns Hopkins University
Baltimore, MD, USA;
Neurosurgeon
National Institute of Neurology and Neurosurgery
Mexico City

Martín A. Chacón Portillo, MD
Research Fellow
Department of Neurosurgery
The Johns Hopkins Hospital
Baltimore, MD, USA

Kaisorn L. Chaichana, MD
Neurosurgery Resident
Department of Neurosurgery
The Johns Hopkins University
Baltimore, MD, USA

Chikezie I. Eseonu, MD
Neurosurgery Resident
Department of Neurosurgery
The Johns Hopkins University
Baltimore, MD, USA

Brian Hwang, MD
Neurosurgery Resident
Department of Neurosurgery
The Johns Hopkins University
Baltimore, MD, USA

Christina Jackson, MD
Neurosurgery Resident
Department of Neurosurgery
The Johns Hopkins Hospital
Baltimore, MD, USA

Ignacio Jusué-Torres, MD
Salisbury Fellow
Department of Neurosurgery
The Johns Hopkins University
Baltimore, MD, USA

Alexandra Larsen, BS
Research Volunteer
Department of Neurosurgery
The Johns Hopkins Hospital
Baltimore, MD, USA;
MD Candidate
Harvard Medical School
Boston, MA,USA

Salvador Manrique-Guzman, MD, MSc
Post-Doctoral Fellow
Department of Neurosurgery
The Johns Hopkins Hospital
Baltimore, MD, USA;
Junior Associate
Department of Neurosurgery
ABC Medical Center
Mexico City

Roberto Andrés Medina-Molina, MD
Research Fellow
Department of Neurosurgery
The Johns Hopkins Hospital
Baltimore, MD, USA;
Medical Student
Escuela Nacional de Medicina
Monterrey, NL, Mexico City

Elizabeth Ogando-Rivas, MD
Post-Doctoral Fellow
Department of Neurosurgery
The Johns Hopkins Hospital
Baltimore, MD, USA;
Neurosurgery Resident
General Hospital of Mexico
Mexico City

Eva F. Pamias-Portalatín, MD
Neuro-Oncology Research Fellow
Department of Neurosurgery
The Johns Hopkins University;
Neurosurgery Resident
University of Puerto Rico Medical Science Campus
Puerto Rico

Omar Antonio Pérez-Morales, MD
Post-Doctoral Fellow
Department of Neurosurgery
The Johns Hopkins University
Baltimore, MD, USA

Alfredo Quiñones-Hinojosa, MD, FAANS, FACS
Member, Miller-Coulson Academy of Clinical Excellence
William J. and Charles H. Mayo Professor and Chair of
Neurologic Surgery
Mayo Clinic, FL, USA;
Formerly Professor of Neurological Surgery and
Oncology Neuroscience and Cellular and Molecular
Medicine
Director, Brain Tumor Surgery Program
Director, Pituitary Surgery Program
Department of Neurosurgery
Johns Hopkins Medicine and University
Baltimore, MD , USA

Karim Refaey, MD
Post-Doctoral Fellow
Department of Neurosurgery
The Johns Hopkins University
Baltimore, MD, USA

Jordina Rincon-Torroella, MD
Post-Doctoral Fellow
Department of Neurosurgery
The Johns Hopkins University
Baltimore, MD, USA

Alejandro Ruiz-Valls, MD
Post-Doctoral Fellow
Department of Neurosurgery
The Johns Hopkins University
Baltimore, MD, USA

Danilo Tueme, MD
Research Fellow
Department of Neurosurgery
The Johns Hopkins Hospital
Baltimore, MD, USA;
Telehealth Intern
Escuela Nacional de Medicina
Tecnologico de Monterrey
Monterrey, NL, Mexico City

Gabriel Vargas-Rosales, MD
Research Fellow
Department of Neurosurgery
The Johns Hopkins Hospital
Baltimore, MD, USA

Tito Vivas-Buitrago, MD
Post-Doctoral Fellow
Department of Neurosurgery
The Johns Hopkins University
Baltimore, MD, USA;
Universidad de Santander (UDES)
Bucaramanga, Colombia

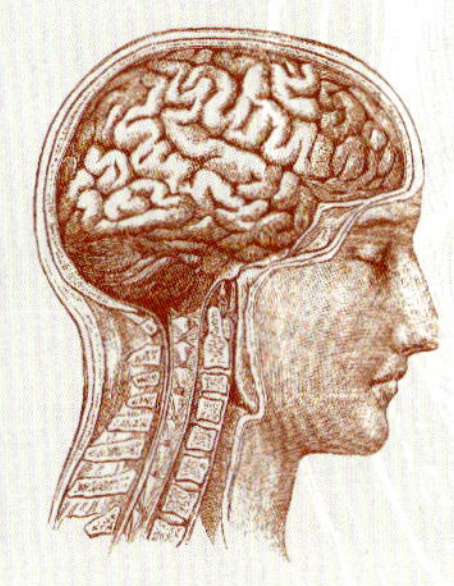

对本书的称赞

《神经外科视频图解：肿瘤及颅底手术》一书运用出色的技术将绘图、动画与手术视频融合起来，生动地展示了神经外科手术的全过程。这样的著作对读者理解和掌握相关技术非常有帮助，希望能通过该书把最好的神经外科手术技术推广与传播出去。我特别欣赏贯穿在学习材料中的“要点总结”，并毫不犹豫地推荐该书作为寻求提高手术技能者的工具书。

Bob S. Carter，医学博士、哲学博士
美国加州大学圣地亚哥医学院神经外科主任
外科和神经外科教授

我看了《神经外科视频图解：肿瘤及颅底手术》一书的文本和视频，感到该书用新颖、简练和非常实用的方式提供了有关手术技术和适应证方面的知识，尤其是分步骤的详细指导对实习医师和执业医师来说非常有益，十分有利于指导他们在实践中如何应用。结合视频解说阅读文本很有启发性和教育性，这样的图书能够使读者学到更多有用的知识。

E. Antonio Chiocca, 医学博士、哲学博士
美国波士顿哈佛医学院神经外科教授
Brigham 妇女医院神经外科和神经外科研究所主任
Dana-Farber 神经肿瘤研究中心主任

《神经外科视频图解：肿瘤及颅底手术》创建了一种新的令人振奋的出版方式和教育方式。这是一种具有里程碑意义的探索，全书以病例为导向，系统性地展现了大量神经外科手术过程。书中包括了常见的和一些不常见的手术，提取出能够普遍应用到我们工作过程中的重要细节差别及要点总结。实现了既有好的病例描述，又有启发性的插图和动画的表现形式，让读者一目了然。该书不仅展示了正常解剖、解剖变异和正常结构移位；还展示了规范手术入路，强调避免并发症，以及术中各种辅助手段的应用。

尽管是二维画面，但是该书涉及的视频清晰、赏心悦目。该书所提供的渐进式精湛的手术技巧课程有助于我们获得理想的手术结果。

大家难以想象作者们为出版这本教育性极强的著作所付出的巨大努力。这本实用视频图谱的出版归功于杰出的作者和出版人。

Edward R. Laws, 医学博士
美国波士顿哈佛医学院 Brigham 妇女医院神经外科教授

感谢该书作者分享的这些视频和章节，我认为这对各个阶段的实习医师和神经外科执业医师都具有极宝贵的参考价值。手术过程的图谱是精美的艺术品，漂亮地展现出了手术中的解剖和技巧。文字简明，章节扼要易读。“要点总结”是Quiñones医师多年经验和智慧的极好总结。作为曾经的老师能够参与培养出这么一位杰出的神经外科医师，我引以为傲。很高兴他付出了大量的时间和精力完成如此有深刻见解和引人入胜的著作。

Michael T. Lawton，医学博士
美国旧金山加州大学神经外科教授及副主席
麻醉和围术期监护教授兼主任
Tong-Po Kan 基金会脑血管研究中心主任

我刚刚预览了这本书的视频图解，认为它十分优秀。章节编排组织和印刷都很好，视频清晰且十分容易理解。毫无疑问，这是一本将对神经外科实习医师非常实用的神经外科手术图解著作。我衷心对这本杰作的问世表示祝贺！

Linda Liau，医学博士
美国加州大学洛杉矶分校医学院神经外科教授兼主任
脑肿瘤项目主任

《神经外科视频图解：肿瘤及颅底手术》一书对普通神经外科医师和神经外科肿瘤医师来说，都算得上是一部经典好书。书中对手术细节一丝不苟和见解深刻的外科要点总结一定不会使读者（从初级住院医师到高级主治医师）失望。

Nader Sanai，医学博士
美国菲尼克斯 Barrow 神经肿瘤外科主任
神经病学研究所脑肿瘤研究中心主任

在这部视频书籍中，Quiñones医师将复杂的神经外科手术过程以简单易懂的形式呈现了出来，完成的工作引人注目。手术视频、图像和解说的质量很高，“要点总结”像无价之宝，处处体现着Quiñones医师丰富的临床经验和睿智的判断。不管对神经外科实习医师，还是对那些希望从手术大师那里汲取手术技巧、有良好基础的所有外科医师，这部著作都毫无疑问地会成为他们今后必读必看的经典著作。

Theodore H. Schwartz, 医学博士
美国纽约康奈尔医学院 Presbyterian 医院
神经外科和耳鼻咽喉神经科学教授
前颅底和垂体微创神经外科主任
癫痫研究实验室主任

在这部视频图解中，Quiñones医师做出了非凡的成绩，他除了展示治疗脑部和颅底肿瘤的最新技术，还以浓缩和易读的形式指出许多手术步骤和手术策略，以及每个步骤的临床要点和手术技巧。视频非常清晰，该书无疑将成为想跟上技术发展的神经外科实习医师和有经验医师的参考工具。我再次感谢Quiñones医师通过不懈努力传播着知识，给我们提供了这样有用的一个工具。这个工具必将帮助我们达到自己的职业目标——更好地帮助病人。

Claudio G. Yampolsky, 医学博士
阿根廷布宜诺斯艾利斯意大利医院
神经肿瘤学部神经外科主任

Quiñones医师和他的团队编撰出了一部精彩的教学视频集，虽然这是专为年轻的神经外科医师设计的，但对于所有致力于颅内肿瘤手术治疗的医师，这都是一部必读的书。

Feres Chaddad, 医学博士、哲学博士
巴西圣保罗联邦大学脑血管外科教授

《神经外科视频图解：肿瘤及颅底手术》是一部领先的杰作。由Alfredo Quiñones-Hinojosa医师编辑完成的这些创新性视频成果将为神经外科的发展做出巨大贡献。它将使住院医师和研究员们更容易掌握手术的关键点。另外，它将在全球的神经外科医师培训中发挥重要的作用。

Lei Ting, 医学博士、哲学博士
中国华中科技大学同济医学院神经外科教授兼主任

我确信这本书将在神经肿瘤手术领域中，对希望接受更新知识培训的神经外科医师起到重要的作用。我祝贺作者完成了这样一部优秀的独具特色的视频图解专著!

Hugues Duffau, 医学博士、哲学博士
法国蒙比利埃大学医学中心 Gui de Chauliac 医院
神经外科学部教授兼主任
健康和医学国立研究所蒙比利埃神经科学研究所
“脑重塑、人类干细胞和胶质瘤”研究团队主任

我对作者将复杂的神经外科手术过程以非常简单利落的方式描绘出来感到极其惊讶。这不仅显示了手术实施者的专业技能和丰富经验，也显示出他是一位多么出色的老师。

Anupam Jindal, 外科学硕士、全科医学学士
印度旁遮普 Mohali 梅奥健康关怀机构神经外科顾问

在《神经外科视频图解：肿瘤及颅底手术》中作者编辑了精美的神经外科手术视频集锦，其中包含多种神经外科手术入路。从传统的翼点入路至最近发展和提高的经鼻内镜至颅底入路，均经过睿智的选择，涵盖最重要的神经外科手术环节。视频配以精练的文字描述，将病人的选择、手术技巧、并发症的避免和实用的解剖知识提炼后呈现给读者。应该说所有这些内容都是主攻颅底、肿瘤和脑血管领域手术的现代神经外科医师所必备的，几乎囊括所有重要的神经外科手术细节。该书出色地将神经外科手术计划的基础知识与最精妙的技术关键点连接起来，值得每一位神经外科医师学习珍藏。

Ali Tayebi Meybodi, 医学博士
美国旧金山加州州立大学

这本新颖的视频图解如果从知识转化的角度看肯定会成为神经外科教育的标杆。它在科学文献和有相当水平的证据支持下，应用高超的手术策略和视频编辑，使该视频图谱成为神经外科医师队伍的核心出版物。

Rodrigo Ramos-Zúñiga, 医学博士、哲学博士
墨西哥瓜达拉哈拉大学神经科学系主任

这是我看到的关于手术过程（如术中唤醒开颅术）最简明、最形象和全面的资料。对于新手和有经验的神经外科医师来说，都是最好的、循序渐进讲解的手术入路指南。

Josep Gonzalez, 医学博士、哲学博士
西班牙巴塞罗那医院诊所
神经肿瘤和脊柱外科住院部项目主任

概括地评价，作者很清楚这个专题的关键之处：什么时候适合手术；哪些病人最能够从手术中获益；哪些病人属于手术禁忌者；最重要的还有组建多学科团队的必要性。临床案例展示了专家是如何处理这些病例的，很有示范性。与文字部分相关联的视频是非常有用的补充，它们将手术处理的巧妙之处，以短时间内提供大量信息的方式简洁有序地、教学式地呈现出来。所表现的主题十分清晰，使受训的和年轻的神经外科医师易于理解。但也要指出其内容还包括有极高价值的手术要诀和技巧，即使对神经外科专家也是有帮助的。

通过这种方式获得的知识具有快速而实用的特点。仅仅阅读每章末尾的“要点总结”并认真观看视频，就足以获得浓缩而详尽的知识。这些当我们面对类似的病例时可以起到很好的借鉴作用。

然而，必须要明白，Quiñones-Hinojosa医师的小组开颅后用术中唤醒的方法轻松处理语言功能区胶质瘤并取得良好的效果，是多年艰苦付出和专注努力的结果。尽管该著作中展现出来的手术都是干净、流畅和灵巧的，会刺激读者想立刻也开展这些手术，但实际情况是，这些手术非常复杂，需要长期不懈地训练、能应付复杂技术环境的高度专业化人员。为了能够像该书所展示的那样安全地开展这些手术，必须要首先通过专门从事相关工作的手术中心的评估。

Gerardo Guinto Balanzar, 医学博士
墨西哥墨西哥城 de Especialidades 医院
医学中心神经外科学部

本视频图谱的框架是将理论部分与对应的手术视频结合在一起阅读观看，让读者以愉悦和系统的学习方式获取和巩固知识，因此该书具有高度的教学价值。

此外，我认为他们对和手术有关的基本步骤所做的详细、教学式的描述，应该对全世界无数年轻神经外科医师的训练具有极大的帮助。

Armando Manuel Tavares de Rocha, 医学博士
葡萄牙 Coimbra 大学医学中心神经外科学部

插图制作精美，视频编辑精良。我向神经科学和医学界所有同道强烈推荐此书。

Ariel Chari, 医学博士
阿根廷布宜诺斯艾利斯
General de Agudos Igncio Pirovano 医院头颈外科

这种以视频、文字章节编排的阅读方式肯定是神经肿瘤外科的学习方向。按手术步骤一步一步地深入讲解，技术描述透彻，病例选择恰当，作者用这种办法将复杂的问题转化为了易于理解的内容。

Marcos V. C. Maldaun, 医学博士、哲学博士
巴西圣保罗 Sirio Libanês 市
神经病学与神经外科中心医院联合协调官
医院神经肿瘤学毕业后项目协调官
FLANC 基金会名誉会长
拉丁美洲神经肿瘤学会会长

“对于住院医师和年轻的神经外科医师来说，这是一个引人入胜的、构思巧妙的新的教育方法。Quiñones医师和他的团队能够将不同的神经外科手术技术之间细微精妙差别以非常有效的方式组织起来，设计成一本有特色的书籍，用于手术前进行相应病例及技术的温习是相当成功的，我要向他们表示祝贺！

Evandro de Oliveira, 医学博士
巴西圣保罗坎皮纳斯 -UNICAMP 州立大学神经外科教授
神经肿瘤科学研究所所长

正在训练的及那些需要温习这些技术的神经外科医师们会发现这是一部重要的和非常有用的书籍。

Andres M. Lozano, 医学博士、哲学博士
加拿大多伦多大学神经外科和功能性神经外科教授兼学会主席
多伦多大学神经科学研究会主席
多伦多西部研究所高级专家
国际立体定向和功能神经外科学会前任主席

在肿瘤和颅底外科领域这本书真是一个里程碑。

Xuequan Fengo, 医学博士、哲学博士
中国天津第一中心医院神经外科副教授

视频对世界上所有正在接受专业训练的神经外科医师都是非常棒的方式，尤其对那些没有机会在手术室观摩手术的神经外科医师，他们可以通过视频学习了解如何完成相似的手术过程。即使对已经完成过同样手术过程的神经外科医师，也可以将自己的经验与视频中的经验加以比较。

Yan Qu, 医学博士、哲学博士
中国西安空军军医大学唐都医院神经外科教授兼主任

这是一项非凡的工作，作者的努力改善了神经外科学的学习方式。恭喜你Quiñones-Hinojosa医师和你的团队，你们的团队合作总是最好的。

Alfredo Borrero, 医学博士
厄瓜多尔基多拉丁美洲国家联盟健康科学院院长

像Alfredo Quiñones这样有资格来编辑这本神经肿瘤手术参考书的神经外科医师并不多，而且从文本和视频的观点来说，这绝对是一部杰作。每章末尾的“要点总结”尤其珍贵。术中图片作为实际操作过程的对照，是对操作的有益补充。他要通过这种方式说明，这些过程可以安全地重复许多次且并发症的发生率很低。Quiñones医师的图解展示了神经外科的科学和艺术，指导我们迎接挑战，是帮助神经肿瘤病人的最重要的规范性作品。

J. L. Gil-Salú, 医学博士
西班牙卡迪斯 U•Puerta del Mar 医院神经外科学部主任

该书的内容聚焦于“要点”上，这正成为外科手术真正的指南。视频同样也堪称完美。我认为作为指南，对于实习医师甚至年轻的执业医师来说，没有比这本书及其视频更适合的材料了。它应该在世界范围内被列为神经外科手术中心的重要读物，应该得到欧洲神经外科学协会和世界神经外科学会联合会的支持。

Jesus LaFuente Baraza, 医学博士
欧洲神经外科学会 (EANS) 会长

视频和章节内容专业，简明易懂。该书对于年轻的或富有经验的神经外科医师都是极好的工具，可以在开展这些手术之前用来复习相关的解剖和技术。在我的工作中这是常规做法。这些优秀的教学视频在未来多年将会使神经外科学界长期受益，应该因此为Quiñones医师和他的团队鼓掌喝彩。

Maryam Rahman, 医学博士、理科硕士
美国佛罗里达大学 Plestan A. Wells Jr 脑肿瘤治疗中心神经外科学部助理教授

读Quiñones-Hinojosa医师的《神经外科视频图解：肿瘤及颅底手术》令人兴奋。该书将文字、解剖图和视频内容创造性地融为一体，对手术适应证选择和手术技术的教学，无论是简单的还是复杂的神经外科肿瘤手术过程的展示，都独具匠心并提供了一项高效的工具。该书内容出色，覆盖面广，对于受训中和执业中的神经外科医师毫无疑问都是有价值的学习参考书。

Amanda M. Saratsis, 医学博士
美国芝加哥 Aun&Robert H. Curie 医院小儿神经外科主治医师
芝加哥西北大学 Feinberg 医学院神经外科助理教授

该书为神经外科医师的教育提供了一项有创新的好方法。涉及的内容查阅容易，使其成为了一本独具特色的有影响的工具书。

正是Dr. Quiñones-Hinojosa开创性的工作，在此确立了神经外科医师教育的未来之路。这项工作极为出色，对细节的关注一丝不苟。

Philip V. Theodosopoulos, 医学博士
美国旧金山加州大学教授兼颅底肿瘤项目主任
神经外科临床项目联合主任

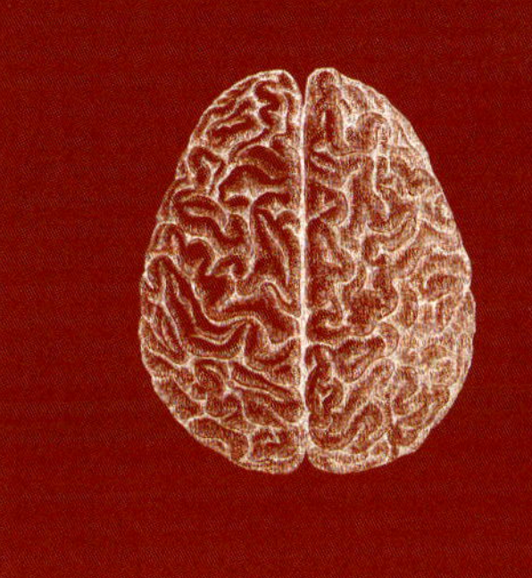

中 文 版 序

近年来，随着高新技术及设备的不断应用，显微神经解剖学知识正日益完善，神经肿瘤与颅底外科的手术治疗也获得了迅猛的发展，我国的神经外科经过众多学者和医师们的多方努力业已成为了国际上令人瞩目的专业领域。

《神经外科视频图解：肿瘤与颅底手术》为近年来国内外少有的经典之作。我阅读并观看视频后被该书精彩的思路和制作深深吸引。

这本书展示了神经外科治疗脑和颅底肿瘤的最新技术，同时出色地将神经外科手术计划的基础知识与最精妙的技术关键点连接起来。全书有 38 章之多，但分类十分清晰。按照位置分为轴内、轴外、脑室内及颅底不同位置的肿瘤；按照入路分为颅底入路、内镜通路、联合通路，涵盖了传统的翼点入路到最近发展和不断拓展的内镜经鼻颅底入路等不同方式；一一阐述了神经外科手术中病人的选择、手术的步骤与技巧、术中监测、并发症的避免方法等内容，最后辅以“要点总结”来画龙点睛。全书通过精炼的文字配上处理过的精美视频，将掌握手术的实用解剖知识提炼后呈现给读者，几乎囊括了相关手术中所有的重要细节，无疑对希望跟上技术发展的神经外科初级医师和有经验的高年资医师是一种重要的参考工具。为此，我欣然同意向广大读者推荐本书，希望更多的人从中获得帮助。

张洪钿教授组织了一批神经外科的骨干医师，其中不乏积极上进的年轻医师，他们为本书的翻译付出了努力，这项有意义的工作值得给予肯定。希望神经外科领域有更多的人不要仅仅忙于日常工作，而是更加注重国外先进知识的学习和自身实践的思考总结，尽快提高专业水平，更好地为病人造福。

中国人民解放军总医院第七医学中心

附属八一脑科医院院长，神经外科研究所所长

教授，主任医师，博士生导师

2018 年 11 月

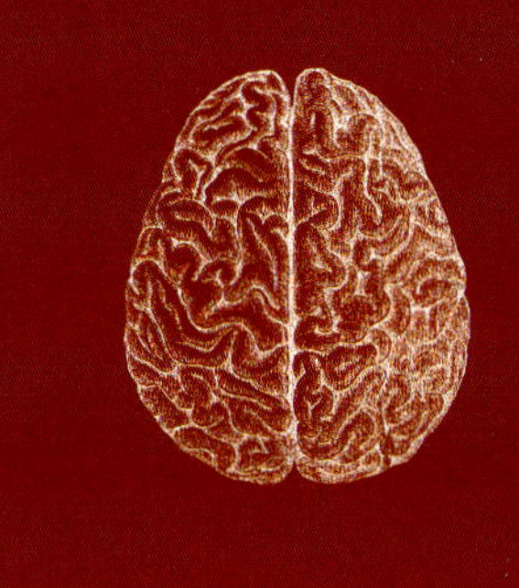

译 者 前 言

《神经外科视频图解：肿瘤及颅底手术》一书终于即将付梓了，我们整个翻译团队总算松了一口气，并由衷地感到欣慰和快乐！

作为本书的主译团队，我们和参与翻译的所有同事们之所以不顾日常繁忙的手术和临床事务，用极大的热情完成了书稿的翻译工作，是因为我们深深为这本书的优质内容所吸引，一致认为这是一本非常值得介绍给中国神经外科医师们的好书。我们能为在第一时间得享此书感到十分荣幸，相信所付出的努力是极有意义的。

我们认为这本书的主要价值来自以下几方面：

1. 此书是全球著名的国际出版集团——ELSEVIER 公司的最新力作，也是该公司第一本允许中国读者直接进入其网站观看高清视频的著作，为国外著名专著在国内的同步化无障碍出版开辟了道路，彰显了本书潜在的引进价值。

2. 作者的权威性毋庸置疑。原著者 Dr.Quiñones 博士是国际知名学者，美国著名的梅奥诊所神经外科主任。书尚未出版就已受到业界大力推崇，这点在书前辅文里收集的专家们赞美之词中略见一斑。Q 博士本人著作等身，多次获得国际图书大奖，所编写的教材被奉为神经外科的经典百科，其书中处处渗透着的对病人的人文关怀和对手术的精益求精，让人印象深刻。

3. 全书内容专业性极强且风格简洁。除含大部分常用的颅底手术入路，包括显微手术入路、内镜通路、各种联合通路的简明分步介绍外，还将文字、解剖图和视频内容创造性地融为一体，编排别具一格，有利于神经外科医师们按图索骥，作为提高自身水平的一种高效参考读物。

4. 本书的附加值为所含有的 40 个高质量视频，总时长约 6h。特别指出这些都不是单纯的手术录像，而经过了专业人员精心的后处理，是采取不同手段组装和编辑才呈现出来且由 Q 博士亲自担任解说的视频，直观、简明、易懂，质量高出一般的视频配书。

我们相信，这本书的引进出版对年轻的和（或）富有经验的神经外科医师同样都可以成为极好的提升工具。一方面它的内容描述代表着当今神经外科肿瘤和颅底手术的先进水平，又采用了极简式的写作方法；另一方面书中提供的精美插图，以及所含有的优秀教学视频可以成为我国实施神经外科网络教学和学术交流制作的参照模板，预计在未来多年中都会使神经外科学界长期受益。

今天，借《神经外科视频图解：肿瘤及颅底手术》一书的出版之际，我们首先要衷心感谢所有为本书出版付出辛勤劳动的参与者，没有大家齐心协力的努力和支持，这本书就不可能跟大家见面！还要感谢 Worldneurosurgery 微信平台推荐和组织专家参与本书的编译，他们的加入使翻译的质量得到了保证，并提高了翻译的效率。同时，我们要指出，由于翻译者们的水平有限，书中仍可能存在一些问题和不足，甚至还可能有错误之处，欢迎广大读者和同行们阅读此书后批评指正。

另外，在此我们还想说明一下，因为原著所配视频中的解说属于图文并茂的方式，比较易懂，加之想节约制作环节，尽快让中国医师更直接地感受图像示教的魅力，我们决定对附加的视频暂不做翻译或制作解说字幕，而采取了直接引进的方式，这样做是否合适也一并敬请读者阅后给予我们毫无保留的反馈，以便今后能够及时补充修改。

期待读者与我们一样喜爱这本书。

中国人民解放军总医院第七医学中心

附属八一脑科医院

主译团队

2018 年 11 月

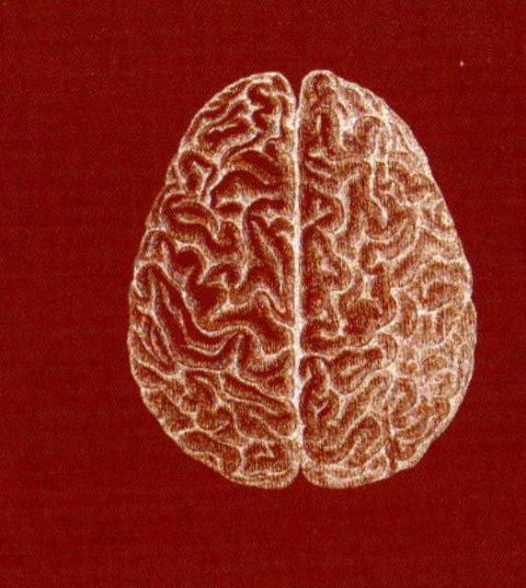

原 著 序

《神经外科视频图解：肿瘤及颅底手术》是由 Alfredo Quiñones-Hinojosa 教援精心撰写和编辑的一部关于现代肿瘤及颅底手术方面的著作。他得到了许多同事的帮助，但他是书中各个章节的总设计师。这是一部关于中枢神经系统轴内、轴外各种肿瘤治疗的权威性教材。我最喜欢这部综合性图解的精细特质，它描述了到达和切除这些复杂位置病变的各种手术及其方法。在解决如何以实用和合理的方式向读者传递信息方面，绝对是一部典范之作。即使是最复杂的手术，处于各层次的神经外科医师、住院医师和健康服务人员都可以很容易地理解和接受。

该书内容分成几个不同的部分，前 3 部分包括轴内、轴外和脑室系统内的病变。第 4 部分为常用颅底手术入路的详细介绍和插图，随后的第 5 部分就是内镜入路治疗同样的颅底肿瘤。这种编排见解独到，用开颅手术和微创手术两种方式将各种可能的手术选择非常及时、如实地呈现给读者。最后第 6 及第 7 两部分则涉及颅底的联合入路，也包括从颅前窝到枕骨大孔各种肿瘤的手术步骤。所以，这是一部涵盖了轴内、轴外肿瘤手术各方面的全面教材，内容无所不包。

细细品味这些章节，你会发现作者显然是一个经验非常丰富的外科医师并有一个强力团队支撑，因为全书涵盖了每个手术各个方面的细节。例如，每章合理安排了手术方面的要点，包括适应证、禁忌证，还有各种术前注意事项和麻醉要求。手术方面不仅包括体位的注意事项，还包括手术切口、硬膜打开和具体手术的精细分析直到关颅。我十分欣赏这本书的章节划分恰当；还有精美、详尽、高质量的插图和清晰的标记；看上去不像有的著作复杂乃至混乱；每个章节以总结和学习要点结尾。从手术计划、阅片、讨论阅片与手术有怎样的关联，到手术入路的具体细节，著者和他的团队对所有这一切都考虑周到并做了详尽介绍。而且还有手术视频来加深对编写章节图解的理解，有的还展示了补充病例。视频是由 Alfredo Quiñones-Hinojosa 医师自己解说的，通过术中照片、解剖的分析、草图和动画技术等方式，大大提升了视频的生动度。使读者不仅仅阅读了手术各方面的精细描述，而且有实时观看手术的体验。读者们，夫欲何求？！

这本杰出的图解和随书附有的视频资料，绝对不同于我以往看到的神经肿瘤手术学。书中既有对颅前窝顶到颅后窝底的各类肿瘤及各种手术入路极其细致的描述；还附有一流的图片和术中照片，这些图片清晰反映出统领的总设计师对所有手术特别熟悉，读者们可以想象 Alfredo Quiñones-Hinojosa 教授是如何思考和计划这些区域的手术入路并实施每个手术的。

我极力向在神经外科培训的每一位住院医师、从事中枢神经系统肿瘤手术的所有神经外科医师推荐这本书。此外，该书每章都有非常重要的视频，可以供所有护士、与健康相关联的员工及其他涉及神经肿瘤领域的专业人士参阅（如神经肿瘤医师、神经放射医师、放射肿瘤医师）。这部书的确是一部不可多得的、不可复制的杰作，它必将在神经外科史上得以传承。我鼓励你购买是因为物有所值，它可以说就是学习神经外科肿瘤切除手术的“圣经”。

Mitchel S. Berger

医学博士，美国外科医师学会委员，美国神经外科学会委员

Berthold & Belle N. Guggenheim 教授

旧金山加利福尼亚大学神经外科系主任，脑肿瘤研究中心主任

2016 年

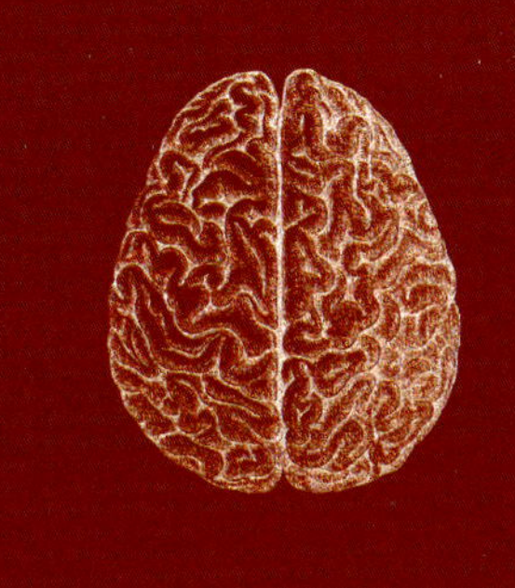

原 著 前 言

2001 年秋，我作为低年资住院医师，正通过助手镜协助 Michael Lawton 教授分离一个前循环的动脉瘤；那一天，又去协助了 Mitchel Berger 教授做一个清醒开颅术，然后又去给 Michael McDermott 教授当助手，配合进行去除眶缘、阻断肿瘤供血、切除颅前窝底巨大脑膜瘤的手术。Lawton、Berger 和 McDermott 教授已经是老一辈中的大师了，看他们做手术不仅仅是享受，还是向他们学习手术技巧的美妙机缘。我感到十分荣幸，同时扪心自问“以后你将如何传授给别人手术的艺术，怎样才能把在手术室学到的知识传递给更多的人”？也就是在那时，我萌生了一个想法，将来要出版一部视频图解的集子，供那些想要通过视觉和听觉刺激学习的人群使用，就像我跟着导师们所采取的学习方式一样。

这本书里不仅有我这些年观看同事们手术所学到的手术技巧、手术细节和教训，还有更深层次的意义，就是我们的病人以性命相托的那份期盼。我们的责任就是让病人们确信，这些年来从他们身上学到的小而实用的窍门，不仅提高了我们的手艺，而且还一定会传授给其他人。这本书和相关的视频将把读者们带入到手术室的封闭环境中，让我们能一起学习，了解如何才能让病人从手术中获益。

这本书从开始到完稿，历时 4 年多，得到了很多人的大力支持。在大家的共同努力下，终于制作出这些高质量的视频。我们不仅要用特殊的设备来录制出高清晰度的手术视频，还要保证解说精准、实用。在没有隔音设备录音室的情况下，我们需要寻找地方录音。我们在反复观看、剪辑手术视频时，也学到了许多东西。观察到自己做着一些并没有意识到的技巧，这些技巧让我的手术技术变得更好，让我去努力改进手术、提高效果、减少并发症。我们中的许多人是非常幸运的，病人们不仅允许我们触摸他们的脑部，还让我们在手术时示教他人。我不再只是一位作者和一个外科医师，更重要的是，我还是我所有病人的朋友和搭档。

读这本书最好的方法除了阅读还要边看和（或）边听边看视频，再问自己如果我来做这个手术会有什么不同？我不只是想告诉大家怎么做这个手术，更想和大家分享我这些年的经验和从其他人那里学到的东西。通过学习你也会逐渐形成你的风格，过些年你就会发现自己的做法已经与之前不同了。希望我的一些所学能为你所用，并借此机会使我们更多地了解自己，学到更多的本领，以便让我们把病人的手术做得更好、更安全。

时光荏苒，距我在加利福尼亚大学协助 Lawton、Berger 和 McDermott 教授们做手术的那段时光已经过去了 15 余年。现在我还在看当时录制的那些视频，也在看自己现在做手术的视频（一部分已被收录入本书）。我对大脑和病人的钦佩、尊重与爱仍和当年一样。我将一如既往，每天学习，感恩病人，感激让我成为他们生命中的一部分。

Alfredo Quiñones-Hinojosa
医学博士，美国外科医师学会委员，美国神经外科学会委员
美国佛罗里达医学院梅奥诊所神经外科主任
William J.&Charles H. 梅奥教授
2016 年 8 月

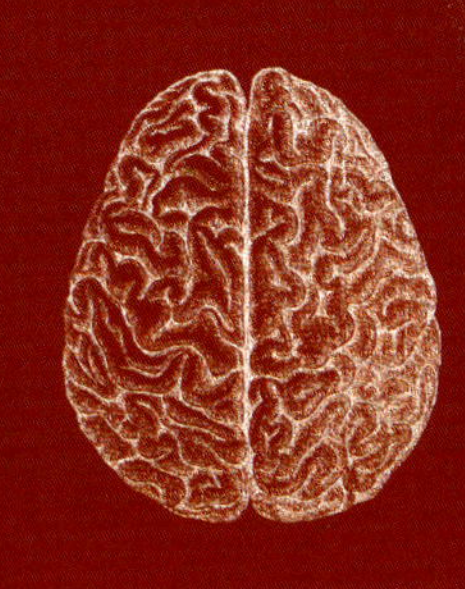

目　录

每一部分前面都有经 expertconsult.com 查阅的相关的视频

第一部分　轴内肿瘤

第二部分　轴外肿瘤

第三部分　脑室内肿瘤

第四部分 颅底入路

第五部分 颅底肿瘤的内镜通路

第六部分 颅底病变的联合通路

第七部分 颅底肿瘤

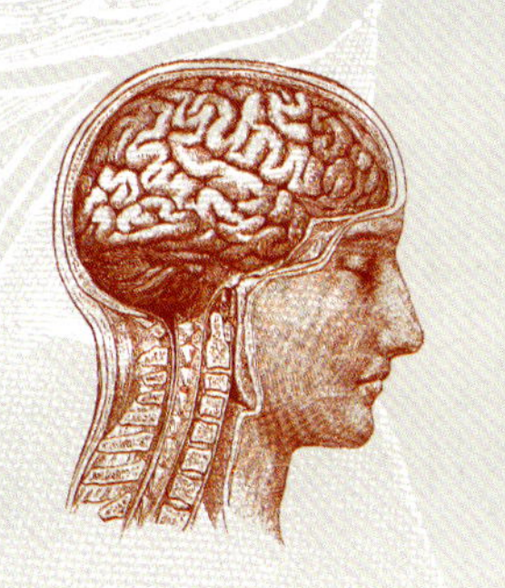

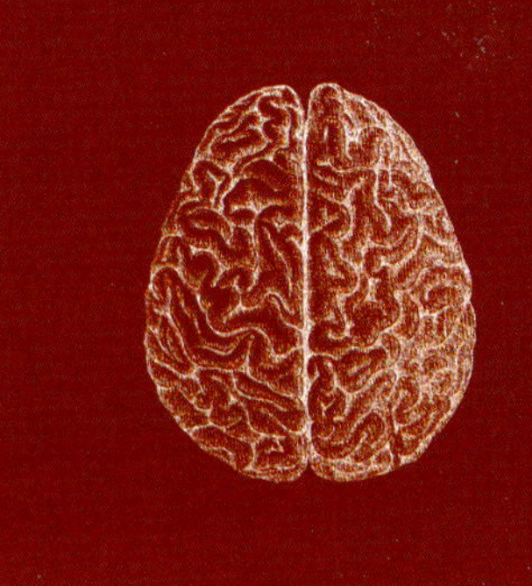

引言：肿瘤手术对手术室的要求及常规处理

Chikezie I. Eseonu, Jordina Rincon-Torroella, Karim Refaey, Alfredo Quiñones-Hinojosa

参看视频 introduction，请访问 expertconsult.com

【概要】

- 要取得最佳手术效果，不仅取决于娴熟的手术技巧，还需要恰当的手术计划。手术室的设计需要适应各种颅脑手术，因为随时可能需要额外的设备、人员和物资。
- 手术室的设备要处于安全、有效的工作状态，以便快速应对紧急的手术或麻醉。
- 本处书写的目的：总结神经外科脑肿瘤手术所需的基本手术室设备。

【普通手术室设备】

- 手术设备摆放合适和人员站位正确，可以提高手术效率。标准手术室的设置：中央摆放电动或手动的手术台，用于安放病人。
- 前后卡台摆在手术室的无菌区，最好是手术间入口的对面。手术器械要摆放在前卡台上，便于拿到和更换器械，术中还可根据病人的体位变化进行位置调整。
- 单极和双极电凝控制台、吸引罐、电钻和电生理监测仪器均摆放在手术台的尾部。手术显微镜和手术椅摆放在手术台的头部。
- 多功能显示器要摆在整个手术间的中间，以便医师、手术人员和麻醉师都能看到。这样可以让辅助人员紧跟手术节奏，预估术者需要并做好准备及估计失血量。影像资料也可以投放到显示器上。
- 每台神经外科手术要配备神经外科医师 1 名、洗手护士 1 名、巡回护士 1 名、麻醉师 1 名。如在教学中心则每台手术还需要配备 1 名神经外科住院医师、1 名麻醉住院医师或注册麻醉护士。需要神经电生理监测时还要配 1 名电生理技师。
- 术者站在手术台的头部，洗手护士站在病人的一侧靠近术者。麻醉医师在病人手术野对侧近头、胸部的位置，以便可以够到气管内插管、静脉和动脉管道。呼吸机和麻醉机摆在手术台偏头部的位置（图 0-1）。

【显微镜设备】

- 手术显微镜的照明要好、立体感强，用于大多数颅脑手术的硬脑膜下部分操作。它满足了很多脑肿瘤手术的技术需求、让术野看得更清楚（神经和血管结构），较少的脑牵拉可顺利进到更深的皮质空间，在保留邻近神经结构的同时更好地止血。
- 显微镜术前要调平衡，有关的光学附件、目镜和咬嘴、视频记录设备要按需要进行检查和调校。照明亮度、放大倍数也要调校至术者最喜好的状态。
  - 助手目镜的摆放可根据术者的喜好。对颅内病变而言，有的手术医师喜欢将助手镜放在术者的右边，除非是经蝶窦入路或公园长椅位右侧颅后窝开颅，这时术者自己站在病人的右侧。一些医师喜欢让助手目镜摆在手术部位的对侧，目的是有时考虑把助手当器械护士用。在一些特别的手术过程中，这种站位方法便于术者全方位控制器械护士和住院医师 / 助手，得到他

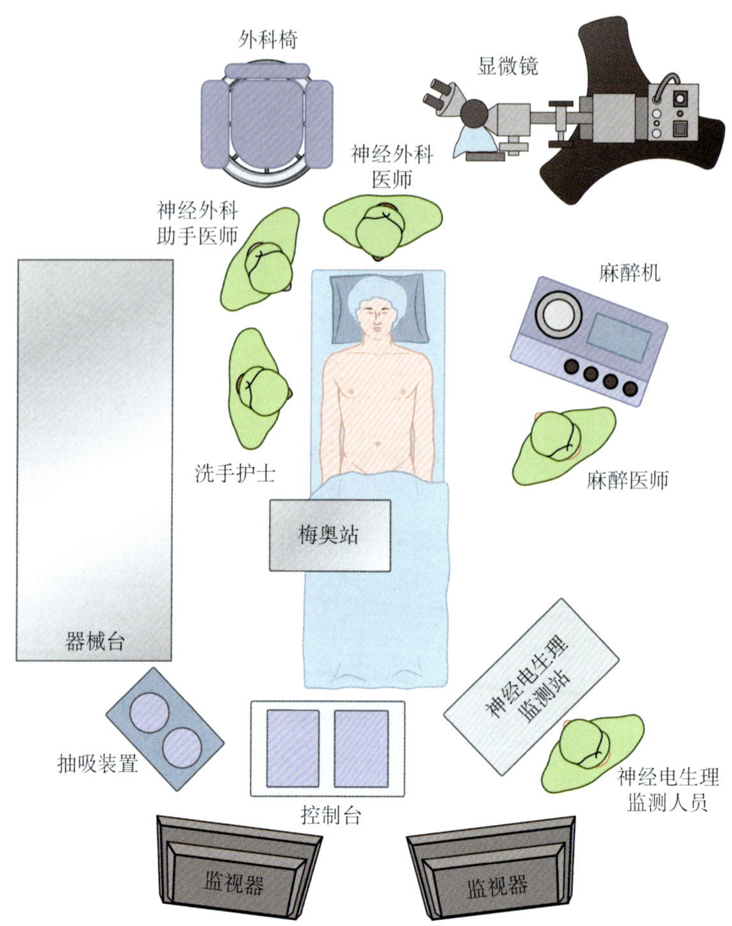

图 0-1 手术室的基本设置。本图经 Jandial, R., McCormick, P., Black, P.（作者）授权使用，改编自 2011 年 Elsevier 出版的《*Core Techniques in Operative Neurosurgery*》（Saunders，费城）

们的协助，传递器械自然和顺手。

- 显微镜还可以和立体定向神经导航同步，这样术者可以看到相关病灶重建的磁共振成像（magnetic resonance imaging, MRI）或计算机断层扫描（computed tomography, CT）图像，便于与术者显微镜下所见的图像进行融合。
- 显微镜椅：手术椅摆放要合适，以便手术时间长的时候可以节省体力。电动操作的手术椅可在水平和垂直方向移动。落地架上有空间，术者的左足位置摆放于显微镜的脚踏式控制器，右足位置摆放于双极电凝的脚踏式控制器。
- 显微镜口控：口控（或称口开关）与显微镜相连，使得外科医师可以通过口来调控显微镜，这样大大减少了医师视线离开显微镜的时间，从而避免了分散注意力并缩短了手术时间。
  - 术前将口控基于外科医师的面容在显微镜调平衡后调整好，这样使得外科医师的上牙在口控板上得到休息。应当小心确保在调整口控开关时术者视线不离开手术视野。
  - 显微镜的脚踏开关和口控开关会经常用来遥控调整角度，应熟练使用足来进行视野的聚焦和缩放。
  - 应使用宽松的无菌显微镜套包裹着显微镜进行手术，套的过紧可能妨碍显微镜的移动和口控开关的便捷实用。
  - 需要移动显微镜位置时，手术医师可以使用牙齿移动显微镜。经口罩咬住口控开关在水平位和垂直位调整视野，不需要将其双手远离手术野来调整。

【病人体位】

- 颅内手术病人主要的体位包括仰卧位、3/4 俯卧位（也称公园躺椅位）、俯卧位、坐位。
- 仰卧位：常适用于额叶、顶叶前方、颞叶和颅底区域的病变。可以适当地转动头部来暴露手术区域，可以抬高同侧肩部和上躯干防止过度转头造成的静脉回流障碍（图 0-2）。

- 优点：这是所有体位里面最简单的一种，几乎不需要管理气道或监视屏。
- 风险：过度的旋转头部可能造成静脉回流障碍和气管内插管通气不良。

• 3/4 俯卧位：用于顶叶后方、枕叶和枕下的病变。摆这个体位，头部要抬高以减少静脉充血。额外需要的物品有泡沫垫、枕头、沙袋、凝胶腋窝垫和固定胶带（图 0-3）。

- 优点：在不损伤静脉的情况下进入颅后窝区域。
- 风险：体位造成过度压迫和牵拉造成臂丛神经损伤。

• 俯卧位：主要用于枕叶和枕下的病变，需要一个胸垫垫在下面。压迫和拉伸的部位使用加厚的泡沫垫保护，防止长时间保持压迫和拉伸状态可能导致的并发症（图 0-4）。

- 优点：更容易到达颅后窝病变部位，静脉气体

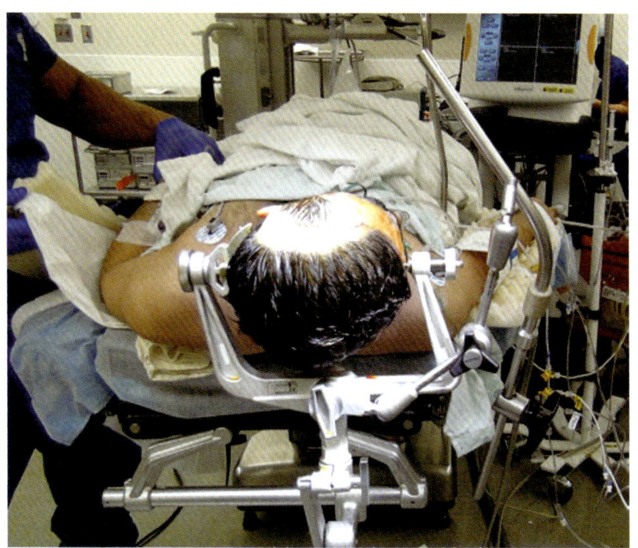

图 0-2 仰卧位 *©A.Quiñones-Hinojosa 版权所有*

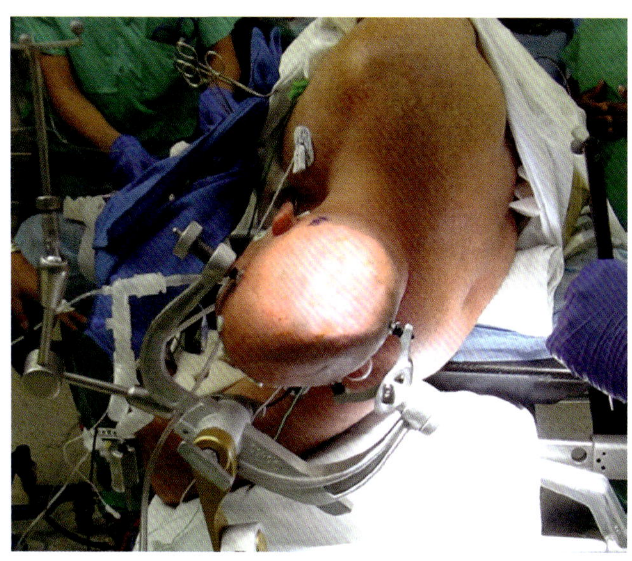

图 0-3 3/4 俯卧位 *©A.Quiñones-Hinojosa 版权所有*

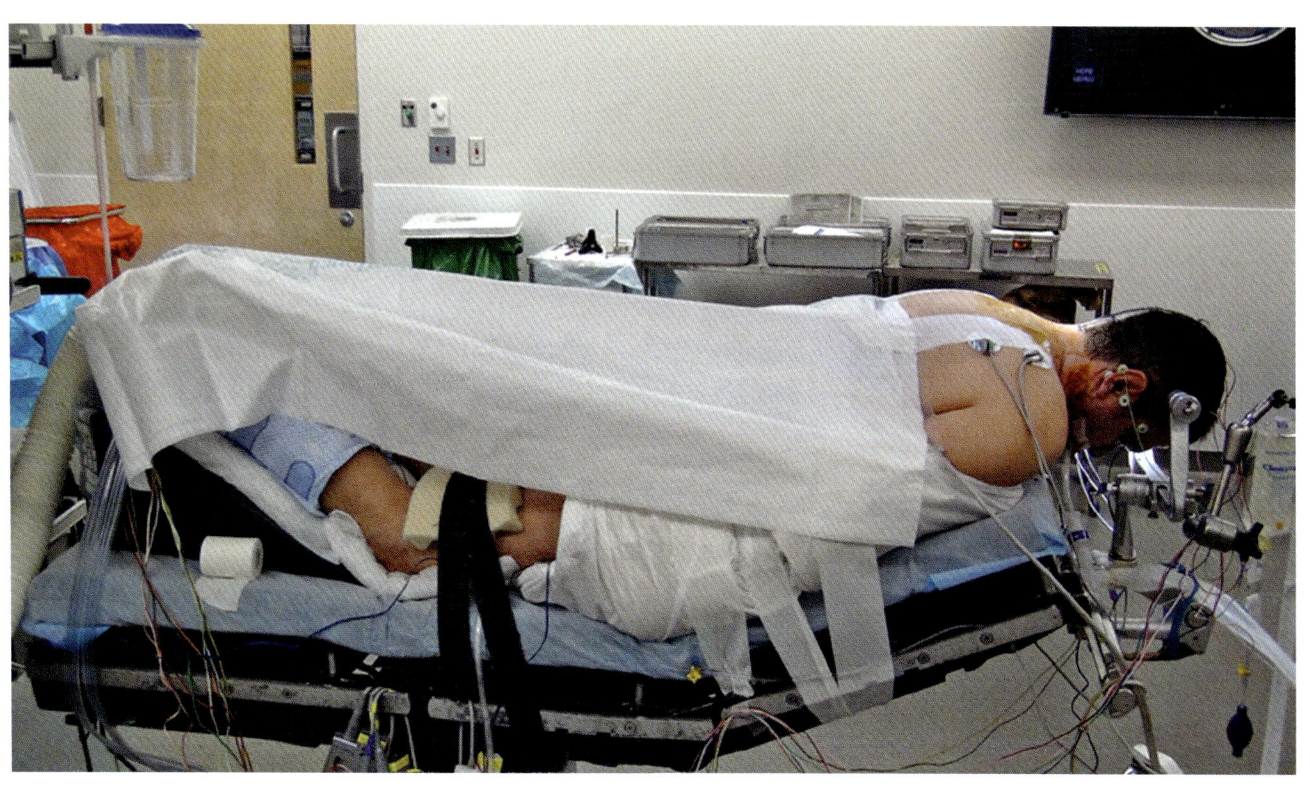

图 0-4 俯卧位 *©A.Quiñones-Hinojosa 版权所有*

栓塞的风险低。
  - 风险：提供适量的通气比较困难，不容易管理病人的气道，经常需要调控检测设备的线路，容易出现静脉回流障碍和压疮。
- 半坐位：目前已很少用于颅后窝的病变（图 0-5）。
  - 优点：可良好地暴露颅后窝，改善静脉回流。
  - 风险：增加了空气栓塞、颅内积气、心动过缓的风险，心脏术前评估需心脏多普勒超声，卵圆孔未闭是这种体位的禁忌，术中经食管多普勒超声和心前区多普勒监控可以防止气体栓塞，而右心房中心静脉压曲线可用来早期发现和避免来自气道的空气栓塞。
- 持续压迫静脉的装置可以使用在那些可能发生静脉血栓或静脉淤滞的病人。

【头部固定】

- 适当的体位可以达到外科入路的理想暴露，使用三钉头架则可以牢固的固定头部以达到期望的头位，头钉应该环形分布在头部，位于眼和耳上方即戴头带的位置，在上头钉之前头钉上可以涂抹抗生素软膏。
- 头钉应该避免固定在薄的骨质上（如颞骨鳞部），额窦、乳突、以往的分流手术区、颅骨缺陷处，厚的颞肌（可能导致固定不稳）上也应避免固定。头钉的位置不能影响切口并尽量远离手术切口。

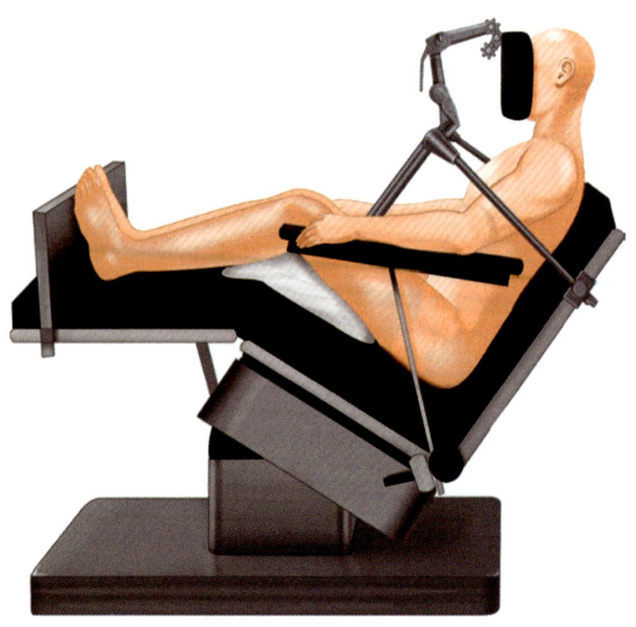

图 0-5 病人坐位的手术体位。本图经 Jandial, R., McCormick, P, Black, P.（作者）授权使用，引自 2011 年 Elsevier 出版的《*Core Techniques in Operative Neurosurgery*》（Saunders，费城）

- 在病人病变不需要达到立体定向手术精度的情况下，马蹄形的头部固定装置或凝胶头圈常作为颅骨修补手术的一种选择来固定头部。
- 小于 3 岁的病人使用头架可造成压迫性颅骨骨折，这些病人应该使用马蹄形的头部固定装置。3～10 岁的病人头钉的长度应该短一些。为了使头部固定牢靠，成人应加压 60～80 磅（1 磅 =0.45kg），儿童推荐加压 30～40 磅（1 磅 =0.45kg）。

【一般开颅技术】

- 根据手术计划，使用电推刀最小程度地剃掉切口周围的头发（约 2cm 宽），切口设计在发迹内并应该是连续的，目的是保证头皮有充分的血供。切口设计避免交叉，这样可以防止切口缺血坏死。
  - 对于二次手术的病人，尽可能使用原切口。
- 耳内放置干仿纱布（柯惠医疗）以防止液体流入外耳道，聚维酮碘擦洗 5min 进行伤口消毒，再铺上干燥无菌巾。
- 切口被标记出来后，使用 3M 透明薄膜贴敷术野，术者在这期间再次擦拭消毒，同时暂停一下以便和麻醉师、护理人员核对病人信息及术前使用的药物。
- 皮下注射含有肾上腺素的利多卡因，使用手术刀和单极电凝切开切口。使用头皮夹控制头皮出血，同时为了保证头皮血供，应尽量避开颞浅动脉。
- 使用手术刀或单极电凝切开筋膜，肌肉切开一般使用单极电凝，尽量少地电灼以保证血供。使用鱼钩或牵开器牵拉开肌肉和皮瓣。
- 使用电钻钻孔，使用有脚踏的颅骨切开器（铣刀）来切开颅骨。对于有些需要暴露静脉窦的病人，钻孔时可使用圆头钻在静脉窦上方或窦两侧的骨质钻孔，孔之间的骨质再用铣刀进行切割以暴露静脉窦。
- 使用五齿的镊子和 15 号的刀片打开硬脑膜，可使用锋利的脑膜剪根据病变需要打开硬脑膜。一般来说，骨缘留出 0.5cm 的硬脑膜缘便于术后缝合。
- 肿瘤切除并止血后使用 4-0 的尼龙缝合线（美国 Ethicon 公司）间断缝合硬脑膜，需要达到不透水缝合。可使用肌肉、颅骨骨膜、筋膜或人工硬脑膜来修补破损的硬脑膜，人工胶原基质或纤维蛋白胶可以铺到硬脑膜表面以防止脑脊液漏。
- 骨瓣使用小钛板和钛钉固定，肌肉和筋膜层使用

1-0 和 3-0 聚乙丙交酯线缝合（美国爱惜康公司），皮肤可以使用皮钉缝合或尼龙线缝合。

【特殊病例中手术操作常规的变化】

- 针对特殊的神经外科病变，根据术者的经验、疾病的病理性质、病人可能的并发症使用各种不同的器械。
- 基本的器械盘包括一个神经外科软组织器械包、开颅包、显微器械包和颅钻。根据手术病变和术者的经验还会有其他特殊的器械，单、双极电凝在所有的神经外科手术中都会使用。
- 针对肿瘤病变，除了基本的器械盘，还会使用立体定向框架系统、开颅消毒帷、颅骨钛网板、Greenberg 牵开器、Leyla 血液回收系统、穿刺活检钳、棉片、棉球、骨蜡和止血材料。
  - 对在处理涉及脑神经或脑干的肿瘤病变时，会使用显微剥离子、显微神经钩、显微剪刀、圆刀、神经刺激器。
- 肿瘤切除还会使用人工合成的置入物。如恶性胶质瘤切除后术腔放置的 Gliadel 晶片（RhônePoulenc Rorer Pharm, Inc.），此外，当骨膜无法使用时，还会使用人工合成的硬脑膜。

【影像学】

1. 神经导航

- 使用影像学引导下的神经导航可以提高手术入路的精确性，术前的图像被转移到导航系统中来帮助定位神经外科手术入路。拥有发光 - 极管（LED）检测系统的电脑可辨认术野注册点的位置，将其投射到电脑显示器上。
- 术前导航使用图像的类型根据术前图像病变的特点来选择，通常 T_1 加权图像（有或没有对比剂）用于可以增强的病变，核磁 T_2 加权像和液体衰减反转恢复序列（FLAIR）图像适合低级别病变。
- 一旦病人的颅骨解剖术前已注册，参考点反射至标记区域，使用病人头部空间做颅骨注册（远离手术区域），这样不会干扰术者和器械护士的器械传递。另外，面部注册也可使用其他的系统来进行。

2. 术中超声

- 随着图像质量的提高和超声设备的进一步小型化，超声一直被认为是辅助手术的利器，这种设备可以在术中动态观察术野环境，有助于辨别局限的病变。尽管超声是有效的，但也有一定的局限性，有效使用超声需要经过专门的学习和培训。通常它的影像分辨率低，从而使得医师在区分肿瘤和正常组织时有时难下定论。

3. 术中 CT 和 MRI

- 在神经外科病变中，术中影像是决定切除范围和及时发现并发症的有效手段。术中 CT 和 MRI 通常放置在一个单独的房间里，与手术间分开。在术中使用轨道系统或滚动轮将影像设备移动到手术床边来进行扫描。术前在摆放病人的体位时应确保病人可以进行扫描并且手术部位也能获得扫描图像。

【要点总结】

- 神经外科手术的有序进行要求有稳定可使用的设备、充足的供应、有经验的团队和周密的术前计划。拥有适合的器械和高效的手术技术将减少并发症和手术时间。在整个手术团队都充分了解手术目的和手术设备的情形下，病人才能够得到最好的手术治疗。

推荐阅读

Blazier, C., 1998. Operating room requirements for neurosurgical procedures. Oper. Techn. Neurosurg. 1(1), 2-13.

Connolly, E.S., 2010. Fundamentals of Operative Techniques in Neurosurgery, second ed. Thieme, New York. <http://eneurosurgery.thieme.com/app/ebooks?search=&q=9781604063288&page=1>

Holly, E.H., 1976. Mouth guide for operating microscope. Technical note. J. Neurosurg. 44(5), 642-643.

Kobayashi, S., Sugita, K., Matsuo, K.. 1984. An improved neurosurgical system: new operating table, chair, microscope and other instrumentation. Neurosurg. Rev. 7(2-3), 75-80.

Nabavi, A., Stark, A.M., Dörner, L., Mehdorn, H.M., 2012. Surgical navigation with intraoperative imaging: special operating room concepts. In Quiñones-Hinojosa, A. (Ed.), Schmidek & Sweet: Operative Neurosurgical Techniques: Indications, Methods and Results, sixth ed. Saunders, Elsevier Inc., Philadelphia, pp. 12-20.

Rozet, I., Vavilala, M.S., 2007. Risks and benefits of patient positioning during neurosurgical care. Anesthesiol. Clin. 25(3), 631-653.

第一部分

轴内肿瘤

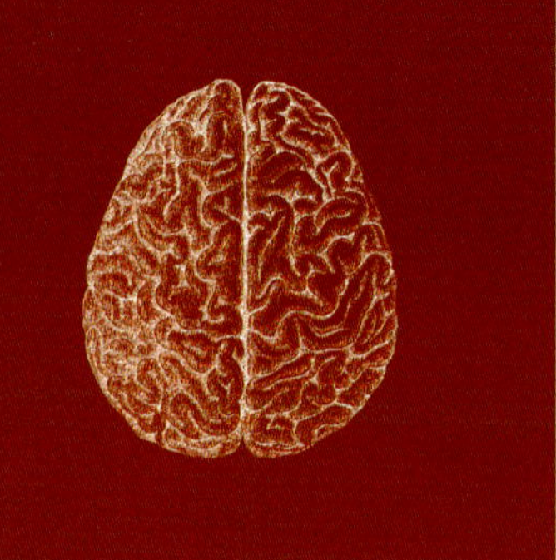
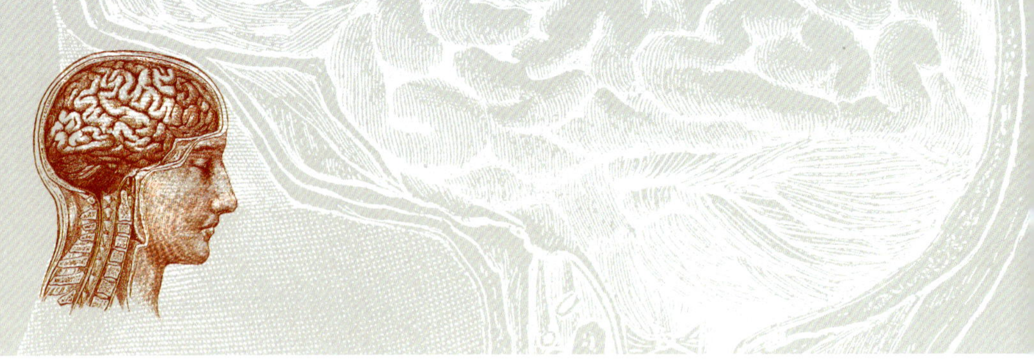

第 1 章　唤醒手术和胶质瘤的语言地形图

Jordina Rincon-Torroella, Ignacio Jusué-Torres,
Eibar Ernesto Cabrera-Aldana, Alfredo Quiñones-Hinojosa

参看视频 video1，请访问 expertconsult.com

【适应证】

- 侵犯皮质或位于功能区的病变，都与重要的功能如语言功能相关，尤其是位于优势半球时。由于胶质瘤病变浸润而不是推挤的特性使得唤醒手术非常适合于低级别（星形细胞瘤、少突星形细胞瘤、少突胶质细胞瘤）和高级别的胶质瘤。
- 语言刺激地形图在术中使用的目的如下：
  - 用来决定病灶切除边界及确定接近病变最好的手术入路。
  - 当病变位于重要区域时获得最大限度地切除。
- 越来越多的证据表明，低级别胶质瘤（LGG）最大限度地切除或术后较少的肿瘤残留可以获得较长的生存期和较好的生活质量。
- 使用术中刺激地形图和功能成像，把那些以往被认为是不能手术切除的大脑肿瘤变得可以实施切除，此外也大大降低了术后发生神经功能障碍的概率。

【禁忌证】

- 因疾病或有心理问题而不合作的病人。
- 在术前无法按照指令或无法进行重复的语言测试。
- 在唤醒期间无法耐受人工气道（病态的肥胖、难治性癫痫、睡眠呼吸暂停）。
- 可导致脑组织从骨窗中疝出的一些并发症（如颅内高压）。

【术前注意事项】

- 神经心理和语言评估可能有助于检测复杂的神经系统功能和术中完成决定功能 MRI 和语言地形图所需的行为学任务。
- 神经影像学方面的考虑（图 1-1 A～F）：正电子发射体层成像（PET）和功能磁共振成像（fMRI）在术前协助制订手术计划和定位功能区。如果这些术前检查表明病变与语言功能区有关或邻近，通常需要术中唤醒和术中语言区刺激。
- fMRI 是首选，因为其可以非侵入性地获得语言地形图而避免使用放射性核素。它主要检测的是含氧和无氧血红蛋白。尤其在语言地形图方面，fMRI 或 PET 能在某些重要区域对基本的和辅助的信号做出清晰的鉴别。fMRI 还可以引导手术计划，但不能作为唯一手段来定位重要功能区并以此来确定切除的边界。
- 结合不同的语言区范例，fMRI 可以对语言区皮质和语言优势半球相关的功能区进行定位。
- 尽管弥散张量成像（DTI）有其局限性，但是它有助于评估白质纤维束。与语言相关的最重要的传导束是上纵束（SLF）、弓状纤维束、额枕下束（IFOF）。这些束支分成背侧通路（语音处理）和腹侧通路（语义处理）。
- 语言相关区：Broca 区（额下回的三角部和岛盖部）、Wernicke 区（颞叶后部和顶叶下部的角回和缘上回)、辅助运动区(额上回)、额前区的背外侧和前岛叶皮质。

- 行为(范例):自发的演讲、流畅度、计算力、对象命名、拼写、阅读、写作、理解、词语联想、韵律检测、背诵、重复、完成词语、两种语言的转换(图 1-2A～F)。

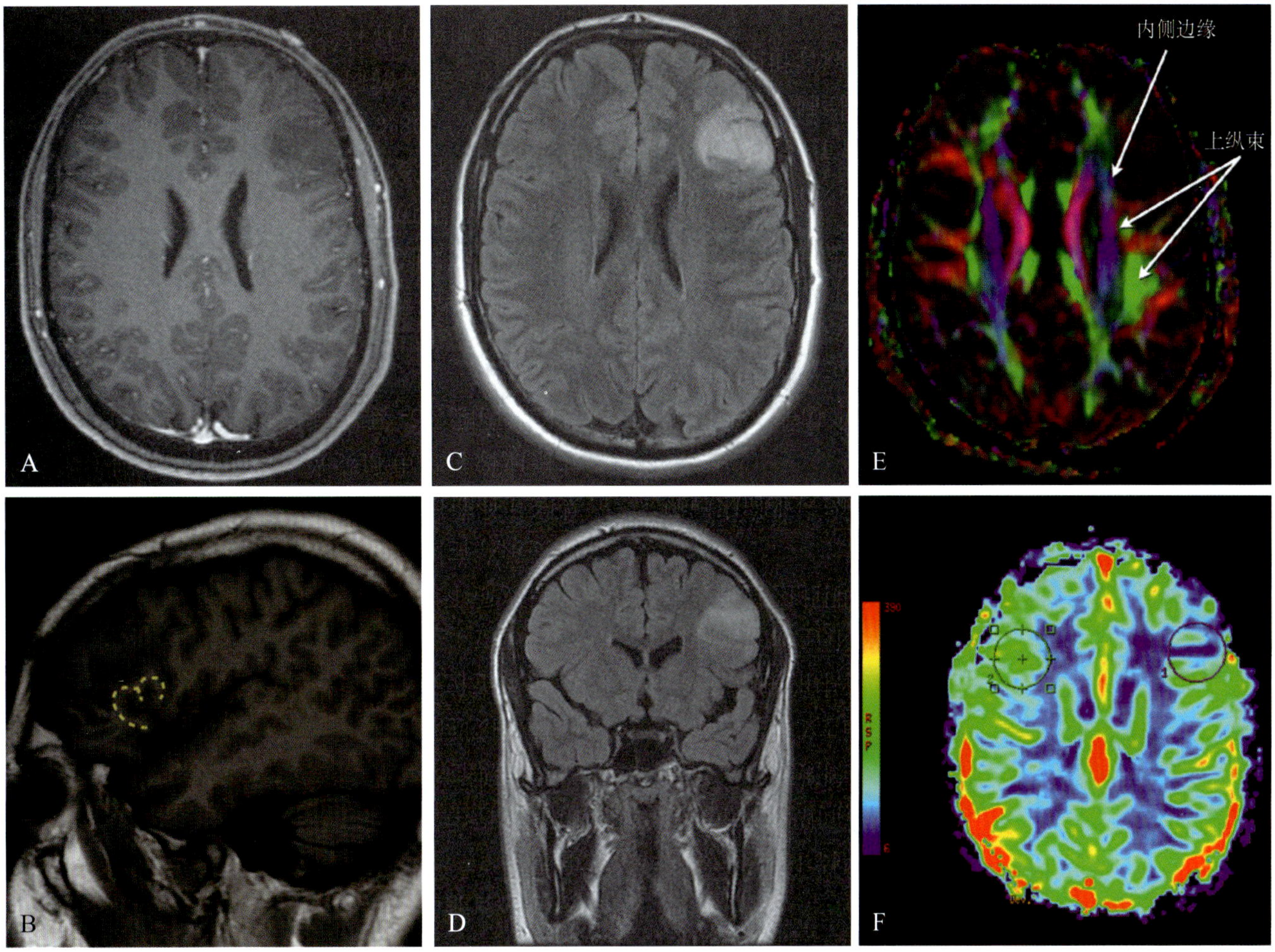

图 1-1　左额病变的术前影像,符合低级别胶质瘤。A. T_1 加权增强图像显示低级别胶质瘤不增强的特点。B. 矢状位 T_1 加权图像(未增强)。一个"M"形状的脑回高信号(黄色虚线),定位额下回眶部、三角部、岛盖部具有里程碑意义,这个区域与 Broca 区有关。C. 轴位 T_2 加权 FLAIR 图像显示额叶和岛叶前方高信号。D. 冠位 T_2 加权 FLAIR 图像显示额中回和额下回高信号。E. 轴位 DTI 显示白质束的位移及肿瘤和上纵束(SLF)之间的位置关系。F. PET 图像显示左额区域(与病变相关的区域)摄取减少

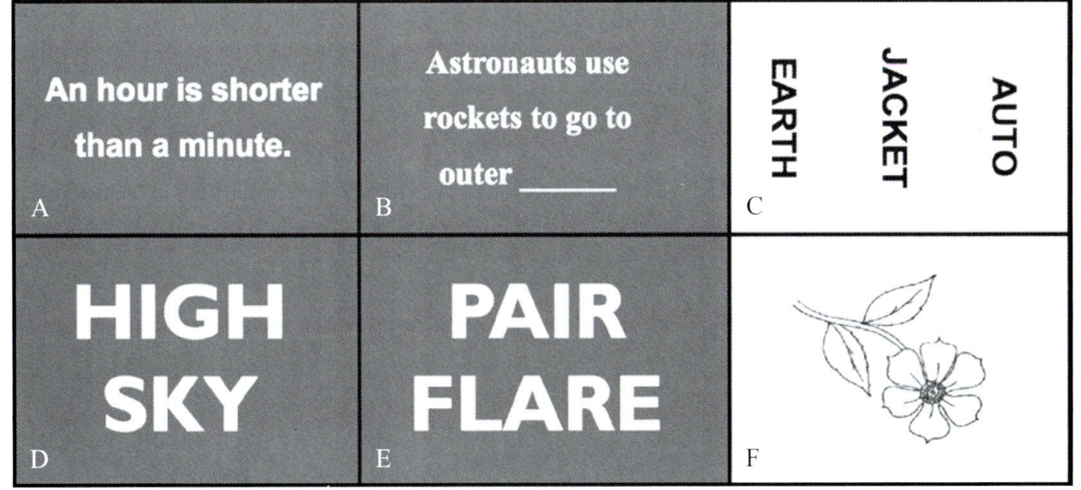

图 1-2　在使用功能磁共振成像和术中语言地形图过程中的语言检测相关范例。A. 阅读理解:这例病人回答错误。B. 单词填空。C. 术中阅读:注意字母旋转可以使得病人在手术过程中躺着阅读。D、E. 韵律检测。F. 对象命名,注意图片旋转可以使得病人在手术过程中躺着阅读

- 功能图像可以与标准的形态学图像相融合（图 1-3 A～D）。
- 术前语言功能的再分配及重塑：一些病例中，肿瘤在功能区内，这样就限制了肿瘤的完整切除。病变周围重要功能区也会重塑，这有利于病变的扩大切除。一些较理想的病例，远隔部位术前已经出现了功能的代偿，这样可以在肉眼下完整切除肿瘤。

【麻醉注意事项】

- 手术如无气管内插管或使用喉罩的情况下，应在给予异丙酚＋芬太尼或右美托咪定的情况下进行，从病人摆好体位到暴露硬脑膜这个过程中［使用脑电双频指数（BIS）或控制唤醒的时刻］将病人镇静，然后在绘制脑功能图和肿瘤切除过程中唤醒病人并完成各种不同的任务。
- 当需要甘露醇时，给予 0.5g/kg 的剂量，剂量过大容易导致恶心。其他减轻脑水肿的选择还有高渗盐水和类固醇激素。
- 体温应当控制在 36～37℃。
- 电刺激可能带来的不良反应是诱导癫痫发作和脑水肿。
- 在觉醒时病人主要的主诉有颈部疼痛、僵硬、坐立不安和口干。良好的体位、使用用水浸湿的海绵、上肢和下肢位置的轻度调整等可以减轻这些不适。

【手术流程】

1. 病人体位

- 在头部固定之前，阻滞枕部、颞部和眶上神经。局部使用 1% 的利多卡因、0.25% 的布比卡因和

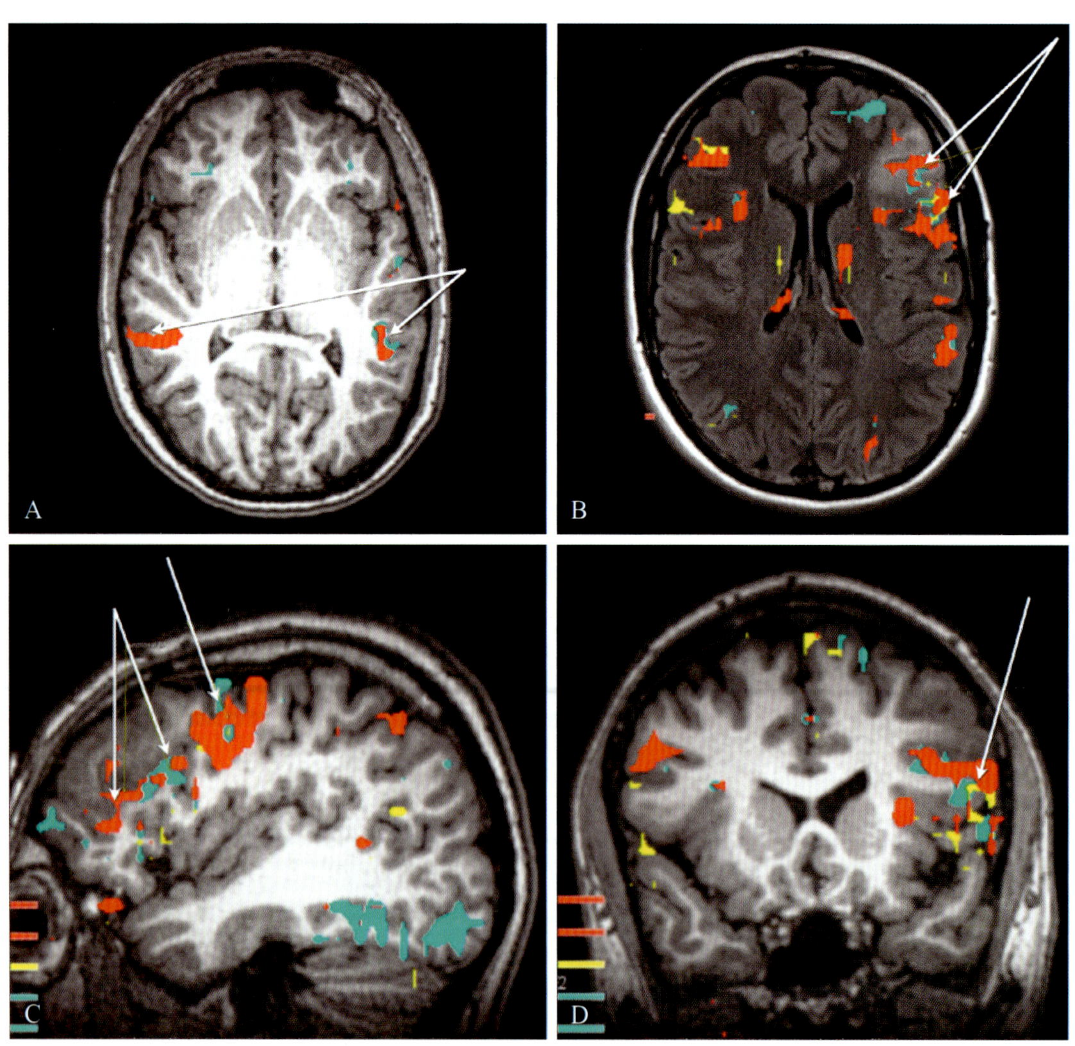

图 1-3 术前功能磁共振成像 A. 周围 T_1 加权像显示了双侧 Wernicke 区功能显像。B. 周围 T_2 加权像 FLAIR 图像显示病变累及左侧优势半球的 Broca 区。C. 矢状位 T_1 显示了病变和 Broca 区（双箭头）、额前背外侧区域（单箭头）的关系。D. 冠位 T_1 加权像，左侧 Broca 区被它下极皮层代偿，可能是语言功能进行了重塑，因此得到了语言功能重塑的证据。病变浸润的语言功能区可在语言功能监测下清醒开颅

1∶200 000 的肾上腺素进行麻醉。

- 局部给予阻滞麻醉是非常重要的，这样设计皮肤切口时头架才能夹紧。
- 在给予局部麻醉后，头部采用头架固定。
- 依据肿瘤位置不同，手术入路和病人体位也随之不同。
- 通常病人采取右侧卧位。给予病人隔离巾或隔离装置，这样病人可以看到电脑屏幕回答问题，整个手术团队也易于评估可能出现的并发症。
- 在唤醒过程中，头转向病变对侧，颈部伸展方便通气。

2. 皮肤切口

- 采用“C”形或马蹄形切口。
- 颞肌和枕肌在切开之前可给予阻滞麻醉。

3. 开颅术

- 标准开颅术应该根据病变的大小进行。不仅要暴露肿瘤而且至少要暴露肿瘤周围 1～2cm 的正常组织。

4. 硬脑膜切开

- 硬脑膜切开前，切口周围的硬脑膜和脑膜中动脉要给予局部麻醉，在血管的两侧都要给予阻滞麻醉，以避免发生神经痛。为了方便操作，注射过程中使用弯曲的皮下注射针头。
- 有些病人最初可能会感觉到困惑或激动，直到病人完全清醒、冷静、能自己采用深呼吸后再切开硬脑膜。

5. 神经电生理监测

- 脑皮质电图（ECoG）监测大脑基本的电活动、放电、癫痫样放电。由放置在硬脑膜下单极电极在脑表面刺激皮质进行记录，另外，矩阵排列的电极也可以使用。在头颅外表面的无菌半圆形帽状结构可把颅内皮质电极进行分类。
- 当 ECoG 无法使用时可以使用脑电图（EEG）监测颅内电活动，由插入皮下的电极记录。
- 体感诱发电位（SSEP）和运动诱发电位（MEP）用于监测运动。MEP 提供了肿瘤切除过程中有关运动传导通路的实时信息，MEP 的变化可以指示运动通路的损伤或脑缺血损伤，术中诱发电位不可用于言语功能的检测。

6. 术中定位

- 术中实施持续的脑电图或脑皮质电图监测（图 1-4）。神经电生理师要监测癫痫发作或后放电（AD）。AD 提示电刺激引起的亚临床癫痫。
- 行为学任务：术中最常见的测试是计算、阅读和物体命名。
- 直接电刺激用于语言区定位。60Hz 的双极性电流应用于皮质表面，双极电极的两头之间的间距为 5mm，并连接在 Otjeman 刺激器上。
- 定位前确定适宜的电流强度及后放电阈值。引起局部麻痹的电流上限为 6mA。刺激试验以 2mA 为基线开始进行。如经多个区域测试且未引起癫痫发作，电流强度每次可增加 1mA。重复该过程，直

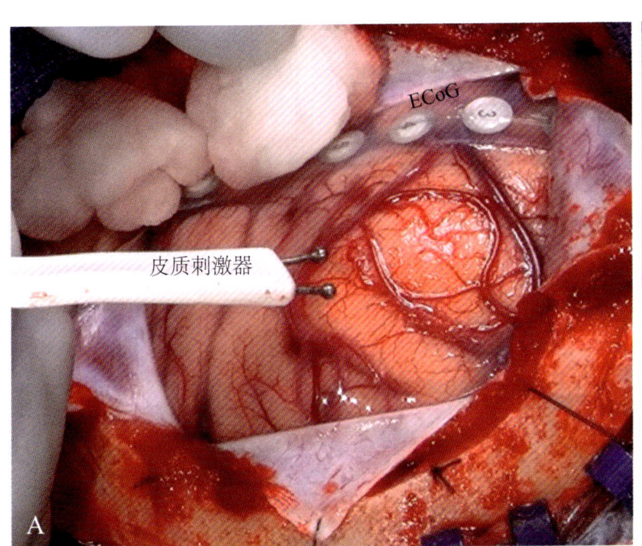

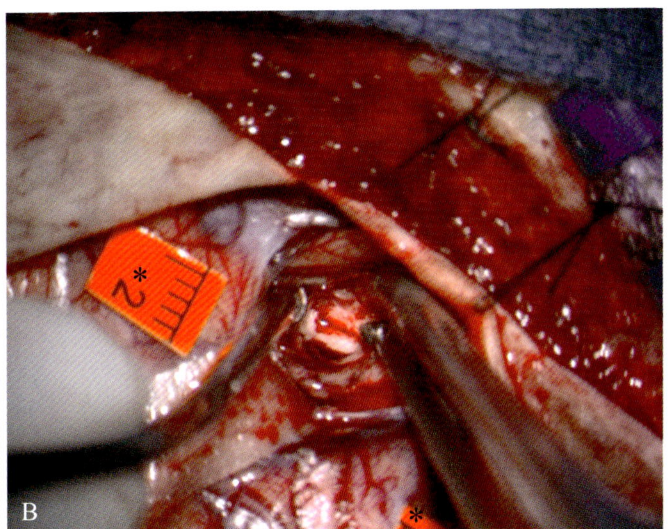

图 1-4　术中图像。A. 神经外科医师应用 Otjeman 刺激器的双极电极刺激脑皮质表面。ECoG：用于皮层电图的单极带状电极。B. 外科显微镜下术中图像。功能区被确认并用无菌带数码标签标记（*）。所切除的病灶与该区域保持 1cm 间距。*©A.Quiñones-Hinojosa 版权所有*

至后放电出现或达到上限。这个强度设定为后放电阈值。术中定位时，应低于该阈值 1～2mA。

- 用来鉴别定位刺激最佳强度的技术是刺激腹侧运动前皮质，逐渐增加刺激强度，直到诱导性的言语活动被捕捉。
- 对于前面提到的任务，每次刺激维持 1～2s。然后是没有刺激的项目，被刺激的皮质间隔 1.5cm。为避免诱发癫痫，同一位置避免连续刺激 2 次。当病人出现失语、失用症、语音紊乱、语义重复、命名性失语、失算症时，注意暂停进行中的测试任务，刺激停止后功能可恢复正常。3 次不连续的阳性试验（电刺激引起言语紊乱）足以说明此区是否为重要的语言功能区。
- 伴随着后放电证据的短暂干扰，考虑为亚临床癫痫活动，而不是阳性定位。
- 对于一个完整的定位，找到 1～2 个功能区的区域是不够的。在手术过程中，整个被定位区域可能存在风险，甚至当特定的语言区域已经被确认仍是这样，其原因之一为外科医师喜欢扩大切除。
- 确认并用带数码的标签标记功能区。
- 如果发生临床癫痫（发生率约为 4%）或后放电，用大量的冷盐水冲洗脑实质，并给予抗癫痫药物。如果癫痫持续发作，应用咪达唑仑控制。如果癫痫发作仍持续存在，给予病人气管内插管和持续给予抗惊厥药物。
- 通过定位，一旦语言区与肿瘤的关系明确，手术路径及切除边界即被确立。
- 在切除过程中，持续测试语言和监测功能区的运动诱发电位，以便及时发现功能区的任何变化。直接电刺激白质纤维束及深部核团还可以确认有意义的皮质下结构。切除过程中，病人进行计数或物体命名。刺激皮质下纤维束时有可能发生语义错误、言语不清或失语。

7. 硬脑膜内操作

- 术中无框架立体定向神经导航可以帮助验证脑回和脑沟位置，可以评估切除范围但绝不能以此为参考。因为切开硬脑膜后，可发生显著的脑组织移位，导致其与神经导航的相互关系不可靠。
- 经皮质软膜下入路常用于整块切除低级别胶质瘤，当然分块切除也是可行的方法。找到功能区边界后，即可切除非功能区的肿瘤组织，功能区则限制切除的边界。
- 为减少术后神经功能障碍，推荐肿瘤切除边界与功能区保持 0.5～1cm 距离。
- 为避免功能区损伤，保留走行在脑沟内的血管很重要。
- 切除过程中，保持病人清醒状态或予以丙泊酚镇静。强烈推荐如下情况时必须使病人保持清醒。
  - 病灶接近语言区或侵犯语言区。
  - 如果定位过程中语言功能区未能明确定位（阴性定位）。
  - 当皮质下联系和血管结构与语言功能区有关时提示存在风险。
- 某些互补的技术已应用于监测切除范围，如术中磁共振成像、超声和荧光引导的肿瘤识别（如 5- 氨基乙酰丙酸、5- 氨基酮戊酸、吲哚菁绿）。

8. 关颅

- 肿瘤切除完毕后，可在病人清醒或麻醉状态下关颅。
- 常规关闭硬脑膜、颅骨及头皮。
- 术后即刻出现功能恶化比较常见，瘤周水肿或缺血可以用来解释该情况。然而据报道，对于低级别胶质瘤，93%～98% 的病例功能得到恢复，与术前相比，15%～20% 的病例功能改善。
- 术后抗癫痫治疗应持续数月。

【要点总结】

- 经喉气管内插管及全身麻醉随时可能需要。
- 语言功能区完全分布在 Broca 区和 Wernicke 区相当罕见。多数病人有多个和语言处理密切的相关区域。肿瘤占位效应导致的结构扭曲和功能区可塑性重建是常见的特征。
- 术前功能磁共振成像在确定多个语言功能区的分布时非常有用，但并不是制订手术决策时完全可靠的依据。没有标准化的语言功能区绘图，缺乏具有可用性的特异性测试范例，可能会遗漏功能区。
- 定位多个语言区：如果病人掌握多门语言，所有的语言都要测试。不同区域掌管不同的语言。如果母语受损，多种语言都可能受到影响；如果第二语言受损，母语可能被保留。

- 手术切除后期，清醒病人会感到疲惫，疲惫可产生假阴性结果。
- 电信号的反向传播可能导致假阳性结果。
- 阴性定位和阳性定位：小的或刚好合适的开颅骨窗有时不能暴露必要的功能区。在这些情况下，不包含刺激诱导的语言及运动功能区的皮质定位指导肿瘤切除。阴性的语言功能区定位必然不能保证必然不存在功能区。为保留功能区皮质的感觉能力，一些学者提倡当肿瘤靠近功能区时，系统地获取阳性功能区定位。

推荐阅读

Berger, M.S., Hadjipanayis, C.G., 2007. Surgery of intrinsic cerebral tumors. Neurosurgery 61(1), 279-305.

De Benedictis, A., Moritz-Gasser, S., Duffau, H., 2010. Awake mapping optimizes the extent of resection for low-grade gliomas in eloquent areas. Neurosurgery 66(6), 1074-1084.

Duffau, H., 2005. Lessons from brain mapping in surgery for low-grade glioma: insights into associations between tumour and brain plasticity. Lancet Neurol. 4(8), 476-486.

Duffau, H., Quiñones-Hinojosa, A., 2012. Surgical management of low grade gliomas. In Quiñones-Hinojosa, A. (Ed.), Schmideck & Sweet: Operative Neurosurgical Techniques: Indications, Methods and Results, sixth ed. Elsevier, Philadelphia, vol. 1, pp. 80-93.

McGirt, M.J., Chaichana, K.L., Attenello, F.J., et al. 2008. Extent of surgical resection is independently associated with survival in patients with hemispheric infiltrating low-grade gliomas. Neurosurgery 63(4), 700-707.

Quiñones-Hinojosa, A., Ojemann, S.G., Sanai, N., Dillon, W.P., Berger, M.S., 2003. Preoperative correlation of intraoperative cortical mapping with magnetic resonance imaging landmarks to predict localization of the Broca area. J. Neurosurg. 99(2), 311-318.

Stummer, W., Pichlmeier, U., Meinel, T., et al. 2006. Fluorescenceguided surgery with 5-aminolevulinic acid for resection of malignant glioma: a randomised controlled multicentre phase III trial. Lancet Oncol. 7(5), 392-401.

Walker, J.A., Quiñones-Hinojosa, A., Berger, M.S., 2004. Intraoperative speech mapping in 17 bilingual patients undergoing resection of a mass lesion. Neurosurgery 54(1), 113-117; discussion 118.

Zacà, D., Jarso, S., Pillai, J.J., 2013. Role of semantic paradigms for optimization of language mapping in clinical fMRI studies. AJNR Am. J. Neuroradiol. June 20 [Epub] PMID: 23788599.

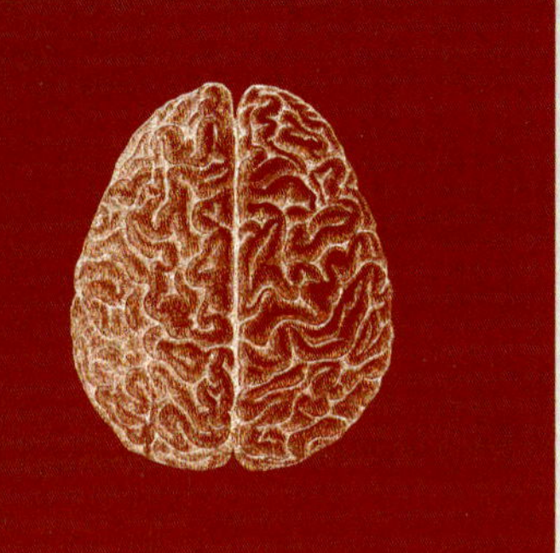
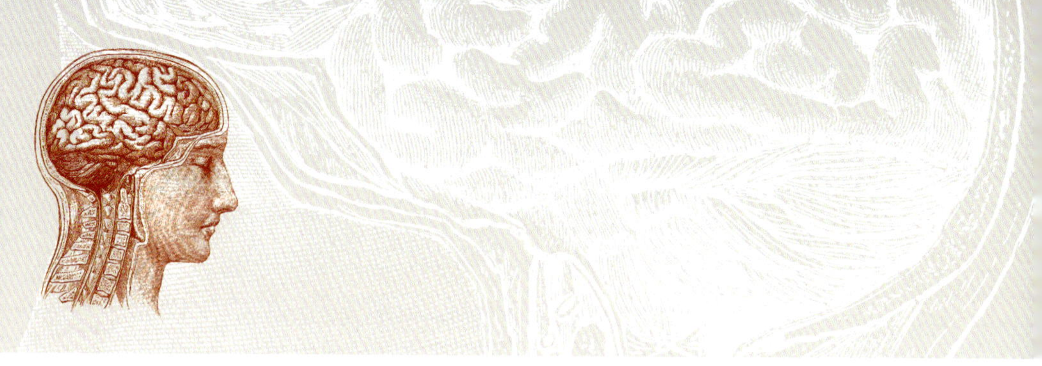

第 2 章　胶质瘤的皮质及皮质下运动区定位

Norma Arechiga，Karim Refaey, Jordina Rincon-Torroella,
Kaisorn L. Chaichana, Alfredo Quiñones-Hinojosa

参看 video2，请访问 expertconsult.com

【适应证】

- 颅内病变邻近运动区皮质（运动区和中央区，包括辅助运动区）。胶质瘤的特点是浸润性而不是推挤性，此方法适合低级别胶质瘤（星形细胞瘤、少突星形细胞瘤和少突胶质细胞）和高级别胶质瘤。

【禁忌证】

- 因疾病或社会心理因素不能配合的病人。
- 不能遵守指令或重复术前训练的运动试验，包括运动无力。
- 唤醒阶段预计有呼吸困难（如病态肥胖、药物难治性癫痫发作或有睡眠呼吸暂停）。开颅骨窗过程中有导致脑疝的合并症（如预期的颅内高压）。

【术前注意事项】

- MRI 增强扫描、功能性磁共振成像（fMRI）和弥散张量成像（DTI）对手术计划和术前定位功能区有帮助。如果这些检查表明病变累及或毗邻功能性运动皮质，特别推荐术中唤醒开颅术及运动区定位。
- 术中导航时术前 CT 和 MRI 扫描图像可以与 fMRI 和（或）DTI 融合，这有助于皮质初始部分定位，以这种方式确定功能区后，外科医师就可以有一个大致的想法。
- 肿瘤切除中，皮质和皮质下刺激实时临床反馈有助于实现比术前 MRI 或 fMRI 更精确的运动区和皮质下纤维束功能定位。这可以在保留功能区的同时，帮助实现最大范围的病灶切除，同时减少病人的功能损伤。
- 术中运动功能区定位的目标：
  - 划定基本的功能和非功能区，最大限度地切除肿瘤，从而改善长期生存率。
  - 功能区功能损伤减至最低。
  - 虽然术中监测需要进一步研究改进范例集，但在选定的病人中，该步骤可以标准化和系统地使用。
- 短效 / 快速代谢麻醉剂的使用，可以实现更准确的早期术中神经功能评估。
- 推荐系统的术前神经认知功能评估。
- 病人的体位及手术室设备可能需要调整，为病人提供安全空间并允许上肢和下肢的活动度。病人的焦虑和（或）幽闭恐惧症也需要考虑。
- 重要区域：主要运动区（中央前回、Brodmann 4 区）、运动前区（额叶、主要运动皮质前部）、辅助运动区（主要运动区前额叶的内侧和 Brodmann 6 区的扣带沟上部）、Broca 区［额下回三角部和岛盖部（IFG）］。
- 行为任务（范例）：手指敲击、图片命名、指距、雷根斯堡词语流畅性测试和自发的讲话、自发的简单动作和复杂动作。

【麻醉注意事项】

- 手术需要经历病人睡眠 - 清醒 - 睡眠开颅（SAS）的过程（图 2-1 A～D）。这需要在镇静和清醒之间平稳过渡。在这种转换中，病人最初接受静脉麻醉和局部麻醉，可通过气管内插管与喉罩给予少量镇静药丙泊酚、芬太尼或右美托咪定。重复插管对该转换是一种挑战。
- 通气：整个过程，病人可以经鼻气管内插管或喉罩通气，当病人被唤醒时，气管内插管或喉罩则要去除。
- 从摆体位到硬脑膜打开，病人将持续镇静，应用脑电双频指数持续监测或通过熵控制苏醒时刻。硬脑膜打开前唤醒病人，在脑功能定位和肿瘤切除过程中完成数项测试。肿瘤切除完毕后，给予病人镇静后关颅。
- 这种手术也可以通过清醒 - 清醒 - 清醒开颅（AAA）实现；通过保留意识镇静，整个手术过程中，病人随时可被唤醒。
- 双侧予以局部麻醉或节段性神经阻滞，特别是在切口部位和 Mayfield 头架的头钉位置。
- 当需要用甘露醇时，按 0.5～1g/kg 体重的剂量给予。其他减少脑水肿的替代方案是应用类固醇和高渗溶液。
- 体温应保持在 36～37℃。低温可导致病人颤抖，以至于医师难以有效地进行运动功能区定位。
- 电刺激可能的不良反应是诱发癫痫和脑水肿。
- 清醒阶段，病人多诉颈部疼痛、僵直、烦躁和口干。良好的体位、使用浸水海绵、改变四肢的位置可以缓解以上不适。

【神经电生理监测】

- 术中神经电生理监测电极放置在开颅术区周围（图 2-2）。
- 术中监测项目
  - 连续的脑电图（EEG）监测：头皮电极，可监测一般脑电活动及不同觉醒状态，如睡眠（周期）与清醒（连续）。
  - 连续的多通道肌电图（EMG）：成对皮下电极刺激目标肌肉，可监测细微运动反应，这在临床上可能不引起明显活动。但是这对皮质下刺激白质纤维束尤其重要。
  - 脑皮质电图（ECoG）：皮质电极，可以监测到皮质表面的常规状态，工作电流、后放电（AD），棘波（诱导性癫痫发作的早期监测）和电惊厥（图 2-3）。

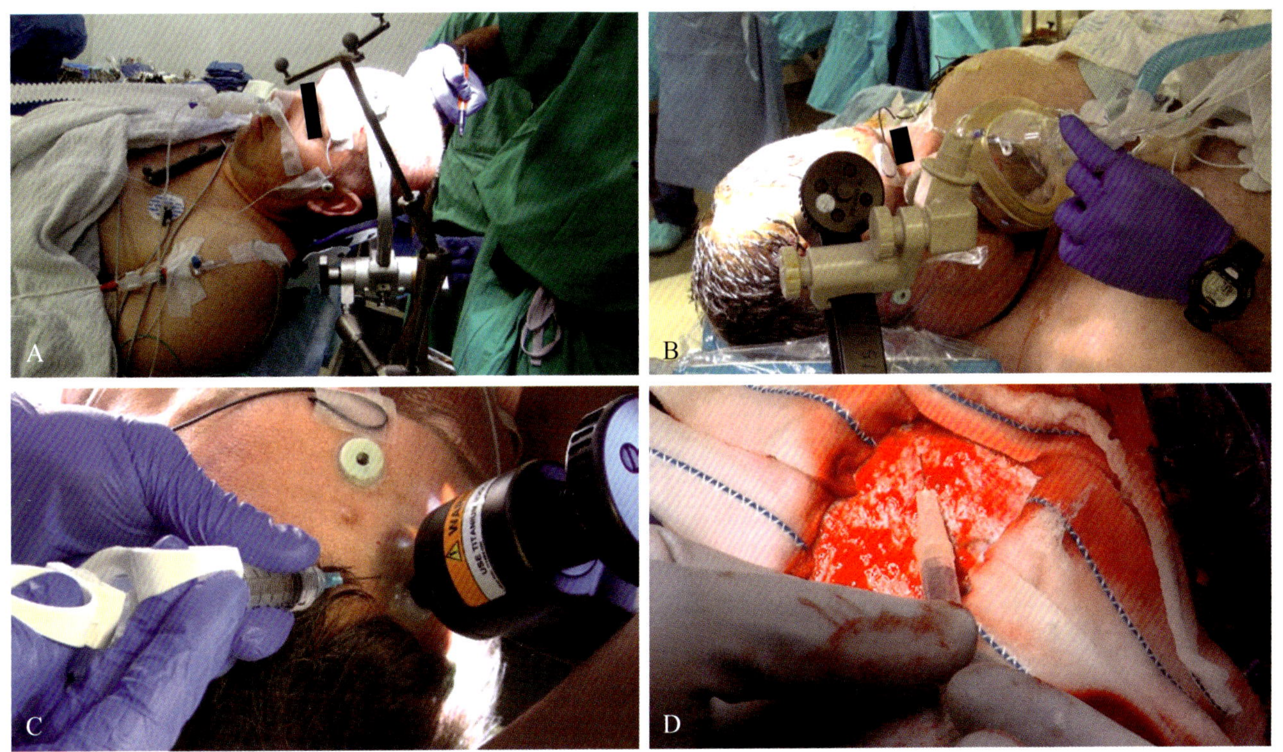

图 2-1　麻醉注意事项。A. 在清醒 - 清醒 - 清醒阶段，病人经鼻气管内插管。B. 应用异丙酚轻度镇静。C. 在头钉的位置予以局部麻醉。D. 在硬脑膜神经血管束周围行局部麻醉。*©A.Quiñones-Hinojosa 版权所有*

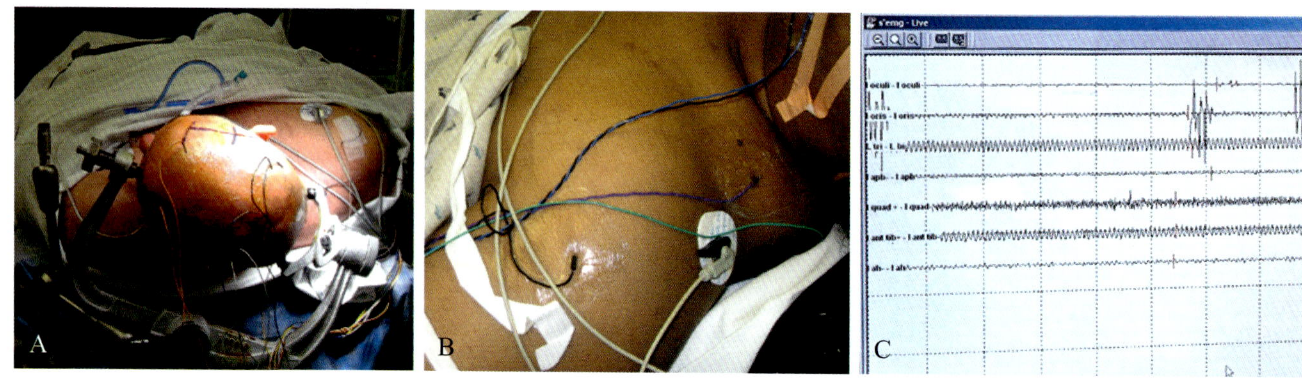

图 2-2 神经电生理监测。A. 连续脑电图的头皮电极。B. 目标肌肉成对皮下电极。C. 连续多通道肌电图（EMG）。*©A.Quiñones-Hinojosa 版权所有*

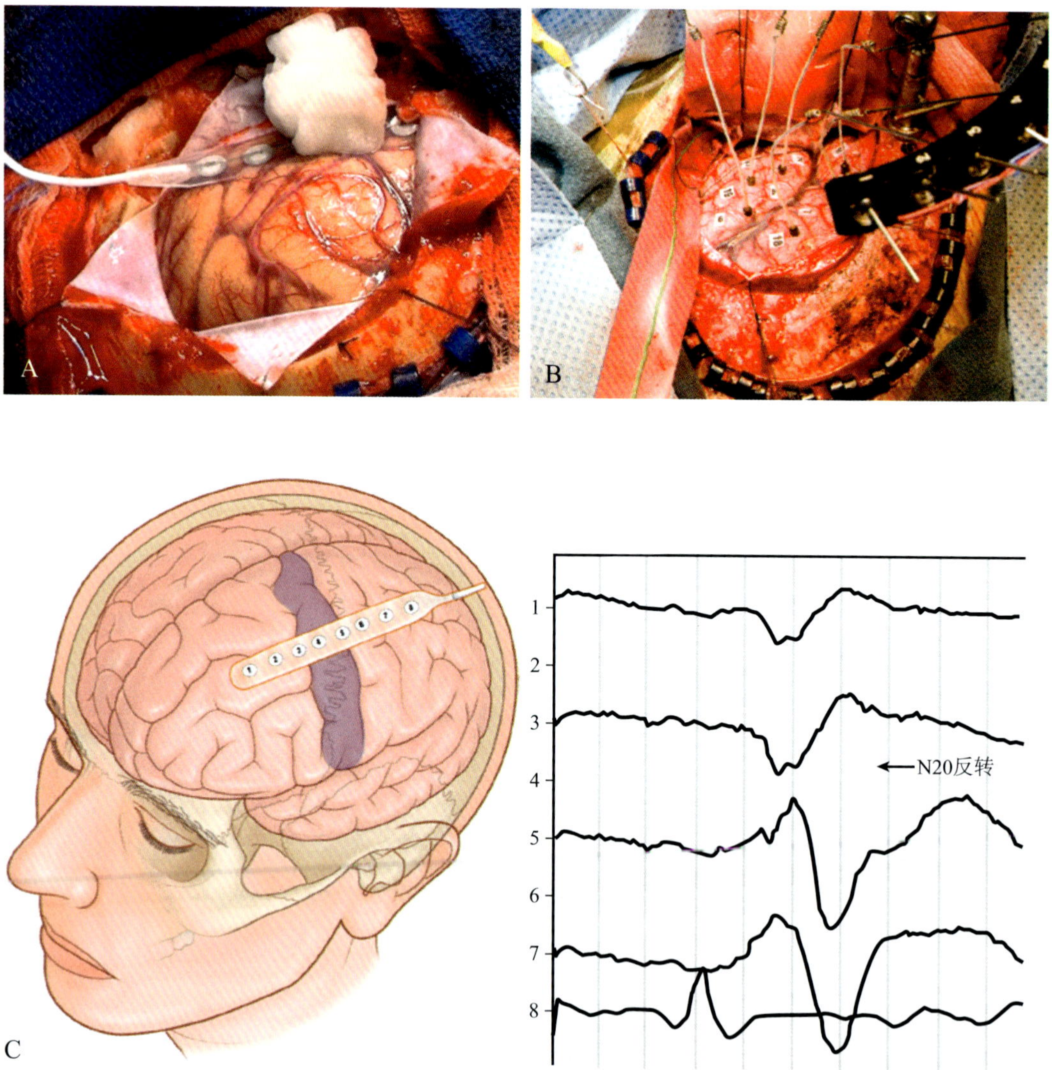

图 2-3 A. 脑皮层电图的条状皮质电极。B. 脑皮层电图和定位的冠状阵列；消毒的半圆形冠用于排列皮质电极的导线。C. 反向排列的运动区带状电极定位：图示运动区定位在 3 与 5 电极之间。图 A.*© A. Quiñones-Hinojosa. 版权所有*；图 B. 经 Silbergeld, D.L., Hebb, A.O. 惠允使用其 Awake craniotomy. 绘图，引自 Jandial, R., McCormick, P., Black, P. 编写的 *Core Techniques in Operative Neurosurgery* 一书，2011 年 Elsevier 公司出版（Saunders，费城）；图 C. 经 Whitworth, L.A., Petersen, E.A. 惠允使用其 Motor cortex stimulator placement. 绘图，引自 Jandial, R., McCormick, P., Black, P. 编写的 *Core Techniques in Operative Neurosurgery* 一书，2011 年 Elsevier 公司出版（Saunders，费城）

- 运动神经诱发电位（MEP）和体感诱发电位（SSEP）：通常不常用，因为清醒状态下，运动区定位病人会感到不舒适。

- 打开硬脑膜并暴露皮质表面后，应用 Ojemann 电刺激器行皮质定位。
- 脑皮层电图的 1×8 电极片放置在皮质表面，紧邻刺激传输微点；使用七通道以双极方式记录皮质活动。
- ECoG 监测开始电刺激，ECoG 可提醒外科医师由于皮质直接刺激诱发的任何后放电。起始刺激电流为 2mA，经过多个区域测试且无后放电诱发，每次可增加 0.5mA，最大电流通常不超过 6mA。如果术中定位时诱发后放电：①记住重新临床评估；②考虑停止刺激；③通过调整刺激强度、避免进一步刺激该特殊部位以防止再次发生后放电。如果后放电仍持续，应用冷盐水冲洗或应用麻醉剂（如异丙酚）。
- 注意在 ECoG 监测中记录到尖锋的早期可能会诱发电痉挛。

【手术流程】

1. 病人体位

- 手术入路及病人的体位取决于病人肿瘤的位置。
- 通常病人取仰卧位，术区位于最高点。
- 清醒开颅，手术室的设置很重要。随时可以与病人面对面交流；用无菌单做一个开放的帐篷，这样病人的四肢活动不受限。

2. 皮肤切口

- 在行头架固定之前，进行双侧枕、颞、眶上神经阻滞麻醉，包括上头钉的位置。常用局部麻醉剂：用 1% 利多卡因或 0.25% 布比卡因加用或不加用 1∶200 000 肾上腺素。
- 在 Mayfield 头架头钉固定处及涉及的手术切口处进行局部麻醉很重要。
- 经麻醉诱导和局部麻醉后，头部被固定在头架上。
- 根据肿瘤的位置和病人的发际线，行曲线或“C”形皮肤切口。头皮从颅骨分离后，“C”形切口可用头皮拉钩牵拉，曲线形切口可用颅后窝牵开器牵开。

3. 开颅

- 行标准开颅，应用神经导航或解剖标志界定肿瘤范围，定位最佳位置及开颅边界。
- 开骨瓣时行局部麻醉，避免病人疼痛不适。在拟打开骨瓣的边角钻 1 个或 2 个骨孔。如果开颅横跨或邻近静脉窦，为防止损伤静脉窦采取常见预防措施（应用自停骨钻，或磨除覆盖静脉窦的颅骨并用 Kerrison 咬骨钳咬除颅骨）。小心掀开骨瓣并妥善保存以备关颅。

4. 硬脑膜切开

- 在硬脑膜局部麻醉后切开。为安全有效的行局部麻醉，麻醉应在两侧硬脑膜之间并沿着脑膜中动脉的神经血管束进行，硬脑膜的神经与脑膜中动脉伴行。
- 停止异丙酚镇静唤醒病人。部分病人起初会有些混乱和躁动。等病人完全清醒、安静、呼吸有力后再切开硬脑膜。硬脑膜切开过程中，一定要预防脑膨出。
- 只要病人清醒、呼吸正常、四肢正常活动，即可行运动定位任务测试。
- 硬脑膜可采用十字形、弧形或窗口形切开（图 2-4）。脑棉放置在硬脑膜及蛛网膜之间，保护脑皮质。每次切开硬脑膜，脑棉随之前移。
  - 十字形切开硬脑膜

（1）从中心切开硬脑膜，远离预判的功能区及重要血管。

（2）从内到外做 4 次硬脑膜切开。

（3）硬脑膜边缘缝合可收缩缝线。

  - 窗口样切开硬脑膜

（1）从周边切开硬脑膜，远离预判的功能区及重要血管。

（2）做一个连续的弧形切口。

（3）在硬脑膜基底部缝合可回缩的缝线。

5. 皮质定位

（1）识别中央沟（图 2-3）

- 感觉运动区定位开始前先确定中央沟，可借助解剖标志和（或）神经导航。解剖变异、扭曲变形的解剖、病理状态及神经导航校准偏差均可导致中央沟定位错误。
- 将条状电极横跨安置在可能的中央沟位置：
  - 记录体感诱发电位（SSEP）。
  - 周围神经刺激的逆相位（如正中神经）。
  - 基准波形。
  - 确认中央沟（记录周围刺激后的相应电极的逆相位）。

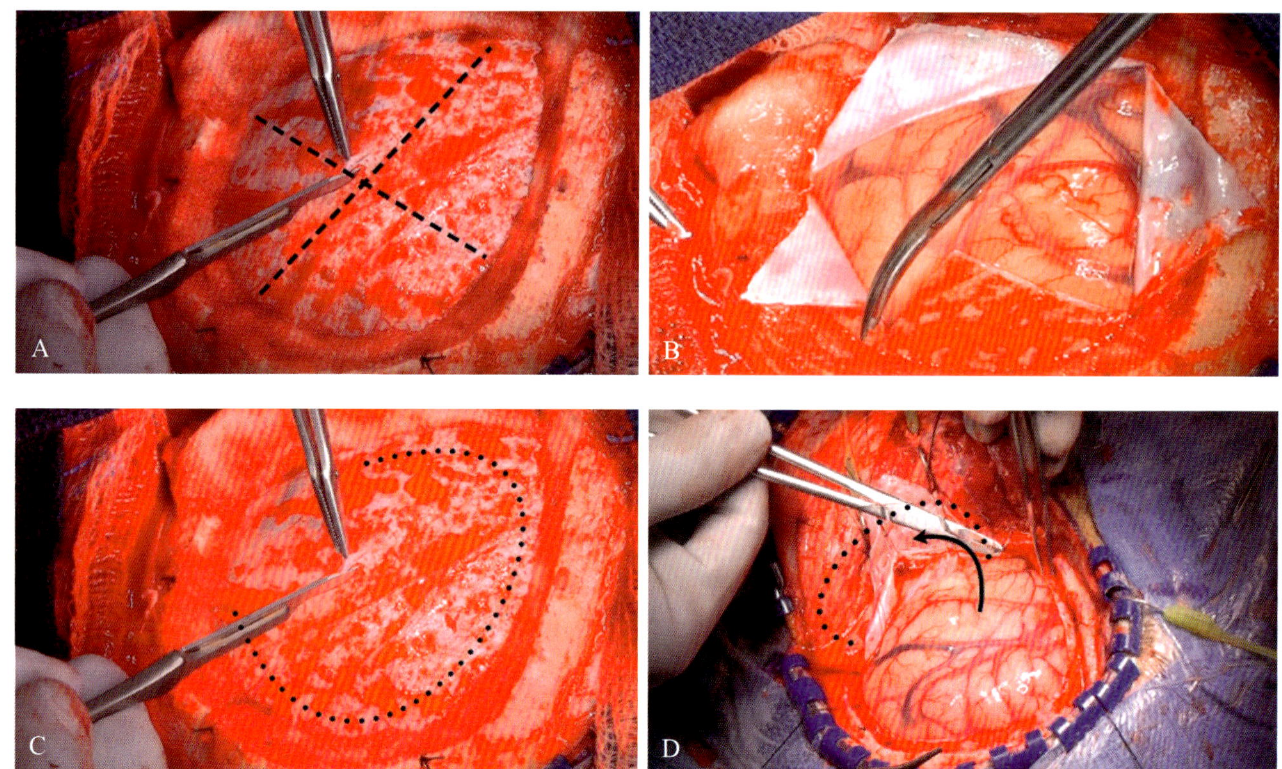

图 2-4 硬脑膜切开。A、B.“十”字形切开。C、D. 窗口形或弧形切开。©*A.Quiñones - Hinojosa* 版权所有

（2）直接皮质定位（图 2-5）

- 确认中央沟后，直接皮质定位可以开始更精确地确认定位功能区。
- 术中皮质定位应用单极或双极电刺激。
- 笔者是通过 Ojemann 刺激器刺激皮质进行皮质定位。刺激不同的区域，如前方、后方、内侧和外侧，直到运动皮质和感觉皮质确定且临床反应是可重复的。
- 电脉冲诱导受刺激区除极。直接刺激皮质或皮质下运动功能区诱发对侧身体的运动反应。这种反应可以经临床或肌电图监测观察。这些运动反应包括阳性反应（即刺痛、抽搐）或阴性反应（运动停止）。
- 作用于皮质的刺激逐渐增大，直到诱发运动电位或临床反应（抽搐、肌张力障碍、强直性肌阵挛）。
- 增加刺激强度前，刺激所有相关的皮质区域。
- 刺激引起的临床运动反应包括抽搐、肌张力障碍、强直性肌阵挛。刺激中央后回引起躯体感觉反应，如体感诱发电位的变化、刺痛或感觉异常（麻木）。
- 刺激强度为 2～6mA，采用多脉冲波形，刺激间隔 4ms，平均持续时间 500ms，避免诱发术中癫痫。相同电流可用于皮质和皮质下刺激。
- 首要目标是定位主运动区，其次是辅助运动区。反复刺激直到运动区和感觉区均被确认并用无菌编号标签标记。
- 最后，选择接近肿瘤的非功能区皮质，给予较高强度刺激，以确认阴性定位（无临床反应或无亚临床反应记录）。

6. 切除肿瘤

- 以常规方式切除肿瘤。按功能区定位的结果确定切除的范围和达到病灶的手术路径。
- 在病灶的上方做小的皮质切开。先电凝皮质表面，然后用剪刀做锐性分离。
- 显微镜下或直视下切除肿瘤，仔细止血。
- 神经导航系统辅助切除肿瘤过程中，通过进行足够的简单和复杂功能运动（如伸舌、闭眼、握拳、屈肘、屈膝、屈足及组合动作）及所有的行为任务，持续评估神经功能。
- 肿瘤切除术从远离功能区开始，逐渐向功能区靠近。
- 肿瘤切除与皮质下刺激交替进行。
- 如果皮质下刺激诱发运动反应，这个区域也需无菌编号标签标记，然后继续在其周边切除（图 2-5）。

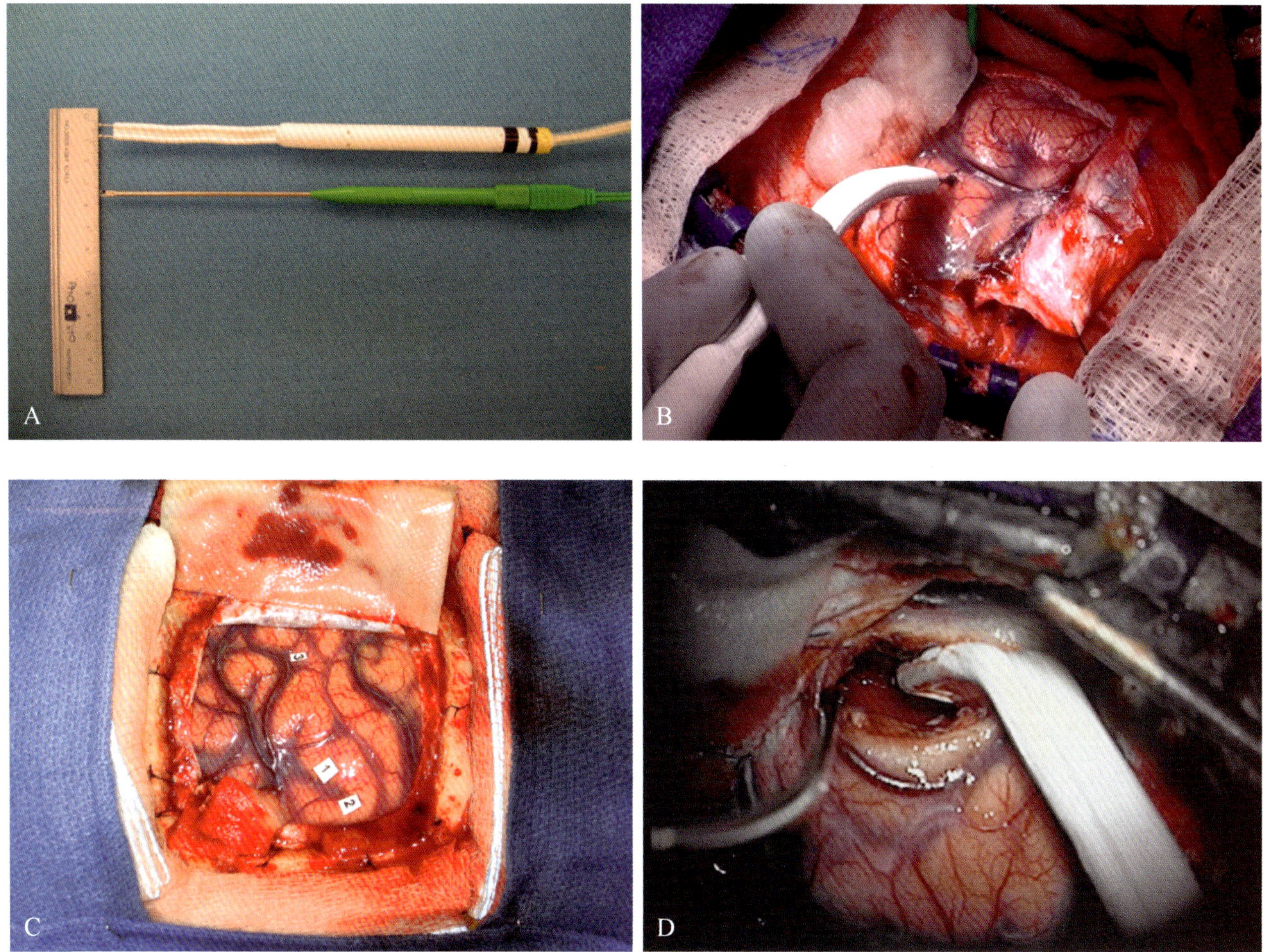

图 2-5 直接皮质电刺激。A. Ojemann 皮质刺激器（上）及 Kartush 刺激器（下）。B. 直接皮质定位。C. 经反复定位后，用无菌标签标记可诱发临床反应或监测反应的区域。D. 选择一个皮质阴性定位区域作为手术入路接近病灶。*©A.Quiñones - Hinojosa 版权所有*

- 在肿瘤切除过程中，如果一旦出现神经功能缺损、运动诱发电位改变或体感诱发电位发生变化，可能需要暂停手术且 5min 后再次评估神经功能。
- 如电刺激触发后放电或癫痫发作应做如下处理：
  - 停止电刺激。
  - 暂停手术。
  - 冷生理盐水冲洗。
- 注意换回温生理盐水，因为持续地冲洗冷生理盐水，导致术后剧烈头痛、定位困难、放电减缓。
- 由于低级别胶质瘤可能难以从正常的脑实质分离，一些外科医师主张扩大切除，直到达到功能区界线，因此，在电刺激或肌电图 / 临床发现功能改变的地方停止手术切除。

7. 关颅

- 严密缝合硬脑膜，如果缝合困难，可应用颅骨骨膜或人工硬脑膜替代。
- 术后病人转移至神经科重症监护病房严密观察至少 24h。住院时间 2～5d。
- 术后 48h 内可复查 MRI，以确定切除范围。

【并发症】

- 阻塞性睡眠呼吸暂停、恶心、呕吐、癫痫发作和病人不合作是最常见的术中并发症。
- 高血压事件、三叉神经心脏反射相关的心动过缓、空气栓塞也可能会发生。
- 如果在功能区边界行最大范围切除可能出现短暂麻痹。然而，如果定位适当发生永久性麻痹或瘫痪是罕见的。
- 皮质静脉的保留是必要的，可减少并发症的发病率和术后意外神经功能缺失的发生（图 2-6）。

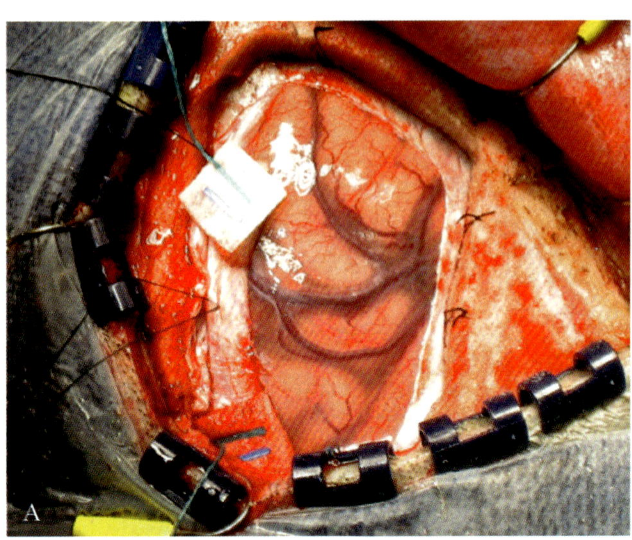

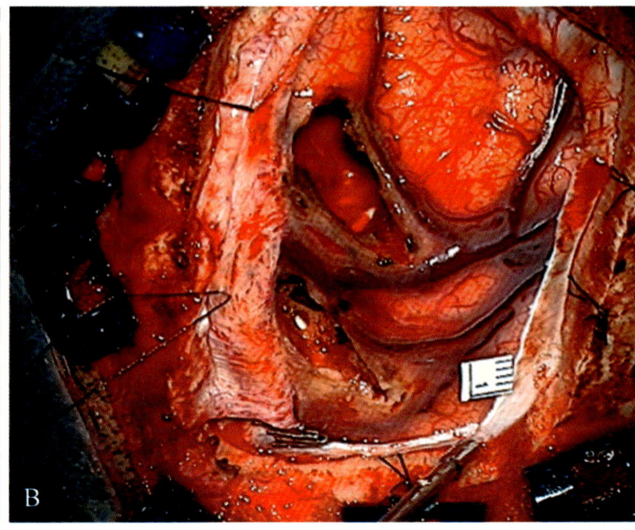

图 2-6 肿瘤切除前后手术暴露。A. 一旦打开硬脑膜，研究皮质表面的解剖，选择最佳的入路以避开重要的静脉和动脉。打开覆盖在皮质表面的蛛网膜。B. 同一手术部位，肿瘤切除后在术中拍摄的图片。注意保留皮质静脉和桥静脉。皮质静脉的保留是必要的，可减少并发症的发病率和术后意外神经功能缺失的发生

【要点总结】

- 病变位于或邻近运动功能皮质（主要运动皮质、运动前皮质、辅助运动皮质、Broca 区）是实施运动区皮质定位的指征。
- 唤醒手术可减少全身麻醉的副作用，促进术后早期神经功能评估，加速康复，缩短住院时间。
- 术前功能磁共振成像（fMRI）和弥散张量成像（DTI）对术前制订安全手术入路至关重要，但决策的制订需要皮质定位获得的临床反应为基础。
- 保留皮质静脉和桥静脉是必要的。

推荐阅读

Almairac, F., Herbet, G., Moritz-Gasser, S., Duffau, H., 2014. Parietal network underlying movement control: disturbances during subcortical electrostimulation. Neurosurg. Rev. 37(3), 513-516; discussion 516-517.

De Benedictis, A., Sarubbo, S., Duffau, H., 2012. Subcortical surgical anatomy of the lateral frontal region: human white matter dissection and correlations with functional insights provided by intraoperative direct brain stimulation: laboratory investigation. J. Neurosurg. 117(6), 1053-1069.

Duffau, H., 2007. Contribution of cortical and subcortical electrostimulation in brain glioma surgery: methodological and functional considerations. Neurophysiol. Clin. 37(6), 373-382.

Maldonado, I.L., Moritz-Gasser, S., de Champfleur, N.M., Bertram, L., Moulinié, G., Duffau, H., 2011. Surgery for gliomas involving the left inferior parietal lobule: new insights into the functional anatomy provided by stimulation mapping in awake patients. J. Neurosurg. 115(4), 770-779.

Shinoura, N., Yagi, K., et al. 2013. Awake craniotomy for brain lesions within and near the primary motor area: a retrospective analysis of factors associated with worsened paresis in 102 consecutive patients. Surg. Neurol. Int. 4, 149.

Shinoura, N., Yamada, R., et al. 2011. Advantages and disadvantages of awake surgery for brain tumours in the primary motor cortex: institutional experience and review of literature. Br. J. Neurosurg. 25(2), 218-224.

Quiñones-Hinojosa, A., Ojemann, S.G., Sanai, N., Dillon, W.P., Berger, M.S., 2003. Preoperative correlation of intraoperative cortical mapping with magnetic resonance imaging landmarks to predict localization of the Broca area. J. Neurosurg. 99(2), 311-318.

Robles, S.G., Gatignol, P., Lehéricy, S., Duffau, H., 2008. Long-term brain plasticity allowing a multistage surgical approach to World Health Organization Grade II gliomas in eloquent areas. J. Neurosurg. 109(4), 615-624.

Walker, J.A., Quiñones-Hinojosa, A., Berger, M.S., 2004. Intraoperative speech mapping in 17 bilingual patients undergoing resection of a mass lesion. Neurosurgery 54(1), 113-117; discussion 118.

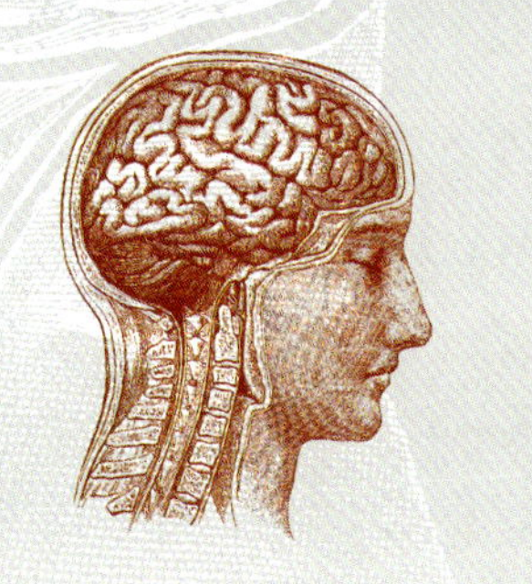
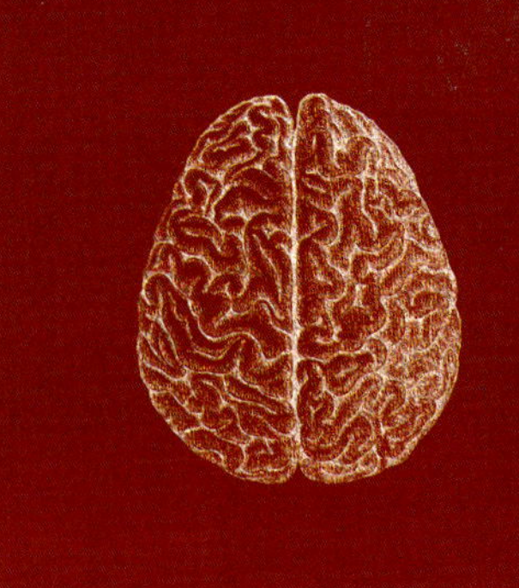

第 3 章　经脑沟入路对比经皮质入路切除转移瘤

Kaisorn L, Chaichana, Jordina Rincon-Torroella,
Shami Yesha Acharya, Alfredo Quiñones-Hinojosa

参看 video3，请访问 expertconsult.com 

【概要】

- 转移性病变在成人颅内占位性病变中所占的比例超过 50%。
- 这些转移性病变原发灶的最常见部位是肺、乳腺、皮肤及大肠。
- 转移性病变中的绝大部分发生在幕上的灰白质交界处。
- 多发转移灶（3 个以上转移灶）并不少见。
- 治疗脑转移病灶的目标是解除占位效应、改善神经系统症状、确立诊断和提供脑内疾病的局部控制。
- 原则上对颅内转移瘤实施整块切除，但是这可能充满挑战，尤其是对于体积较大需要牵拉的病变中更是这样。
- 由于这些肿瘤最典型的部位是皮质下灰白质交界处，因此无论是通过经脑沟还是经皮质入路都能到达并切除瘤体（图 3-1）。

【适应证】

- 决定手术切除小脑幕上颅内转移瘤需要考虑许多因素，包括病人年龄、神经功能状态、原发灶的控制和颅外病变扩散的情况。这些因素都要用来评估病人脑转移癌预后因素（RPA）分级。
- RPA 分级较好（Ⅰ～Ⅱ级）的病人、对放疗不敏感肿瘤、病变引起的症状或占位效应（包括癫痫发作、运动功能缺失、头痛、脑积水）是手术治疗最经典的适应证。
- 既往颅内转移瘤的数量是决定病人是否具有手术指征重要因素，但是是否只切除症状性病灶仍然没有

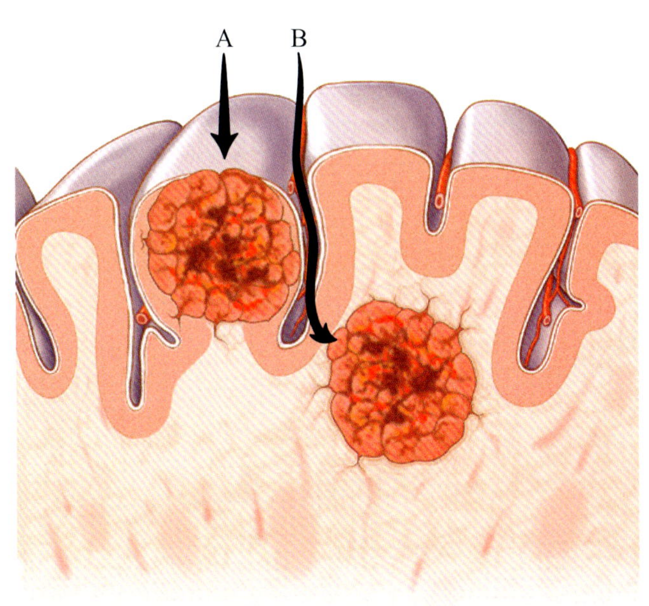

图 3-1　显示可用于到达幕上皮质下病灶的手术通路。A. 位于紧贴于皮质表面的病灶可通过经皮质入路到达。B. 位于脑沟下位置的病灶最好通过经脑沟入路到达病灶。如果上方皮质并非功能区，为了避免损害走行在脑沟内的血管，可经皮质入路到达。本图修改自 Lang, F.F., Chang, E.L., Suki, D., et al. 发表的 Metastatic brain tumours. 绘图，引自 Winn, H.R. 主编的 *Youmans Neurological Surgery* 一书，第 5 版，2004 年 WB 公司出版（Saunders，费城）

达成一致。预后不良的病人通常被建议放疗，包括全脑放疗（WBRT）和（或）立体定向放射外科（SRS）。

- 手术入路的选择通常是通过术前神经影像和肿瘤位置所决定的。经脑沟入路术前要预先计划好手术时选择进入的脑沟，并应考虑到脑沟内的血管走行和语言功能区。

1. 经脑沟入路手术指征

- 位于皮质下的轴内病变对应着明显的脑沟。
- 该入路适用于位于语言功能区下方的肿瘤，包括躯体感觉、语言和视觉皮质。
- 位于皮质下深部（>1cm）的肿瘤，经脑沟入路或许对上方皮质组织损坏可达到最小程度，尤其是对于语言功能尤为重要的皮质，能较为容易地到达并切除肿瘤。

2. 经脑沟入路的禁忌

- 颅内深部轴内病灶需要更广泛暴露定位并实施切除的病人。

3. 经皮质入路手术指征

- 位于皮质下区域但并不位于明显的脑沟下方且并未涉及语言皮质区域的皮质下肿瘤。
- 其他入路或许可以较经脑沟入路提供更直接的手术切除。

4. 经皮质入路的禁忌

- 涉及语言功能区的肿瘤。
- 位于明显的脑沟下方但是或许通过经脑沟入路能更好切除的肿瘤。

【手术流程】

1. 病人体位

- 结合解剖标志和术中神经导航，投射颅内肿瘤的位置到头皮。
- 大多数病例中病人取仰卧位或侧卧位。
- 应将肿瘤置于术野顶部，尽可能垂直于水平面。
- 对于颅内多发转移瘤来说，通过一个或多个骨窗而不用再次消毒铺单切除所有可及的病灶是能做到的。一些学者建议采用“中间”体位，便于术者术中到达每一个病变并轮流在视野顶部处理病灶。

2. 皮肤切口

- 用 Mayfield 头架固定头部；对于颅内多发转移灶的病人，在不二次摆体位铺单和用单一或多个开颅术的情况下切除所有可接近的肿瘤通常是有可能的。
- 部分学者倡导使用的一种“中间”体位，或许可以通过在术中精细操作和不断变换体位使目标病灶位于术野的顶部。

3. 切开头皮

- 需要一个以肿瘤为中心的切口。该切口可以是直线，也可以是曲线，或是基于瘤体位置和大小而设计的皮瓣。
- 计划的切口必须足够大从而获得充分的颅骨切除，便于充分暴露脑回和脑沟获得广阔的解剖视野，同时也为肿瘤切除提供了灵活性。

4. 颅骨切开

- 充分的颅骨切开可提供相关脑回和脑沟足够的视野，包括潜在的其他脑回和脉管系统（也就是静脉）。
- 基于硬脑膜的位置和质地，我们通常只需要钻 1 个或 2 个孔。

5 打开硬脑膜

- 硬脑膜既可以用“十”字形，也可以用“C”形或“门”形打开。在蛛网膜和硬脑膜之间可以用棉片保护皮质表面。接下来每一次后续的切开都需要在脑表面放置棉片。

6. 显微镜下手术步骤

- 此时手术通路可以通过脑沟或周围脑回的直接视觉定位，或通过术中神经导航和（或）术中超声引导定位。
- 可以应用术中脑电刺激、运动诱发电位或体感诱发电位辨别语言区。

（1）经脑沟入路：位于皮质下及可见的脑沟下方和（或）位于语言皮质下方（图 3-2）。

- 确定进入的是脑沟还是脑裂。
- 跨过脑沟的蛛网膜用 11 号刀片或是 18 号针头锐性切开，谨慎避免损伤下方脉管系统。通常在蛛网膜下腔最宽敞的地方打开脑沟。一般覆盖动脉的蛛网

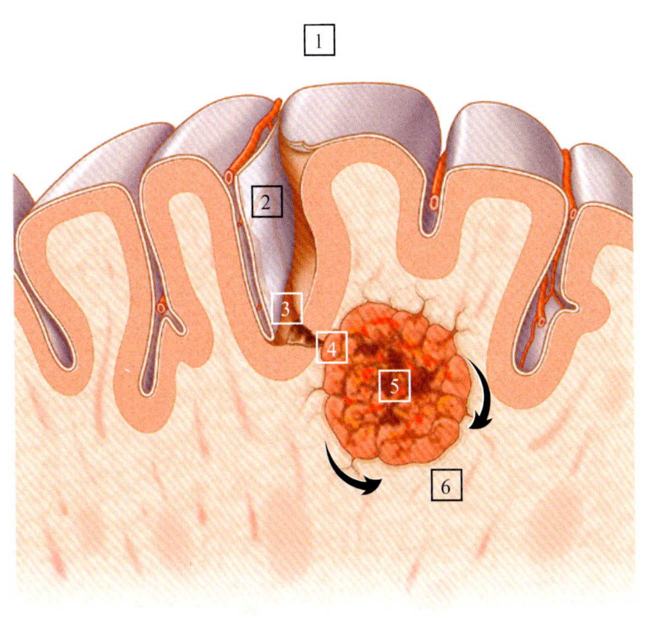

图 3-2　经脑沟入路。首先，通过直接观察、神经导航或术中超声定位目标瘤体。其次，可以通过直接的皮质刺激检测语言区皮质。最后，决定进入病灶的最适合脑沟。该过程具体步骤：1. 蛛网膜切开；2. 分离脑沟、血管，并止血；3. 皮质—皮质下边界—皮质下白质横断；4. 显示肿瘤；5. 中心减瘤；6. 切除瘤体边缘

膜下腔通常较覆盖静脉的更为宽敞。

- 应用锐性和钝性相结合的方法尽可能宽地打开脑沟。为了保护解剖结构，除非出血否则不给予双极电凝。用棉片轻轻挤压和（或）放置明胶海绵通常能止住静脉出血。分离位于脑沟内供应及引流周围脑回的动静脉是至关重要的。
- 为了避免对周围皮质组织造成压力相关的医源性损害，我们尝试着避免应用牵拉。对于较大或是较深的肿瘤或许需要一种固定的牵拉模式和（或）应用管状牵开器（Vycor）。
- 一旦确定瘤体，可采取整体或是分块切除方式。我们更喜欢整块切除的方式（图 3-3）。通过整块切除，目标肿瘤可以从周围薄壁组织分离。

  通常肿瘤周围被胶质细胞增生薄壁组织包绕，该薄壁组织从水肿边缘与瘤体分离，形成假性包膜。通过从周围薄壁组织解剖假性薄膜，沿着压痕切除肿瘤。识别并用棉片处理瘤体边界。为了减少瘤体切除过程中出血，需辨别供应转移灶的小血管并电凝切断。一旦完整的病灶从周围薄壁软组织中分离，瘤体即可被完整取出。
- 在瘤囊并不坚固和（或）累及语言皮质的病例中，一般建议采用分块切除。在这些病例中，从肿瘤中心开始切除病变，瘤体被逐渐切除后，向内移动瘤囊边缘并切除。在一些病例中，为了提供足够的操作空间，可以尽可能宽地打开脑沟。

（2）经皮质入路：位于皮质下方但并不位于明显的脑沟下方且并未涉及语言皮质的肿瘤（图 3-4）。

- 可以在术前用功能影像和（或）术中地图标记确定语言区。
- 用导航定位肿瘤位置及选择基于肿瘤位置和避开语言区域的开颅位置。
- 对于体积较小的肿瘤，可以用直线形切口切开皮质。对于体积较大肿瘤，可以用较大的线形或是弧形切开皮质。
- 对于覆盖在皮质上的蛛网膜电凝之后用显微剪切开。
- 切开蛛网膜下方白质直至遇见瘤体。
- 如前所述（图 3-3），用整块或分块切除的方式减灭瘤体。

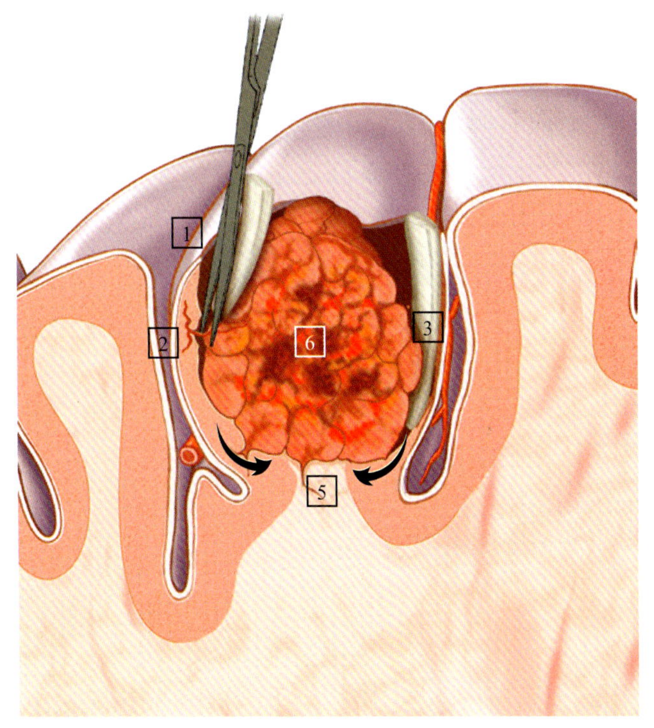

图 3-3　皮质下转移瘤的整块切除技术。其过程的具体步骤：1. 软脑膜下切开，从正常薄壁组织分离转移灶；2. 继续向前用双极电凝阻断瘤体血供；3. 向前从脑表面向深部放置棉片；4. 重复前面 3 个步骤直到病灶完全被棉片包裹；5. 阻断所有剩余的血供；6. 完整切除瘤体；7. 检查瘤腔并止血。在大的肿瘤中进行上述步骤时，做 1. 之前先从病灶中心缩减肿瘤体积。这样向内（从外周向中心）操作可以使瘤体假性包膜远离软组织而向外操作则会从病灶牵拉正常脑组织。本图修改自 Hentschel, S.H., Lang, F.F. 发表的 Current surgical management 一文绘图，引自 *Cancer J*. 2003; 9, 113-126.

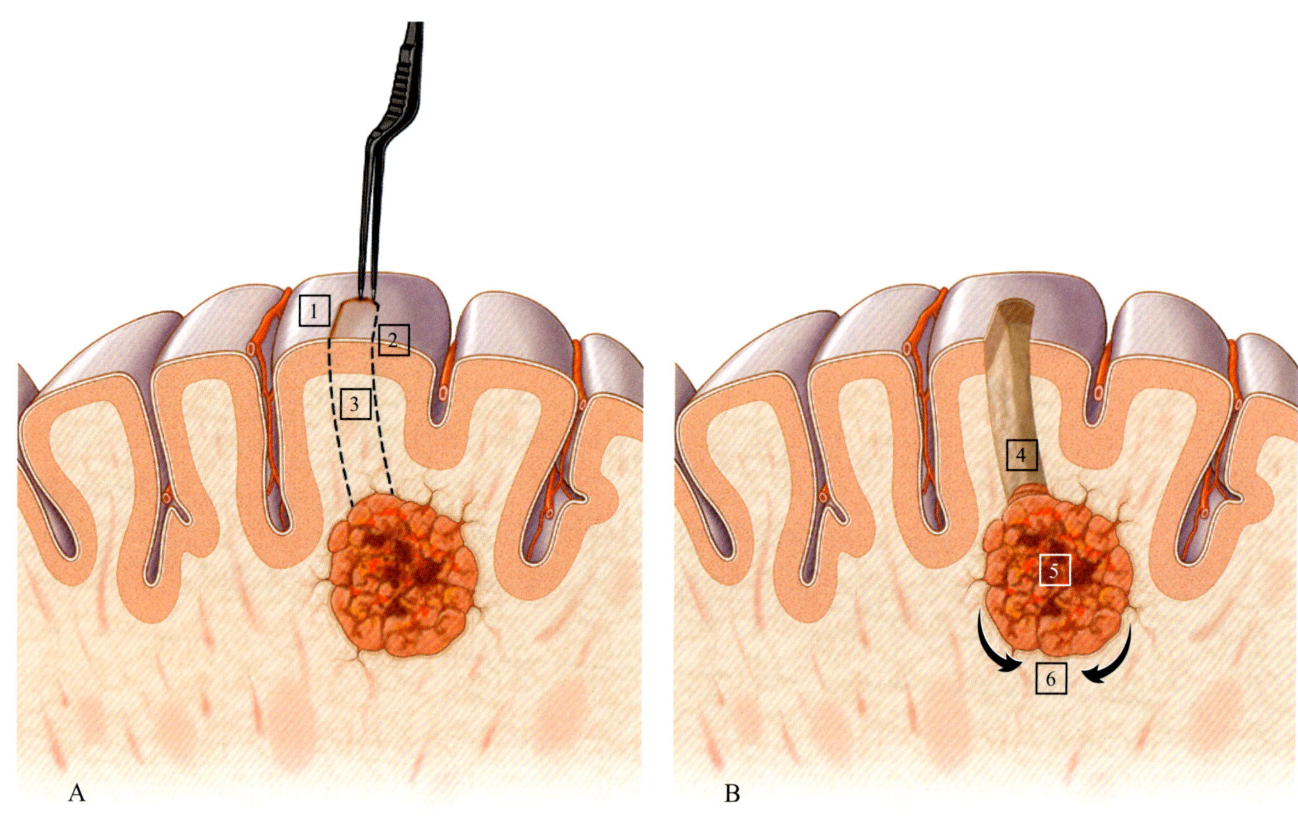

图 3-4 经皮质入路。首先，通过直接观察、神经导航或术中超声定位目标瘤体。其次，可以通过直接的皮质刺激定位语言区皮质。最后，决定进入病灶的最佳非语言皮质手术窗（分别见图 A、B）。该过程具体步骤：1. 电凝选择进入的皮质边缘；2. 切开皮质边缘；3. 皮质切除；4. 暴露肿瘤；5. 中心减瘤；6. 分离肿瘤边缘

7. 关颅

- 因为侵犯薄壁组织，有潜在的增加出血的风险。所以关颅前必须彻底止血。
- 需要进行标准的硬脑膜、颅骨和头皮关闭术。

【要点总结】

1. 教训及局限

- 颅内多发转移灶的病人通常需要放疗及化疗。不要因为神经功能缺失和伤口感染等医源性并发症而延误这些重要的辅助治疗是至关重要的。
- 通过分离覆盖上方脑组织的脑沟入路是以操作位于脑沟内的血管为代价的，这可能导致缺血性神经功能损伤。在实施该入路前，术者必须仔细研究术前影像检查，尤其是能够很好地反映相关脑沟的 MRI T_2 加权像。经脑沟入路提供的手术通道较为局限并有可能不能提供足够大的暴露去切除皮质下病灶。
- 经皮质入路适用于侵犯皮质表面的肿瘤。并未累及皮质表面的皮质下转移灶可能需要行皮质切开术。然而，对于较大的病灶来说，经皮质入路比经脑沟入路更有优势，这是以损害更多皮质和皮质下白质为代价的。

2. 经验

- 据肿瘤位置和上方皮质的功能选择手术入路。术前影像、术中神经运动检测、导航和脑功能地图的应用可使潜在的神经功能缺失达到最小化。
- 对脑沟和皮质，尤其是语言皮质区血管的操作达到最小化。
- 任何一种术式都应对周围的薄弱组织的牵拉达到最小化。

推荐阅读

Aoyama, H., Shirato, H., Tago, M., et al. 2006. Stereotactic radiosurgery plus whole-brain radiation therapy vs stereotactic radiosurgery alone for treatment of brain metastases: a randomized controlled trial. JAMA J. Am. Med. Assoc. 295(21), 2483-2491.

Chaichana, K.L., Acharya, S., Flores, M., et al. 2014. Identifying better surgical candidates among recursive partitioning analysis class 2 patients who underwent surgery for intracranial metastases. World Neurosurg. 82(1-2), e267-e275.

Chaichana, K.L., Gadkaree, S., Rao, K., et al. 2013. Patients undergoing surgery of intracranial metastases have different outcomes based on their primary pathology. Neurol. Res. 35(10), 1059-1069.

Chaichana, K.L., Rao, K., Gadkaree, S., et al. 2014. Factors associated with survival and recurrence for patients undergoing surgery of cerebellar metastases. Neurol. Res. 36(1), 13-25.

Chang, E.L., Wefel, J.S., Hess, K.R., et al. 2009. Neurocognition in patients with brain metastases treated with radiosurgery or radiosurgery plus whole-brain irradiation: a randomised controlled trial. Lancet Oncol. 10(11), 1037-1044.

Patchell, R.A., Tibbs, P.A., Regine, W.F., et al. 1998. Postoperative radiotherapy in the treatment of single metastases to the brain: a randomized trial. JAMA J. Am. Med. Assoc. 280(17), 1485-1489.

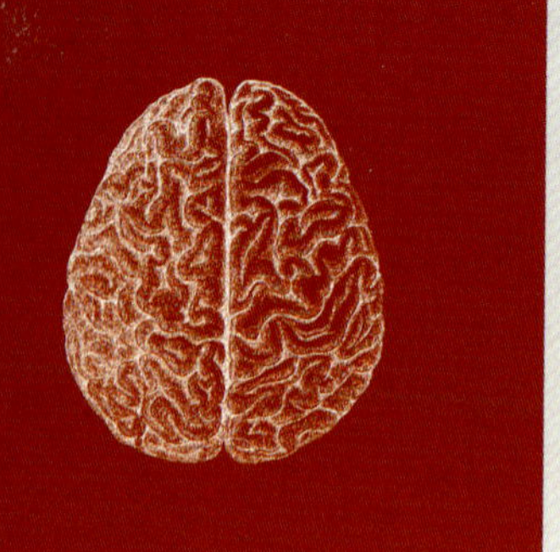
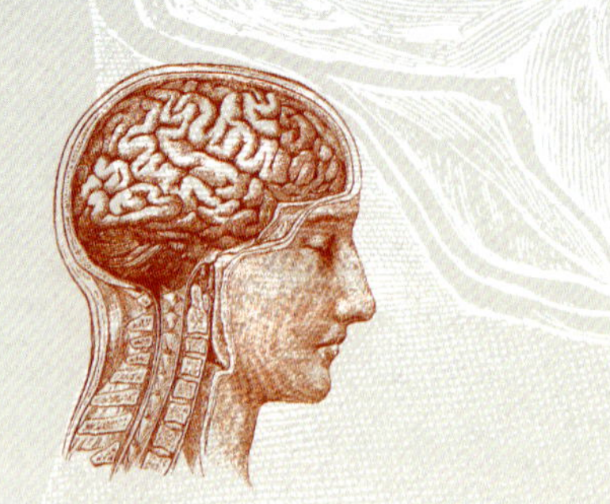

第 4 章　轴内深部肿瘤

Jordina Rincon-Torroella, Kaisorn L. Chaichana,
Salvador Manrique-Guzman, Alfredo Quiñones-Hinojosa

参看 video4，请访问 expertconsult.com

【适应证及手术前准备】

- 管状牵开系统以最小的脑牵拉和对周围脑组织损伤最小的情况下形成可控的手术通道，用来切除颅内深部轴位肿瘤。
- 该可控手术通路可用于大部分的颅内轴位病灶，包括病灶侵犯下述部位。
  - 基底核。
  - 岛叶皮质。
  - 侧脑室和（或）第三脑室。
  - 松果体区。
  - 丘脑枕 / 后部。

【禁忌证】

- 受累病灶影响安全切除。

【手术流程】

1. 病人体位

- 术前完成 MRI 立体定向导航及手术入路计划，尤其注意不要损伤皮质脊髓束和（或）脑内其他的纤维传导束（图 4-1）。
- 用 Mayfield 头架固定，导航系统标记。
- 转动头颅使肿瘤平面垂直于地面。
- 保持头部高于心脏平面。

2. 皮肤切开

- 基于术前用 MRI 和（或）无框立体定向导航确定的病灶位置计划行皮肤及颅骨切开。
- 病人肿瘤位于基底核前方时也可以通过经眼睑或眉弓切开而采用眶上颅骨切除入路到达病灶。
- 在止血很好的同时仔细切开软组织。
- 根据皮瓣的形状用牵开器或弹性橡皮带牵拉肌皮瓣。

3. 颅骨切开

- 基于肿瘤位置和影像学指导选择入颅点。
- 对于小的颅骨切开，一个钻孔通常就足够了。扩大的颅骨切开可能需要更多的钻孔。
- 用 3 号 Penfield 剥离器轻轻分离骨瓣与硬脑膜。
- 用高速磨钻行定位的打孔。骨窗必须足够大，以便于放置管状牵开器。

4. 打开硬脑膜及硬脑膜内分离

- 据病灶的位置和切除需要打开硬脑膜。一般行“十”字形打开硬脑膜。“C”形打开同样也是一种可行的选择。
- 对于皮质下肿瘤，可以通过计划的手术通道插入一个圆柱形牵开器到达深部病变，并且可以在切除过程中保护周围的薄壁组织和白质。
- 最初入路可以是经皮质入路，也可以是经脑沟入路。
- 为了不牺牲大静脉及动脉，计划行皮质切除术或脑沟分裂术。从非语言区脑回进入以便保存语言功能区。当语言皮质受累和（或）语言皮质不能辨别时也可以用皮质电刺激。

- 当病人清醒时也可以施行其他的步骤。
- 在通道深部必须避免损伤主要的白质纤维束。
- 行经皮质通道入路时通过切开软脑膜完成皮质切开术，然而行经脑沟通道入路时需要完成蛛网膜切开。
- 为了放置牵开器，开口必须足够大。
- 可以在导航探头引导下沿着合适通道向前插入 14 号去皮鞘管进入薄壁组织。
- 随着椭圆形管状牵开器在没有进一步造成损害或横断的情况下进入白质，轻轻分开皮质（图 4-2）。
- 选择的管状牵开器的长度比计划从皮质表面到目标病灶通道要长出几毫米。打开牵开器以创建进入病灶的手术通道。该管状牵开器是自动牵开系统，常用 Greenberg 系统。
- 在管状牵开器末端看到瘤体。为了定位病灶及受累的周围组织，可能需要进一步切除脑白质。在这些病例中，可以在无须重新摆放体位的情况下摆动管

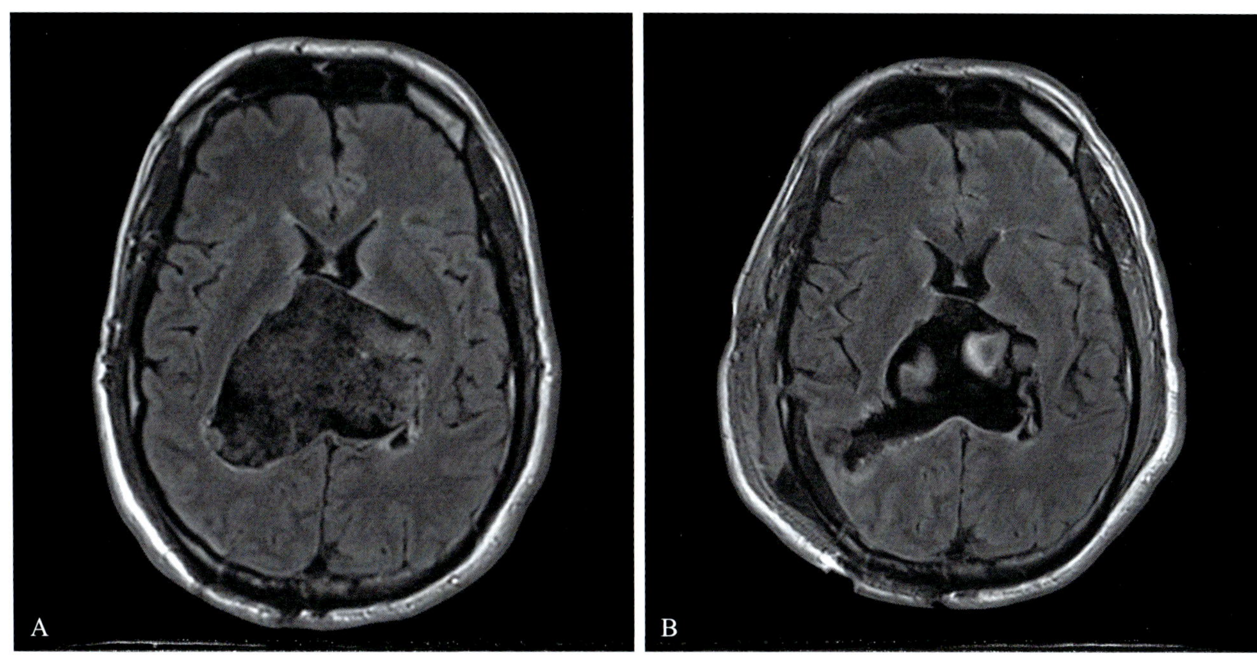

图 4-1　术前及术后影像学检查。A. 术前 T_2 加权像 FLAIR 图像，可见起自第三脑室的未强化病灶。该病灶影像表现与表皮样囊肿相符合。B. 用管状牵开系统经脑沟入路肿瘤切除术后的 T_2 加权像 FLAIR 图像。病灶已被切除且可见脑牵拉装置通道。这些影像学检查阐明了在对周围薄壁组织影响最小情况下的最小路径。*©A.Quiñones - Hinojosa 版权所有*

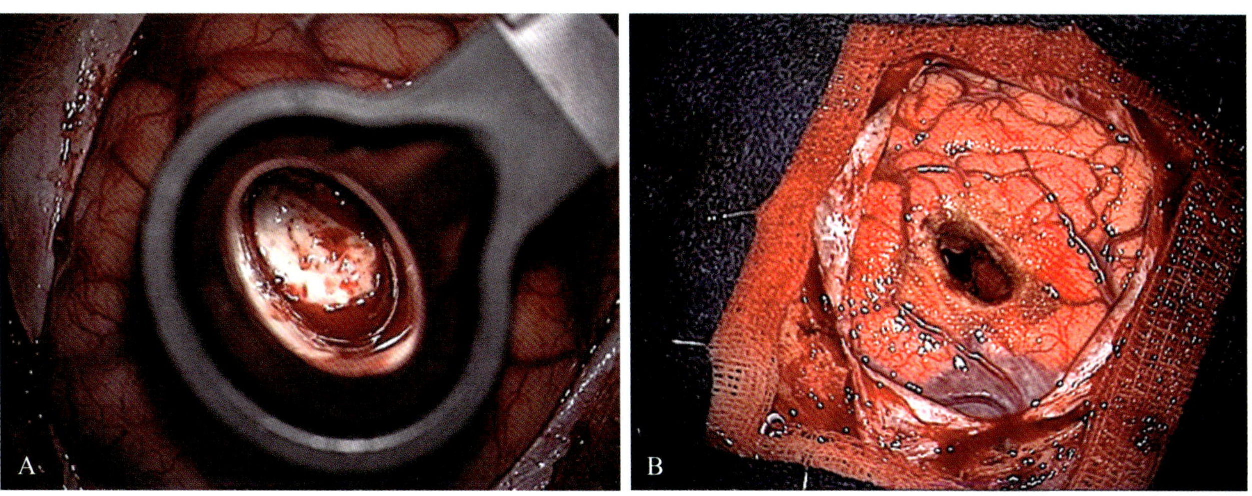

图 4-2　A. 管状牵开器中视野，可见脑白质。B. 移除管状牵开器后的视野。经皮质路径最短。周围薄壁脑组织并未受影响；术后影像检查并未见缺血或脑水肿征象。*©A.Quiñones - Hinojosa 版权所有*

状牵开器。

- 置入管状牵开器后，后续将显微镜置入术野行显微镜下肿瘤减灭 / 切除。据瘤体的侵袭性及周围组织的粘连程度采取肿瘤一次性整体或逐渐切除术（图 4-3）。
- 瘤床仔细止血后，松开管状牵开器并将其以毫米为重复间隔缓慢移除。

5. 关颅

- 首先关闭硬脑膜。
- 为了促进闭合，可以用密封胶封闭硬脑膜并用人工硬脑膜覆盖，这在进入脑室时尤为重要。
- 回纳骨瓣并用肽连接片加固。

【要点总结】

- 比起传统脑压板，管状牵开系统最小化了对周围组织的压力。
- 管状牵开器使器械进入了受累病变得容易，这也最小化了对周围组织的损伤。
- 在设计的手术通道内沿着目标肿瘤将管状牵开器再次推进数毫米可以避免偶然的皮质损伤，并能为牵拉操作提供额外空间。
- 在牵开器下相对较小的操作空间 / 视野的情况下，枪状装置对这种入路非常有用（图 4-3）。

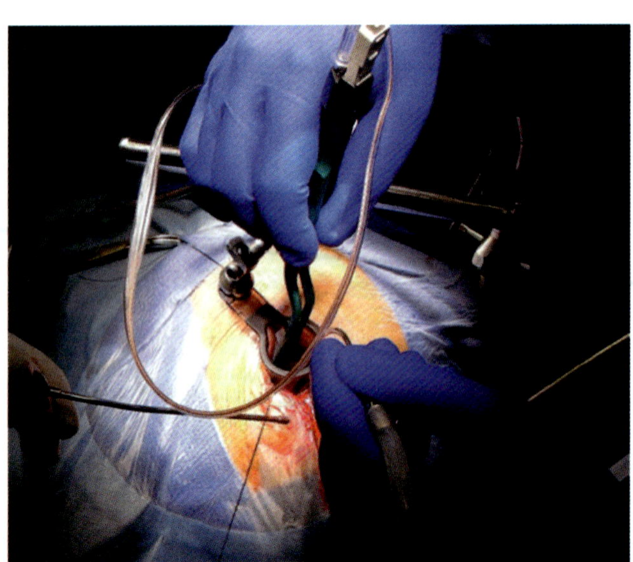

图 4-3 术野肉眼图片。管状牵开器为接近深部病灶提供安全通道。当需要为手术目标瘤体提供最大的视觉效果时，枪状装置是通过狭窄空间的最佳选择。*©A.Quiñones-Hinojosa 版权所有*

推荐阅读

Greenfield, J.P., Cobb, W.S., Tsouris, A.J., Schwartz, T.H., 2008. Stereotactic minimally invasive tubular retractor system for deep brain lesions. Neurosurgery 63, 334-339; discussion, 339-340.

McLaughlin, N., Prevedello, D.M., Engh, J., et al. 2013. Endoneurosurgical resection of intraventricular and intraparenchymal lesions using the port technique. World Neurosurg. 79 (2 Suppl), S18.e1-e8.

Raza, S.M., Garzon-Muvdi, T., Boaehene, K., Olivi, A., Gallia, G., Lim, M., et al. 2010. The supraorbital craniotomy for access to the skull base and intraaxial lesions: a technique in evolution. Minim. Invas. Neurosurg. 53, 1-8.

Raza, S.M., Recinos, P.F., Avendano, J., Adams, H., Jallo, G.I., Quiñones-Hinojosa, A., 2011. Minimally invasive trans-portal resection of deep intracranial lesions. Minim. Invas. Neurosurg. 54, 5-11.

Zhong, J., Dujovny, M., Perlin, A.R., Perez-Arjona, E., Park, H.K., Diaz, F.G., 2003. Brain retraction injury. Neurol. Res. 25, 831-838.

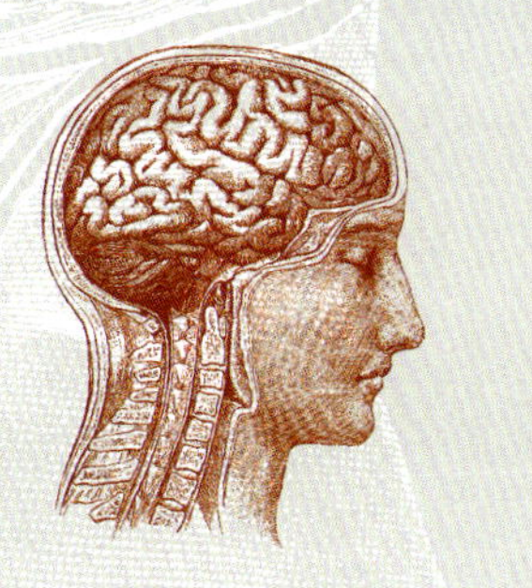
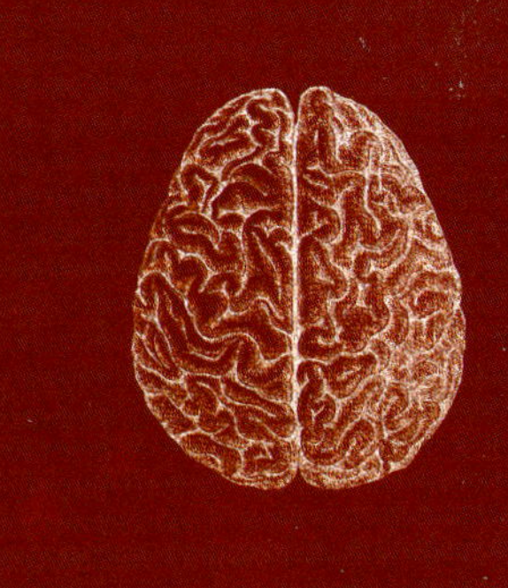

第 5 章　脑干肿瘤

Jordina Rincon-Torroella, Kaisorn L. Chaichana,
Alfredo Quiñones-Hinojosa

参看 video5，请访问 expertconsult.com 

【适应证】

- 一般来讲，外科手术切除适用于可接近的、伴有症状的、集中生长模式的病灶，而立体定向活检尤其适用于散发生长模式的肿瘤。
- 如果出现阻塞性脑积水，则用脑脊液分流技术治疗。在儿科病例中及某些成人病例中，推荐实施内镜下第三脑室造瘘术（EVT）要远超过脑室 - 腹腔分流术（VPS）。

【禁忌证】

- 散发生长的脑桥胶质细胞瘤（脑组织活检仍有争议）。
- 对于临床和放射学表现都稳定的病灶，最初或许可以通过动态影像学追踪观察的非手术方式管理。手术适用于肿瘤继续进展 /MRI 新发对比增强或发展成阻塞性脑积水 [（第三脑室切开和（或）造口减压）] 者。
- 因为大多数中脑肿瘤病灶进展缓慢，所以一些术者并不鼓励对这些病灶实施开放性切除。

【术前注意事项】

- 脑干肿瘤的比例占儿童颅内肿瘤的 10%～20%，占成人颅内肿瘤的 1.5%～2.5%。
- 脑干胶质细胞瘤是最常见的病理学类型。
- 病理类型包括胶质细胞瘤、转移瘤、海绵状静脉畸形、成血管细胞瘤、脱髓鞘病变、感染病变、肉芽肿、坏死或出血。
- 脑干病灶的分类：依据 CT 及 MRI（Choux 等，2000）做出（图 5-1）。
  - Ⅰ型：弥散型。
  - Ⅱ型：局灶固有型。
  - Ⅲ型：局灶外生型。
  - Ⅳ型：颈延交界型。
- 生长类型、位置及脑积水的表现或出血卒中都影响着这些病灶的外科管理。
- 术前影像学研究
  - MRI：非对比增强，局限和边界清楚的外生型病灶都是低级别的病变特征。无论是局灶型还是弥散型，对比增强都提示高级别病灶的可能。
  - PET：可用于从高级别胶质细胞瘤中区分相对低级别的类型。
  - DTI：可以阐明运动及感觉束与脑干病灶之间的关系。目前应用是有受限的。
- 术前计划：需要术前仔细研究影像学资料，选择最佳入路避开重要神经血管结构、白质及脑干核团。
- 位于中脑和延髓的脑干胶质细胞瘤通常是局灶型的，并且一般是低级别的。位于脑桥的胶质细胞瘤通常是侵袭性生长或生长更激进。在中脑背外侧外生型生长的肿瘤中阻塞性脑积水最为常见。
- 关于弥散型肿瘤的处理充满争议。目前仍然接受

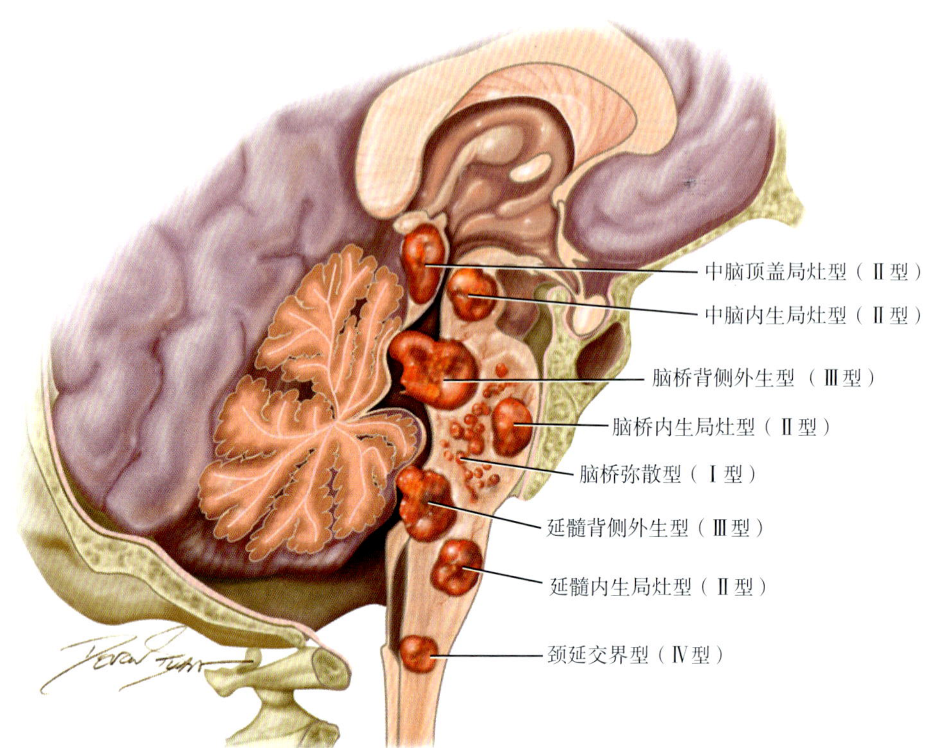

图 5-1 脑干肿瘤的各种位置：中脑顶盖局灶型；中脑内生局灶型；脑桥内生局灶型；脑桥背侧外生型；脑桥弥散型；延髓腹侧局灶型；延髓背侧外生型

最初的标准，即没有病理确认的采取非手术管理。由于存在对功能区造成永久性损害的风险，脑干活检并不那么常见。然而，随着外科技术的提高和术前计划的更为周密，外科处理趋向于实施活检以明确诊断和分子学特征，如果需要则实施后续的辅助治疗。

【手术流程】

1. 影像引导立体定向活检

（1）入路

- 枕下经小脑半球入路：适用于中脑较低位、脑桥、小脑中脚和延髓区域的病变。小脑脚是脑桥肿瘤的一个很好的靶点。
- 经额叶侧脑室入路：适用于脑桥和延髓中线区域的病变。其需要通过侧脑室，并且小脑幕切迹限制了侧面路径。
- 经额脑室外入路：适用于脑桥外侧、小脑中脚区。其需要使用 Leksell 立体定向框架。此路径避免了侧脑室和小脑幕可能的阻挡，可到达更外侧的病变。

（2）病人体位

- 经额叶入路病人可取仰卧位、侧卧位或坐位。头转向对侧和颈部弯曲。
- 枕下经小脑入路是脑桥病变的首选。枕下经小脑入路中 Leksell 立体定向框架位置尽可能放低。病人处于俯卧位并且颈部屈曲。部分术者也可采用坐姿。

（3）经额脑室外入路行立体定向活检

- 先安装 Leksell 立体定向框架型系统。然后应用磁共振扫描框架位置。
- 对计划入路做图像重建，避开脑沟及大的皮质血管并设置目标坐标和路径。
- 之后，需要组装框架，设置横坐标和纵坐标，将导向仪和阻止器安装在弓形架上。
- 病人在手术室取坐姿和进行轻度静脉麻醉管理。皮肤切口备皮，准备好铺巾。设置坐标并且检查（坐标）。
- 如选对侧经额脑室外入路，入颅点在冠状面中线旁开约 4cm。
- 皮肤切开后，先做一个小骨窗。
- 在告之病人可能有轻度不适之后，使用一个腰椎穿刺针刺破硬脑膜。活检针沿着预定轨迹慢慢推入。

同时注意观察病人的任何神经系统的变化。使用侧方开口的活检针留取标本。

- 如果两个标本病理分析都不能诊断，不需要第二个穿刺针，可用同一活检针从另一个增强病变的区域得到更多的标本。
- 一旦获得活检样本，可以注入小体积空气到活检位置以便术后行 MRI 确认活检位置。

（4）无框架活检

- 需要使用术前影像学（或术中 MRI）及术中导航。
- 病灶增强区域的深、浅两部分是活检相关的靶点。选定的靶点通常以最小化路径通过脑干。
- 通过术前导航系统设计一条直线穿刺路径。这条路径应选择通过病变的最大尺寸，尽可能允许一个针道通过多个活检点。
- 测量到靶点的距离，并在 1.7mm 的 Nashold 活检针上标记。
- 制作一个 0.5cm 的直切口并钻孔。用尖锐的针头刺破硬脑膜。
- 用与神经导航系统相连的斜面钝活检针刺穿脑干。穿刺针在神经导航系统协助下沿着计划的穿刺路径向目标缓慢推进。侧方开口活检针沿穿刺通路到达活检点并获得几个样品。
- 组织标本约长 8mm、厚 1mm，并送冷冻切片。

2. 开放活检

- 确定手术切除方法：脑干内肿瘤的位置和大小决定了术者的手术切除方法（表 5-1 和图 5-2）。

（1）逐步解剖硬脑膜内脑干肿瘤（图 5-3）

- 脑干进入安全区的选择（图 5-3A）。
- 脑干表面的切口：在脑干表面行小于 1cm 的切口（图 5-3 B）。
- 如果是囊性病变，吸出囊性内容物来获取操作空间。
- 术后病理检查（如果病变级别不低，关于切除以缩小体积是否能得到好处尚有争议）。
- 逐步推进的解剖技术：脑干已经没有多余空间，而且对操作非常敏感。避免暂时或永久性损伤的技巧是始终处理病变而不是处理实质。肿瘤瘤内切除从中心到边缘方向进行。在病灶中心可以放置棉球安全吸除血液并且便于移动瘤腔的壁。微型拉钩可用于分离切除瘤腔的边界（图 5-3C）。①质软的肿瘤切除技术：双极电凝或 N-Yag 激光烧灼组织后吸除

表 5-1 针对脑干内位置和大小的手术切除方式

中脑	
腹侧及脚间池	翼点入路或眶颧入路
外侧	颞下入路
背侧	幕下小脑上入路
脑桥	
腹侧	翼点入路或眶颧入路 ± 前岩骨切除术
外侧（小脑中脚）	乙状窦后入路
背侧	枕下入路
第四脑室底	枕下入路（膜帆入路）
脑桥小脑三角	乙状窦后入路
脑桥延髓交界处	
外侧	远外侧入路
后外侧	乙状窦后入路
延髓	
腹侧	高级功能区，较少实施手术
外侧	远外侧入路
背侧	枕下入路 ± 颈椎椎板切除术
颈延髓交界处	
腹侧	高级功能区，较少作为手术入路
外侧	远外侧入路
背侧	枕下入路和（或）颈椎椎板切除术

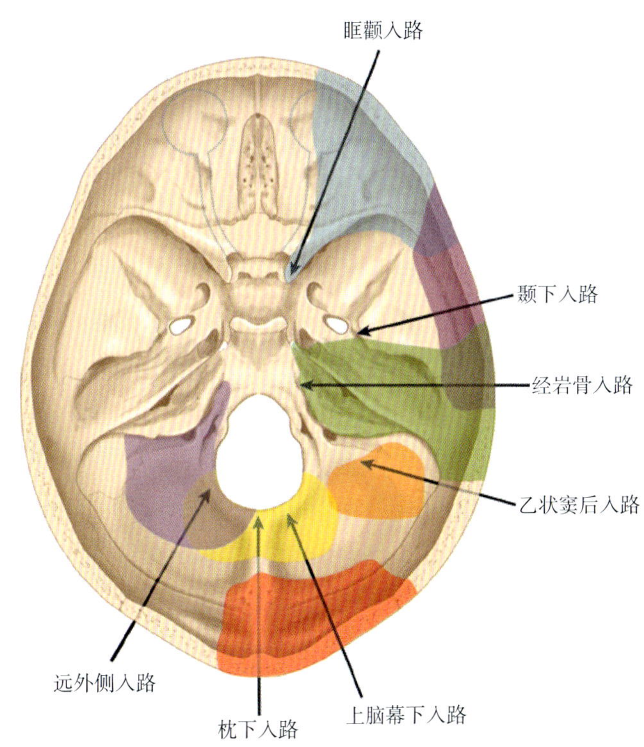

图 5-2 脑干的手术入路。本图经 Gilberto G., Lanzino G 惠允使用，摘自 Jandial, R., McCormick, P., Black, P. 编著、2011 年有 Elsevier 出版的 *Core Techniques in Operative Neurosurgery*(Saunders，费城)一书中“海绵体畸形” 部分

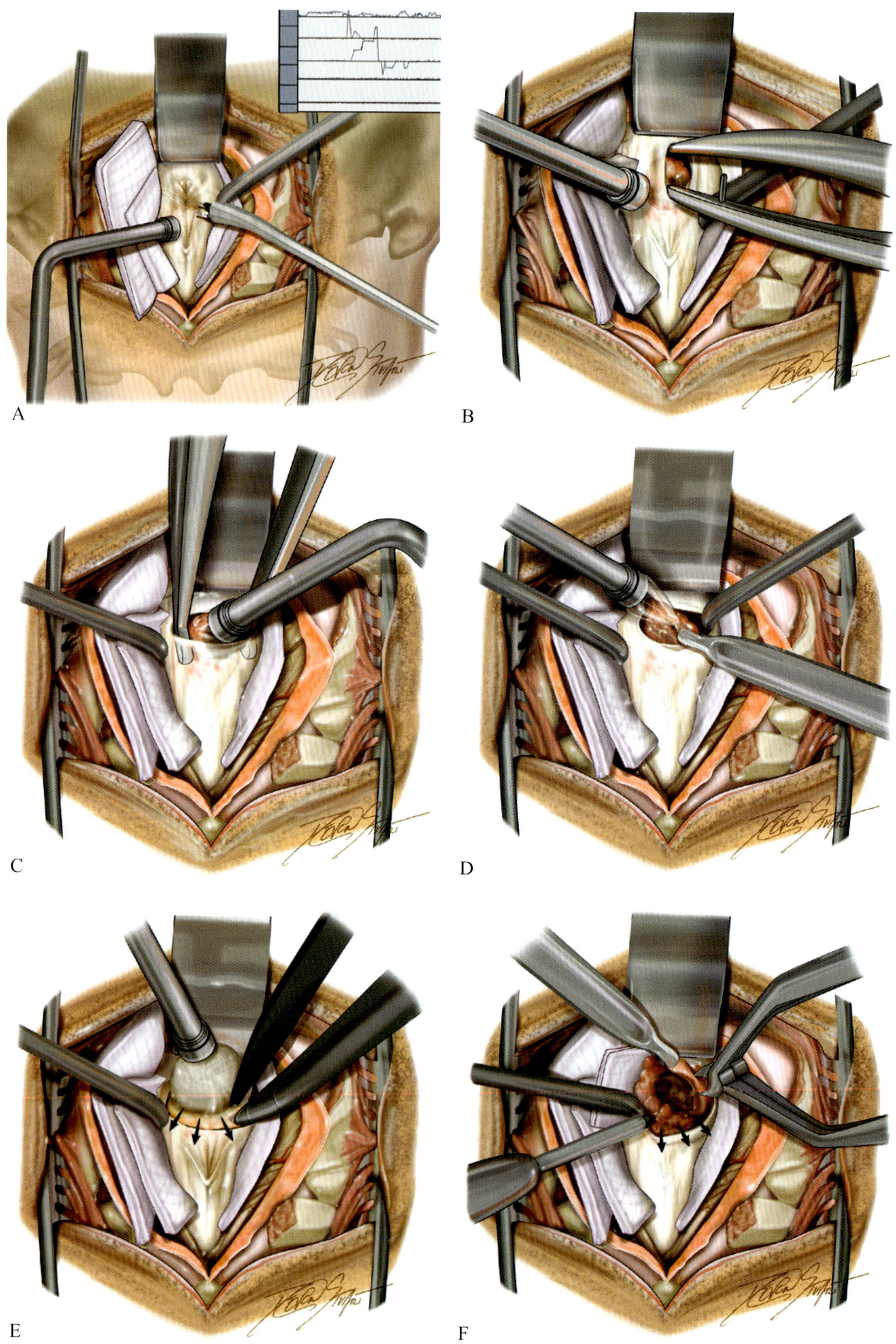

图 5-3 分步切除脑干内局灶性肿瘤

（图 5-3D）。②坚硬的肿瘤切除技术：用低强度和低吸力的超声波吸取减压。使用锐利的器械解剖和分离肿瘤边界（显微活检钳与显微手术剪）（图 5-3F）。③高度血管化的病变：血管必须凝固之后才能分块切除肿瘤，否则可能导致肿瘤周围正常脑组织的缺血性损伤。止血具有挑战性，可能需要使用大量的冲洗和止血剂。

- 确定肿瘤边界：当能明确区分肿瘤和正常脑组织时，多数情况下全切是可行的。如果无法确定边界应停止切除肿瘤。如果神经监测提示神经受损，应停止切除。定位的瘤壁也是检测附近功能区的有效选择。病变边缘还应避免烧灼，因为这可能会导致周围实质受损。

（2）脑干切口的选择

- 实质切口通常设置在该区域肿瘤最接近脑干表面的地方。解剖学知识，尤其是脑干核团和神经束、血管供应和解剖位置、术前通常的脑干定位是选择最佳切口位置与最小功能障碍所必需的。神经导航作为指引。颜色的变化，表面标志的丧失和突起可用作在第四脑室底和脑干寻找安全进入区的定位向导。

（3）脑定位

- 如肿瘤切除需要通过第四脑室底部入路到达（如膜帆入路），第四脑室底功能核团地图的定位在决定切口位置以避开脑重要神经核团中是非常重要的。如第Ⅶ、第Ⅸ、第Ⅹ、第Ⅻ对脑神经（请参阅第 15 章膜帆入路）。
- 虽然进入脑干已被描述的安全区，但脑干内肿瘤通常会扭曲正常的解剖结构并取代正常的位置。神经电生理定位可帮助克服这种局限性，并提示功能区和非功能区，以选择最佳切入点，避免脑干损伤。

（4）硬脑膜下外生性脑干肿瘤的解剖

- 不需要切开实质。
  - 切除从向外生长的部分开始。
  - 沿着同一病变生长提供的路径谨慎解剖。
  - 处理脑干背侧外生性胶质瘤时不要随着肿瘤进入脑干。它们发生于第四脑室的底部（重要功能区，有重大功能缺陷的风险）。
- 外生部分可能包绕重要的神经血管结构。仔细的术前影像学研究包括这些结构和关系的辨认。脑干腹侧的外生性病变必须极其谨慎地解剖，因为它们可以包绕基底动脉、椎动脉和（或）穿通支。朝向第四脑室突出的外生性病变可以通过膜帆入路到达。
- 脑干背侧外生性胶质瘤根源于第四脑室底。手术治疗的目标是减瘤，而不是完整切除，因为在尝试进行更积极的切除（特别是第Ⅵ对和第Ⅶ对脑神经）时，该区域的脑神经损伤可能性很高。次全切除术可能会增加梗阻性脑积水的风险，但能防止重大神经功能障碍的出现。

3. 并发症

- 脑干手术期间，麻醉医师团队必须仔细观察，术中可能出现的心动过缓或血流动力学不稳定。
- 尽量减少对小脑半球的牵拉以避免发生术后小脑性缄默症和延髓球麻醉的风险。
- 脑干手术后出现短暂或永久性神经功能恶化者并不在少数（共济失调、复视、眼球震颤、面神经麻痹）。
- 病人术后需要非常密切的观察。在脑桥病变中，病人可能经历短暂或永久性吞咽困难和声带麻痹。误吸的风险增加，必须密切监测病人。呼吸困难也很常见。病人保持插管至少一夜，并在充分意识恢复且呼吸机参数正常时拔管。如果功能未完全恢复，病人可能需要进行甲状软骨或气管切开和通过胃造口进食。
- 观察病人有无梗阻性脑积水和出血。中脑肿瘤病人可能会经历半昏迷状态，并需要在神经外科重病监护病房（NICU）恢复数天。
- 高度血管化的病变可能需要大量的凝固止血，这可能对周围的正常实质造成缺血性损伤。
- 立体定向活检，术后进行 CT 扫描以排除是否存在血肿，并证实活检部位。
- 如果进行脑室外引流术（EVD），引流保持数天，直到决定是要实施拔除还是永久性分流术。

【要点总结】

- 对于局灶性肿瘤选择适当的脑干切口。牢记白质纤维束的解剖。在某些情况下，肿瘤最接近脑干表面的区域不一定是设置切口的最佳位置。
- 脑干肿瘤以分块的方式切除。整块切除可能会对周围的实质造成伤害，并且可能导致术后明显的神经功能缺损。

• 脑干肿瘤的外科治疗取决于肿瘤的位置（图 5-4）。

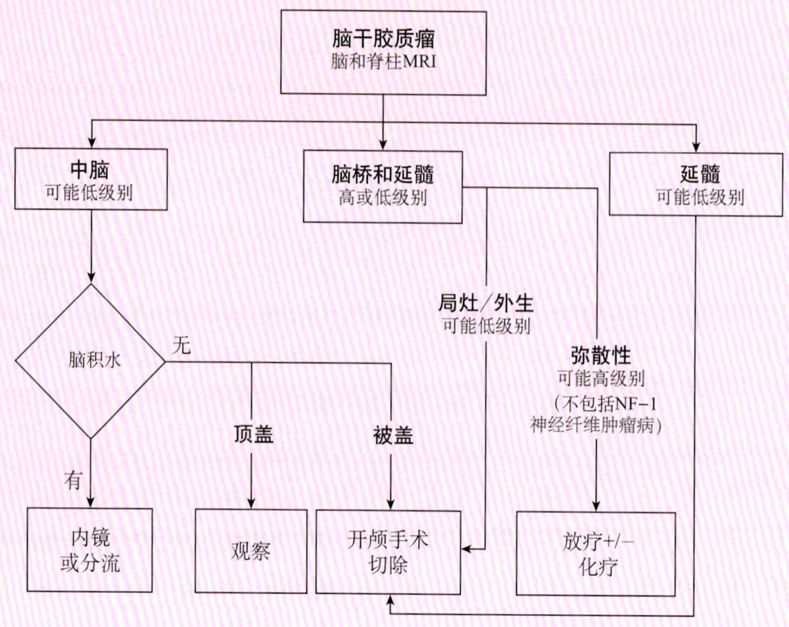

图 5-4 脑干肿瘤手术治疗取决于位置。中脑：通常是良性的，仔细观察，如果存在阻塞性脑积水则采取 ETV，除病变对比增强和（或）症状发展之外不需活检或切除。脑桥和延髓：①弥散性的局灶性脑桥肿瘤，MRI 是诊断与辅助治疗的金标准。这种方法的低特异性受到质疑，是否需要将活检重新引入作为常规做法。②背侧外生性脑干肿瘤采取手术切除，防止梗阻性脑积水。如果切除不成功则采取 ETV

推荐阅读

Amundson, E.W., McGirt, M.J., Alessandro Olivi, A., 2005. A contralateral, transfrontal, extraventricular approach to stereotactic brainstem biopsy procedures. J. Neurosurg. 102, 565-570.

Bowers, D., Georgiades, C., Aronson, L., et al. 2000. Tectal gliomas: natural history of an indolent lesion in pediatric patients. Pediatr. Neurosurg. 32, 24-29.

Cage, T.A., Samagh, S.P., Mueller, S., et al. 2013. Feasibility, safety, and indications for surgical biopsy of intrinsic brainstem tumors in children. Childs Nerv. Syst. 29(8), 1313-1319.

Chaichana, K.L., Quiñones-Hinojosa, A., 2013. Neuro-oncology: paediatric brain tumours - when to operate? Nat. Rev. Neurol. 9(7), 362-364. doi: 10.1038/nrneurol.2013.97.

Choux, M., Lena, G., Do, L., 2000. Brain stem tumors. In: Choux, M., Di Rocco, C., Hockley, A. (Eds.), Pediatric Neurosurgery. Churchill Livingstone, New York, pp. 471-491.

Frazier, J., Lee, J., Thomale, U., et al. 2009. Treatment of diffuse intrinsic brainstem gliomas: failed approaches and future strategies. J. Neurosurg. Pediatr. 3, 259-269.

Quiñones-Hinojosa, A., Gulati, M., Lyon, R., et al. 2002. Spinal cord mapping as an adjunct for resection of intramedullary tumors: surgical technique with case illustrations. Neurosurgery 51(5), 1199-1206; discussion 1206-1207.

Quiñones-Hinojosa, A., Lyon, R., Du, R., et al. 2005. Intraoperative motor mapping of the cerebral peduncle during resection of a midbrain cavernous malformation: technical case report. Neurosurgery 56(2 Suppl), E439; discussion E439.

Recalde, R.J., Figueiredo, E.G., de Oliveira, E., 2008. Microsurgical anatomy of the safe entry zones on the anterolateral brainstem related to surgical approaches to cavernous malformations. Neurosurgery 62(3 Suppl 1), 9-15; discussion 15-17.

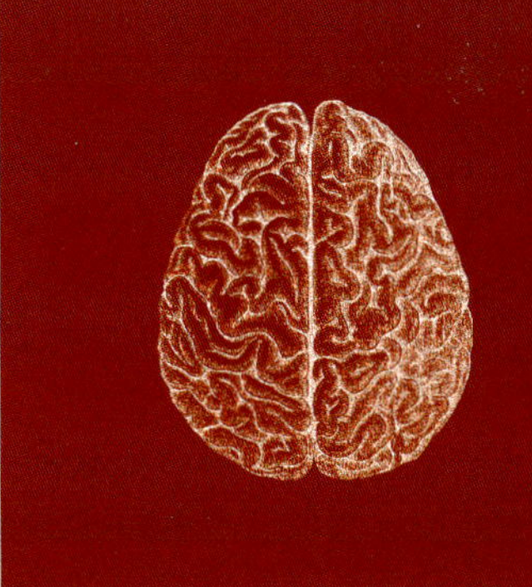

第6章　小脑肿瘤

Kaisorn L. Chaichana, Jordina Rincon-Torroella,
Salvador Manrique-Guzman, Alfredo Quiñones-Hinojosa

参看 video6，请访问 expertconsult.com 

【适应证】

枕下开颅术适用于大多数颅后窝病变。适应证如下：

- 脑肿瘤：如脑膜瘤、室管膜瘤、神经胶质瘤、髓母细胞瘤、听神经瘤和转移瘤。
- 血管病变：如动脉瘤、海绵状血管畸形、动静脉畸形、脑实质出血。
- 发育异常：如 Chiari 畸形。
- 颅后窝感染。

【禁忌证】

- 颈椎存在病变，颈部不能屈曲和收缩。
- 坐位是卵圆孔未闭病人的禁忌（采用该体位要求术前行超声心动图检查，以排除卵圆孔未闭）。
- 如果合并幕上病变，应该考虑联合入路。例如，幕下小脑上合并幕上入路，有良好的视野以切除病灶。
- 如果病变从颅后窝延伸到颅中窝，可以考虑联合或分步的侧方入路。

【手术流程】

1. 病人体位

- 根据病变位置、病人体型和其他潜在的疾病（如卵圆孔未闭）而选择使用不同的坐位。
- 公园长椅位（图 6-1）：这是侧卧位的改良，用于更靠外侧的病变，通常包括小脑半球外侧和脑桥小脑三角区病变，以及远外侧入路（参见第 22 章远外侧入路）。头部弯曲并且头部顶点向地板倾斜。过度的颈部屈曲和（或）侧弯可能会阻碍静脉回流。病人应很好地用软垫保护以避免压迫性损害，

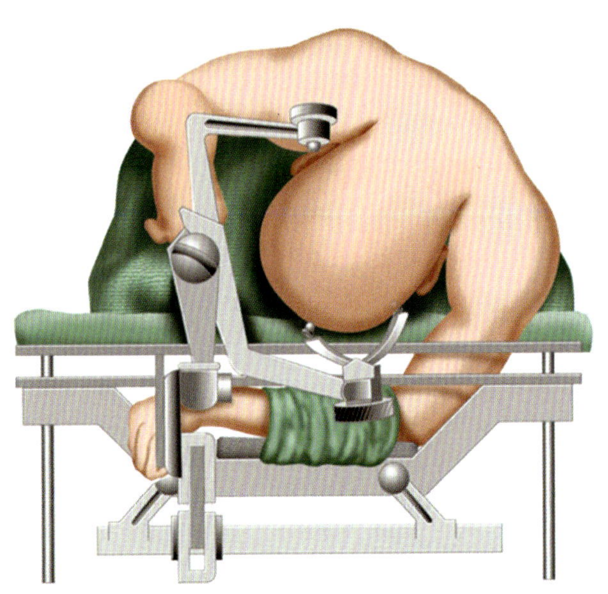

图 6-1　公园长椅位枕下入路的病人位置和软垫。必须谨慎以避免臂丛神经损伤。可以采用几种开颅方式以接近小脑病变。位于小脑半球或小脑蚓部的局部病变采用小的枕下入路就足够了。大的病灶或病灶延伸到松果体区、静脉窦或幕上空间则需要一个更大的开颅手术切口。幕下小脑上入路或经小脑幕入路可以暴露窦汇和横窦。更外侧和腹侧病变则需要采用远外侧入路。本图经 Pascual, J.M., Prieto, R. 惠允使用其 Surgical management of severe closed head injury in adults 绘图，引自 Quiñones-Hinojosa, A. 主编的 *Schmidek & Sweet: Operative Neurosurgical Techniques: Indications, Methods and Results* 一书，第 6 版，2012 年 Elsevier 公司出版（Saunders，费城）

特别是尺神经、臂丛神经及腘窝。

- 协和式俯卧位（图 6-2）：这个体位通常用于位于中线的尾部和颅颈交界区病变。采取仰卧位的病人麻醉后转俯卧位，胸前放置软垫。由于协和俯卧位头部弯曲和下降，胸部被抬高，采用头低位并且腿在膝盖处弯曲。
- 坐位：由于其潜在的并发症（如空气栓塞、颅内积气风险增加），这种体位较少使用，但其优点包括改善小脑半球静脉引流和重力缩回。它可以用于松果体区域肿瘤和（或）幕下小脑上入路。
- 在定位后进行手术导航注册，手术导航应垂直于地面，并进行消毒和局部麻醉。

2. 皮肤切开

- 切口根据病变的位置及病人的体位而定，包括中线或旁正中切口，可能的切口形状为直线形、“C”形或“S”形，或曲棍球杆形。形状取决于需要暴露的区域。
- 正中直切口：对于中心位置或广泛的病变，或位于颅颈交界处尾端病变的病人通常采用正中直切口入路。皮肤直切口在中线从枕外粗隆上 4～5cm 延伸到第二颈椎（C_2）棘突。切口的长度允许足够向外侧暴露后颈部筋膜（图 6-3）。如果病人是坐位，也可以采用类似的中线皮肤直切口。
- 旁正中（外侧）切口：“C”形或“S”形切口，也可以为直切口，可以在耳后面做局部小切口，适用于外侧病变，特别是脑干外侧。“S”形切口始于耳部延伸至 C_2 棘突附近，而“C”形皮肤弧形切口从乳突尖到耳上方。2 个切口都可以显露乙状窦、乙状窦 - 横窦结合部。

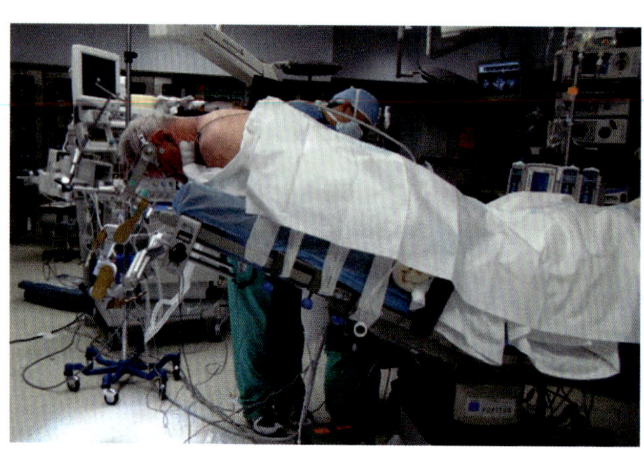

图 6-2 协和飞机位颅后窝中线入路。颈部必须屈曲，床必须倾斜。*©A.Quiñones - Hinojosa 版权所有*

- 直线形切开皮肤和筋膜，并且从颅骨整体解剖枕部肌肉，并用自动牵开器牵开肌肉和皮肤。

3. 开颅

- 开颅范围根据病变而定。对于小的局部病变，只需要一个小骨窗；对于较大的病变，开颅可能需要涉及小脑半球、窦汇和横窦（图 6-4）。如果静脉窦必须被暴露，颅骨钻孔可以靠近横窦和（或）乙状窦，以便完成开颅。然后从钻孔完成枕骨大孔任意侧的开颅术。开颅最后通过横窦或乙状窦。窦上方的颅骨可以通过钻孔或用咬骨钳咬除。在开颅过程中，这种技巧是为了防止窦的损伤。
- 无论采用何种切口开颅都要小心完成，以保护下面的硬脑膜和硬脑膜静脉窦。
- C_1 椎板开孔术或椎板切除术可使硬脑膜切开更广泛，硬脑膜瓣向下延伸和向外松解更多，硬脑膜关闭也一样。这种方式对于枕大孔区病变和扁桃体疝是有用的。对年轻病人实施开颅手术可以从枕骨大孔的一侧开始，延伸至横窦并在另一侧枕骨大孔结束，不需要钻孔。
- 最后，枕骨大孔边缘用咬骨钳向外侧扩大至枕骨髁。

4. 硬脑膜切开

- 取决于切除程度和（或）病变的位置。
- 枕下中线开颅，硬脑膜可以“Y”形切开。硬脑膜切口的上支延伸至横窦下面。下支向下延伸至枕骨

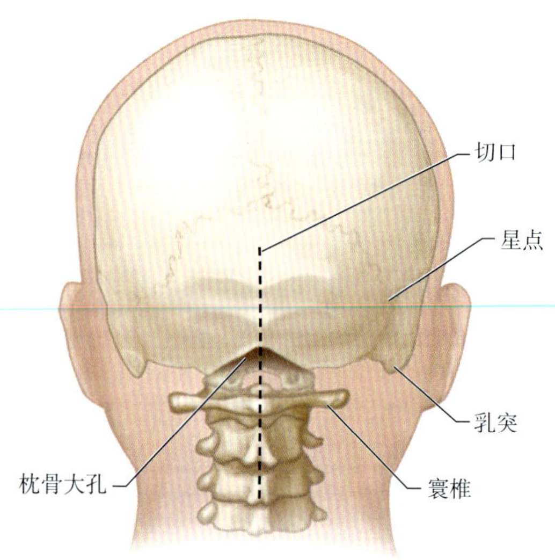

图 6-3 枕下皮肤切口与骨性标志。皮肤切口从枕外粗隆上 4～5cm 下到 C_2 的棘突。本图经 Raza, S.M., Quiñones-Hinojosa, A. 惠允使用其 Suboccipital craniotomy 绘图，引自 Jandial, R., McCormick, P., Black, P. 编写的 *Core Techniques in Operative Neurosurgery* 一书，2011 年 Elsevier 公司出版（Saunders，费城）

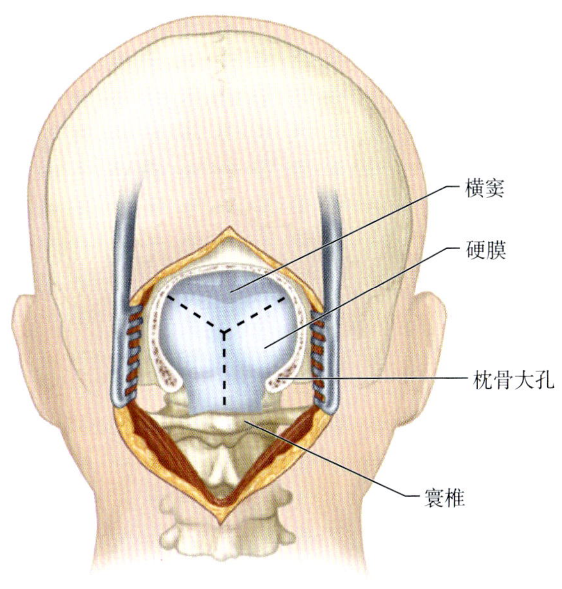

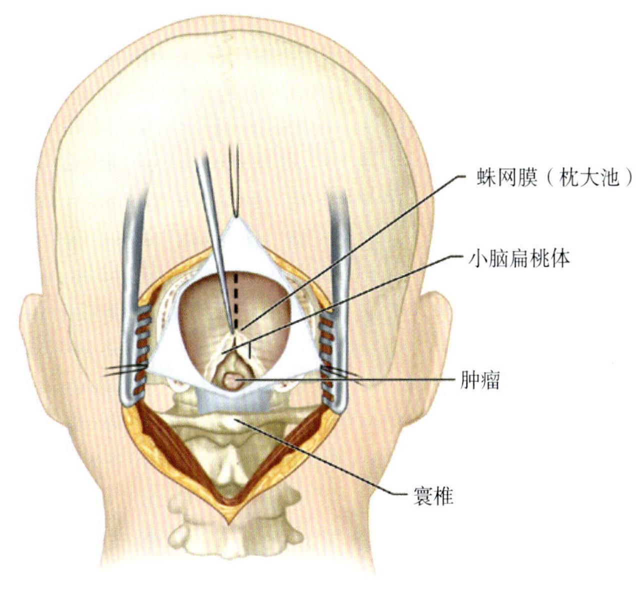

图 6-4 A. 硬脑膜打开："Y" 形硬脑膜切开。B. 打开小脑半球底部蛛网膜，可见小脑蚓部和脑干。本图经 Raza, S.M., Quiñones-Hinojosa, A. 惠允使用其 Suboccipital craniotomy 绘图，引自 Jandial,R., McCormick, P., Black, P. 编写的 *Core Techniques in Operative Neurosurgery* 一书，2011 年 Elsevier 公司出版（Saunders, 费城）

大孔。术中必须小心操作以避免打开静脉窦。大静脉丛和环窦中可能存在于枕骨大孔区。开放这些窦腔会使止血更加困难，增加空气栓塞的风险。必须小心以避免开放静脉窦。

- 在正中旁 / 外侧开颅手术中，以"十"字形或"U"形切开硬脑膜，附着于乙状窦。
- 应特别注意止血剂不能进入横窦或乙状窦。

5. 肿瘤切除

- 小而浅的轴内肿瘤可通过经皮质入路切除。更深的病变可通过管状牵开器切除。脑室（第四）病灶小的可以通过抬起小脑扁桃体切除，大的病灶可以通过经膜髓帆入路切除。
- 小脑上动脉分支、小脑后下动脉、小脑前下动脉在手术期间必须保护。如果到达脑干，采用直视和使用棉片在切除肿瘤时尽可能保护第四脑室底和脑干。
- 在 Chiari 畸形和（或）在大型肿瘤中，由于存在小脑扁桃体下疝，切除 C_1 可以很好地减压。可以打开枕大池以便充分显示小脑扁桃体和（或）释放脑脊液用于减压。如果有软膜和蛛网膜阻塞第四脑室应当打开。
- 应使用术中监测来监测脑干和脑神经功能。如果监测过程中出现变化，应暂停手术切除。
- 肿瘤切除之后，应该细致止血。

6. 关颅

- 硬脑膜用 4-0 尼龙线连续或间断缝合。
- 可根据术者的习惯，将一片瑞之来（DuraGen）修补片或密封胶置于硬脑膜上。
- 放回骨瓣并用钛板固定。关于颅后窝是采用骨瓣开颅术还是去骨瓣减压术是一个旷日持久的争论。去骨瓣减压术可能使术后脑脊液漏、头痛和伤口修复的风险增加，但增加了颅后窝减压的程度。一个折中方案可能是用颅骨成形术或钛网代替骨瓣切除术。
- 筋膜和肌层应用 0 号可吸收缝线缝合，分层缝合切口。

【要点总结】

- 俯卧位不能提供最理想的气道管理，但它相比坐位有较低的空气栓塞的发病率。公园长椅位可以增加静脉压力。摆放好体位，以免产生过度颈部屈曲。
- 避免压力点，以尽量减少这些部位压迫性伤害的概率。
- 颅后窝牵开器放置在切口的较高位置有助于在骨膜剥离时提供牵拉。
- 避免对脑实质使用固定牵开器。
- 谨慎和有规划地重建以优化手术和美容效果。

推荐阅读

Chi, J.H., Lawton, M.T., 2006. Posterior interhemispheric approach: surgical technique, application to vascular lesions, and benefits of gravity retraction. Neurosurgery 59, ONS41-ONS49 [discussion ONS41-ONS49].

Lawton, M.T., Quiñones-Hinojosa, A., Jun, P., 2006. The supratonsillar approach to the inferior cerebellar peduncle: anatomy, surgical technique, and clinical application to cavernous malformations. Neurosurgery 59(4 Suppl 2), ONS-244-251; discussion ONS-251-252.

Legnani, F.G., Saladino, A., Casali, C., et al. 2013. Craniotomy vs. craniectomy for posterior fossa tumors: a prospective study to evaluate complications after surgery. Acta Neurochir. (Wien) 155(12), 2281-2286.

Quiñones-Hinojosa, A., Chang, E.F., Lawton, M.T., 2006. The extended retrosigmoid approach: an alternative to radical cranial base approaches for posterior fossa lesions. Neurosurgery 58(4Suppl 2), ONS-208-214; discussion ONS-214.

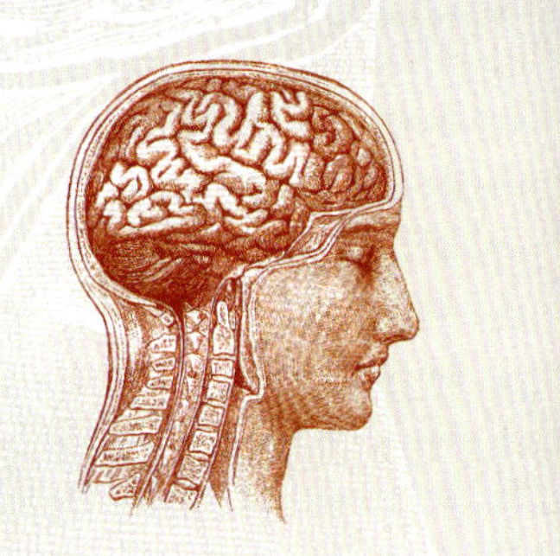
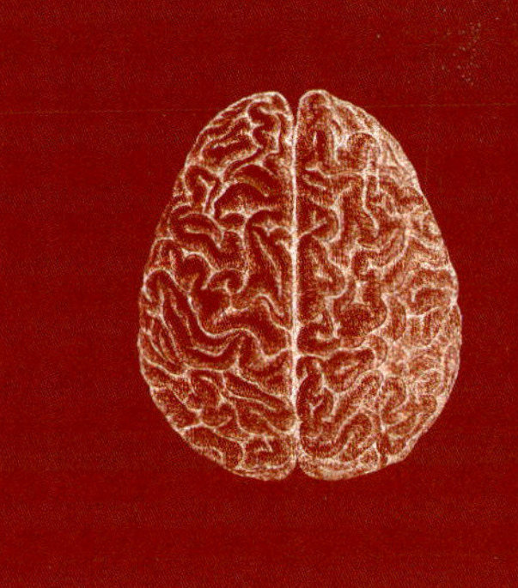

第 7 章　颈延交界区肿瘤

Jordina Rincon-Torroella, Karim Refaey, Kaisorn L. Chaichana, Alfredo Quiñones-Hinojosa

参看 video7，请访问 expertconsult.com 

【适应证】

- 一般来说，颈延交界区大部分肿瘤病变的病理性质为良性。颈延交界区常见肿瘤包括低级别星形细胞瘤、神经节细胞瘤和室管膜瘤。它们通常是边界清楚的良性肿瘤，一般可完整切除。

【禁忌证】

- 可能会遇到弥漫性生长的间变性星形细胞瘤，其切除手术很有挑战性（活检可明确诊断）。
- 临床症状和放射影像学检查提示稳定的病变，如无恶变征象，可初步非手术治疗，并行影像学随访和神经功能监测。

【术前注意事项】

- 切除手术的难度与肿瘤的生长方式、病理类型及毗邻结构的波及程度有关。
- 颈延交界区肿瘤往往从延髓下 2/3 延续至脊髓上部。一些解剖屏障（如锥体交叉、内侧丘系等）可限制这些颈延交界区良性肿瘤，使其更易于接近并切除（图 7-1）。
- 建议术中对神经通路功能的完整性进行监测和评估，包括体感诱发电位、脑干听觉诱发电位、后组脑神经自发肌电图和运动诱发电位。
- 椭圆形刺激探针可在延髓背侧找到一个非功能安全区探查颈延交界区病变。如此可探测出覆盖病变之上的功能性神经组织及这些组织受肿瘤侵蚀的程度。

【手术流程】

1. 病人体位

- 病人取俯卧位，头部屈曲并用 Mayfield 三点式头架固定。
- 对于<3 岁的幼儿或颅骨菲薄的病儿，通常推荐使用软凝胶填充的小脑头枕。
- 可以采用半坐位，但同时应牢记其潜在的并发症，包括静脉空气栓塞。

2. 皮肤切口

- 标准正中皮肤切口。
- 如果为明显偏心型肿瘤，皮肤切口向外调整行远外侧入路。

3. 开颅

- 颈延交界区肿瘤通常采用枕下正中开颅联合 C_1 椎弓切除。如果病变向尾侧生长，辅以额外必要的颈椎椎板切除来扩大切口。
- 位于外侧和（或）腹侧的肿瘤可通过背外侧入路（远外侧或乙状窦后入路）进入。通常没有必要进行广泛的枕髁和（或）C_1 侧块切除。通过开颅术

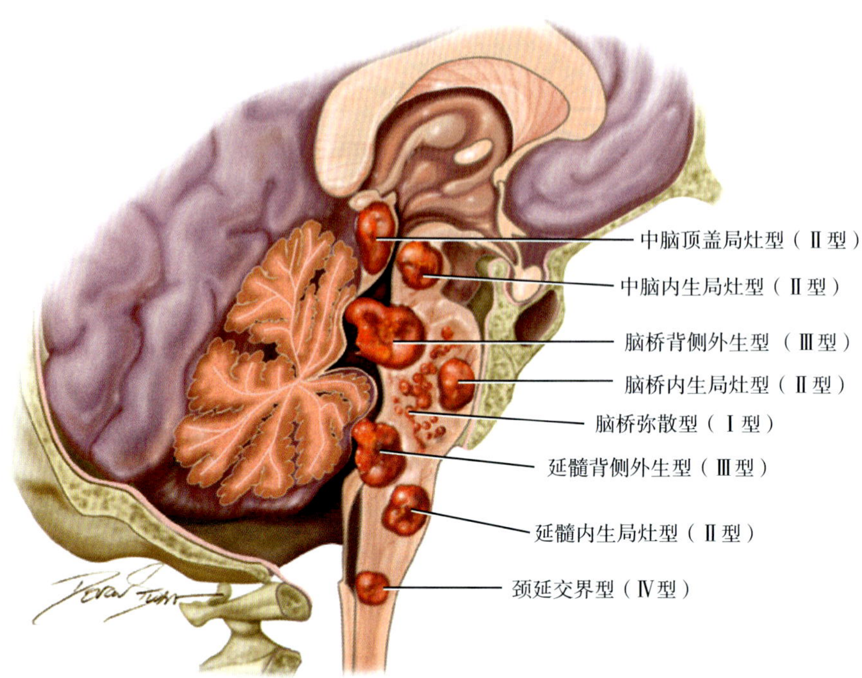

图 7-1 Choux 等基于 CT 和 MRI 的脑干病变分类（2000）。Ⅰ型：弥散型；Ⅱ型：局灶内生型；Ⅲ型：局灶外生型；Ⅳ型：颈延交界型

和 C_1 半椎板切除即可获得充分暴露。仅在必要时，可在枕髁的后 1/3 进行部分钻孔。

- 颈椎椎板常可在手术结束时还纳，因此，可以考虑椎板成形术代替椎板切除术。

4. 硬脑膜切开

- 硬脑膜通常采用“Y”形剪开。手术显微镜放大视角下在颈部做纵行正中切口。缝线悬吊牵拉硬脑膜。
- 术中超声可用于定位硬脑膜开口前后的病变。
- 椭圆形探针在延髓背侧刺激以找到非功能性的安全进入区。

5. 肿瘤切除

- 肿瘤切除的手术技巧与髓内肿瘤切除技巧相似。
- 通常在颈延交界区表面做<1cm 脊髓纵行切口（图 7-2）。该切口位于肿瘤正上方。最佳入路是指暴露肿瘤的同时，对周围结构损伤最小的入路。解剖知识，术前影像和术中功能定位可帮助选择安全进入区（图 7-3）。
- 位于内侧的肿瘤可通过脊髓正中纵行切口来暴露。颈髓可被肿瘤推挤移位。最好明确定位双侧背根及确定中线后在不损伤后柱的情况下切开脊髓和颈髓。
- 位于外侧和（或）腹侧的肿瘤可通过后沟或后外侧沟暴露。靠外的切口可能损伤后柱。为降低损伤的风险，在肿瘤最靠近软膜表面处切开脊髓。
- 用钝头显微剪刀轻柔地暴露肿瘤，以初步明确其与周围结构的解剖关系（图 7-4）。
- 取活检组织后立即行组织学检查。
- 分块切除肿瘤。由肿瘤中心开始瘤内切除。建议坚

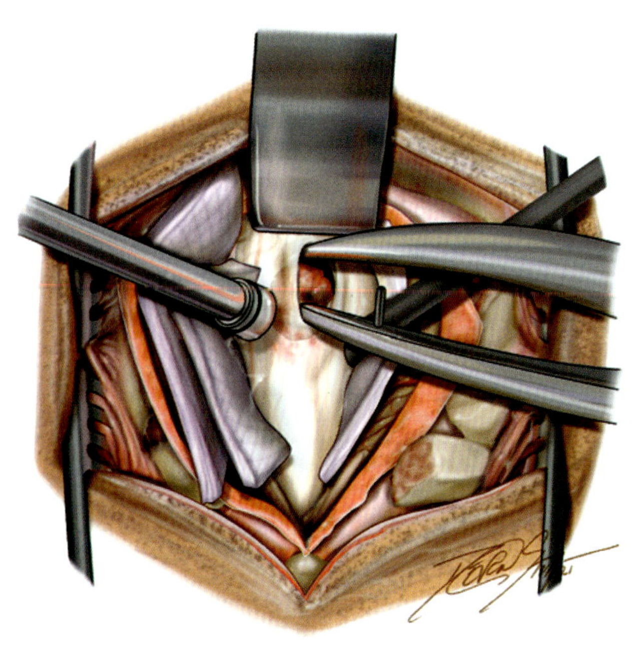

图 7-2 颈延髓正中切开术

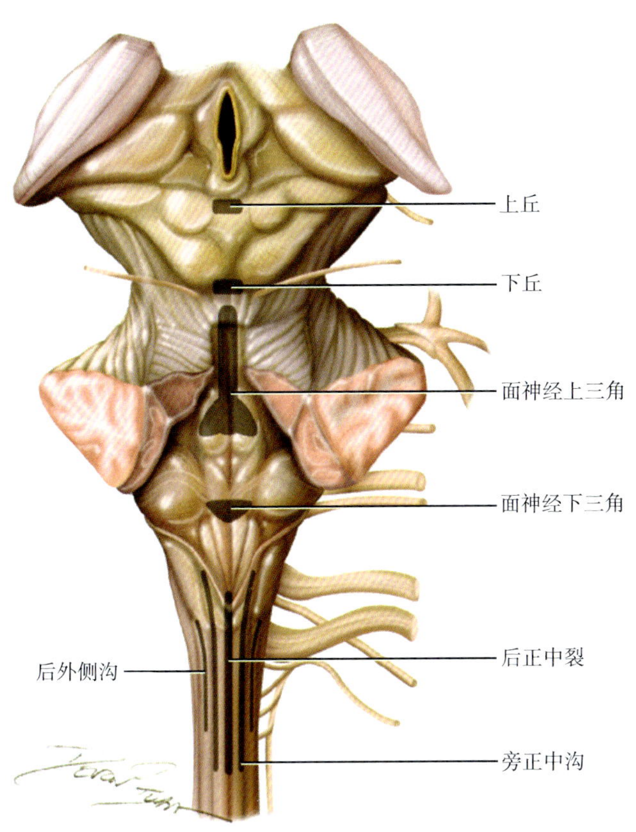

图 7-3 脑干安全进入区。虽然正中并不总是颈延髓切开点，但仍常被认为是颈延交界区的安全进入点。如对于囊变肿瘤，囊变表面可为颈延髓切开的首选位置

持瘤腔内切除以减少对周围实质的牵拉。是用显微剪刀切除肿瘤还是用超声吸引器吸除肿瘤，取决于肿瘤的硬度（图 7-5）。

- 用小号超声吸引器以最低的有效强度和吸除率谨慎地吸除肿瘤。
- 经肿瘤中心减瘤以后，继续解剖至其上部和下部。靠近上部时，必须谨慎操作，避免进入第四脑室底。在这一点上，映射第四脑室底可以明确切除范围的界线。
- 肿瘤减瘤必须严格限制在肿瘤内部，当与正常组织的界线不清时立即停止。
- 在肿瘤边缘用双极电凝轻柔止血，随后进行大量冲洗，以避免周围脑实质的热损伤。可用棉球在术腔内巧妙地处理残余肿瘤（图 7-6）。
- 脑干和脊髓对手术操作非常敏感。肿瘤切除时，神经监护仪上常会记录到某种程度的损伤。麻醉团队应密切关注心血管系统紊乱时短暂的临床变化和体征（心动过缓和高血压）。
- 使用显微镜可有助于肿瘤识别和切除。

6. 关颅

- 严密缝合硬脑膜。如无法严密缝合，可以使用骨膜或人工硬脑膜修补。
- 病人至少在神经外科重症监护室观察 24h。根据需

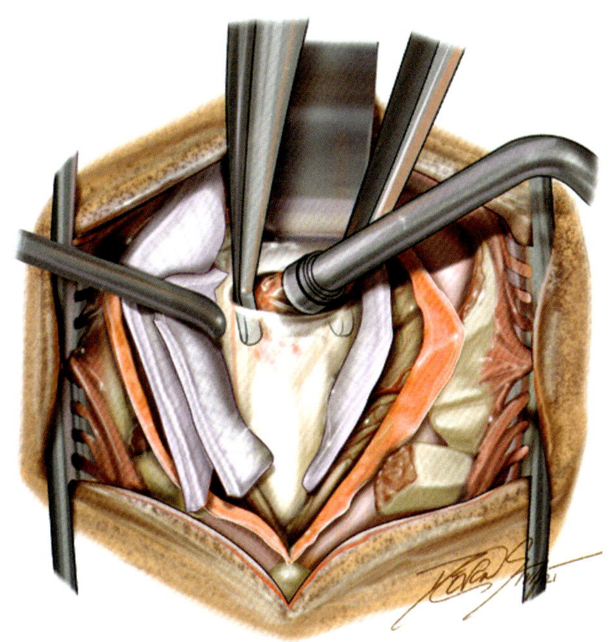

图 7-4 用钝头显微剪刀轻柔地暴露肿瘤，以初步明确其与周围结构的解剖关系

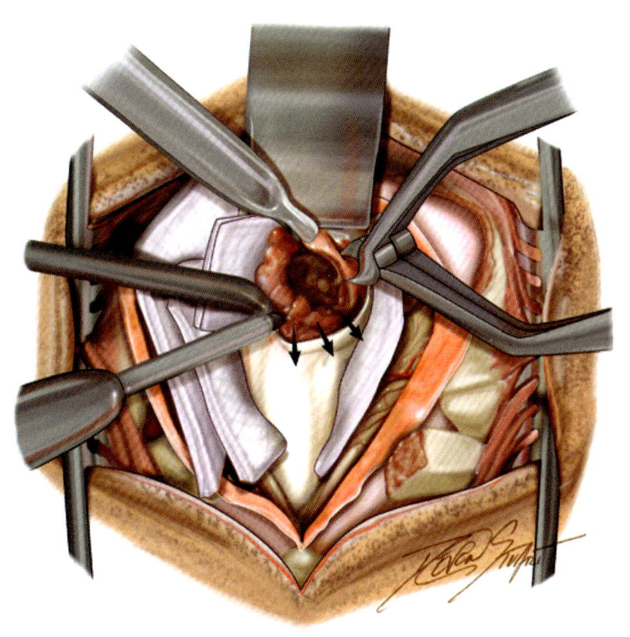

图 7-5 显微剪刀剪除或超声吸引器吸除肿瘤

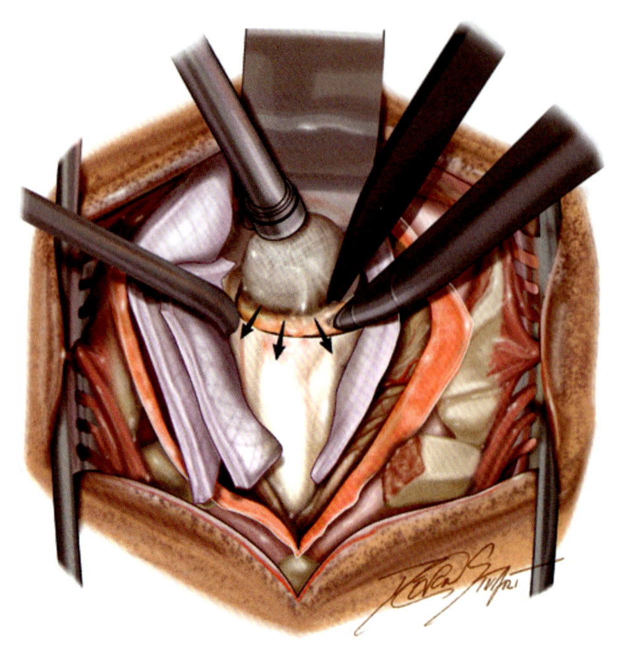

图 7-6 在肿瘤边缘用双极电凝轻柔止血，随后进行大量冲洗，以避免周围脑实质的热损伤

要，可经口或鼻气管内插管，予以机械通气及镇静。

- 术后完善头颅 CT 平描，以除外早期术腔渗血、颅内积气和（或）脑积水，尽管这些并发症很少见。

7. 并发症

- 有些病人在颈延交界区髓内肿瘤切除后会出现短暂的功能减退，需在重症监护室观察。永久性功能减退并不罕见。
- 可有吞咽功能障碍、声带麻痹、睡眠呼吸暂停、咳嗽和呕吐反射缺失及一过性运动功能缺失。
- 对于扩大颈椎椎板切除术后的儿科病人来说，颈椎后凸和不稳定是其可能长期面临的一个的问题。因此，我们通常更倾向于术中行椎板成形。

【要点总结】

- 颈延交界区胶质瘤可以安全暴露、完整切除，并获得良好预后。
- 需要选择手术入路，以尽量减少对正常脑实质的损伤，同时确保安全暴露病变部位。
- 术中神经电生理监测，定位和神经导航对最大限度地减少并发症至关重要。

推荐阅读

Chaichana, K.L., Quiñones-Hinojosa, A., 2013. Neuro-oncology: paediatric brain tumours - when to operate? Nat. Rev. Neurol. 9(7), 362-364.

Choux, M., Lena, G., Do, L., 2000. Brain stem tumors. In: Choux, M., Di Rocco, C., Hockley, A. (Eds.), Pediatric Neurosurgery. Churchill Livingstone, New York, pp. 471-491.

Di Maio, S., Gul, S.M., Cochrane, D.D., Hendson, G., Sargent, M.A., Steinbok, P., 2009. Clinical, radiologic and pathologic features and outcome following surgery for cervicomedullary gliomas in children. Childs Nerv. Syst. 25(11), 1401-1410.

Epstein, F., Wisoff, J., 1987. Intra-axial tumors of the cervicomedullary junction. J. Neurosurg. 67(4), 483-487.

Minturn, J.E., Fisher, M.J., 2013. Gliomas in children. Curr. Treat. Options Neurol. 15(3), 316-327.

Quiñones-Hinojosa, A., Lyon, R., Du, R., Lawton, M.T., 2005. Intraoperative motor mapping of the cerebral peduncle during resection of a midbrain cavernous malformation: technical case report. Neurosurgery 56(2 Suppl), E439; discussion E439.

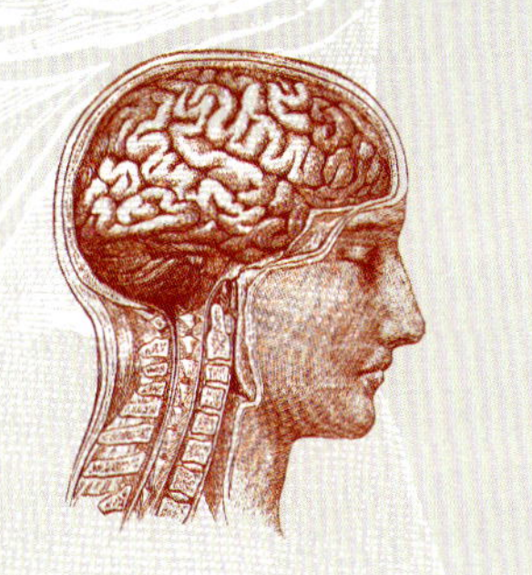
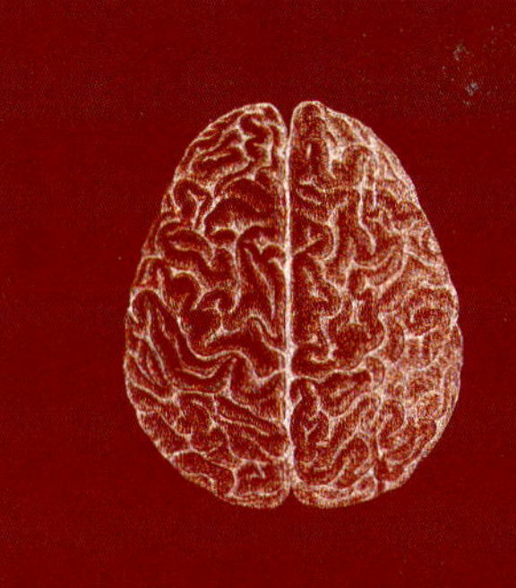

第 8 章　幕下小脑上入路

Jordina Rincon-Torroella, Arnau Benet,
Alfredo Quiñones-Hinojosa

参看 video8，请访问 expertconsult.com 

【适应证】

- 松果体中线区肿瘤：该入路非常适用于生殖细胞瘤、畸胎瘤、松果体细胞瘤、松果体母细胞瘤、星形细胞瘤、转移瘤、室管膜瘤、表皮样肿瘤及海绵状血管瘤（图 8-1）。
- 顶盖中线区肿瘤。

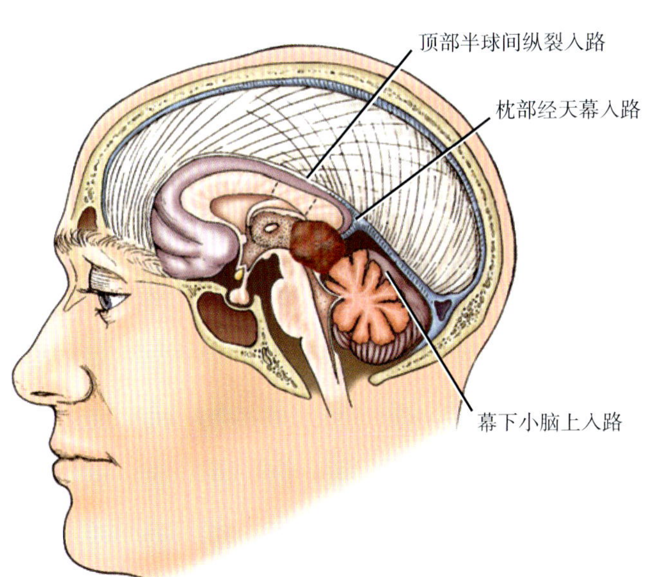

图 8-1　暴露松果体区的枕部经小脑幕入路与幕下小脑上入路比较。顶部半球间纵裂入路可暴露侧脑室和第三脑室。本图经 Bruce, J.N. 惠允使用其 Management of pineal region tumors 绘图，引自 Quiñones-Hinojosa, A. 主编的 *Schmidek & Sweet: Operative Neurosurgical Techniques: Indications, Methods and Results* 一书，第 6 版，2012 年 Elsevier 公司出版（Saunders, 费城）

- 脑桥中脑正中病变。

【禁忌证】

- 如果肿瘤于幕上向外或向上浸润，那么该入路并不是最佳选择。
- 下列情况下优选经纵胼胝体裂或枕部经小脑幕入路。
  - 向上生长的肿瘤，浸润第三脑室或累及胼胝体（经胼胝体后入路）。
  - 向外侧生长，围绕穹窿的肿瘤。
  - 向下长入四叠体板或小脑上脚的肿瘤。
  - 位于 Galenic 静脉引流系统之上，推挤腹侧深静脉系统的肿瘤，如脑膜瘤（枕部经小脑幕入路）。
  - 陡斜形天幕者（枕部经小脑幕入路）。
- 生长至侧脑室后部的肿瘤，首选非优势侧经皮质脑室入路。

【术前注意事项】

- 该入路可暴露中线，且切除范围可向外和向躯干纵轴扩大。松果体区域、四叠体池和环池可通过能暴露中间帆和深静脉系统的入路暴露，暴露肿瘤的过程中没有正常脑实质的离断。
- 由于靠近中脑导水管，术前常存在梗阻性脑积水。必要时行脑脊液分流。
- 术前磁共振静脉造影（MRV）可明确肿瘤与深静脉系统及静脉窦之间的关系。

- 该入路的目的是最大限度地松弛小脑，利用重力实现对小脑的牵拉。

【手术流程】

1. 病人体位

- 病人可采用坐位，3/4 俯卧位或完全俯卧位。
- 坐位或半坐位：是幕下小脑上入路最常用的体位。病人首先取仰卧位，然后将手术床的背面升至最大角度位置。向前抬起病人的躯干，最大限度地屈曲头部。主刀医师在病人的肩部正上方操作，与颅后窝中的天幕保持同一水平。
- 该体位可充分暴露松果体区。坐位是手术入路的最佳体位，由于重力作用，小脑会向下远离术野，且出血也不会流向术野。但是，坐位有空气栓塞的风险。为了防止空气栓塞，可倾斜手术床，使病人的足部略高于头部 - 提升静脉压 - 直到打开硬脑膜。硬脑膜打开后，复位手术床，使足部和头部保持水平。打开硬脑膜时可压迫双侧颈静脉。
- 倾向松果体天幕区 3/4 的俯卧位：可降低空气栓塞的风险，并可为主刀医师提供更舒适的手术体位，但通常需要更大程度的小脑牵拉。
- 如果病人合并卵圆孔未闭，则考虑俯卧位。
- 可把 Leyla 杆和自动牵开系统如 Greenberg's 牵开系统固定在手术台上。
- 对于那些梗阻性脑积水病人，可在开颅手术前置入脑室外引流管。

2. 皮肤切口

- 由枕外隆突上 3～4cm 至 C_2 或 C_3 棘突做一正中线性切口。
- 通过骨膜下解剖做一肌皮瓣，包括骨膜和枕下肌群，并在不破坏肌肉完整性的情况下，向切口外侧牵开。

3. 开颅

- 行包括横窦及窦汇的宽矩形枕下开颅术。开颅无须延伸到枕骨大孔，但要暴露枕大池（图 8-2）。
- 开颅时需谨慎保护其下的硬脑膜。在上矢状窦（SSS）两侧和两侧横窦外侧至窦汇的上下方各钻一个骨孔。一些外科医师使用有自我保护功能的电钻，电钻过静脉窦时更安全，进而在左右横窦上方各钻一个骨孔，在 SSS 上钻一个骨孔。
- 如果术前影像检查提示有小脑扁桃体下疝，需额外行 C_1 椎板切除。

4. 硬脑膜切开

- 行“Y”形或十字形切口，半月形剪开硬脑膜。
- 结扎并离断枕窦。
- 硬脑膜开口的边缘临时用缝线向下和向上悬吊。
- 调整静脉窦上的牵拉力度以避免过度牵拉所致的静脉淤血。

5. 硬脑膜内解剖

- 可以结扎和分离小脑镰和枕窦。
- 打开枕大池引流脑脊液，并松弛小脑。该操作与重

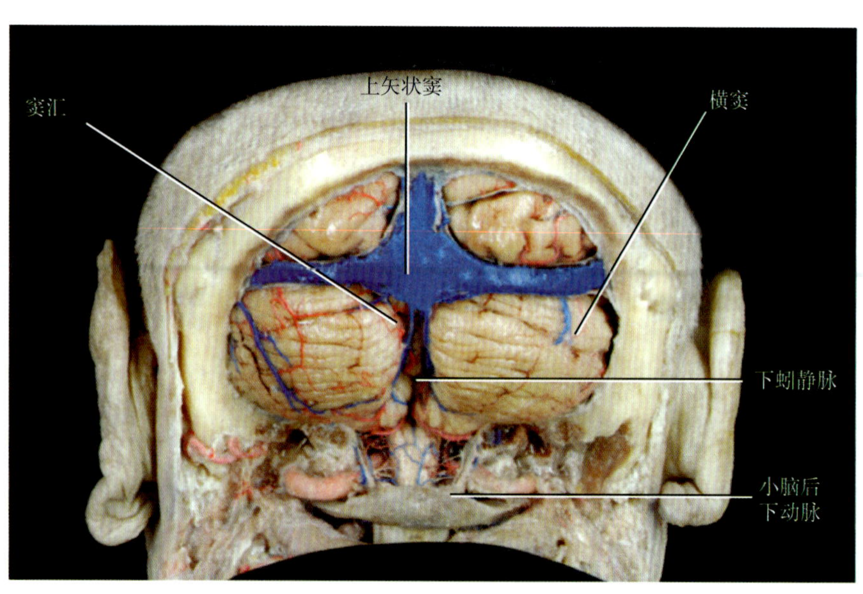

图 8-2 颅后窝解剖。一扩大的枕部开颅暴露幕下小脑上入路最初见到的解剖结构。该病例行扩大开颅是为了教学（PICA：小脑后下动脉）。*©Arnau Benet 版权所有*

力作用合力增加了手术操作空间。此时可把手术显微镜移至手术台。

- 小脑幕切迹处、四叠体池周围的蛛网膜常增厚且与神经血管结构紧密粘连。通过这些蛛网膜解剖可获得较开阔的松果体区暴露，识别这些血管解剖，并予以保护（图 8-3A）。
- 这种入路避免了大脑半球的牵拉或操作损伤。可在中线处幕下进行牵拉。如果需要额外的手术路径来获得病灶的良好视野暴露，则可轻柔地牵拉小脑蚓部。
- 手术的具体步骤：
  - 首先离断双侧下蚓静脉，进入小脑上表面。如果下蚓静脉为优势静脉，直径较大，可在离断前用血管夹夹闭。
  - 电凝离断位于小脑半球和天幕之间的小脑背侧表面桥浅静脉，以从天幕上释放小脑。
  - 小脑幕切迹及四叠体池蛛网膜的可视化暴露。
  - 打开四叠体池蛛网膜，暴露深静脉复合体。
  - 电凝上蚓静脉与小脑中脑裂静脉（又称小脑中央前静脉），并尽可能地从 Galen 静脉上分离。这些静脉可由小脑蚓部起始，沿着 Galen 静脉找到（图 8-3B）。
  - 解剖病灶与深静脉系统的粘连。
  - 活检或肿瘤中心减瘤。

6. 松果体肿瘤解剖

- 上部，大脑内静脉和 Galen 静脉的解剖。明确第三脑室及脑室壁的解剖。切开小脑幕可进一步向上暴露。
- 侧部，如果病灶明显向外突出，那么该部分将无法充分暴露。充分暴露将受小脑幕缘的干扰，入路的直线性质增加了外侧操作的难度。
- 下部，四叠体板的暴露和保护。从外向内切除肿瘤，电凝来自于脉络膜后内侧动脉和小脑上动脉的肿瘤滋养血管（图 8-4）。

7. 关颅

- 缝合硬脑膜之前，彻底检查术腔，明确是否有静脉出血或静脉窦损伤。
- 硬脑膜的处理主要是直接缝合，或用硬脑膜修补材料行硬脑膜成形术。
- 用小接骨板复位骨瓣。

【枕部经小脑幕入路】

- 枕部经小脑幕入路（图 8-5）用于松果体和第三脑室后部幕上或幕下病变。病人通常采取坐位。必须牵拉枕叶，但牵拉程度要尽量小。这个区域通常没有粗大的桥静脉，有利于建立手术入路。在中线外 1cm 处由后向前离断小脑幕。肿瘤可在基底静脉与大脑内静脉之间的间隙内切除。可在入路的末端见到进入四叠体池路径增厚的蛛网膜。可在大脑内静脉和 Rosenthal 基底静脉之间进一步切除肿瘤。此时，大脑镰前部可在 Galen 静脉或其上 1cm 处，结扎下矢状窦之后切除。切除的大脑镰部分可提供更多的解

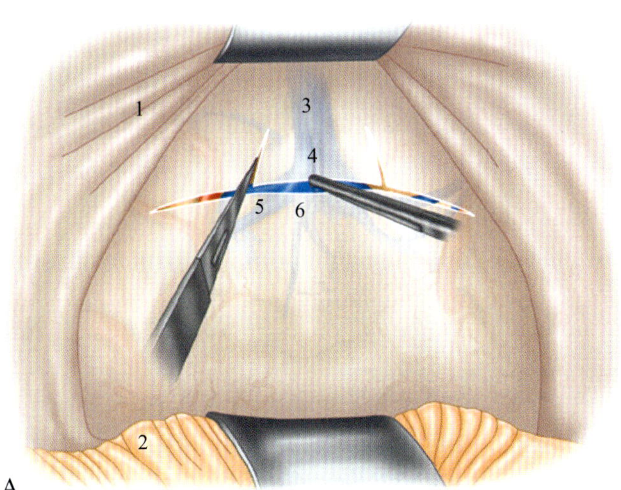

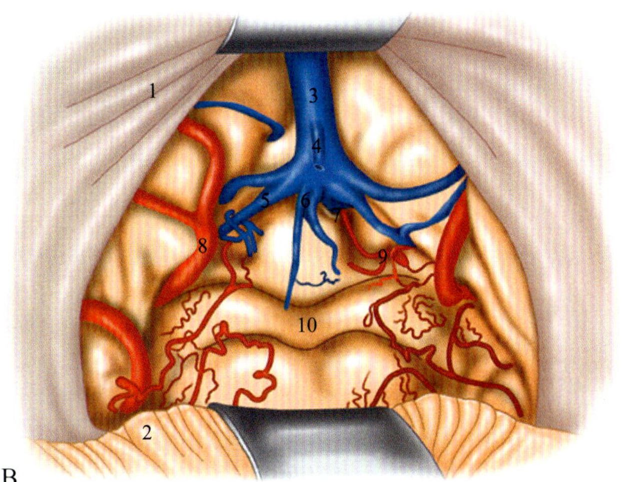

图 8-3　经幕下小脑上入路暴露的四叠体池的外科解剖。A. 牵拉小脑幕切迹及小脑半球以暴露进入小脑中脑裂的手术路径。需电凝蚓上静脉以建立幕下小脑上入路。非常小心地切开增厚的四叠体池蛛网膜，保护其下的静脉系统。B. 清除蛛网膜及粘连后，暴露后循环静脉系统，开始解剖肿瘤：1. 天幕；2. 小脑半球；3.Galen 静脉；4. 小脑中脑裂静脉（小脑中央前静脉）；5.Rosenthal 基底静脉；6.Tectal 静脉；7. 大脑内静脉；8. 大脑后动脉；9. 脉络膜后内侧动脉；10. 四叠体板。本图经 Raza, S.M., Quiñones-Hinojosa, A. 惠允使用其 Supracerebellar infratentorial approach 绘图，引自 Jandial,R., McCormick, P., Black, P. 编写的 *Core Techniques in Operative Neurosurgery* 一书，2011 年 Elsevier 公司出版（Saunders, 费城）

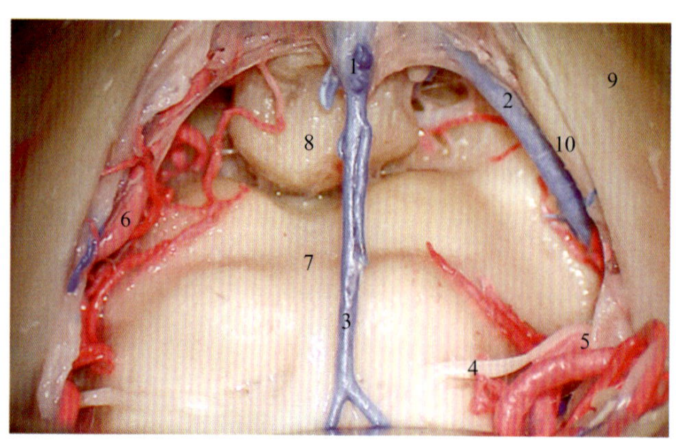

图 8-4 A,B. 松果体区的尸体解剖。Galen 大静脉、大脑内静脉（深部）通常位于松果体肿瘤之上，直到蛛网膜解剖后期才能见到。肿瘤外侧可见到颞叶和 Rosenthal 基底静脉，因其朝上向窦汇走行。下部的切除通常是最具有挑战性的，因为必须避免四叠体板及其周围结构的损伤。切除过程中通常并不暴露第Ⅳ对脑神经和小脑上动脉。1.Galen 静脉；2.Rosenthal 基底静脉；3. 小脑中脑裂静脉（小脑中央前静脉）；4. 第Ⅳ对脑神经（滑车神经）；5. 小脑上动脉；6. 大脑后动脉；7. 四叠体板；8. 松果体；9. 天幕；10. 枕叶。*©Arnau Benet 版权所有*

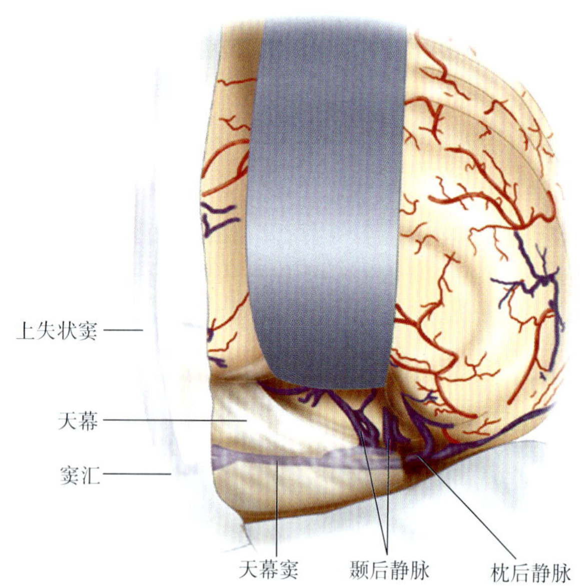

图 8-5 枕部经小脑幕入路。本图经 Alvernia, J.E., Mbabuike, N., Ware, M.L. 惠允使用其 Occipital craniotomy. 绘图，引自 Jandial,R., McCormick, P., Black, P. 编写的 *Core Techniques in Operative Neurosurgery* 一书，2011 年 Elsevier 公司出版（Saunders, 费城）

剖空间，增加亮度及可视程度。此外，可向上推挤胼胝体下部以获得进入肿瘤上面的路径。

【并发症】

- 横窦和乙状窦、枕骨大孔的窦汇和环窦可以在不经意间刺伤。小裂伤时，局部应用止血剂止血。较大的撕裂伤，可用血管夹夹闭。
- 如果静脉窦意外刺伤，坐位可增加空气栓塞的风险。万一发生空气栓塞，多普勒超声、中心静脉导管和呼气末二氧化碳分压是用于识别并迅速做出反应的监测指标。适度正压通气可避免空气栓塞，尤其是在去除骨质或暴露静脉窦时。避免或限制静脉窦损伤后空气栓塞的首要操作如下。
  - 该区域予以充分灌注，用棉片覆盖静脉窦。同时，麻醉师立即将病人调整为 Trendelenburg 体位（头低足高位），降低头部。
- 心脏内的大气泡会在多普勒超声中表现为持续性“机械”杂音。必须特别注意与麻醉师的协调。与病人体位相关的特殊操作如果促使气泡进入心血管内，可经血管内途径抽吸气泡。
  - Trendelenburg 体位（头低足高位）可促使左心室内气泡从冠状动脉排出。
  - 左侧卧位可防止气泡向前进入肺动脉，同时防止气泡穿过潜在未闭的卵圆孔。
- 肿瘤下部切除常具有挑战性。肿瘤可粘连于中脑背侧，尤其是上下丘区。在这个区域操作需谨慎，因为肿瘤和四叠体板之间的界线可能很难辨别。术后视力异常及眼球运动障碍（如视力调节紊乱、向上凝视麻痹、眼肌麻痹）是常见的四叠体区受刺激后的症状。这些功能障碍可在数周或数月内逐渐改善。
- 松果体区的一些肿瘤质地坚韧、呈浸润性和高度血管化（如松果体细胞瘤）。完整切除不太可能。严密止血显得至关重要，尤其是不能完全切除时。为了防止残余肿瘤出血，可使用像 Surgicel 这样的止血材料，但应慎重，以避免中脑导水管梗阻。
- 松果体卒中是松果体实质肿瘤的罕见临床表现。
- 病人术后可转入神经外科重症监护病房，密切观察脑积水、出血或后窝颅水肿的体征。

【要点总结】

- 初始操作是为协助最大限度地松弛小脑。
  - 大骨瓣开颅，至双侧横窦与乙状窦交界处。
  - 打开枕大池。
  - 电灼并离断小脑上表面与天幕之间所有的桥静脉。
- 此区的许多肿瘤长入第三脑室，需要长的手术器械才能触及肿瘤前部。
- 具有长弯尖端的 Cavitron 超声吸引刀有助于切除质地坚韧的肿瘤。
- 近年来，该区域的内镜下经幕下小脑上入路也得到了发展。

推荐阅读

Chibbaro, S., Di Rocco, F., Makiese, O., et al. 2012. Neuroendoscopic management of posterior third ventricle and pineal region tumors: technique, limitation and possible complication avoidance. Neurosurg. Rev. 35, 331-338.

Giordano, M., Wrede, K.H., Stieglitz, L.H., Samii, M., Lüdemann, W.O., 2007. Identification of venous variants in the pineal region with 3D preoperative computed tomography and magnetic resonance imaging navigation: a statistical study of venous anatomy in living patients. J. Neurosurg. 106, 1006-1011.

Hart, M.G., Santarius, T., Kirollos, R.W., 2013. How I do it - pineal surgery: supracerebellar infratentorial versus occipital transtentorial. Acta Neurochir. 155, 463-467.

Hernesniemi, J., Romani, R., Albayrak, B.S., et al. 2008. Microsurgical management of pineal region lesions: personal experience with 119 patients. Surg. Neurol. 70, 576-583.

Kawashima, M., Rhoton, A.L., Jr., Matsushima, T., 2002. Comparison of posterior approaches to the posterior incisural space: microsurgical anatomy and proposal of a new method, the occipital bi-transtentorial/falcine approach. Neurosurgery 51, 1208-1221.

Shahinian, H., Ra, Y., 2013. Fully endoscopic resection of pineal region tumors. J. Neurol. Surg. B Skull Base 74(3), 114-117.

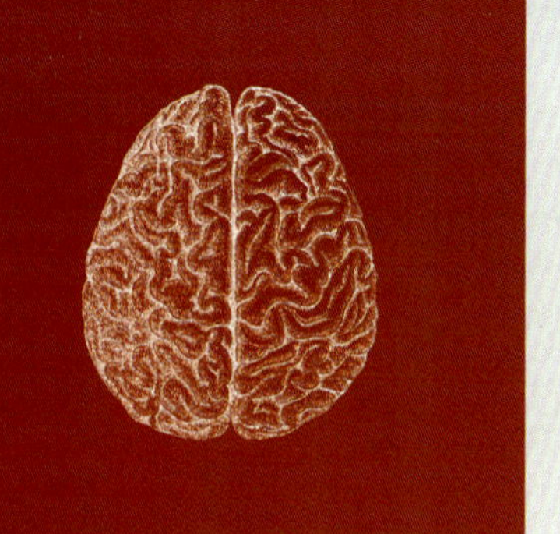
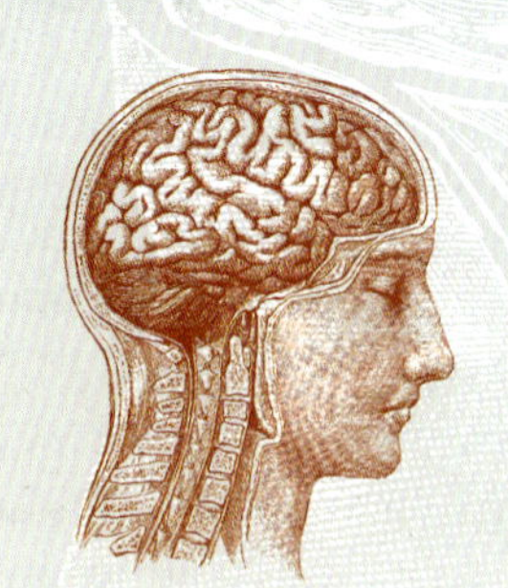

第 9 章　手术切除范围评估

Jordina Rincon-Torroella, Eibar Ernesto Cabrera-Aldana, Alfredo Quiñones-Hinojosa

参看 video9，请访问 expertconsult.com 

【概要】

- 神经肿瘤手术作为神经外科一个新领域迅速发展起来，其专注于治疗影响大脑、脊髓和周围神经的肿瘤。毫无疑问它的发展同步于技术进步。
- 随着 CT 和 MRI 的引入，神经外科医师可以在术前规划最安全和最直接的入路。此外，通过影像获取功能数据也已经成为可能，发展的例子有功能磁共振成像（fMRI）和扩散张量成像（DTI）。
- 术中电生理功能监测和术中定位是即时和精确的工具，有助于增加脑内肿瘤邻近假定功能区的切除。
- 越来越多的证据表明，肿瘤的广泛切除与生存期延长有关。因此，在过去 10 年中，肿瘤手术的主要目标是在不出现新的神经系统功能缺失的前提下，实现最大限度地切除。
- 影像技术的改进和软件的开发，使得应用实时成像反馈和半自动化体积分析来评估切除的程度和脑内病灶残余的大小成为可能。
- 手术切除对于大多数高级别胶质瘤（HGG）病人是基本的治疗方法。目前文献报道，在高级别胶质瘤手术即胶质母细胞瘤（GB）手术中，易于增殖的瘤体如果被切除量 >70%～95% 或残余体积 <$2cm^3$ 者，对预后的稳定无进展和整体生存肯定会产生积极的影响。达到这些临界值的病人平均有 5 个月的生存期或生存期增加 40%。然而，由于肿瘤的浸润性生长和边界扩散，HGG 通常不能被完全切除。
- 目前，影像学技术的进步对病人手术的切除程度、安全性的增加、总体生存期和生活质量的改善有很大影响。

【扩大切除范围的术前技术】

1. MRI / DTI（图 9-1）

- 在不造成新的神经系统功能缺失的前提下最大限度地切除肿瘤，尤其对于位置靠近功能区的病变更具有挑战意义。感觉、运动、视觉、语言皮质及其相关白质束的精确定位是这些病人手术成功的重要辅助手段。
- 功能区皮质和白质束的 fMRI 和 DTI 用于术前规划和术中导航。
- 术前 fMRI 旨在检测神经元代谢活动，同时刺激认知功能，进而推断出大脑功能区的定位。fMRI 中运动、视觉和语言检查的可靠性很大程度上取决于术前神经状态和用于功能测试时检测皮质功能的一系列范例（参见第 1 章和第 2 章，用于术中定位的清醒手术）。
- 运动任务是指手指、足趾和舌的标准化运动。语言任务由一连串的模式组成，包括单词的生成、句子的朗读和反应的命名。静态及非静态图像的视觉刺激可以发现主要和次要的视觉区域。在 fMRI 执行

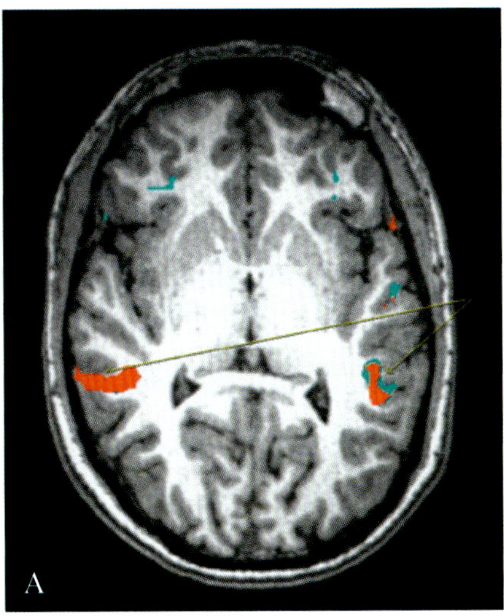

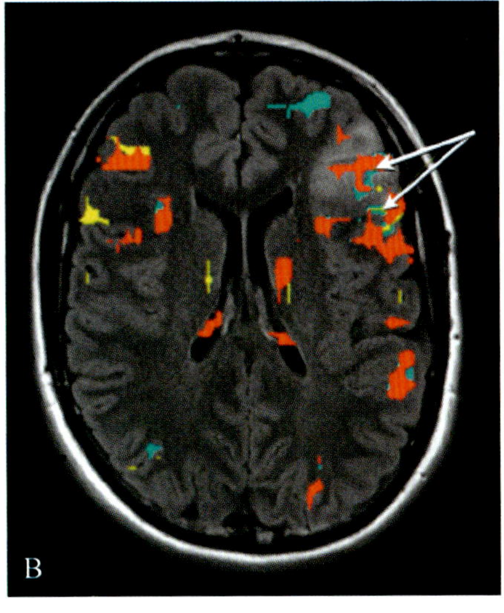

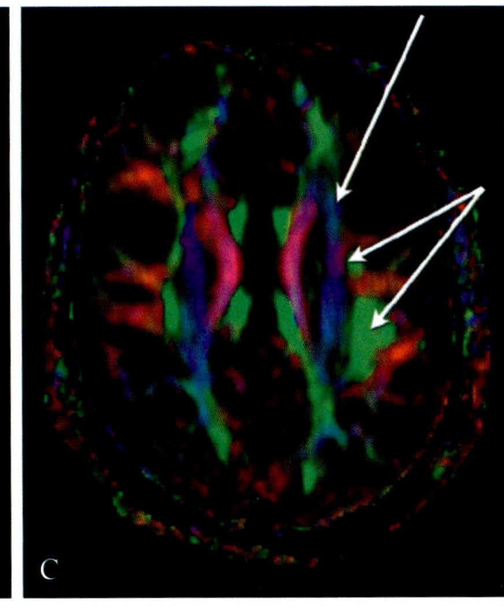

图 9-1 与低级胶质瘤（WHO Ⅱ）一致的优势半球病变的术前成像。A. 轴位 T_1 加权 MRI 显示 Wernicke 区的双侧共显性激活。B. 轴位 T_2 加权 FLAIR 显示 Broca 区有明显的左侧优势且被病变浸润。C. 轴位 DTI 显示内侧白质束的位移和肿瘤（上箭头）与上纵束（下箭头）之间的解剖关系。如果建议肿瘤切除 / 活检，该病人需要行术中清醒的开颅手术。*©A.Quiñones-Hinojosa 版权所有*

之前，应该训练病人正确完成任务，并且最小限度地控制身体其他部位的运动。

- DTI 是一种基于在脑白质中各向异性水弥散的 MRI 技术，它能够实现三维重建，同时使大部分有关的白质神经纤维束可视化。DTI 提供了瘤周与功能神经束之间关系的信息，以利于设计最佳的入路而安全到达病灶。

2. 神经导航系统

- 术前结构 CT 和 MRI 扫描可以与 fMRI 和（或）DTI 进行融合，用于术中外科神经导航。
- 手术感兴趣的解剖或肿瘤结构可以用不同颜色标出作为参考。
- 可用软件显示定位（入路，刀具）和其他贯穿整个手术过程的显微外科器械的位置信息。
- 在进行术前 CT 或 MRI 之前，将基准标记点放在颅顶上，用于术中与麻醉后病人的注册。
- 病人影像学资料的注册是通过一根无菌指针触碰标记点中心来完成的。安装在头夹上的参考标记点阵列能允许病人连续动态注册，也包括其他外科手术器械注册（刀具，如活检钳、超声吸引器）。
- 使用基于术前影像的神经导航时，当硬脑膜打开后，由于脑漂移使肿瘤边缘和解剖标志变得不准确。而在这些情况下，骨性标志则能保持较高准确性。
- 在幕上脑实质病变中，为了减少脑漂移引起的误差，可以将术前图像与术中图像进行融合。在提高精确度和肿瘤边缘安全切除过程中，可以将获得的实时图像数据与直接从皮质和皮质下电刺激获得的数据联系起来。

【扩大切除范围的术中技术】

当前可以在手术过程中监控切除范围的图像工具如下：

- 术中 CT（iCT）。
- 术中 MRI（iMRI）。
- 术中 DTI（iDTI）。
- 术中超声（iUS）。

1. iCT、iMRI 与 iDTI（图 9-2）

- 脑漂移是一个连续动态的过程，在不同大脑区域的进展不同。因此，只有连续的图片或连续获取数据才能始终提供正确的图像指导。
- 装在手术室中的 iCT 和 iMRI 设备，都需要与手术台及病人的头部保持一条直线。麻醉机与 MR 兼容的通风设备及监测设备位于另外一侧。MR 兼容的四点头部固定器也会用到。
- iCT 和 iMRI 最有价值的用途是评估切除范围、脑漂移和手术进程，以及监控术中可能出现的手术并发症。
- 无论是当神经外科医师感觉到手术目标已经达到还是当明显的脑漂移需要更新导航系统时，都需要进行 iMRI。

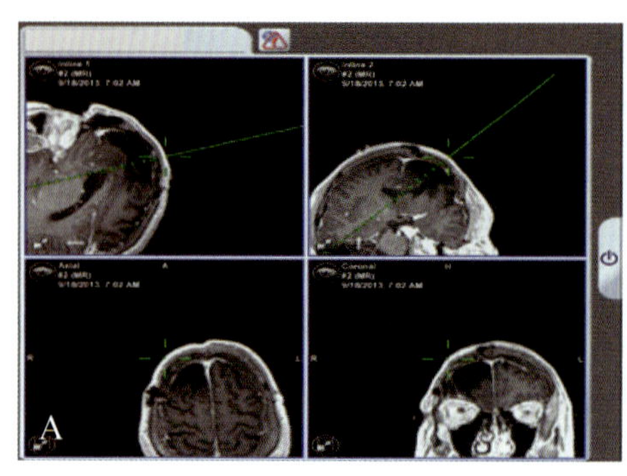

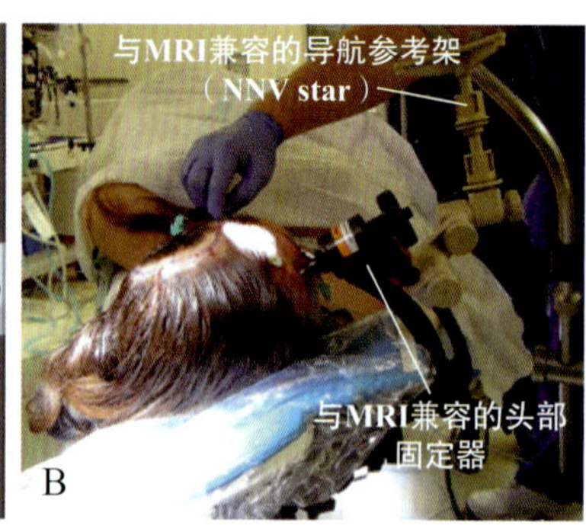

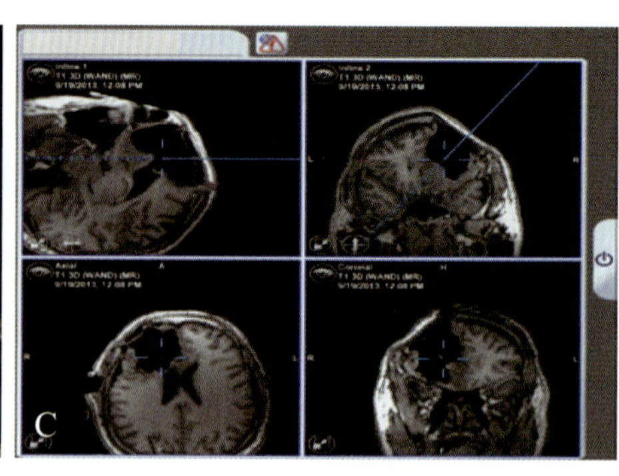

图 9-2 iMRI 用于评估神经胶质瘤的切除范围。A. 基于术前 MRI 的神经导航。这是 1 例间变性少突胶质细胞瘤复发再次手术的病例。B. 搬进手术室的 MRI 设备可以在术中完成术前、术中及术后 MRI。一个与 MRI 兼容的头部固定器和神经导航对于这项技术来说至关重要。C. 在 iMRI 评估切除范围后，这些图像就已经更新到神经导航系统中。MRI 显示有肿瘤残余，需要进一步进行肿瘤切除。*© A. Quiñones-Hinojosa 版权所有*

- 进行 iMRI 之前，使用具有止血功效的明胶海绵覆盖手术腔，然后缝合切口，头部用无菌披盖覆盖。
- iMRI 实时采集有赖于设置定时和可用的硬件 / 软件（厚度、数目、利用对比、序列处理或 iDTI）。
- 与 iCT 相比，iMRI 能提供更高的分辨率。同时，其可能也是评估胶质瘤最大切除范围最重要的工具，特别是低级别胶质瘤（LGG），因为很难将其与非肿瘤组织区分开。
- 相比较于其他解剖结构，脑漂移的范围在行肿瘤切除病人的白质束中是最大的，从内移 8mm 到外移 15mm 不等。尽管术中 DTI 数据的处理速度比标准的 iMRI 慢，但 DTI 可帮助白质束避免损伤，同时也能预防术后神经功能障碍。
- 虽然术中影像确实有益，但是这些工具有两个显著的缺点。
  - 图像采集时间相对较长，特别是 iMRI 和 iDTI。
  - 需要资金来购买并维护术中系统。

2. iUS（图 9-3）

- 相比于其他术中实时图像模式 [iCT、iMRI 和（或）iDTI]，iUS 具有耗时较少和更经济的优势。
- 一些超声探头能在导航系统进行注册，这样可以允许导航同步定位。与 iCT 或 iMRI 相比，尽管 iUS 不能提供等量的解剖及肿瘤地形图细节，但实时信息能与导航系统中术前的图像数据集合（CT、MRI、fMRI、DTI）进行叠加，同时可以显示实时的神经导航。
- iUS 提供的实时图像可以避免由于脑漂移产生的误差。
- 术前需将超声显示屏运至手术室。
- 超声探头和用于获取超声图像的连接电缆用涂满非无菌凝胶的无菌保护套覆盖。在非常表浅的病变中，使用明胶垫可以增加超声传感器与皮质 / 病灶之间的距离。
- 在硬脑膜打开之前，多维超声检查可以用来确认肿瘤的位置和回声质地、脑实质及与周围脑组织的界面。处理第一次超声需要 30s 至 2min。图像可以立刻在超声显示屏上显示出来。通常超声图像在硬脑膜打开以后也能获取。如果病变深，多次的 iUS 可对手术切口达到病变的轨迹进行重新定向。
- 必要时，腔内可缓慢注满无菌生理盐水。iUS 检查平均总耗时不到 15min。iUS 是很快的。如需重新评估残余肿瘤是否存在、大小及定位，iUS 也能重复使用。如果已经产生空腔并到达肿瘤部位，则空腔需要缓慢注满无菌生理盐水以便于超声波的传输。
- 残余肿瘤的声像图标准：从手术腔延伸到脑实质的边界任何 >5mm 的回声区。一个连续的回声边缘 <5mm，认为是一种正常的结果。
- 对于高级别胶质瘤（HGG）和低级别胶质瘤（LGG）来说，肿瘤的边缘是模糊不清的；在任何部位，脑与肿瘤交界面都是不清晰的，同时很难与水肿的脑实质区分开来。
  - 与脑实质相比，胶质瘤表现为强回声，具有表现不一和由多个界线清晰的结节型区域组成，具有弥漫性边缘及与坏死区相关的大囊肿。当给予对比剂后，胶质瘤迅速增强（注射后 20～30s）。

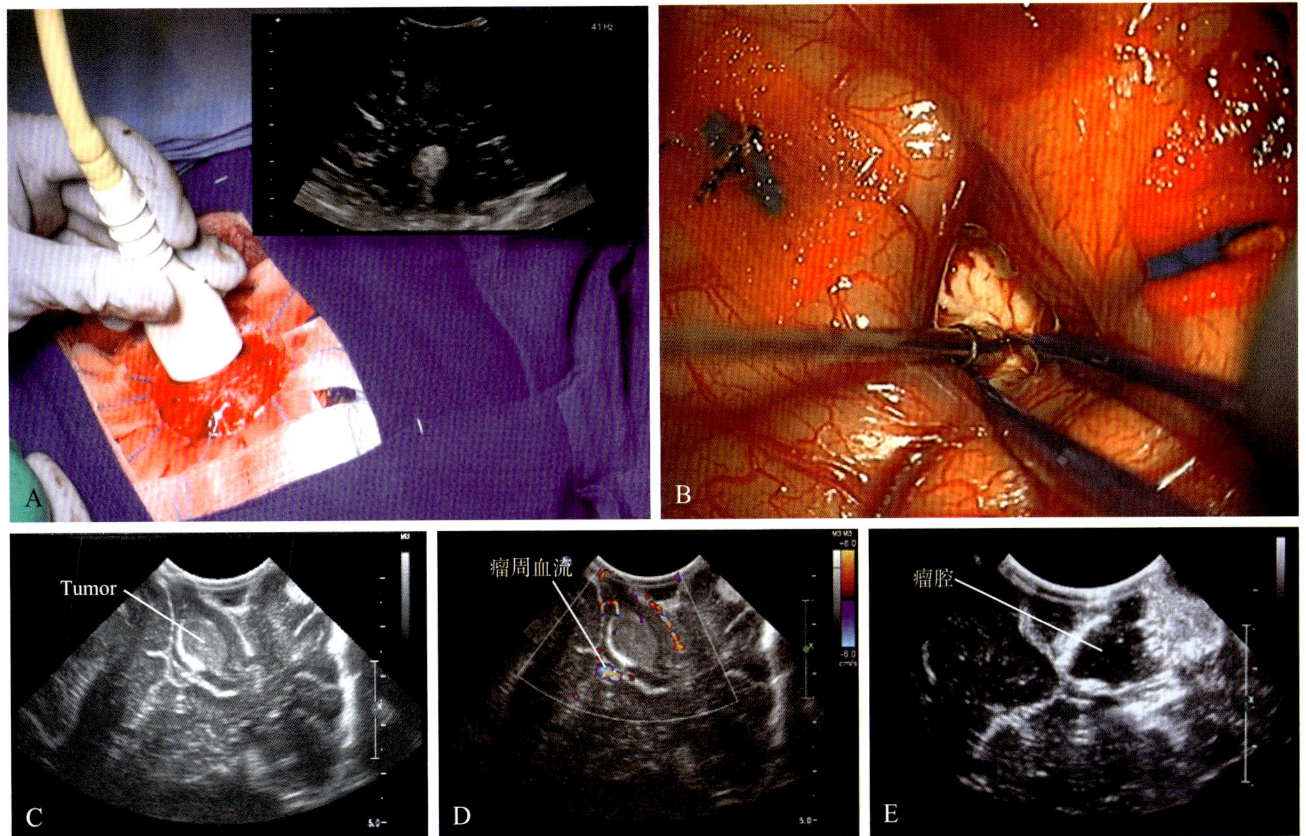

图 9-3　运用术中超声对位于颞上回轴内病变切除范围的检测和评估。A. 硬脑膜打开之前一次性超声探头的应用。B. 术中脑沟裂中肿瘤位置的显微镜视角。在分化介于正常实质和肿瘤组织的低级别胶质瘤时面临着挑战。C. 在图 B 同一个手术视野中，超声引导下所示的肿瘤位置。D. 应用多普勒超声技术，使得外侧裂病变上下的血管可视化。E. 肿瘤切除术后应用 iUS 对切除的范围进行评估。*© A. Quiñones-Hinojosa 版权所有*

- 间变性星形细胞瘤（AA）表现为不均一的强回声伴弥散，质地致密。无囊性 / 坏死区为显著特点。
- 与脑实质相比，低级别胶质瘤表现为中等强度回声，质地均匀；在脑与肿瘤交界面边缘同样也是模糊不清的，小囊肿不常见。

- 即便有多普勒超声的帮助，iUS 在脑血管可视化和病变灌注方面仍存在局限性。
- 术中增强超声波（iCEUS）是一项新的快速发展的术中技术，它能在 iUS 期间使用对比剂使肿瘤更加突出。对比超声由微气泡组成（空气或密封在蛋白质膜或聚合物中的惰性气体）。微气泡直径通常为 5mm，因此能运输至最小的毛细血管。这种试剂一般由麻醉师经静脉进行注射，单次静脉注射［2.4ml（5mg/ml）］之后用盐水（10ml）进行冲洗。
- 在一些边界不清的肿瘤中，如胶质瘤，iCEUS 可以帮助勾画出病变及其边界，并区分肿瘤组织与脑水肿和（或）富含血液的组织。

3. 神经电生理监测（参见第 1 章、第 2 章）

- fMRI 可以指导手术计划制订但不能作为功能区定位和建立切缘的唯一参考。
- 术中定位对于明确切除范围及最佳手术入路非常有帮助，从而允许最大范围切除同时限制功能区的功能损害。
- 如果术前 fMRI 显示病变涉及语言功能皮质或与之相近，通常需要术中语言定位的唤醒开颅术。
- 术前神经电生理、语言、视力及感觉运动的评估有助于发现范式，这都将用于 fMRI 和术中定位映射。
- 持续语言测试和运动区的运动神经诱发电位必须维持，进而在切除全程中监测功能的任何变化。当应用于白质纤维束或深部核团时，直接电刺激术也能明确有意义的皮质下结构。
- 保护走行于脑沟内和（或）肿瘤基底部的血管是非常重要的，这样能避免因电凝止血产生的热量对功能区造成的潜在损伤。

- 为降低术后神经功能障碍的风险，推荐切缘与定位的功能区之间保留 0.5～1cm 的边界。
- 手术切除期间需要进行功能测试，故病人需被唤醒或用丙泊酚镇静而不用肌松药。

4. 荧光引导手术

新型术中荧光染料如 5- 氨基乙酰丙酸（5-ALA）或吲哚菁绿（ICG）能分别用于区分正常脑组织和肿瘤及检测周围的血管结构。虽然尚需进一步的研究，但这些方法已经证实是有用的，可以增加切除期间的安全性和准确性。

（1）5-ALA（图 9-4）

- 肿瘤切除不完全在胶质瘤手术中是普遍现象，主要是由于无法区分肿瘤与正常脑组织。
- 约 80% 的残余脑恶性肿瘤局部复发在手术切缘 2cm 内。
- 目前 5-ALA 已运用于 HGG 的切除，而在 LGG 或其他病变的优点还不清楚。
- 5-ALA 引导手术在 HGG 中有利于术中恶性组织的可视化。与其他术中技术相比，5-ALA 引导手术已被证实能明显增加肿瘤全切（GTR）的可能性。
- 5-ALA 是一种天然的血红蛋白前体，在恶性胶质瘤组织中进行荧光卟啉的合成积累（主要是原卟啉Ⅸ）。
- 荧光技术显示浸润性肿瘤实际上比增强 MRI 显示的病变范围更宽。
- 麻醉前 3～4h，5-ALA（20mg/kg）溶于 50ml 水中口服。术前病人应避免阳光直射以免产生皮肤光毒性，一直待在微弱光线下直到第 2 天早上。
- 在口服 5-ALA 后的病人中已发现肝功能有短暂的异常。口服高剂量的 5-ALA 可出现短暂轻度恶心和偶尔呕吐。最常见的主诉是瘙痒不适或烧灼感，其原因是皮肤暴露在阳光下原卟啉Ⅸ的光敏作用。
- 在大多数正在进行的临床试验中，能进行 5-ALA 引导手术的合格病人必须骨髓功能正常（中性粒细胞、白细胞、血小板正常）、肌酐正常，且行肝功能检查 KPS 评分 >70 分。
- 个人史或家族史中存在卟啉病或肝脏疾病的病人不能使用 5-ALA。
- 给已知患有卟啉病的病人使用 5-ALA 是禁忌的。
- 迄今，对于术中区分组织诱发荧光仅仅是靠单纯视力来辨别的。关于可见荧光，有 2 种类型的荧光必须描述。实体、增殖性、中心性及有血管增殖的存活肿瘤与强烈的“红色”荧光有关，中至高细胞密度的肿瘤边缘浸润与弱而模糊的“粉红色”荧光有关。然而，这种红色、粉红色的分类是根据神经外科医师的感觉来划分的，依赖于观察者。因此，近年来小的残留荧光病灶的光谱探针法已经出现在神经外科手术当中，未来有望成为一种有前途的方法。
- 通过使用蓝紫光滤光器（波长 375～440nm）就可以简单将照明模式转换至显微镜模式，这样 5-ALA 就可以做到使肿瘤实时切除。
- 显微镜需要安装两种设备，这样才能在术中使用 5-ALA：一种激发原卟啉Ⅸ荧光的特殊光源与另一种通过显微镜能看见荧光的滤光器。市场上能买到紫外光手术室显微镜。
- 5-ALA 是一种天然的血红蛋白前体，在恶性胶质瘤组织中进行荧光卟啉的合成积聚。当暴露于波长 375～400nm 的蓝紫光时，原卟啉Ⅸ就会发出荧光。通过 440mm 高通滤光器可以得到最佳的观察效果。
- 以标准方式完成手术。一旦术中暴露肿瘤，蓝紫光就会通过显微镜中的高通滤光器照射到肿瘤。每当用标准白光氙气灯无法分清肿瘤边界与正常脑组织时，此时显微镜光源应转换成蓝紫光，这样激发原卟啉从而使肿瘤亮度增强。在切除的最后，术腔必须用蓝紫光滤光器对任何可能残留的肿瘤进行检查。
- 为了能充分看到 5-ALA 荧光，术野必须总是保持无血或出血。
- 每当切除接近功能区或当神经电生理监测发生变化时，5-ALA 引导手术应当停止。
- 在所有恶性胶质瘤标本中都被认为有很强荧光（红色），其也能正确地预测肿瘤。在鉴别肿瘤时，具有 96% 的阳性预计值。
- 肿瘤的荧光性来自于 5-ALA 阳性的胶质瘤，如 HGG 能帮助鉴定肿瘤切除范围（甚至超出了对比增强的肿瘤），进而提高无进展生存期、提高生活质量和延长寿命。
- 复发性胶质瘤术中使用 5-ALA 的灵敏度需要澄清方法的特异性，因为在放疗后坏死区可能也会出现非特异荧光卟啉积聚。

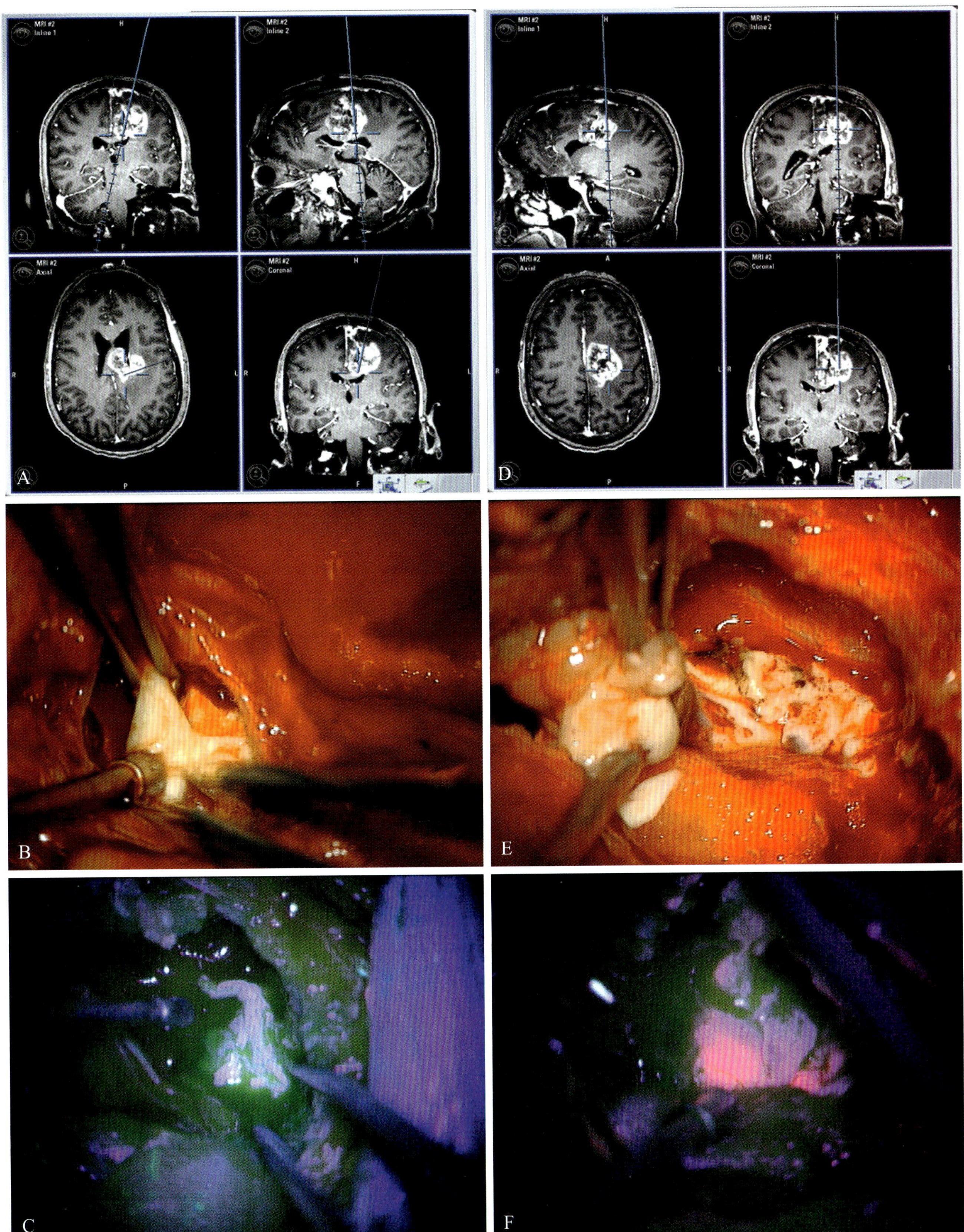

图 9-4　术中运用 5-ALA 的复发胶质瘤，既往无放疗史。A. 术中神经导航与显微镜连接能帮助术野中可见区域的定位，这相当于肿瘤的边缘区域。B. 术中白光显微镜下显示的病变。尽管相容性不同，但这对于视觉上区分正常组织和肿瘤边缘来说是一种挑战。C. 肿瘤边缘浸润与弱而模糊的“粉红色”荧光有关。D. 神经导航中显示的肿瘤中央区域分别与图 E、图 F 中白光和紫蓝光下的肿瘤一致。E. 术中白光显微镜下见到的中央病灶。F. 固体、增生、中心及有血管增殖的存活肿瘤与强烈的“红色”荧光有关。*© A. Quiñones-Hinojosa 版权所有*

（2）ICG（图 9-5）

- ICG 血管造影是一种简单、安全、经济及易重复无创的方法，近年来已应用于血管与肿瘤神经外科。
- ICG 是一类近红外染料，在 820～900nm 波长范围内可见。
- ICG 经静脉注射，剂量为 5～25mg。一瓶 ICG（25mg）溶于 5ml 普通生理盐水中，然后按 0.3mg/kg 的剂量给药。术中可以按需要重复给药，但 ICG 总剂量绝不应超过 5mg/kg。
- ICG 经外周静脉给药，注射后 20～30s 动脉期开始，必要时每次注射之间间隔 10min 可再重复注射。
- 通过光学荧光滤光器在显微镜下可以观察到肿瘤和周围血管。
- 注射后，ICG 可以帮助识别和评估是否存在潜在的浅静脉，尤其是矢状窦病变。
- 用笔在硬脑膜表面标记静脉，从而在硬脑膜打开前指导切开，避免潜在的关键血管损伤并能保留所有引流静脉。
- 对于拥有许多供血动脉和引流静脉的高血管化肿瘤来说，这项技术是非常有用的。在这些情况下，确认和凝固肿瘤血管是为了确保术区干净并减少血液损失。
- 除了定位血管，ICG 血管造影还能提供血流方向的信息，这是微血管多普勒超声检查（MDS）具有的明显优势。
- 因此在肿瘤病理中，当肿瘤处于接近外科手术可能会损伤到大血管位置时，以及当为了设计一个准确的切除策略，术前阶段必须确认瘤周血管的血流方向，这项技术同样有用。
- 在血管疾病如动静脉畸形（AVM）中，ICG 不能作为确认血管通路唯一的影像学手段，因为如血流太快则无法准确辨认。除此之外，ICG 也不能区分 AVM 病灶中的动脉。ICG 联合神经电生理监测，就可完成特定血管通路的阻断试验。
- 切除过程中引流静脉流速变化的评估也非常重要，因为 AVM 的静脉引流只能在解剖分离的最后阶段被阻断，目的是防止 AVM 出血，避免病灶切除不完全。
- 为了血管的最佳视觉效果，应充分暴露及清洗血管。
- ICG 血管造影的最佳适应证是位置表浅的肿瘤，因为在这种情况下能充分暴露瘤周血管。同时，当通过一个狭长手术通道到达深部的肿瘤时，就很难通过 ICG 血管造影看清正常和与肿瘤相关的血管，此时 ICG 血管造影检查的意义就不大了。
- 在 AVM 切除术中，ICG 血管造影在检测残余病灶中被证明是不可靠的，同时在深部病变中作用也不大。
- 关闭前，ICG 血管造影可重复给药以确认血管的完整性或血管充血减少。这项检查能立即对与肿瘤密切相关的血管进行检查，对静脉尤其有用。静脉可视化可能是 ICG 血管造影最大的优势。
- 当肿瘤切除术中有暴力操作之后，ICG 血管造影会显示动脉血流减少，在损伤的动脉使用罂粟碱可使血流恢复。
- ICG 血管造影可作为术中血管造影或 MDS 替代工具，但现被证明在评估小穿支动脉方面其实比 MDS 更有优势。
- 总之，运用不同技术进行多种方法融合的 ICG 血管造影可提高手术的安全性，增强使用 ICG 的荧光引导手术的工作效率。

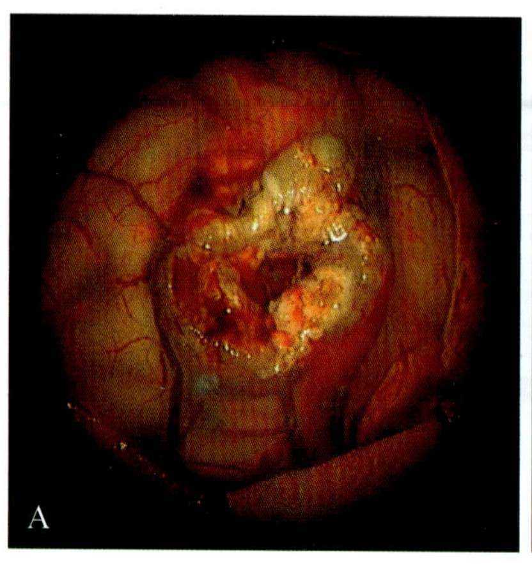
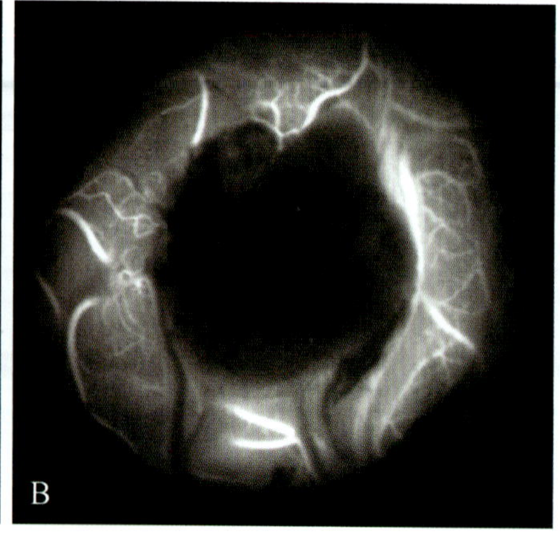
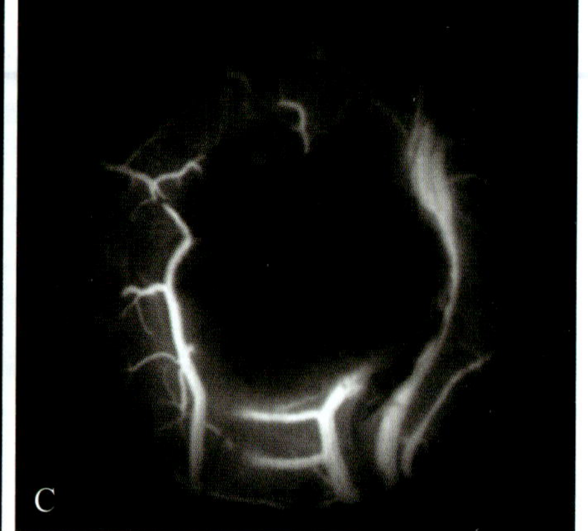

图 9-5 ICG 血管造影的术中应用。A. 大脑凸面脑膜瘤切除术前的显微镜视角。B. 动脉期。C. 静脉期。*©A. Quiñones-Hinojosa 版权所有*

【要点总结】

- 术中导航系统图像数据的更新有助于硬脑膜打开后监控明显的不可预知的脑结构漂移，也有助于评估肿瘤切除的进程及发现术中并发症。
- 尽管有越来越复杂的数学模型描述脑漂移现象，但最实用的抵消脑漂移的方案是导航系统与术中图像数据进行更新。这种更新数据的获取常由iCT或iMRI解剖更新组成。
- 虽然脑漂移通过图像编程技术如已经证实的iUS能够可视化，但超声对于详细解剖结构相对较低的灵敏度促进了新的术中影像技术的发展，从而增加那些参量并获得了安全有效的肿瘤切除。
- iCT对于肿瘤切除之后立即评估是否存在术中并发症是有用的，如出血、卒中、水肿和（或）脑积水。
- 对评估手术切除的程度，iMRI比CT更敏感。
- iMRI能扩大切除范围，特别适用于非强化的胶质瘤。
- 2级证据表明，5-ALA引导手术相比于传统的神经导航手术能更有效地扩大切除范围。
- 5-ALA引导手术对术中肿瘤的可视化来说是一个优秀的方法，但是目前仅仅用于HGG。
- ICG能指导硬脑膜打开从而避免桥静脉和浅静脉损伤，也能指导位置表浅肿瘤或AVM切除。关闭前可重复给药以确认血管是否通畅和（或）血管充血是否改善。
- 未来发展可以针对融合技术，包括术前和术中的解剖及关注于切除范围的功能影像数据。对于术中解剖标志、神经血管结构、功能区及肿瘤边缘的认识，既能减少术后发生神经功能障碍的风险，同时又增加了切除范围，从而提高了脑实质内和髓内肿瘤的总生存期。

推荐阅读

Berntsen, E.M., Gulati, S., Solheim, O., et al. 2010. Functional magnetic resonance imaging and diffusion tensor tractography incorporated into an intraoperative 3-dimensional ultrasoundbased neuronavigation system: impact on therapeutic strategies, extent of resection, and clinical outcome. Neurosurgery 67(2), 251-264.

Chaichana, K.L., Cabrera-Aldana, E.E., Jusue-Torres, I., et al. 2014. When gross total resection of a glioblastoma is possible, how much resection should be achieved? World Neurosurg. 82(1-2), e257-e265.

Kim, E.H., Cho, J.M., Chang, J.H., Kim, S.H., Lee, K.S., 2011. Application of intraoperative indocyanine green videoangiography to brain tumor surgery. Acta Neurochir. (Wien) 153(7), 1487-1495; discussion 1494-149-5.

Millesi, M., Kiesel, B., Woehrer, A., et al. 2014. Analysis of 5-aminolevulinic acid-induced fluorescence in 55 different spinal tumors. Neurosurg. Focus 36(2), E11.

Mohammadi, A.M., Sullivan, T.B., Barnett, G.H., et al. 2014. Use of high-field intraoperative magnetic resonance imaging to enhance the extent of resection of enhancing and nonenhancing gliomas. Neurosurgery 74(4), 339-350.

Renovanz, M., Hickmann, A.K., Henkel, C., Nadji-Ohl, M., Hopf, N.J., 2014. Navigated versus non-navigated intraoperative ultrasound: is there any impact on the extent of resection of high-grade gliomas? A retrospective clinical analysis. J. Neurol. Surg. A Cent. Eur. Neurosurg. 75(3), 224-230.

Stummer, W., Tonn, J.C., Goetz, C., et al. 2014. 5-Aminolevulinic acid-derived tumor fluorescence: the diagnostic accuracy of visible fluorescence qualities as corroborated by spectrometry and histology and postoperative imaging. Neurosurgery 74(3), 310-319; discussion 319-320.

Tsugu, A., Ishizaka, H., Mizokami, Y., et al. 2011. Impact of the combination of 5-aminolevulinic acid-induced fluorescence with intraoperative magnetic resonance imaging-guided surgery for glioma. World Neurosurg. 76(1-2),120-127.

Zaidi, H.A., Abla, A.A., Nakaji, P., Chowdhry, S.A., Albuquerque, F.C., Spetzler, R.F., 2014. Indocyanine green angiography in the surgical management of cerebral arteriovenous malformations: lessons learned in 130 consecutive cases. Neurosurgery 10(Suppl 2), 246-251.

Zhao, S., Wu, J., Wang, C., et al. 2013. Intraoperative fluorescence-guided resection of high-grade malignant gliomas using 5-aminolevulinic acid-induced porphyrins: a systematic review and meta-analysis of prospective studies. PLoS One 8(5), e63682.

第二部分

轴 外 肿 瘤

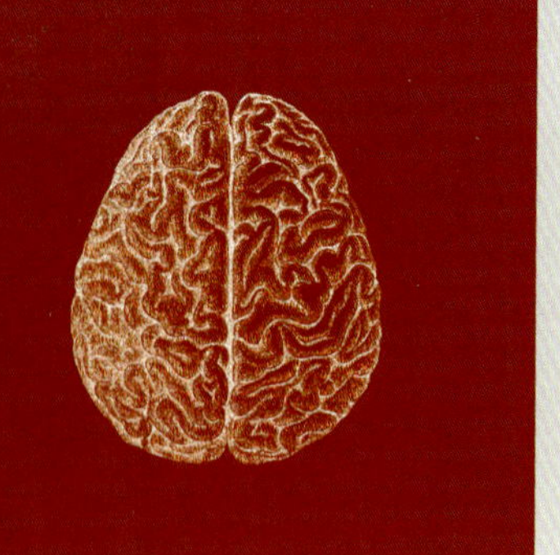
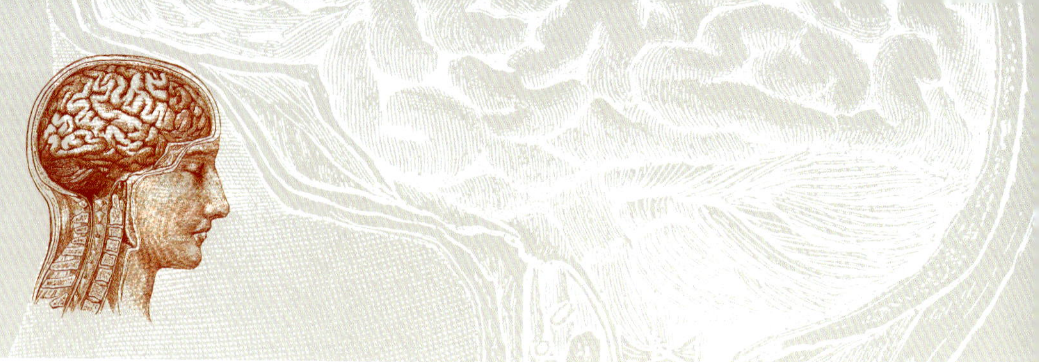

第 10 章 大脑凸面及窦旁脑膜瘤

João Paulo Almeida, Jordina Rincon-Torroella,

Kaisorn L. Chaichana, Alfredo Quiñones-Hinojosa

参看 video10，请访问 expertconsult.com

【适应证和术前注意事项】

- 脑膜瘤是最常见的颅内原发肿瘤之一，占颅内原发肿瘤的 34%，主要起源于颅内及脊柱的蛛网膜细胞。
- 脑膜瘤最常见的好发部位是大脑凸面（19%～34%），其次是窦旁（18%～25%）、蝶骨翼和颅中窝（17%～25%）、前颅底（10%）及颅后窝（9%～15%）。
- 凸面脑膜瘤与那些仅仅覆盖大脑凸面的硬脑膜有关。
- 窦旁脑膜瘤则与上矢状窦（SSS）有关，具有潜在的侵袭性和阻塞静脉血管的特点。
- 窦旁脑膜瘤根据与上矢状窦关系分为前矢状窦旁脑膜瘤、中矢状窦旁脑膜瘤或后矢状窦旁脑膜瘤。其也可根据上矢状窦侵袭的程度分为 3 型，这对于手术设计具有重要意义。Ⅰ型附着于上矢状窦外表面；Ⅱ型明显侵袭上矢状窦并使窦腔狭窄，但不会引起静脉窦的完全阻塞；Ⅲ型肿瘤造成上矢状窦完全阻塞（图 10-1）。
- 由于凸面脑膜瘤位置不同，它可引起多种体征和症状。随着 MRI 和 CT 的普及，这些病变偶然被

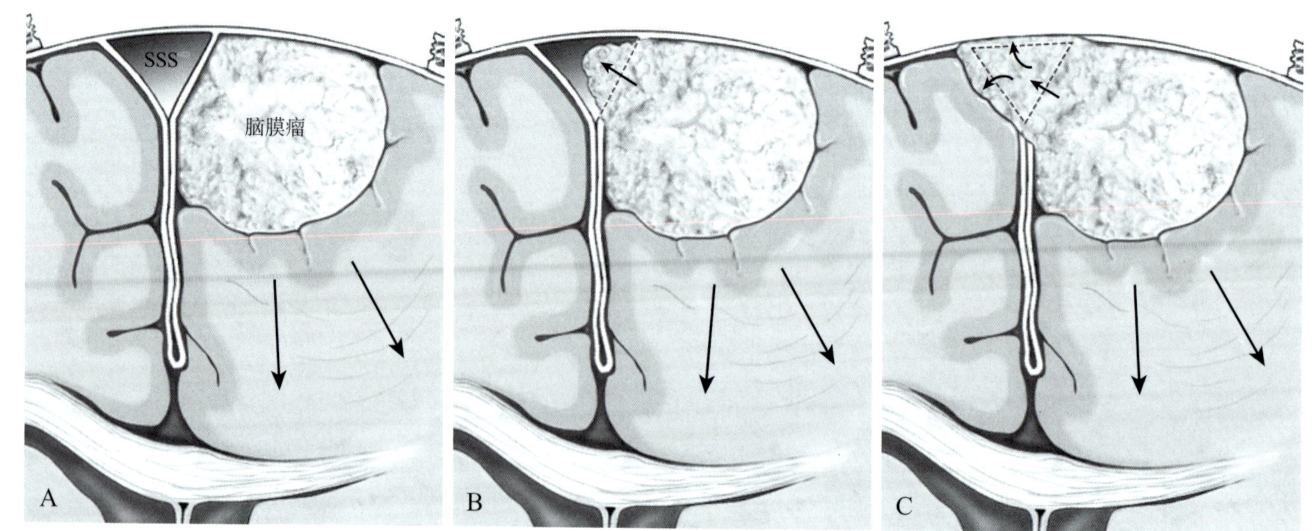

图 10-1 根据与上矢状窦的关系，对矢状窦旁脑膜瘤进行分类。A. Ⅰ型矢状窦旁脑膜瘤。B. Ⅱ型矢状窦旁脑膜瘤。C. Ⅲ型矢状窦旁脑膜瘤。本图经 Asthagiri, A.R., Lonser, R.R. 惠允使用其 Surgical management of parasagittal and convexity meningiomas 绘图，引自 Quiñones-Hinojosa, A. 主编的 *Schmidek & Sweet: Operative Neurosurgical Techniques: Indications, Methods and Results* 一书，第 6 版，398-409 页，2012 年 Elsevier 公司出版（Saunders）

发现有意义的比例为 10%～15%。偶发性的凸面脑膜瘤通常较小，可无症状和（或）无周围血管性水肿，临床上可进一步行连续 MRI 检查追踪观察。当病变明显增大、神经症状体征加重或存在新的周围血管性水肿时，可考虑手术。表现为与肿瘤占位效应相关的神经功能缺损症状的病人，是典型的手术治疗最佳人选。

- 脑膜瘤外科治疗的主要目的是获得病变的全切、切除累及的硬脑膜及及颅骨。但广泛累及上矢状窦，窦旁的脑膜瘤常做不到全切。
- 凸面脑膜瘤术前的评估必须包括以下内容。
  - 病变的位置及病变与上矢状窦、横窦和其他引流静脉（包括 Trolard 静脉和 Labbé 静脉）的关系。
  - 侵袭颅骨的情况。
  - 邻近皮质的侵犯。
- 术前还要做影像学评估，主要包括以下内容。
  - CT 平扫：评估骨质增生和瘤内钙化。
  - 增强 MRI：能显示病灶均匀强化，同时也有助于评估静脉系统的解剖结构。
  - CTA、MRA/MRV 及常规血管造影：均有助于对供血动脉、浅静脉和上矢状窦的术前评估。
- 术前的血管栓塞并不是必要的，因为凸面脑膜瘤的供血动脉通常位于肿瘤表面，且通过谨慎的止血都能控制。

【手术流程】

1. 病人体位

- 头部位置必须高于心脏水平，这样大脑凸面的肿瘤位置与地面平行。理论上，为了减少术中脑牵拉，肿瘤必须位于术区的最高点。
- 头居中或轻微屈曲的仰卧位用于额叶凸面脑膜瘤。颞叶凸面脑膜瘤的病人应处于侧卧位或仰卧位，肩下垫枕，头偏 60° 转向对侧。在顶叶和枕部病变的情况下，侧俯卧位和俯卧位都可应用。
- 对于矢状窦旁脑膜瘤来说，要根据肿瘤位置与上矢状窦的关系摆放体位。对于前部病变，则需要头轻微屈曲的仰卧位。对于病变位于上矢状窦中 1/3 的情况，半坐位和侧卧位是有用的。后部病变则通常最好采用侧俯卧位或俯卧位，45° 同侧旋转头部并轻微屈曲。运用这项技术，大脑镰将会成为一个对侧大脑半球天然的牵开器，同侧大脑半球会因重力下坠，从而促进病变的暴露。

2. 皮肤切口

- 神经导航的运用可以帮助确定皮肤切口。
  - 小的脑膜瘤：可在神经导航协助引导下通过直切口到达病变部位。
  - 额叶凸面脑膜：通常可行冠状切口。另一选择是额颞切口。
  - 巨大的顶枕颞叶脑膜瘤：“U”形切口或弧形切口是最好的选择。当用“U”形切口时，皮瓣基底部必须大于带蒂部，从而避免皮瓣远端缺血。
  - 窦旁脑膜瘤侵袭至上矢状窦：为了暴露上矢状窦未受累的一侧，切口至少越过中线 2cm。

3. 开颅

- 骨瓣必须足够大，暴露整个肿瘤和部分周围的正常脑组织。
- 开颅之前评估肿瘤与静脉窦、主要静脉之间的关系至关重要。累及静脉系统的病变在开颅初期可能有风险。
- 矢状窦旁的病变，在中线侧至少钻 2 个孔，其对侧钻 1 个或 2 个孔（图 10-2）。
- 应用开颅器械之前，剥离上矢状窦处颅骨与硬脑膜

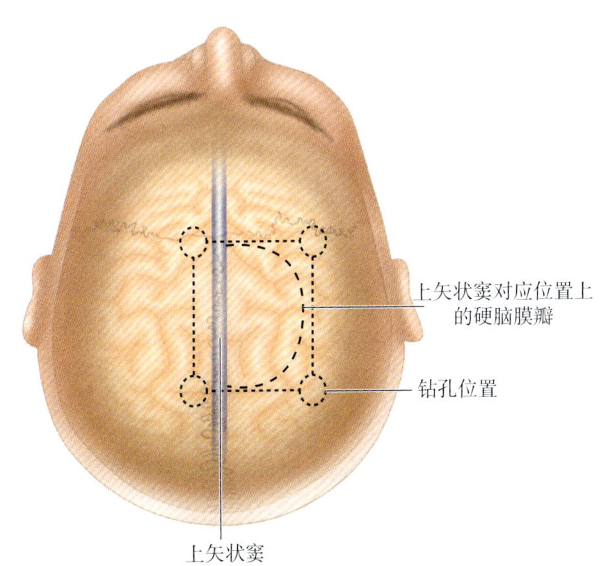

图 10-2　矢状窦旁入路的开颅技术。本图经 Recinos, P.F., Lim M. 惠允使用其 Parasagittal approach 绘图，引自 Jandial,R., McCormick, P., Black, P. 编写的 *Core Techniques in Operative Neurosurgery* 一书，75-81 页，2011 年 Elsevier 公司出版（费城）

的粘连是必要的。为了减少撕破浅静脉的概率，首先切除远离中线的颅骨。开颅时上矢状窦上的颅骨最后切除，即便此时静脉窦发生出血，静脉性出血可得到迅速控制。

- 取出骨瓣时须直视下用 3 号 Penfield 剥离子剥离硬脑膜上的颅骨粘连，以防撕破硬脑膜和上矢状窦。
- 开颅后，硬脑膜、静脉结构和肿瘤表面可发生出血，硬脑膜和肿瘤的出血必须用双极电凝止血，来自于浅静脉和蛛网膜颗粒的静脉性出血可用棉片、海绵、双极电凝控制，而硬脑膜外的出血常需悬吊止血。

4. 硬脑膜切开

- 去除骨瓣以后，硬脑膜常“C”形切开，暴露肿瘤及其周边约 1cm 的正常脑组织。通常在安全的情况下，术者试着将硬脑膜尾与硬脑膜开口连接起来。
- 在切开硬脑膜前，术中可以用吲哚菁绿成像评估静脉与肿瘤的关系。
- 如果脑膜瘤致密粘连在硬脑膜上或硬脑膜被侵犯，可采取一完整的圆形窗口并切断肿瘤的血供（图 10-3）。这种情况下硬脑膜须去除，关颅时用自体筋膜、生物膜或硬脑膜替代物修补。
- 对于矢状窦旁病变，“C”形硬脑膜切口的基底在上矢状窦附近。掀开硬脑膜时应特别注意防止损伤流入上矢状窦的引流静脉。

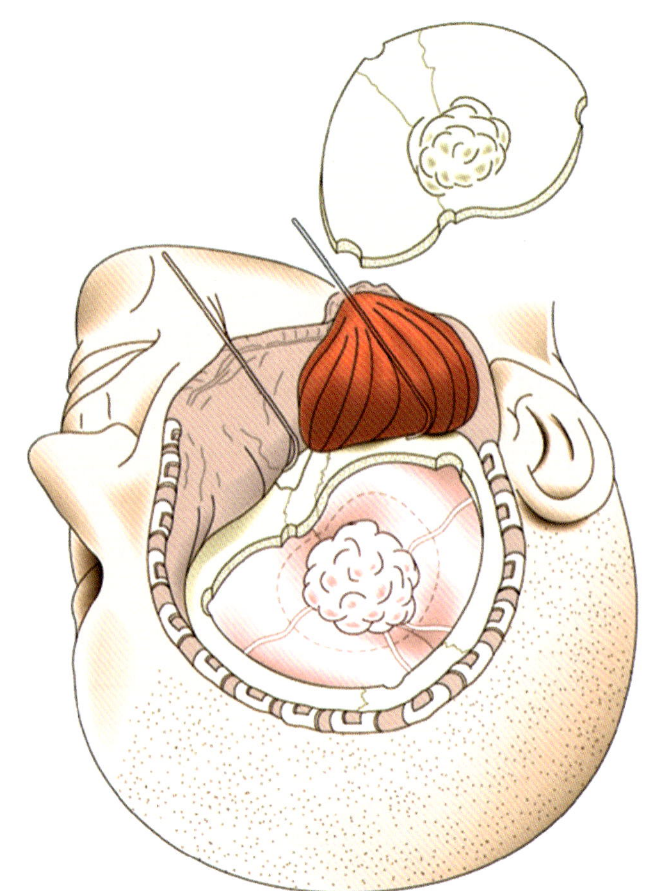

图 10-3 切开硬脑膜和凸面脑膜瘤的解剖。本图经 Guinto, G. 惠允使用其 Surgical management of sphenoid wing meningiomas 绘图，引自 Quiñones-Hinojosa, A. 主编的 *Schmidek & Sweet: Operative Neurosurgical Techniques: Indications, Methods and Results* 一书，第 6 版，435-443 页，2012 年 Elsevier 公司出版（Saunders）

5. 硬脑膜内解剖与肿瘤切除

- 凸面脑膜瘤
  - 确认肿瘤及其边界后，术者需仔细解剖游离跨过病变的主要静脉和动脉分支。
  - 肿瘤表面和肿瘤的供血动脉用双极电凝轻柔电凝，有助于去除肿瘤的大部分血供，并利于肿瘤与周围正常脑组织的分离。
  - 对于巨大脑膜瘤推荐从肿瘤中心切除缩小肿瘤的占位，有利于肿瘤操作，减少对周围正常脑组织的干扰。但是，对于大部分远离语言功能区的中小病变，整块切除也是可取的。
  - 完整切除肿瘤病变是指远离正常脑组织的深部肿瘤和肿瘤与硬脑膜附着的部分均要被切除。
- 矢状窦旁脑膜瘤（图 10-4）
  - 在确认了肿瘤和静脉的关系后，于脑膜瘤表面实施电凝。
  - 无论何时打开半球间池引流脑脊液都有利于术者进一步暴露肿瘤的内侧部和深部。
  - 尽可能从肿瘤中心的外侧部开始实施减瘤术，这可以减少静脉损伤的概率。
  - 仔细解剖靠近上矢状窦的肿瘤部分。紧挨肿瘤的上矢状窦和桥静脉可能影响病变的全部切除（图 10-5）。
  - 对于Ⅰ级脑膜瘤，病变可整块切除，其黏附上矢状窦的硬脑膜可电凝。
  - 对于Ⅱ级脑膜瘤，肿瘤的大部分切除是可能的，但侵入上矢状窦内的肿瘤不能被切除。
  - 对于上矢状窦完全闭塞的Ⅲ级脑膜瘤，一旦窦被结扎，可以做到窦内部分的完整切除。

6. 关颅

- 术者可选取颅骨膜、阔筋膜、皮下组织或人工合成物修补硬脑膜缺损。

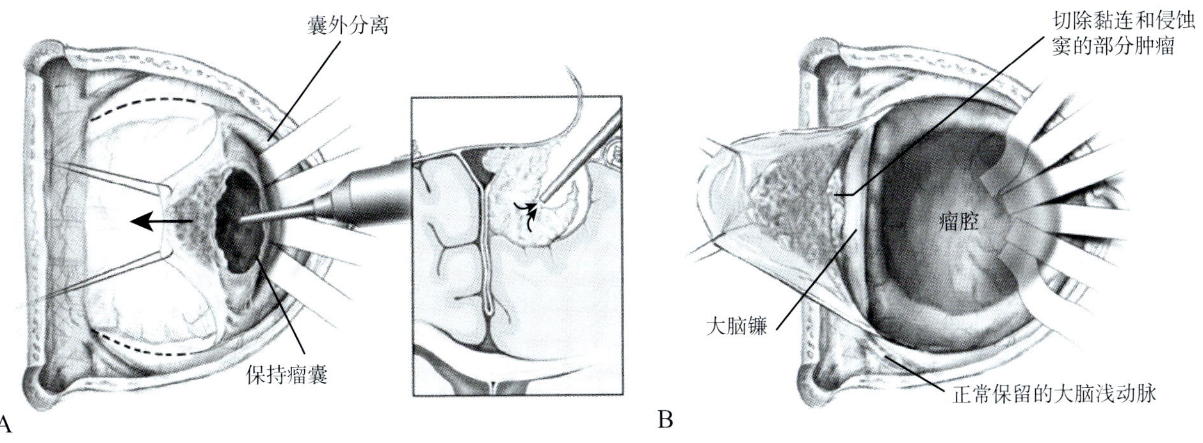

图 10-4　切除矢状窦旁脑膜瘤。A. 肿瘤中心减瘤。B. 肿瘤切除后行瘤腔检查。注意棉片的位置，其位于肿瘤和正常脑组织平面之间。本图经 Asthagiri, A.R., Lonser, R.R. 惠允使用其 Surgical management of parasagittal and convexity meningiomas 绘画图，引自 Quiñones-Hinojosa, A. 主编的 *Schmidek & Sweet: Operative Neurosurgical Techniques: Indications, Methods and Results* 一书，第 6 版，398-409 页，2012 年 Elsevier 公司出版（Saunders，费城）

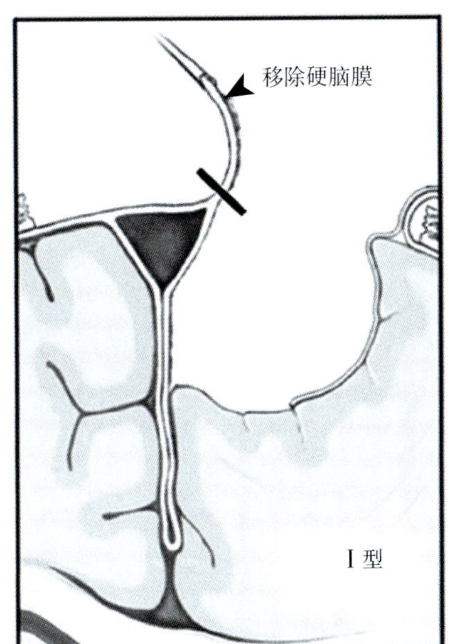

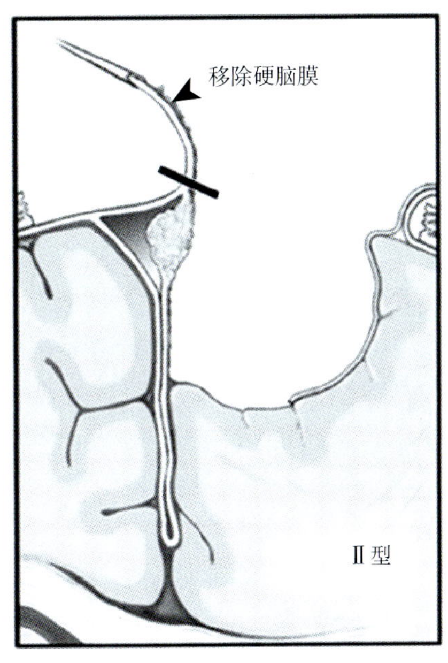

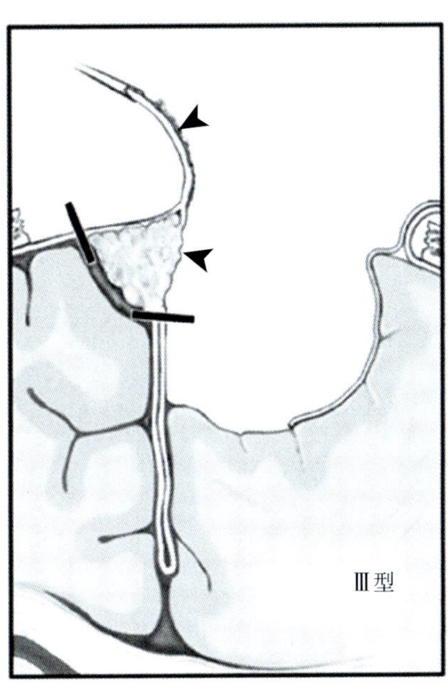

图 10-5　依据上矢状窦的受侵情况决定切除靠近上矢状窦的肿瘤。本图经 Asthagiri, A.R., Lonser, R.R. 惠允使用其 Surgical management of parasagittal and convexity meningiomas 绘图，引自 Quiñones-Hinojosa, A. 主编的 *Schmidek & Sweet: Operative Neurosurgical Techniques: Indications, Methods and Results* 一书，第 6 版，398-409 页，2012 年 Elsevier 公司出版（Saunders，费城）

- 复位骨瓣之前，评估有无肿瘤侵入骨瓣非常关键。骨瓣增生区域可用高速磨钻磨除。如果肿瘤侵入骨瓣很明显，骨瓣不能重新置入，需用骨水泥或钛板修补被肿瘤侵蚀的颅骨。
- 复位骨瓣，缝合软组织和切口。

7. 并发症预防

- 凸面脑膜瘤必须充分电凝肿瘤的表面和供血动脉后才能进行减瘤操作，否则在减瘤操作中出现明显的出血。
- 当电凝肿瘤的供血动脉时，非常重要的是不要误凝过路血管。这是预防术后动脉缺血的关键。
- 对于凸面脑膜瘤，大脑凸面浅静脉是手术切除肿瘤的解剖向导，对于这些静脉需严密保护，以防静脉出血、术后脑水肿和静脉性梗死。
- 一旦发生桥静脉出血，避免使用双极电凝过度电凝这些血管，可选用止血剂和轻压迫止血。
- 切除窦旁脑膜瘤侵入窦内的部分面临 2 个主要并发症：空气栓塞和大量的静脉性出血。
- 如果采取坐位和（或）在静脉窦上操作，推荐术中使用连续多普勒超声监测。另外，在操作的中心区动脉血压维持在 10～15mmHg 为宜。

- 如果上矢状窦内发生损伤，病人又处于仰卧位，快速控制出血可以减少主要并发症的发生概率。
- 对于涉及窦内病变的切除，避免和限制空气栓塞的首要操作如下：大量冲洗，并用棉片压住窦。与此同时，麻醉团队改变病人的体位为头低足高位（图 10-6）。
  - 如果有情况多普勒超声将很快在心脏发现持续排出的大量空气，提醒麻醉团队注意并与之合作。
- 如果空气排出心脏则会存在 3 方面主要的并发症。
  - 闭塞冠状动脉产生心肌缺血。
  - 通过肺动脉时发生肺卒中。
  - 继发性进展卒中或空气通过未闭的卵圆孔进入左心室栓塞远端的脑血管。
- 通过相关的病人体位操作诱使空气在心脏内，进而避免上述并发症，也利于通过血管内途径抽吸空气。
- 通过头低足高位可使左心室内的空气远离冠状动脉口。
- 左侧卧位可使非游离的气体停留右心室而不是进入肺动脉，同时可阻止空气通过潜在未闭的卵圆孔。

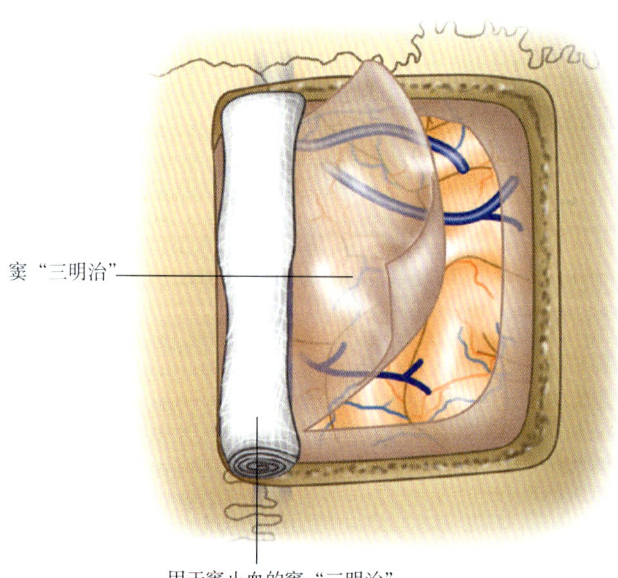

图 10-6 窦“三明治”。来源于上矢状窦周围的静脉性出血可用无菌海绵裹上止血剂（如速即纱）止血。本图经 Recinos, P.F., Lim M. 惠允使用其 Parasagittal approach 绘图，引自 Jandial,R., McCormick, P., Black, P. 编写的 *Core Techniques in Operative Neurosurgery* 一书，75-81 页，2011 年 Elsevier 公司出版（Saunders，费城）

【要点总结】

- 对于大或巨大的凸面脑膜瘤可能出现显著的、广泛的颅骨颈内和颈外双重供血。这种情况，为了减少术中出血，可考虑术前栓塞供血动脉。
- 一旦损伤上矢状窦，可应用速即纱和棉球轻轻压迫，同时在破口上敷一块肌肉垫可控制出血，这种情况需持续压迫数分钟。双极电凝不仅不能有效地阻止静脉性出血而且可能加重静脉性损伤。
- 为了控制静脉性出血或更广泛的切除肿瘤，如有必要，可结扎位于冠状缝前 1/3 的矢状窦。

推荐阅读

Alvernia, J.E., Mbabuike, N., Ware, M.L., 2011. Occipital craniotomy. In Jandial, R., McCormick, P., Black, P. (Eds.), Core Techniques in Operative Neurosurgery. Saunders, Elsevier Inc., Philadelphia, pp. 13-16.

Amin, B.Y., Ryu, S., Rock, J.P., 2012. Surgical management of posterior fossa meningiomas. In Quiñones-Hinojosa, A. (Ed.), Schmidek & Sweet: Operative Neurosurgical Techniques: Indications, Methods and Results, sixth ed. Saunders, Elsevier Inc., Philadelphia, vol. 1, pp. 501-516.

Jusué-Torres, I., Navarro-Ramírez, R., Gallego, M.P., Chaichana, K.L., Quiñones-Hinojosa, A., 2013. Indocyanine green for vessel identification and preservation before dural opening for parasagittal lesions. Neurosurgery 73(2 Suppl Operative), 145.

Raza, S.M., Quiñones-Hinojosa, A., 2011. Temporal and frontotemporal craniotomy. In Jandial, R., McCormick, P., Black, P. (Eds.), Core Techniques in Operative Neurosurgery. Saunders, Elsevier Inc., Philadelphia, pp. 17-20.

Raza, S.M., Gallia, G.L., Brem, H., Weingart, J.D., Long, D.M., Olivi, A., 2010. Perioperative and long-term outcomes from the management of parasagittal meningiomas invading the superior sagittal sinus. Neurosurgery 67(4), 885-893.

Tomasello, F., Conti, A., Cardali, S., Angileri, F.F., 2013. Venous preservation-guided resection: a changing paradigm in parasagittal meningioma surgery. J. Neurosurg. 119(1), 74-81.

Yasargil, M.G., 1995. Meningiomas. In Microsurgery of CNS Tumors, vol. 4B. Thieme, New York, pp. 134-165.

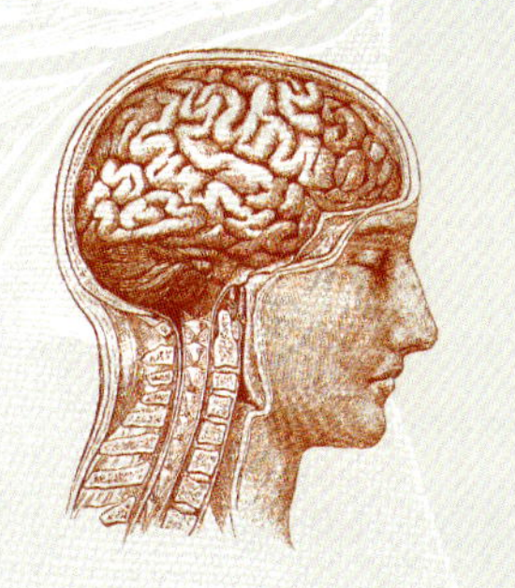

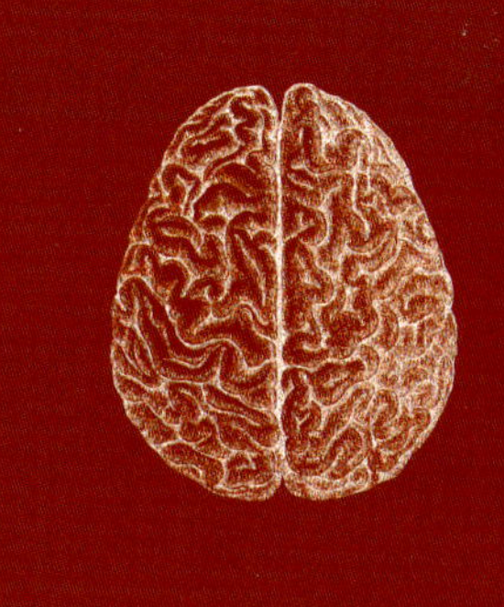

第 11 章　大脑镰和镰幕脑膜瘤

João Paulo Almeida, Jordina Rincon-Torroella,
Kaisorn L. Chaichana, Alfredo Quiñones-Hinojosa

参看 video11，请访问 expertconsult.com

【适应证和术前注意事项】

- 大脑镰脑膜瘤是起源于大脑镰的硬脑膜外病变。依据其与上矢状窦的关系分为前、中、后三类病变，每类病变都需要不同的技巧切除。
- 同时起源于大脑镰和小脑幕的脑膜瘤称为镰幕脑膜瘤，这类病变可起源于直窦和横窦的任何部分甚至包含窦汇的毗邻部分。
- 这类病变的临床症状取决于病变的位置。额部大脑镰脑膜瘤可能出现头痛、癫痫和额叶综合征。中 1/3 病变由于旁中央小叶受压可出现对侧肢体乏力，而后 1/3 病变和镰幕脑膜瘤可出现同侧偏盲甚至当病变双侧生长时可出现双侧视野缺损。
- 对于矢状窦旁脑膜瘤，评估肿瘤与静脉窦及引流静脉的关系特别关键。大脑镰脑膜瘤可向上生长进入上矢状窦和向下生长进入下矢状窦，而镰幕脑膜瘤可能与直窦、下矢状窦、横窦、窦汇紧密相关。
- 术前大脑镰脑膜瘤与胼缘动脉、胼周动脉的关系也需评估。这些动脉特别与矢状窦中 1/3 深部脑膜瘤紧密相关。
- 术前检查包括钆喷酸葡胺增强 MRI 扫描、MRA 和（或）MRV。肿瘤的位置、血供及与主要血管、静脉窦的关系需充分评估。
- 术前脑室外引流（EVD）和腰池外引流对大的镰幕脑膜瘤有益。

【手术流程】

1. 病人体位

- 依据病变与矢状窦的位置关系，不同位置选用不同的体位，前部病变选取仰卧位，头轻度抬高。对于中 1/3 病变，可选用半坐位，中线平行天花板的侧卧位，或轻度过伸的侧卧位。
- 对于上矢状窦后 1/3 和镰幕脑膜瘤，既可选取俯卧位，头抬高，轻度屈曲，半坐位或公园长椅位，轻度屈曲，同侧转头 45° 入颅。在这些体位下，大脑镰充当对侧大脑半球的天然牵开器，同侧大脑半球因重力下垂增加暴露。

2. 皮肤切口

- 对于上矢状窦前 1/3 的肿瘤可应用双侧冠状皮肤切口，对于上矢状窦中 1/3 的肿瘤，推荐经典的皮瓣基底位于颞部的“U”形切口，对于靠近矢状窦后 1/3 的大脑镰脑膜瘤和镰幕脑膜瘤，推荐应用皮瓣基底位于枕部的“U”形皮瓣。当病变有显著向对侧延伸时，皮肤切口推荐跨中线。

3. 开颅

- 骨瓣要足够大，暴露肿瘤边界及周围 1～2cm 正常脑组织。
- 对于单侧的大脑镰病变，为了暴露上矢状窦骨瓣要跨中线 1～2cm。对于上矢状窦上的硬脑膜组织，可多钻几个骨孔，用开颅器充分剥离硬脑膜黏附（图 11-1）。对于小的病变，开颅时可能没有必要暴露上矢状窦的对侧边界。

- 对于镰幕脑膜瘤可通过单侧顶枕开颅而靠近窦汇的大的镰幕脑膜瘤采用双侧幕上幕下开颅（图 11-2）。

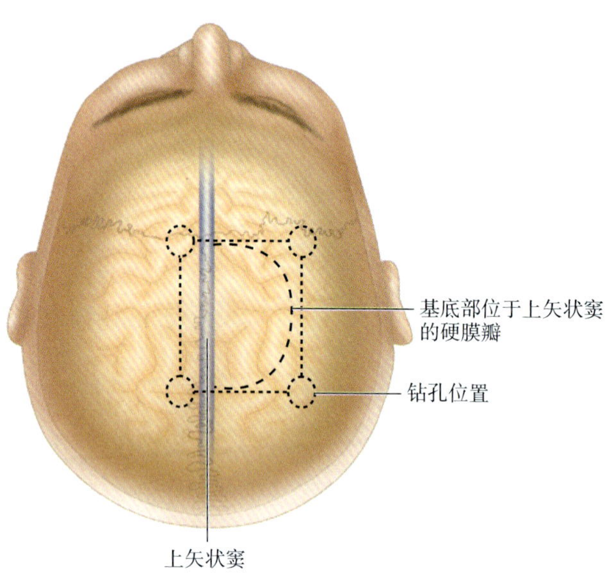

图 11-1 大脑镰脑膜瘤开颅。通常，2～3 孔钻于上矢状窦对侧 1～2cm，2～3 孔钻于上矢状窦同侧。3 号 Penfield 剥离子用来剥离颅骨下方的硬脑膜粘连。本图经 Recinos, P.F., Lim M. 惠允使用其 Parasagittal approach 绘图，引自 Jandial,R., McCormick, P., Black, P. 编写的 *Core Techniques in Operative Neurosurgery* 一书，75-81 页，2011 年 Elsevier 公司出版（Saunders，费城）

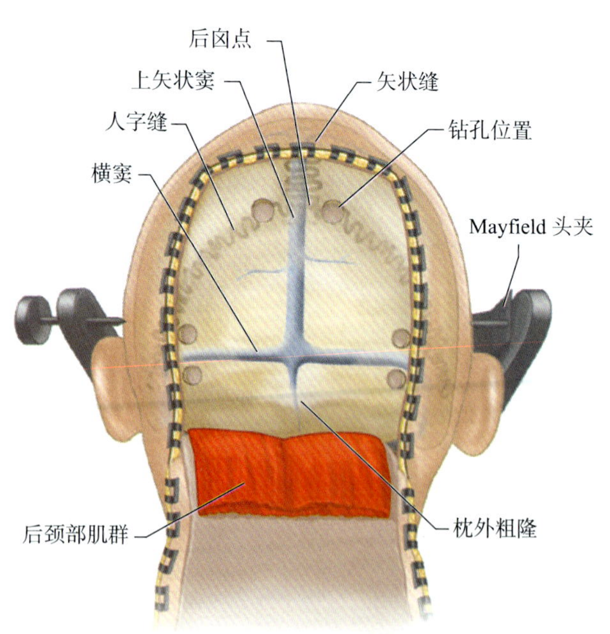

图 11-2 幕上下开颅。2 个孔钻于骨瓣头端矢状窦两侧，4 个孔钻于开颅外侧部横窦的上下方。本图经 Sanai, N.,McDermott, M.W. 惠允使用其 Occipital transtentorial approach 绘图，引自 Jandial,R., McCormick, P., Black, P. 编写的 *Core Techniques in Operative Neurosurgery* 一书，65-69 页，2011 年 Elsevier 公司出版（Saunders，费城）

4. 硬脑膜切开

- 应用基底靠近矢状窦的“U”形硬脑膜切口，切口起初远离窦，然后向中线、向窦延伸，必须仔细解

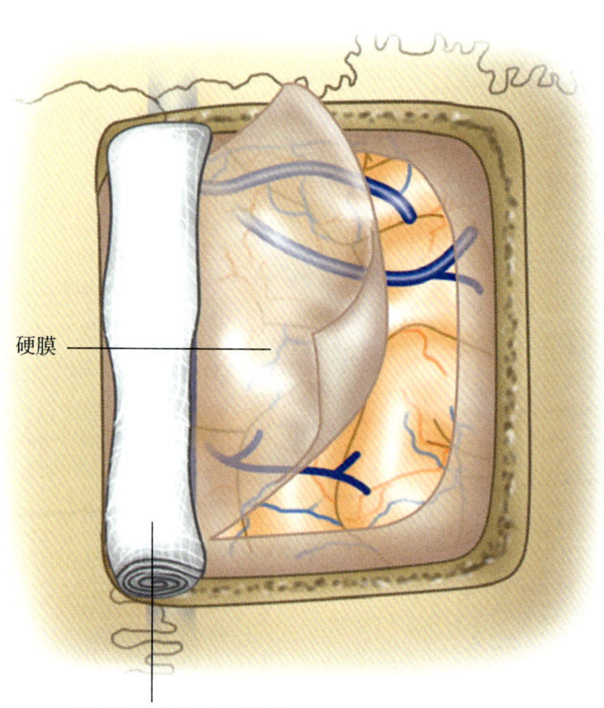

图 11-3 切开硬脑膜暴露大脑镰病变。本图经 Recinos, P.F., Lim M. 惠允使用其 Parasagittal approach 绘图，引自 Jandial,R., McCormick, P., Black, P. 编写的 *Core Techniques in Operative Neurosurgery* 一书，75-81 页，2011 年 Elsevier 公司出版（Saunders，费城）

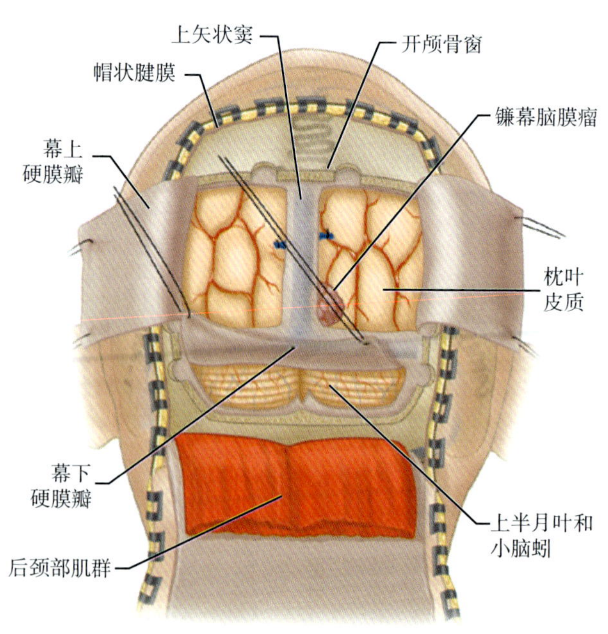

图 11-4 切开硬脑膜暴露镰幕脑膜瘤。硬脑膜瓣基底远离静脉结构。枕瓣基底在外侧，小脑硬脑膜瓣基底在横窦。本图经 Sanai, N., McDermott, M.W. 惠允使用其 Occipital transtentorial approach 绘图，引自 Jandial,R., McCormick, P., Black, P. 编写得 *Core Techniques in Operative Neurosurgery* 一书，65-69 页，2011 年 Elsevier 公司出版（Saunders，费城）

剖游离下方走行向窦的皮质引流静脉（图 11-3）。

- 对于肿瘤向大脑镰双侧延伸的情况，需切开双侧的硬脑膜或切开大脑镰。
- 镰幕脑膜瘤采用“U”形切开硬脑膜，其枕瓣基底在外侧并用缝线牵开，小脑硬脑膜瓣在横窦和窦汇上。完成上述操作之后，就暴露清楚了小脑幕的上面和下面肿瘤的外侧缘（图 11-4）。
- 对于镰幕脑膜瘤，切开硬脑膜之后可在横窦前方切开小脑幕直至前方的游离缘，这有助于减少肿瘤的血供，且无论何时切开大脑镰都有助于减少肿瘤的动脉血供和检查肿瘤有无向对侧侵犯（图 11-5）。
- 如果窦汇、一侧或双侧横窦是通畅的则可在窦汇的前方从外向内切除小脑幕，如果这些窦闭塞则可在肿瘤的外侧缘结扎窦。

5. 硬脑膜内解剖与肿瘤切除

- 辨清并尽可能电凝肿瘤的供血动脉，对于起源于胼周动脉的供血动脉应先于肿瘤切除前电凝。
- 先行缩瘤然后再分离肿瘤周围的正常脑组织。对肿瘤周围难以看见的供血血管都应仔细解剖、区分、电凝、分离。
- 肿瘤残余部被游离并同附着的大脑镰硬脑膜一并切除，完整切除硬脑膜的附着部是不可能的，推荐对其侵袭的硬脑膜电凝。
- 对于镰幕脑膜瘤的切除，保留蛛网膜界面非常重要，同时要认清幕上的大脑后动脉和 Galen 静脉及

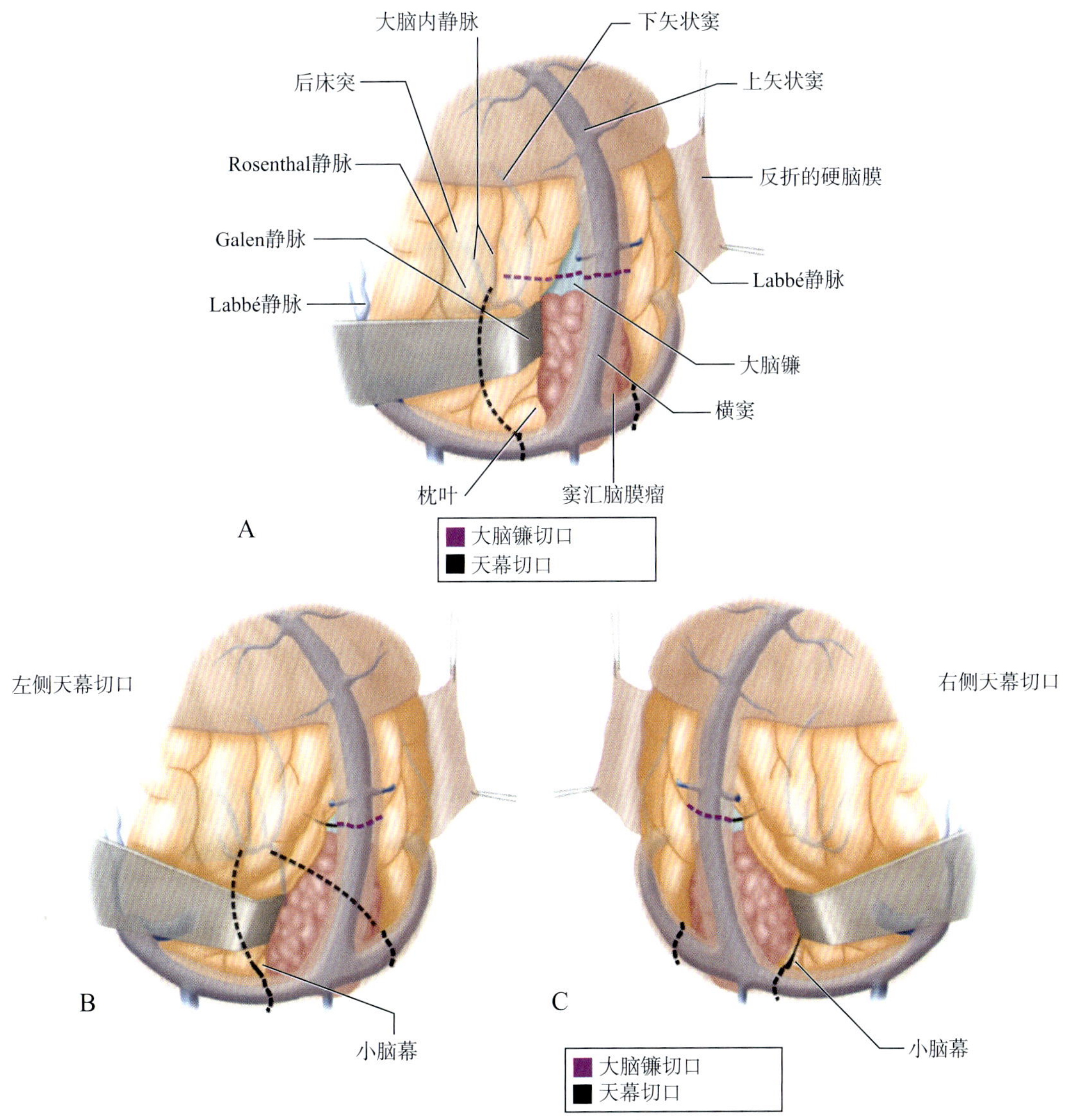

图 11-5 镰幕脑膜瘤的硬脑膜切口。A. 大脑镰切口；B. 从左侧向小脑幕切口；C. 从右侧向小脑幕切口。大脑镰和小脑幕的切口可减少肿瘤的血供而有利于肿瘤切除。本图经 Sanai, N.,McDermott, M.W. 惠允使用其 Occipital transtentorial approach 绘图，引自 Jandial,R., McCormick, P., Black, P. 编写得 *Core Techniques in Operative Neurosurgery* 一书，65-69 页，2011 年 Elsevier 公司出版（Saunders，费城）

幕下的滑车神经和小脑上动脉。

- 对 Galen 静脉的操作必须小心。如果肿瘤侵犯并完全闭塞直窦，为了全切肿瘤可以用永久动脉瘤夹在前方镰幕结合部夹闭结扎直窦。

6. 关颅

- 应该标准缝合硬脑膜组织，复位骨瓣，复位、缝合软组织。为了美学需要可以应用骨水泥、钛板。

【并发症预防】

- 为减少暴露病变所致的脑牵拉，术者必须首先解剖脑池并释放脑脊液。
- 在整个操作过程中，如果使用牵开器也应该间断使用。
- 全切肿瘤之前充分评估其血管情况异常重要，硬脑膜窦一旦误扎，可产生静脉性梗死和不良预后。

【要点总结】

- 遇有直窦不全闭塞的情况推荐肿瘤的次全切，以防静脉性梗死。
- 病人和其家属应被告知术后视野缺损。皮质盲常发生于大的镰幕病变切除术后数天。
- 来源于硬脑膜窦的出血通常情况下可以应用棉片、速即纱、海绵止血。当以上措施不凑效时可将硬脑膜片或肌肉片缝至硬脑膜缺损处。

推荐阅读

Chang, E.C., Barker, F.G., II, Curry, W.T., 2012. Surgical approach to falcine meningiomas. In Quiñones-Hinojosa, A. (Ed.), Schmidek & Sweet: Operative Neurosurgical Techniques: Indications, Methods and Results, sixth ed. Saunders, Elsevier Inc., Philadelphia, vol. 1, pp. 410-416.

Quiñones-Hinojosa, A., Chang, E.F., Chaichana, K.L., McDermott, M.W., 2009. Surgical considerations in the management of falcotentorial meningiomas: advantages of the bilateral occipital transtentorial/transfalcine craniotomy for large tumors. Neurosurgery 64(5 Suppl 2), 260-268.

Quiñones-Hinojosa, A., Chang, F., McDermott, M.W., 2003. Falcotentorial meningiomas: clinical, neuroimaging, and surgical features in six patients. Neurosurg. Focus 14(6), e11.

Recinos, P.F., Lim, M., 2011. Parasagittal approach. In Jandial, R., McCormick, P., Black, P. (Eds.), Core Techniques in Operative Neurosurgery. Saunders, Elsevier Inc., Philadelphia, pp. 75-81.

Yasargil, M.G., 1995. Meningiomas. In Microsurgery of CNS Tumors. Thieme, New York, vol. 4B, pp. 134-165.

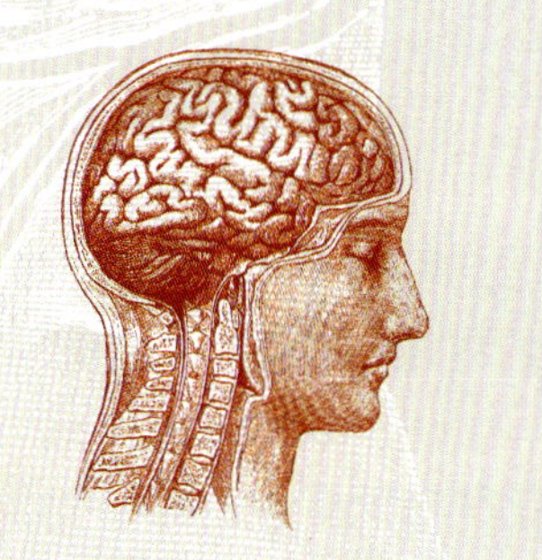
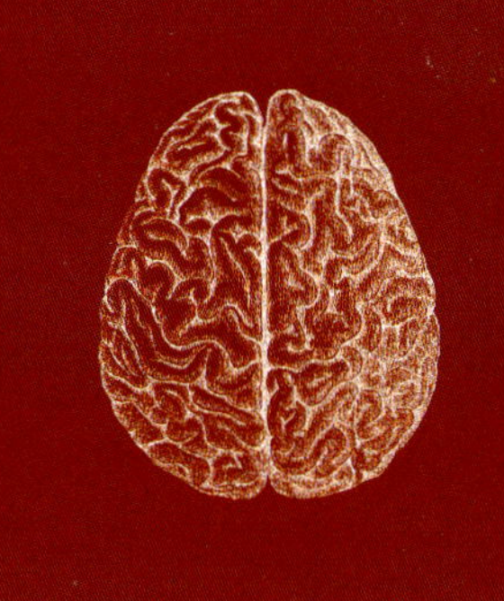

第 12 章　颅后窝脑膜瘤

João Paulo Almeida, Jordina Rincon-Torroella, Kaisorn L. Chaichana, Ignacio Jusué-Torres, Alfredo Quiñones-Hinojosa

参看 video12，请访问 expertconsult.com 

【适应证和术前注意事项】

- 颅后窝脑膜瘤不常见，可见于幕下空间的任何部位。其处理依赖于病变的大小、位置、生长速度和临床表现。
- 颅后窝脑膜瘤依据其位置可分为枕下、岩部、小脑幕面、脑桥小脑三角、第四脑室和岩斜区脑膜瘤（表 12-1）。每一部位病变都有其不同的症状、体征、处理原则和手术入路。
- 病人的症状、体征可继发于脑神经和长传导束受压、脑积水和（或）颅内高压。依据 CT 和 MRI 平扫及增强扫描可诊断，病变有不同于颅后窝周围结构的对比强化。
- 可应用 CTA 和 MRA 及传统的血管成像评估病变的血供情况。虽然后者可用于术前栓塞肿瘤的供血血管，有助于减少肿瘤切除时失血，但目前较少应用。
- 对于颅后窝脑膜瘤还有不同的处理意见以供选取，包括观察、放疗、手术切除。对于非典型或恶性脑

表 12-1　颅后窝脑膜瘤分类及依据肿瘤位置选择入路

位置	发生率	症　状	常见手术入路
枕面	10%	头痛、小脑综合征、颅内高压、偏盲、幻视	枕下入路 ± 枕部开颅
外侧岩面	8%～10%	第Ⅴ、Ⅶ、Ⅷ对脑神经受损；脑干和小脑受压综合征	乙状窦后入路
脑桥小脑三角	10%～15%	第Ⅴ、Ⅶ、Ⅷ对脑神经受损；脑干和小脑受压综合征	不同的岩部开颅 ± 岩前开颅
岩斜区	10%～38%	第Ⅲ、Ⅳ、Ⅴ、Ⅵ、Ⅶ、Ⅷ、Ⅸ、Ⅹ、Ⅺ对脑神经受损；脑干和小脑受压综合征；僵直；头痛	不同的岩部开颅 ± 岩前开颅
颈静脉孔	稀少	第Ⅸ、Ⅹ、Ⅺ对脑神经受损；脑干和小脑受压综合征	乙状窦后入路，经颈静脉孔
枕骨大孔	4%～20%	颅内高压；第Ⅸ、Ⅹ、Ⅺ、Ⅻ对脑神经受损；脑干和脊髓受压综合征	枕下开颅 $\pm C_1$ 椎板切除；经口入路；远外侧入路
松果体区	6%～8%	颅内高压；视觉症状；小脑功能障碍	幕下小脑上开颅；枕部经小脑幕入路；幕上/幕下经窦入路
第四脑室	稀少	头痛；颅内高压	中线枕下入路
小脑幕面	30%	第Ⅲ、Ⅴ、Ⅵ、Ⅶ、Ⅷ对脑神经受损；头痛；颅内高压；脑干和小脑受压综合征；精神运动性癫痫	颞下开颅；不同的岩部开颅；乙状窦后入路

注：资料经 Amin, B.Y., Ryu, S., Rock, J.P. 惠允使用，引自 Surgical management of posterior fossa meningiomas. 摘自 Quiñones-Hinojosa, A. 主编的 *Schmidek & Sweet: Operative Neurosurgical Techniques: Indications, Methods and Results* 一书，第 6 版，卷 1，501-516 页 . 2012 年 Elsevier 公司出版（Saunders, 费城）

膜瘤，以及无法全切的明显生长的脑膜瘤，放疗是有益的辅助治疗。对于直径<3cm 的脑膜瘤放疗尤其适合。

- 手术切除颅后窝脑膜瘤既要考虑那些存在症状的病人又要考虑那些病变进行性增大的非症状性病人，以及那些存在肿瘤相关症状的病人。
- 对于那些存在梗阻性脑积水的病人，可于肿瘤切除前行脑室外引流或第三脑室造口。
- 为了减少医源性脑神经损伤和长传导束损伤，推荐使用神经电生理监测。

【手术流程】

1. 病人体位

- 对于枕下、岩部、小脑幕面及第四脑室脑膜瘤，病人选取公园长椅位和俯卧位，此体位最重要的是头充分屈曲，但保持距离颏胸 2 横指，以避免屈曲过度而阻塞颈静脉孔静脉回流导致脑水肿。
- 对于脑桥小脑三角的病变可选取公园长椅位、坐位或头转向对侧的平卧位。
- 对于枕大孔区脑膜瘤，依据病变位置不同（如脑干前方、外侧）而选取俯卧位、仰卧位、公园长椅位（枕下、鼻内镜经鼻、远外侧入路）。
- 切除岩斜区脑膜瘤被认为是颅后窝脑膜瘤最富有挑战性的手术。由于单一入路通常不能全切肿瘤，常需要联合入路或复杂的手术入路。但选用幕上下乙状窦前联合入路时，病人取仰卧位，同侧肩下垫枕，头偏向对侧 45°（图 12-1）。

2. 皮肤切口

- 依据入路不同，如枕下入路、乙状窦后入路、远外侧入路、乙状窦前幕上下联合入路，选择不同的皮肤切口。

3. 开颅

- 为了避免损伤硬脑膜窦和浅静脉，建议在使用开颅器之前，仔细剥离与颅骨下方粘连的硬脑膜和硬脑膜窦。
- 枕下开颅常用于小脑凸面脑膜瘤和第四脑室脑膜瘤。
- 脑桥小脑三角脑膜瘤和岩面脑膜瘤往往需要扩大乙

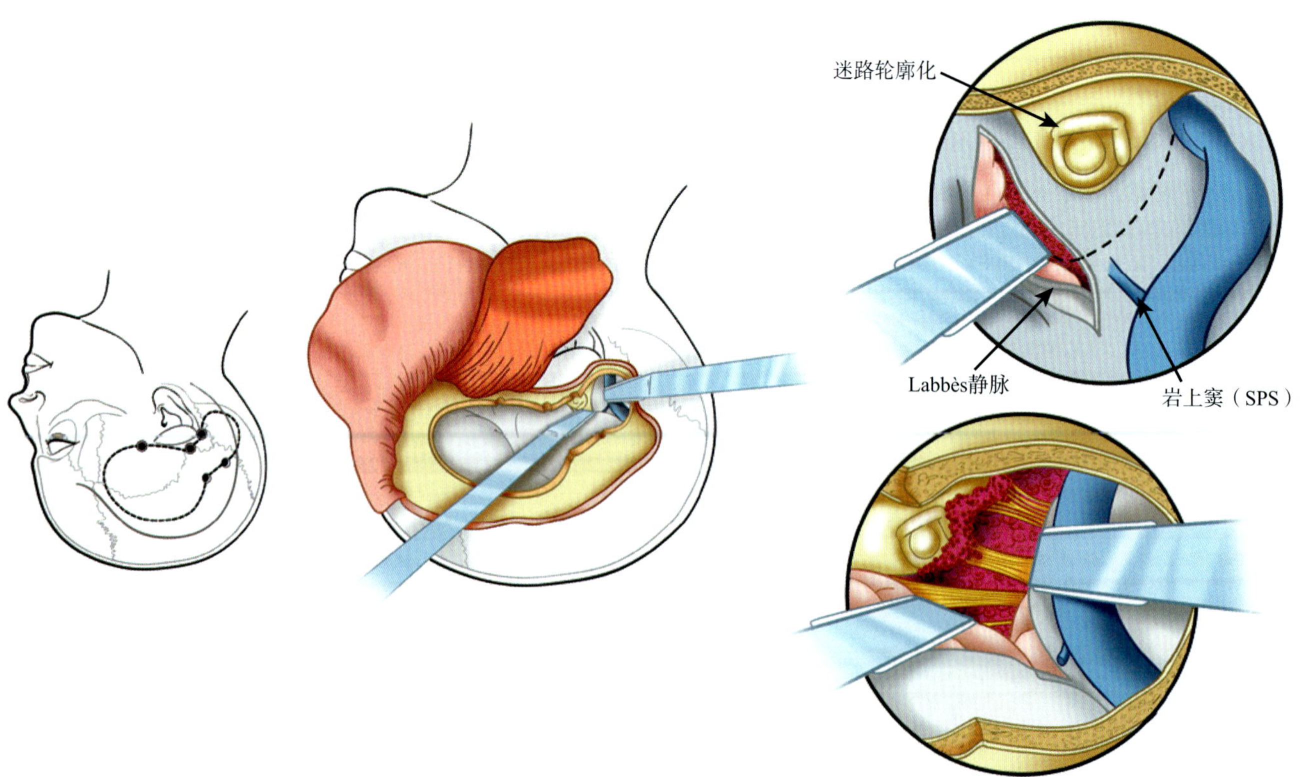

图 12-1 幕上下乙状窦前入路通过迷路后治疗岩斜区脑膜瘤（SPS：岩上窦）。本图经许可转载自 Maira, G., Doglietto, F., Pallini, R., 2012. Surgical management of lesions of the clivus. In Quinones-Hinojosa A. (Ed.), Schmidek& Sweet: Operative Neurosurgical Techniques: Indications, Methods and Results, sixth edition. Saunders, Elsevier Inc., Philadelphia. 经 Maira, G., Doglietto, F., Pallini, R. 惠允使用其 Surgical management of lesions of the clivus 绘画图，引自 Quiñones-Hinojosa, A. 主编的 *Schmidek & Sweet: Operative Neurosurgical Techniques: Indications, Methods and Results* 一书，第 6 版，2012 年 Elsevier 公司出版（Saunders，费城）

状窦后入路开颅及静脉窦的轮廓化。

- 幕上下乙状窦前入路可以通过迷路后、经迷路或经耳蜗路线进行（图 12-1）。上述后两种方法主要适用于肿瘤同侧没有有效听力的病例。
- 治疗岩斜区脑膜瘤时，一些外科医师倾向于计划联合多种入路，而不是使用幕上下乙状窦前联合入路。在这些情况下，通常选择与乙状窦后入路相关的翼点、颞前或颞下入路。

4. 硬脑膜切开与肿瘤切除

- 硬脑膜切开遵循所选择的入路中描述的技术进行（见前面章节）。
- 完成蛛网膜池的广泛开放和脑脊液的引流，以实现最大限度地暴露病灶，并尽可能减少对牵开器的需要。当使用牵开器时，建议间歇性地更换。
- 通过精细的显微外科技术仔细识别脑神经并将其剥离并远离肿瘤。虽然位置可能变动，但根据病变的位置，脑神经的位移常有迹可循。
- 在脑桥小脑三角脑膜瘤的病例中，第Ⅶ～Ⅷ脑神经通常是向肿瘤的背侧面移位和拉长。它们通常不被病变累及，但可能被重叠的肿瘤包绕在内（图 12-2）。在岩斜区脑膜瘤病例中，三叉神经通常是向后外侧移位、第Ⅶ～Ⅷ对脑神经向后移位、第Ⅸ～Ⅹ对脑神经复合体向下移位、第Ⅻ对脑神经向下移位。枕骨大孔脑膜瘤时通常将脑桥和延髓向对侧移位，为手术切除提供空间（图 12-3）。
- 暴露后，电凝肿瘤的表面，识别和电凝肿瘤的供血血管。然后进行肿瘤内减压以便于肿瘤的处理。尤其是附着于颅底的病变，脑膜瘤的附着处就是硬脑膜供血所在处。
- 将肿瘤的供血血管电凝后，尝试切除余下的肿瘤。切除附着于重要神经、血管结构上的微小肿瘤残留时要仔细评估。

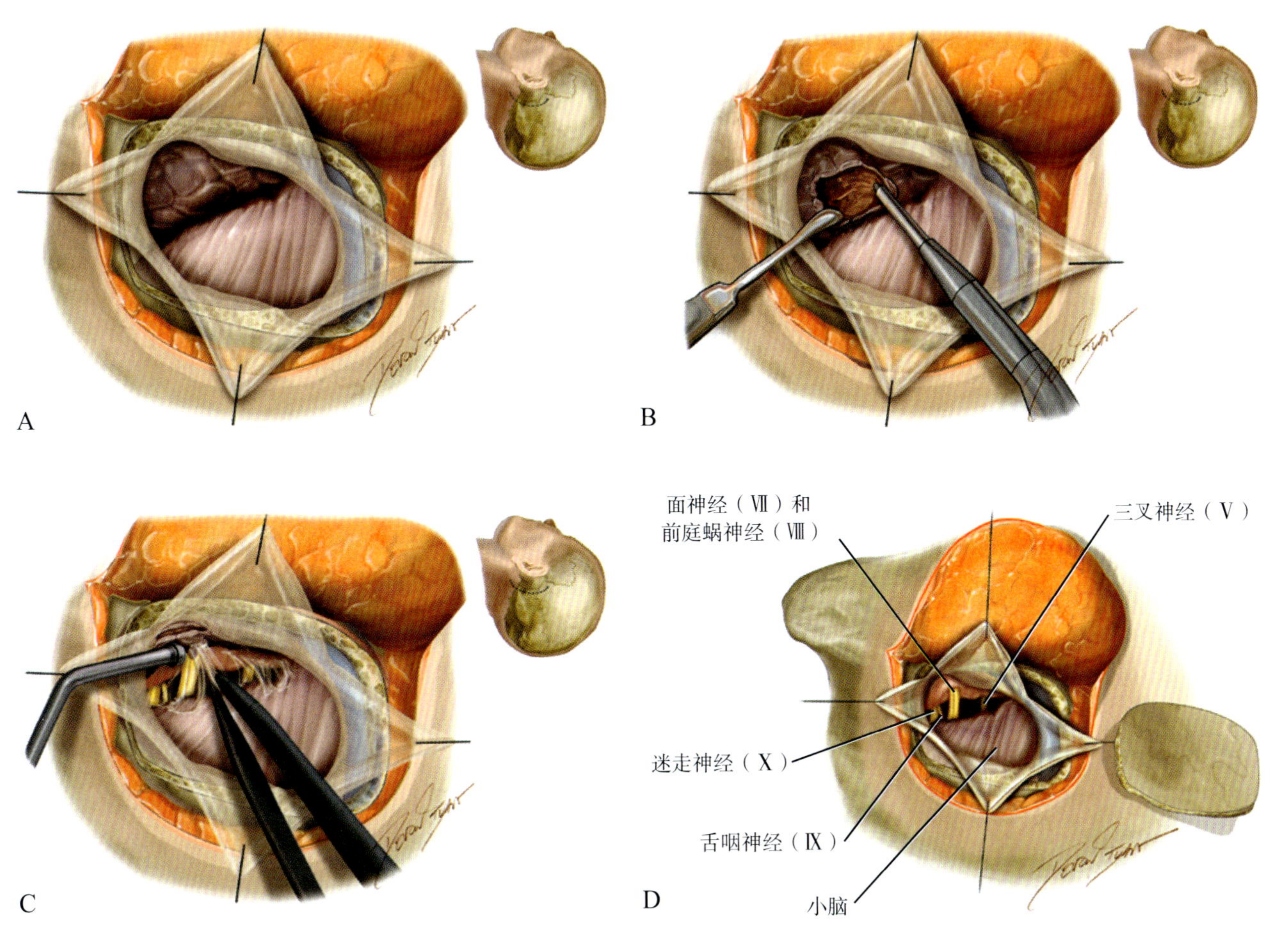

图 12-2　脑桥小脑三角（CPA）脑膜瘤。切除技术和基础解剖。A. 脑桥小脑三角（CPA）脑膜瘤显示对脑神经Ⅶ - Ⅷ复合物及后组脑神经的压迫。选择左侧乙状窦后入路去除该病变。B. 首先通过超声吸引器辅助下对病变进行瘤内减压，开始逐步切除肿瘤。C. 瘤内减压后，肿瘤囊壁可以塌陷并得以与脑神经第Ⅴ、第Ⅵ～Ⅶ和第Ⅸ～Ⅺ对分离。低速抽吸可用于收缩肿瘤残留物，而双极电凝用于解剖分离肿瘤与神经结构间的附着，双极电凝需在远离脑神经的地方使用。D. 最终的瘤腔和重要的解剖结构

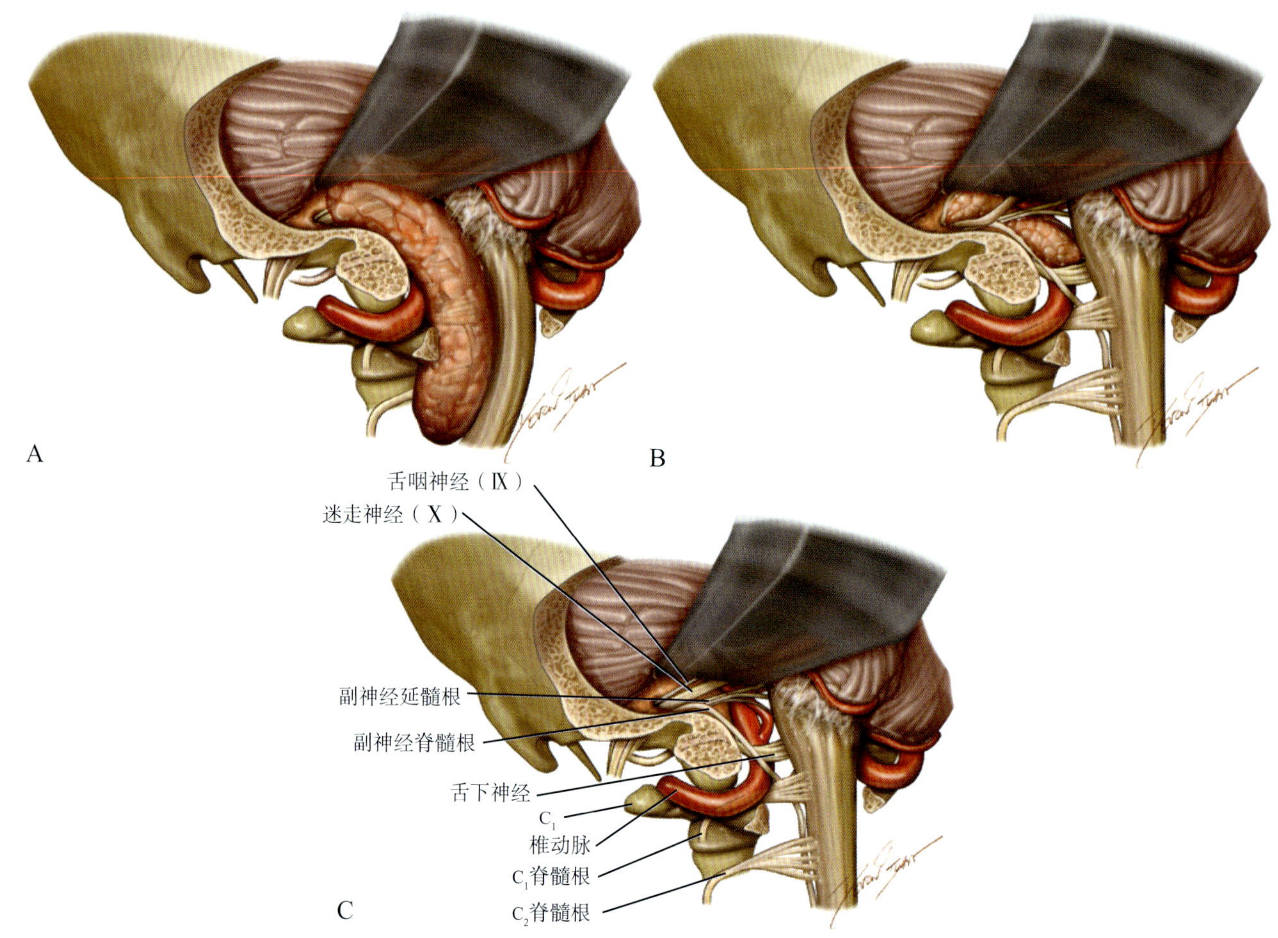

图 12-3 枕骨大孔脑膜瘤。A. 枕骨大孔脑膜瘤延伸至颈椎椎管，压迫脑干和颈髓。B. 选择左侧远外侧入路切除该病变。通过经髁入路及对病变的减瘤后，在后组脑神经之间的间隙可以小心地去除脑膜瘤更靠前面的部分。C. 手术区域的术后观，保留椎动脉和后组脑神经。注意该手术入路上所涉及的所有可以移位和包绕于脑膜瘤内的结构

5. 关颅

- 对所选择的手术入路进行硬脑膜、骨骼和软组织的标准关颅。需要时可以使用骨水泥和（或）钛网改善外观。

【并发症预防】

- 肿瘤切除过程中对脑神经进行仔细识别和操作是至关重要的，可以避免不必要的术后功能缺陷。即使采用最严格的显微外科技术，对某些重要结构的操作依然会导致短暂的术后功能障碍。
- 在阻塞脑室的巨大肿瘤病例中，经常使用至少 48h 的脑室外引流术，以最大限度地减少与小脑水肿和脑积水相关的脑疝发生的风险。
- 肿瘤与脑干和脑神经粘连部分的切除可能与术后大部分功能障碍相关。肿瘤的这些部位可以在手术中保持完整，然后通过 MRI 进行检查。如果在随访期间观察到残余病变的扩大，可以考虑放射外科治疗或二次手术切除。

【要点总结】

- 适当的定位、基底池的开放和脑脊液的引流对促进肿瘤充分暴露及避免过度的小脑回缩是至关重要的。
- 乙状窦的轮廓化和牵拉有助于脑桥小脑三角和岩斜区脑膜瘤的暴露和切除。
- 内镜辅助技术可以增强颅后窝内容物的可视化，并且在手术结束时可用于评估是否有肿瘤残余。

推荐阅读

Amin, B.Y., Ryu, S., Rock, J.P., 2012. Surgical management of posterior fossa meningiomas. In Quiñones-Hinojosa, A. (Ed.), Schmidek & Sweet: Operative Neurosurgical Techniques: Indications, Methods and Results, sixth ed. Saunders, Elsevier Inc., Philadelphia, vol. 1, pp. 501-516.

Ammirati, M., Samii, M., 1992. Presigmoid sinus approach to petroclival meningiomas. Skull Base Surg. 2(3), 124-128.

Raza, S.M., Quiñones-Hinojosa, A., 2011. Extended retrosigmoid craniotomy. In Jandial, R., McCormick, P., Black, P. (Eds.), Core Techniques in Operative Neurosurgery. Saunders, Elsevier Inc., Philadelphia, pp. 31-35.

Raza, S.M., Quinones-Hinojosa, A., 2011. The extended retrosigmoid approach for neoplastic lesions in the posterior fossa: technique modification. Neurosurg. Rev. 34(1), 123-129.

Tedeschi, H., Rhoton, A.L., Jr., 1994. Lateral approaches to the petroclival region. Surg. Neurol. 41(3), 180-216.

Yasargil, M.G., 1995. Meningiomas. In Microsurgery of CNS Tumors. Thieme, New York, vol. 4B, pp. 134-165.

第三部分

脑室内肿瘤

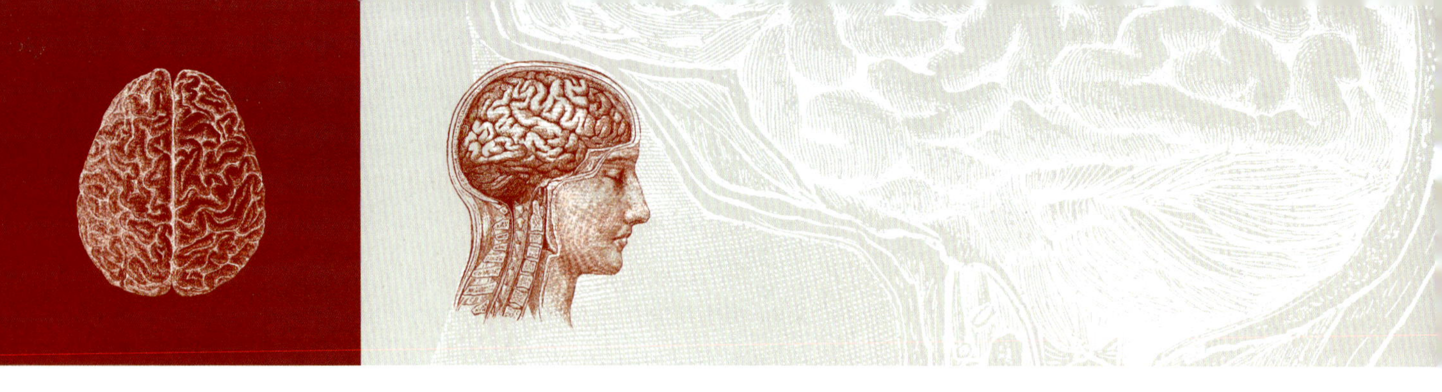

第 13 章　经皮质侧脑室入路

Alejandro Ruiz-Valls, Jordina Rincon-Torroella,
Kaisorn L. Chaichana, Alfredo Quiñones-Hinojosa

参看 video13，请访问 expertconsult.com

【概要】

- 侧脑室肿瘤占所有颅内肿瘤的比例在 1% 以下，这些大多数是良性或低级别的病变。
- 在大脑操作中，侧脑室是最具挑战性的区域之一，往往需要一些特殊的手术入路以提高可操作性。
- 到达侧脑室和第三脑室的主要手术入路如下（图 13-1）。
  - 经皮质入路：①前部经皮质入路；②后部经皮质入路；③经颞叶入路。
  - 经胼胝体、纵裂入路。
- 显微镜对比内镜：内窥镜方法最适合单纯活检、内

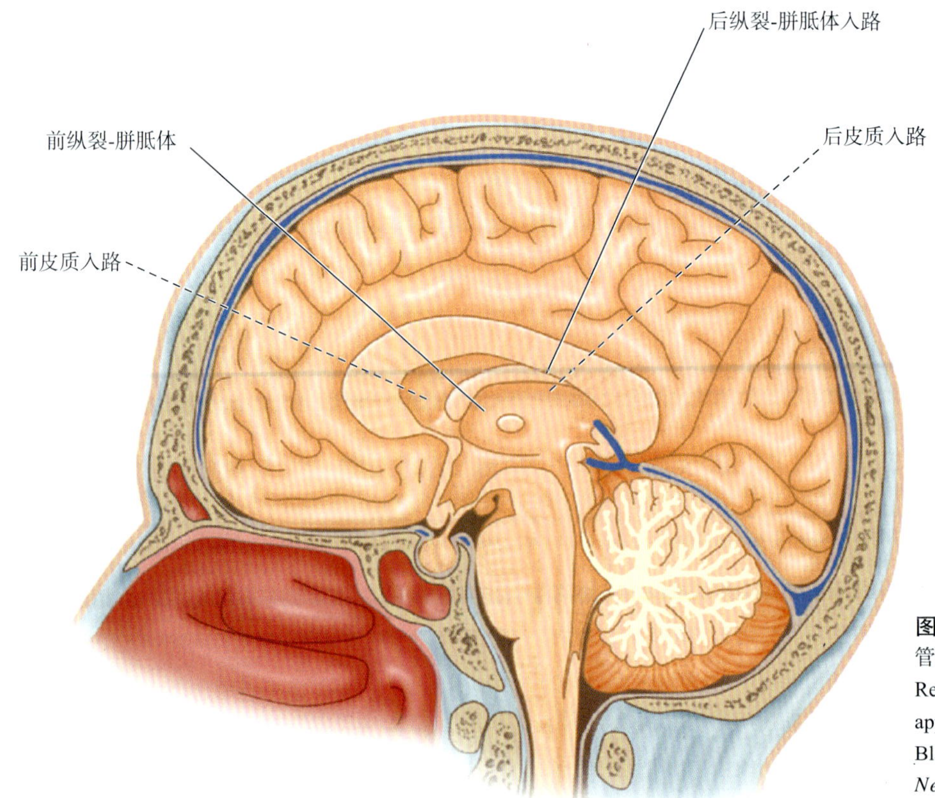

图 13-1　第三脑室前部和侧脑室肿瘤的管理。经皮质和经胼胝体入路。本图经 Recinos, P.F., Lim M. 惠允使用其 Parasagittal approach 绘图，引自 Jandial,R., McCormick, P., Black, P. 编写的 *Core Techniques in Operative Neurosurgery* 一书，75-81 页，2011 年 Elsevier 公司出版（Saunders，费城）

镜第三脑室造口、囊肿开窗和切除不超过 2～3cm 大小且血供并不是很丰富的病灶。

- 经皮质入路对比经胼胝体入路：这两种入路通常都是安全而有效的。通过胼周动脉所限制的经胼胝体的狭窄间隙进行操作时，其操作可能更加具有挑战性，但是在脑室没有扩大的情况下仍然可以作为备选方案。
- 病变类型、周围神经结构、解剖标志、脑室大小和外科医师的习惯将共同决定所选择的入路。
- 单一或联合经皮质入路可以进入侧脑室的所有 5 个区域：前角、体部、颞角、中庭和枕角。
- 一旦进入侧脑室，可以通过以下入路到达第三脑室。
  - 脉络膜下入路（经中间帆）。
  - 经室间孔入路。

【适应证】

- 可以通过经皮质入路接近的病变包括：胶样囊肿、脉络丛肿瘤、神经胶质瘤、中枢神经细胞瘤和位于中庭或三角区的脑膜瘤。
- 对于脑室扩大的病人而言：经皮质入路手术创伤小，可操作性强。该入路可替代经胼胝体入路，对位于侧脑室向第三脑室延伸的深部肿瘤进行手术操作。另外，也可避免切开胼胝体前端及对穹窿进行操作，与此同时在侧脑室提供了一个较为优越的手术操作空间。

【禁忌证】

- 对于侧脑室体部的肿瘤而言，经中央沟周围皮质入路是禁忌证。当临近该区域时，会增加对运动或感觉皮质损伤的风险。
- 选择通过优势半球的入路到达病变区域可能是不合适的。可以通过对侧非优势半球来接近延伸至对侧脑室的位于优势半球侧的大的病变。
- 虽然非扩张性脑室曾经是禁忌证，但当前技术和诊断进展使得这种方法变为可行，病人预后仍然和操作技能密切相关。

【术前注意事项】

- MRI 平扫和增强有助于确定病变的特征和选择合适的手术入路。
- MRA 和血管造影有助于识别供血动脉和回流静脉。虽然其在技术上是具有挑战性的，但在血管造影期间可以实现血管栓塞，便于切除病变并最大限度地减少手术过程中失血，这些出血在操作过程可能遮挡手术野。
- 脑功能区皮质定位是一种有用的工具，可以选择性对皮质区进行横断面切除并避免损害功能区。
- 急性重度脑积水病人可应用脑室 - 腹腔分流术（VPS）或脑室造瘘术，特别是在处理婴儿病人产生脑脊液的肿瘤时尤其有用（如脉络丛乳头状瘤）。在手术时机未成熟之前，VPS 可允许病人维持正常的生长发育直至达到恰当的手术时机为止。

【手术流程】

- 在本节中，将介绍通过前部经皮质入路、后部经皮质入路和颞下入路进入侧脑室的经典方法（图 13-1）。进入侧脑室的切口及病变的管理将在其他章节进行描述，一旦外科医师须到达侧脑室进行手术就可使用这些切口进入侧脑室。

1. 前部经皮质入路

- 位于侧脑室前角的病变，无论是否延伸至第三脑室，优先选择侧脑室前部经皮质入路。
- 理想状况下，该手术入路应于非优势半球侧进行。

（1）病人体位

- 病人应取仰卧位，头部屈曲 30° 并朝向对侧旋转 10°～15°。

（2）切口

- 在瞳孔中线上可以用改良的双侧冠状、单侧冠状、倒置“U”形或直线切口切开皮肤。所有的切口都应位于发际线的后方。
- 倒“U”形切口的顶部位于中线并在此向外侧反折，目的是为了保留其血供。
- 全程切开头皮直达颅骨切开至颅骨并牵拉固定好。当遇见硬脑膜有缺损时，颅骨骨膜可单独剥离，以备后期硬脑膜重建。

（3）开颅

- 关键是在计划开颅手术的内侧边缘钻孔。开颅手术通常在冠状缝的水平完成，中心位于瞳孔中线且不穿过中线（保护上矢状窦）。骨窗长度一般不超过 2～6cm，但该长度是可根据实际情况调整的。超出开颅范围部分可用磨钻磨除颅骨内侧缘，其可以大大增加手术野及角度。

- 硬脑膜通常以“C”形剪开，基部处于中线，使得硬脑膜瓣朝向矢状窦翻开，同时用缝线将硬脑膜瓣悬吊将其位置抬高。
- 脑棉的应用和精细止血有助于预防血液汇集于术野影响术者操作。
- 硬脑膜开放后，用刀或细针头将蛛网膜凝结、切开，暴露额上回及额中回。
- 在额上回或额中回进行长 1～3cm 的皮质切开术。
- 在优势半球，皮质切开术的位置位于 Broca 区域的前上方及中央前回运动带的前方。Kocher 点是确定开颅手术和皮质切开术位置时的良好参照。如果手术在病人清醒的情况下进行，那么上述提到的区域可以在术中进行定位（图 13-2）。
- 如果病变延伸至第三脑室，则可以通过经室间孔或脉络膜下分离来进一步扩大该手术入路（图 13-3）。

2. 后部经皮质入路

- 该手术入路适用于位于侧脑室体部和侧脑室枕角的病变及脉络膜血管球所产生的病变。同时这种手术入路也适合于优势半球。

（1）病人体位

- 病人采用 3/4 俯卧位，以顶叶区域作为最高点。

（2）开颅

- 更下部和更后部的开颅手术可用于暴露顶 - 枕交界及进入侧脑室房部。Frazier 点可以用来对侧脑室房部进行定位及决定进行开颅手术的位置（图 13-4）。皮质切开术位置可以定位于扩大的侧脑室房部更靠近表面皮质的点。这可以在术前成像研究和（或）使用术中导航后确定。病人和外科医师需要注意，在视皮质或视辐射被切除之后可能导致视野缺损。功能磁共振成像或术中定位技术有利于语言及视觉功能区的定位。
- 如果脑室扩大，建议行脑室穿刺术进入脑室，然后用皮质切开术扩大开口。
- 对于脉络丛肿瘤，可以在针对病变进行减瘤之前解剖、分离和保护脉络膜后外侧动脉。
- 在这种手术入路中，要特别注意避免损伤于侧脑室房部外侧走行的视辐射。

3. 经颞叶入路

- 该入路常用于进入颞角或侧脑室房部。
- 值得注意的是，通过枕部皮质切开术也可以由后方经皮质入路接近侧脑室房部。

（1）病人体位

- 将病人置于仰卧位，头部向手术部位的反方向倾斜

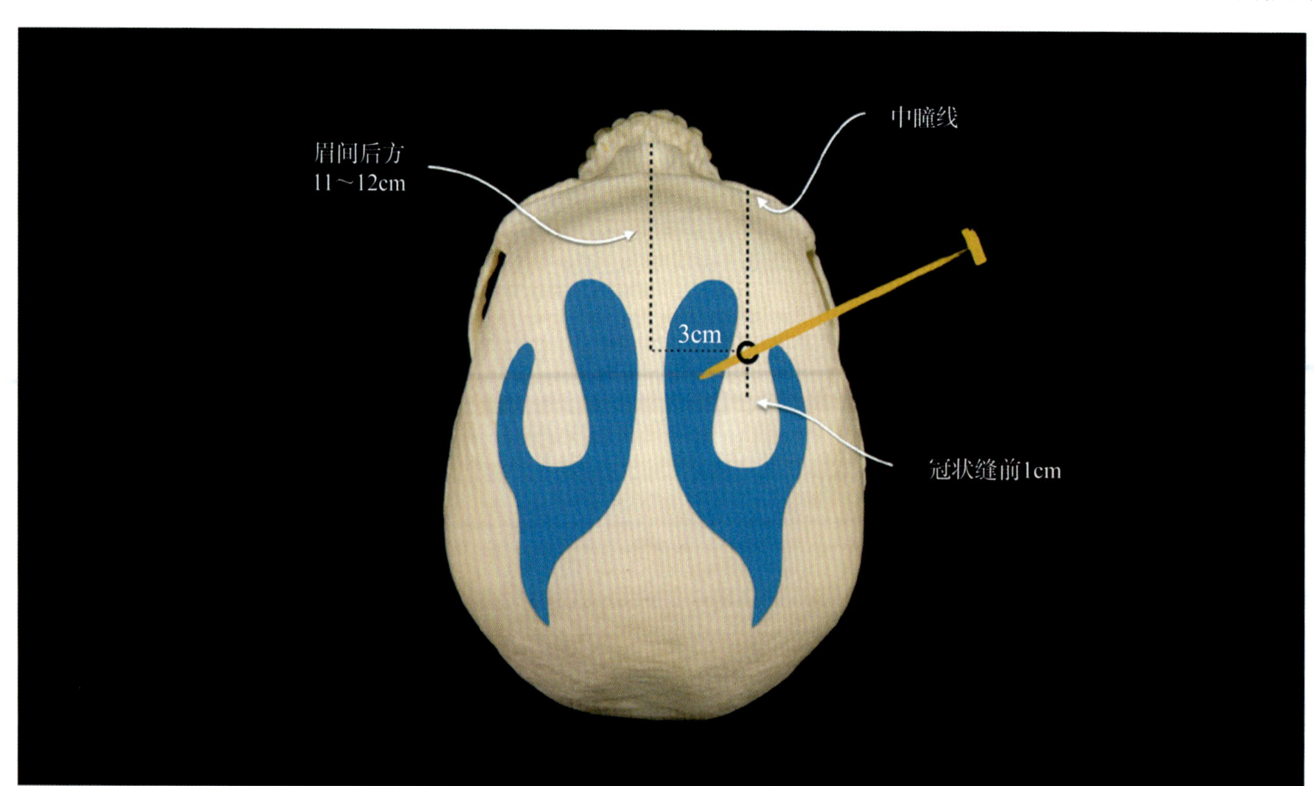

图 13-2 Kocher 点是位于额叶上的钻孔，定位于中线外侧 2～3cm，瞳孔中线上冠状缝前 1cm 位置。*©Arnau Benet 版权所有*

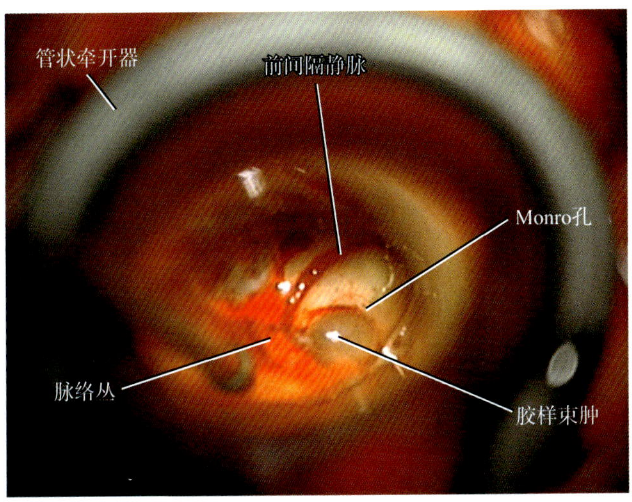

图 13-3　通过前部经皮质入路到达侧脑室所遇到的解剖结构。*© A. Quiñones-Hinojosa 版权所有*

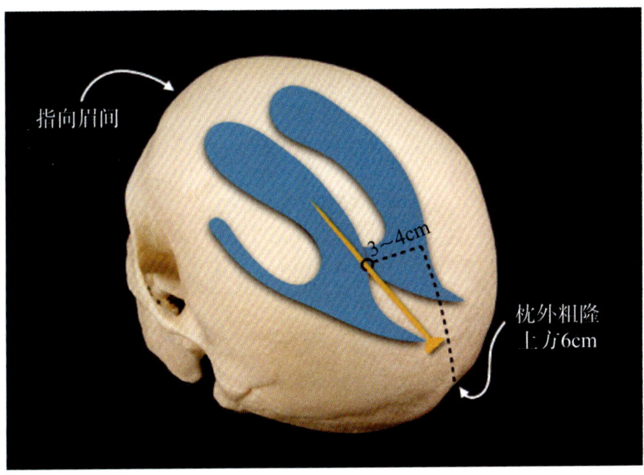

图 13-4　通过 Frazier 点可以到达前额角的后 1/3 部及侧脑室房部。Frazier 点位于中线外侧 3～4cm、枕外粗隆上 6cm 处。*©Arnau Benet 版权所有*

60°～80°，头顶倾斜 5°～10°，同时可以将肩垫置于同侧肩下面。

（2）切口

- 皮肤切口是从中线开始的反面问号，向后移动跨过耳，并在耳屏前方 0.5cm 处终止。也可以考虑合页状或线性切口。

（3）开颅

- 进行颞部开颅手术以暴露颞叶。
- Labbé 静脉的解剖结构虽然多变，但大部分于该手术入路后方朝向横窦方向走行。如果硬脑膜突然受到牵拉或颞叶向上回缩，可能会损害到 Labbé 静脉。
- 进入侧脑室房部
  - 在非优势侧，平行于颞中回或颞下回的后部区域进行皮质切开术。
  - 对于优势半球侧位于前位的侧脑室颞角病变，可以对经颞叶入路进行改良。可以进行部分乳突切除术进入颞下区域并将切口置于枕 - 颞回（梭状回）中。此过程中可能需要广泛地牵拉颞叶。然而，低位的手术通道（走廊）可能会避开视辐射、Broca 区和 Wernicke 区。
- 当脉络膜前动脉从颈内动脉分出时，经颞叶入路可以对其实现早期控制。供应血管的早期控制对产生于这一区域的脑膜瘤而言显得尤为重要。
- 避免在该手术入路中过度牵拉 Labbé 静脉。

4. 肿瘤硬脑膜内分离

经皮质脑室内肿瘤切除的基本原则和步骤如下：

- 适当定位经皮质切口或脑沟分离。
- 早期分离并阻断肿瘤供应血管以减少出血（特别是脉络丛或血管肿瘤）。
- 尽量避免对脑室壁进行操作，防止术后出现神经功能缺损（尤其是穹窿和视辐射）。这可能需要在对病变行初始减瘤时进行分块切除术。
- 无框架立体定向导航或术中超声可指导肿瘤定位及皮质 / 皮质下切除以到达脑室。
- 尽管皮质切口（皮质切开术）更为常见，但也可以通过脑沟进入侧脑室。当手术入路必须靠近高级语言功能区附近时，跨脑沟入路就显得特别有意义了。脑沟分离可以避免对语言功能区离断。注意避免血管损伤和潜在的动脉或静脉卒中。
- 无论经皮质还是经脑沟入路，均可使用管状牵开器。管状牵开器可保证暴露的空间相对固定，并有利于保护周围的脑实质和方便手术器械的进入。
- 此外，也可使用脑室导管或锥形脑室穿刺针来定位并到达脑室，接下来用显微器械沿穿刺道进行钝性分离或吸引器抽吸，以后续达到在皮质下分离的目的。
- 如果不使用管状牵开器，也可使用可伸缩的脑牵开器，如格林伯格牵开器（Greenberg 牵开器）。在分离操作之前预先置入牵开器。通常会试图避免静态牵开器的使用，这点可以通过病人适当的体位、早期脑脊液引流和使用利尿药来最大限度地实现。
- 在穿过灰质后，皮质下神经显微束和胼胝体的核心部分可以通过实质的颜色变白从而被识别。避免对白质进行过多的切断或抽吸。

- 一旦看见室管膜层，则通过双极电凝将其打开。此时，脑脊液将开始从入口处流出，抽吸和灌注平衡将在确保大脑松弛的同时避免脑室塌陷。
- 脉络丛是遇到的第一个解剖学标记。脉络丛与纹状体静脉之间的关系可以帮助定位并证实是否进入了正确的一侧脑室。如果脉络丛削弱了手术视野或影响了可操作性，可以对其进行轻柔烧灼。
- 在确定肿瘤的血管供应之后，可以将其阻断，使肿瘤病灶得以整体或分块切除。如果肿瘤分界清晰，外科医师应在病变和脑室壁之间寻找一个界面。应朝着病变的方向而不是脑实质的方向牵拉并与室管膜层分离。
- 囊性病变可以先行穿刺：抽吸内容物，将囊壁从脑室壁上剥离。去除囊壁是有必要的，因为它们可能会阻塞脑脊液的流动。
- 在与邻近结构分离之前，大块肿瘤可以以分块切除的方式进行瘤内减压。新的手术器械的研制使外科医师能够接近以往被认为无法切除的病变。一种自动振荡的侧切抽吸系统可用于致密及非血管性纤维化的肿瘤。它有一个长而灵活的尖端，可以在开放性手术中或通过神经内镜下的工作通道使用。
- 内镜可用于对病变进行初步评估、初始活检或囊肿穿刺，并可以在脑室中寻找残余、粘连的肿瘤部分。
- 应避免脑室内动脉、静脉及脑室壁的深部神经核团受损。

5. 关颅

- 关颅前进行良好止血和彻底冲洗脑室，以及抽吸可能阻塞脑脊液流动的任何残留物质。内镜可用于检查阻塞脑脊液流动的血块或肿瘤残留物。
- 硬脑膜的水密缝合对于最大限度地减少术后脑脊液漏至关重要。
- 骨瓣和皮瓣以标准方式重新复位。

【并发症】

- 在手术结束时，可以进行 VPS 或脑室造口术，以防止脑室内剩余的血性液体或蛋白质类材料等引起梗阻性脑积水。
- 尽管肿瘤切除良好，但在 1/3 的病人人群中仍可持续存在脑积水，在这种情况下，可能需要永久性分流，但是分流故障却是极其常见的。第三次脑室造口术或透明隔开窗可以替代分流管。
- 过度引流或脑受到牵拉可导致硬脑膜下血肿。脑室有明显扩大的病人出血风险大大增加。
- 常见的永久性或临时性神经功能缺损及相应受累的解剖结构如下。
  - 认知缺陷和记忆障碍：穹窿。
  - 持续的运动和言语缺陷：优势半球额 - 颞叶皮质。
  - 视觉缺陷：视辐射。
- 预防癫痫发作至关重要，在损伤情况下术后癫痫发作的概率明显增加。

【要点总结】

- 锁孔手术入路：小的开颅手术及有限的皮质切口可以在脑室内提供广泛的手术区域。
- 要特别注意保护血管，包括皮质引流静脉。
- 开颅手术骨瓣要有计划放置以尽量减少脑回缩。
- 对于某些病变，到达脑室最短的手术路线可能不是最好的入路，尤其是当该手术路径横跨功能区时。
- 使用管状牵开器可以最大限度地减少对皮质下结构创伤性的分离。
- 扩大的脑室是一个优势，因为它们更方便进入，同时也增强了可视化和可操作性。
- 建议使用冲洗式不黏双极电凝。
- 避免血液在脑室内聚集，以防止出现术后梗阻性脑积水。
- 推荐尽可能早地进行肿瘤血管蒂的电凝止血。
- 应用温盐水或乳酸林格液进行脑室内灌洗。
- 所有病人均建议行脑室外分流术。

推荐阅读

Bettegowda, C., Adogwa, O., Mehta, V., et al. 2012. Treatment of choroid plexus tumors: a 20-year single institutional experience. J. Neurosurg. Pediatr. 10(5), 398-405.

Fuji, K., Lenkey, C., Rhoton, A.L., Jr., 1980. Microsurgical anatomy of the choroidal arteries: lateral and third ventricle. J. Neurosurg.52, 165-188.

Harter, D.H., Bassani, L., Rodgers, S.D., et al. 2014. A management strategy for intraventricular subependymal giant cell astrocytomas in tuberous sclerosis complex. J. Neurosurg. Pediatr. 13(1), 21-28.

Park, E.S., Cho, Y.H., Kim, J.H., et al. 2012. Frontal transcortical approach in 12 central neurocytomas. Acta Neurochir. (Wien) 154(11), 1961-1971; discussion 1972.

Raza, S.M., Recinos, P.F., Avendano, J., Adams, H., Jallo, G.I., Quiñones-Hinojosa, A., 2011. Minimally invasive trans-portal resection of deep intracranial lesions. Minim. Invasive Neurosurg. 54(1), 11.

Rhoton, A.L., Jr., 2007. Rhoton’ s Cranial Anatomy and Surgical Approaches. Lippincott Williams Wilkins, Philadelphia.

Yasargil, M.G., Abdulrauf, S.I., 2008. Surgery of intraventricular tumors. Neurosurgery 62, 1029-1040.

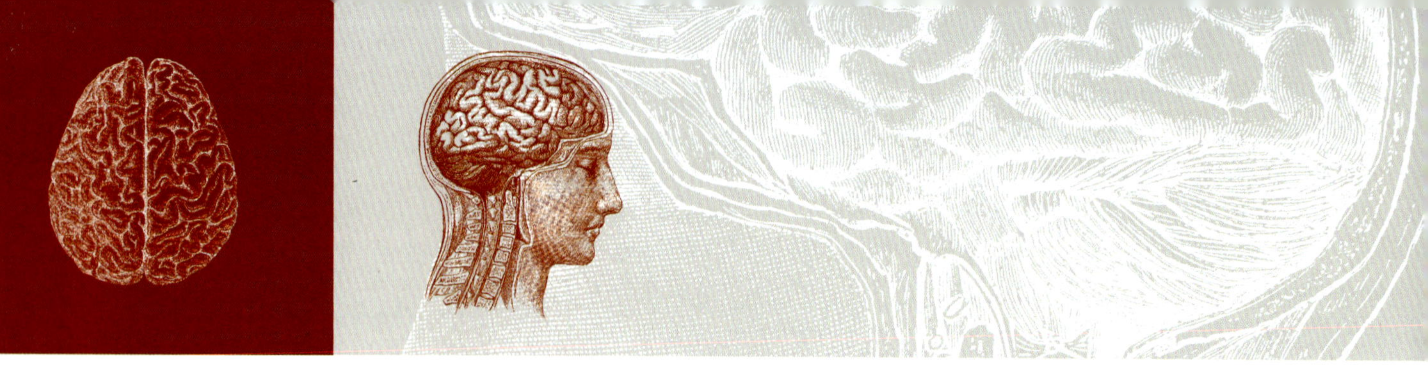

第 14 章　经胼胝体入路

Jordina Rincon-Torroella, Alfredo Quiñones-Hinojosa

参看 video14，请访问 expertconsult.com

【术前注意事项】

- 经胼胝体入路使得第三脑室的前 2/3 于中线部位得以暴露。
- 术前除了标准的 MRI 之外，静脉成像往往有助于评估皮质静脉的引流模式，以帮助确定开颅手术的侧别。
- 当静脉引流允许且在病理组织学适合的情况下，选择手术入路时优先考虑非优势半球侧。
- 由于该入路有损害穹窿的潜在风险，因此，在术前即有认知功能损害（如记忆障碍）症状的病人有必要进行术前神经心理学评估。

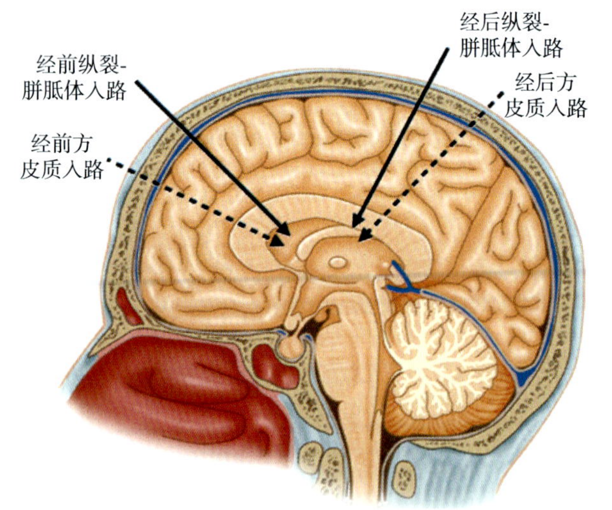

图 14-1　第三脑室前部及侧脑室肿瘤的处理。经皮质入路和经胼胝体入路。经胼胝体入路暴露范围相对较局限，与其相比，经皮质入路可以到达更前方或更后方的区域。本图经 Recinos, P.F., Lim M. 惠允使用其 Parasagittal approach 绘图，引自 Jandial,R., McCormick, P., Black, P. 编写的 *Core Techniques in Operative Neurosurgery* 一书，2011 年 Elsevier 公司出版（Saunders，费城）

【适应证】

- 侧脑室、丘脑 / 基底核和第三脑室前部的病变。

【禁忌证】

- “交叉优势侧”的病人是该手术入路禁忌证，该类病人一侧大脑半球控制优势手，另一侧大脑半球负责言语功能，这种病人处于“失联综合征”的风险中，病人可在术后发展成书写和言语障碍（特别是当胼胝体切口较大或处于较后位置时）。
- 这种入路可以提供有限的手术通道进入额角前部、侧脑室三角区或颞角。同时，经皮质入路是这类病变的安全替代方案（图 14-1）。

【手术流程】

1. 病人体位

- 病人被置于仰卧位或外侧卧位。仰卧位时，病人头部可向对侧旋转约 45°（图 14-2），这样做除了使外科医师双手能够并排工作而不出现彼此重叠的位置关系之外，也允许同侧大脑半球在重力作用下脱离大脑镰。在良好定位的前提下，大脑镰可起到天然牵开器的作用。
- 与仰卧位相比，侧卧位的缺点在于重力所引起的中线解剖结构变形程度更明显。这无疑会影响正确的中线方向定位，而在手术中正确的中线方向是至关重要的。

2. 皮肤切口

- 采用的切口包括冠状、lazy-S、直形或“U”形皮肤切口，可根据计划的开颅手术部位进行选择。

3. 开颅

- 通常开颅手术是在上矢状窦旁正中沿着非优势（右）半球进行的，必要时可以穿过上矢状窦（图 14-3）。
- 为了将上矢状窦 / 桥静脉损伤的风险降到最低，开颅手术通常以图 14-3 中所示骨瓣为中心（2/3 的骨瓣位于冠状缝前）。骨瓣主要位于冠状缝的前方，可使那些为运动皮质 / 运动辅助区皮质提供引流的静脉分支的损伤风险降至最低，这些静脉通常在冠状缝后 2～3cm 处汇入上矢状窦。
- 此外，病变的同侧上矢状窦至少要暴露 50%。窦的部分暴露是必要的，以允许硬脑膜反折完全显露，使得显微镜光线可以平行于大脑镰以实现更好的照明。
- 开颅手术也可以根据病变的位置进行调整。
  - 对于侧脑室后外侧病变：将开颅手术置于更前方以获得更好的手术通道。
  - 虽然非优势半球是首选（右半球），但如果为了更好地保护引流静脉，则可考虑采用左半球入路。

4. 硬脑膜切开

- 一般以上矢状窦为基底形成“U”形的硬脑膜瓣。

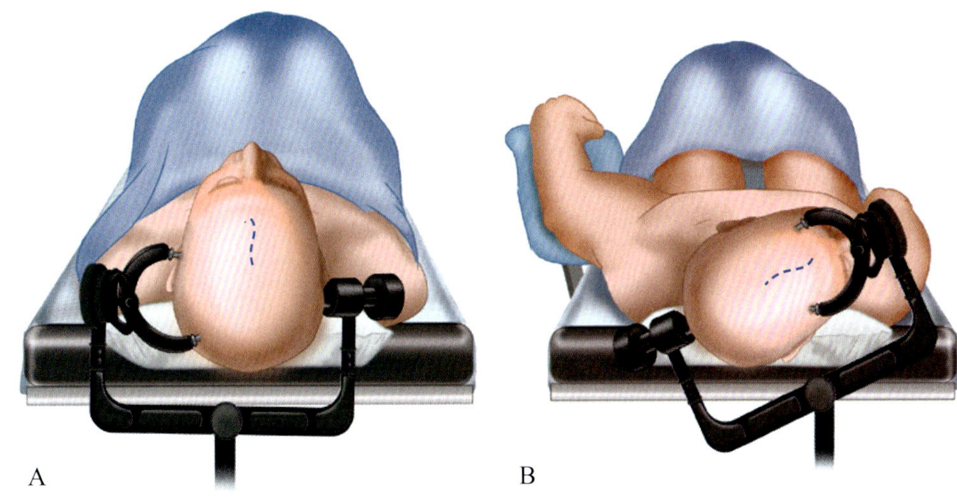

图 14-2 A. 病人置于仰卧位。B. 将头向对侧旋转，也可以采用侧卧位。本图经 Lee, M., Steinberg, G.K. 惠允使用其 Subcortical arteriovenous malformations: corpus callosum,lateral ventricle, thalamus and basal ganglia 绘图，引自 Jandial,R., McCormick, P., Black, P. 编写的 *Core Techniques in Operative Neurosurgery* 一书，2011 年 Elsevier 公司出版（Saunders，费城）

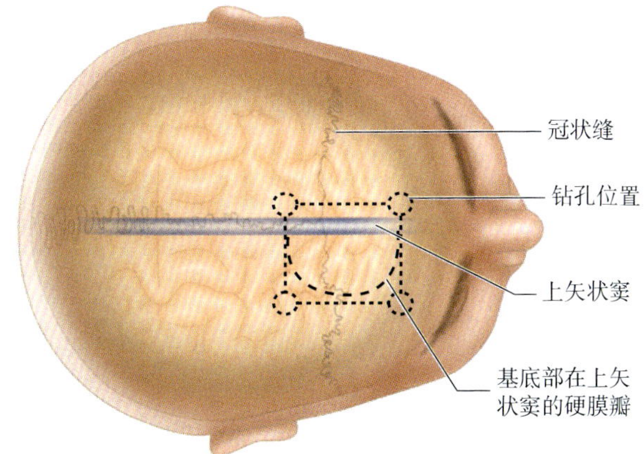

图 14-3 跨上矢状窦的旁正中开颅术。开颅手术通常以此处为中心（2/3 的骨瓣位于冠状缝前），但开颅手术可以根据病变的位置进行调整。本图经 Recinos, P.F., Lim M. 惠允使用其 Parasagittal approach 绘图，引自 Jandial,R., McCormick, P., Black, P. 编写的 *Core Techniques in Operative Neurosurgery* 一书，2011 年 Elsevier 公司出版（Saunders，费城）

- 硬脑膜切开时，要注意静脉属支；通常情况下，它们可以从硬脑膜上分离，允许硬脑膜瓣抬起。这些分支静脉可能偶尔会引流入硬脑膜静脉湖或窦的极外侧；在这些情况下，可以留下少量硬脑膜附着在静脉上。

5. 大脑半球间分离 / 胼胝体切开（图 14-4 和图 14-5）

- 联合应用过度换气、利尿及重力牵拉在进行半球间分离时至关重要。不建议放置脑牵开器。
- 首先要进行的是大脑半球内侧蛛网膜的分离，将其与蛛网膜颗粒分开。一旦完成，视野的轴指向下方，与大脑镰平行。
- 联合使用钝性及锐性分离的方法在大脑镰与半球间分离出一平面。当向下分离至胼胝体时，需要依次确定几个关键的结构：首先是胼缘动脉、扣带回，其次是胼周动脉。
- 一个常见的错误是将扣带回当作胼胝体，并无意中在此结构中做切口。这可以通过亮白色及与周边脑回相比较少的血管分布来识别胼胝体。手术导航也可以帮助引导分离胼胝体。
- 在胼胝体上方的胼周动脉（及其偏向一侧情况）也应进行识别。
- 进行胼胝体切开时，手术医师必须确认中线方向。

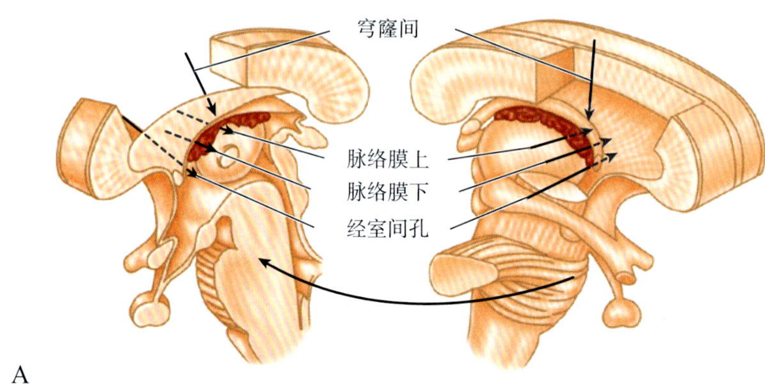

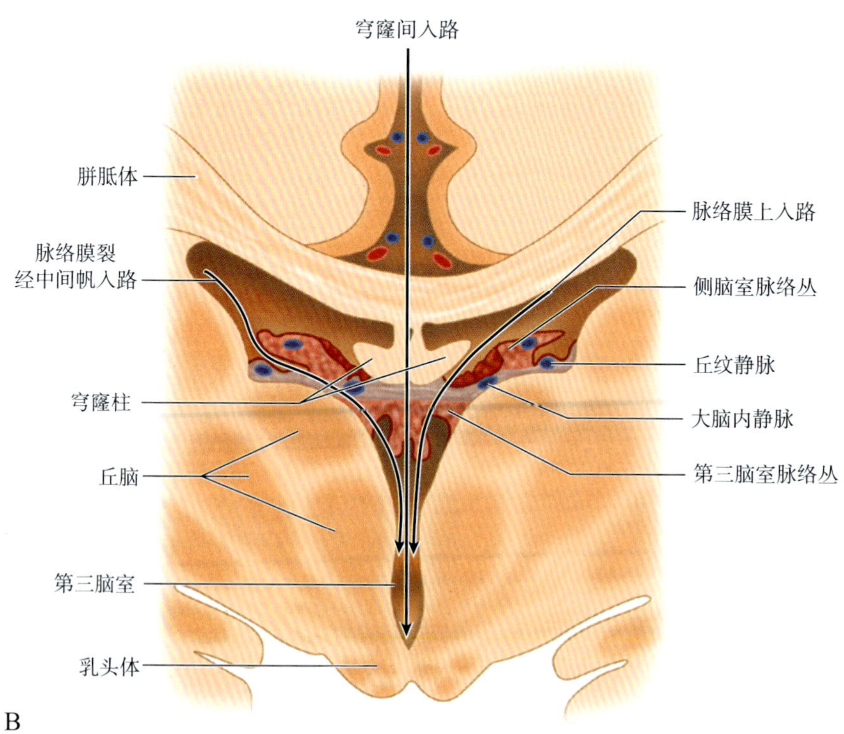

图 14-4 A、B. 选择合适入路的取决于病变的大小及部位，主要有室间孔入路（即通过 Monro 孔）、经脉络膜入路（脉络膜上或脉络膜下）、经透明隔 - 穹窿间入路。本图经 Liauw, J., Gallia, G., Olivi, A. 惠允使用其 Parasagittal approach 绘图，引自 Jandial,R., McCormick, P., Black, P. 编写的 *Core Techniques in Operative Neurosurgery* 一书，2011 年 Elsevier 公司出版（Saunders，费城）

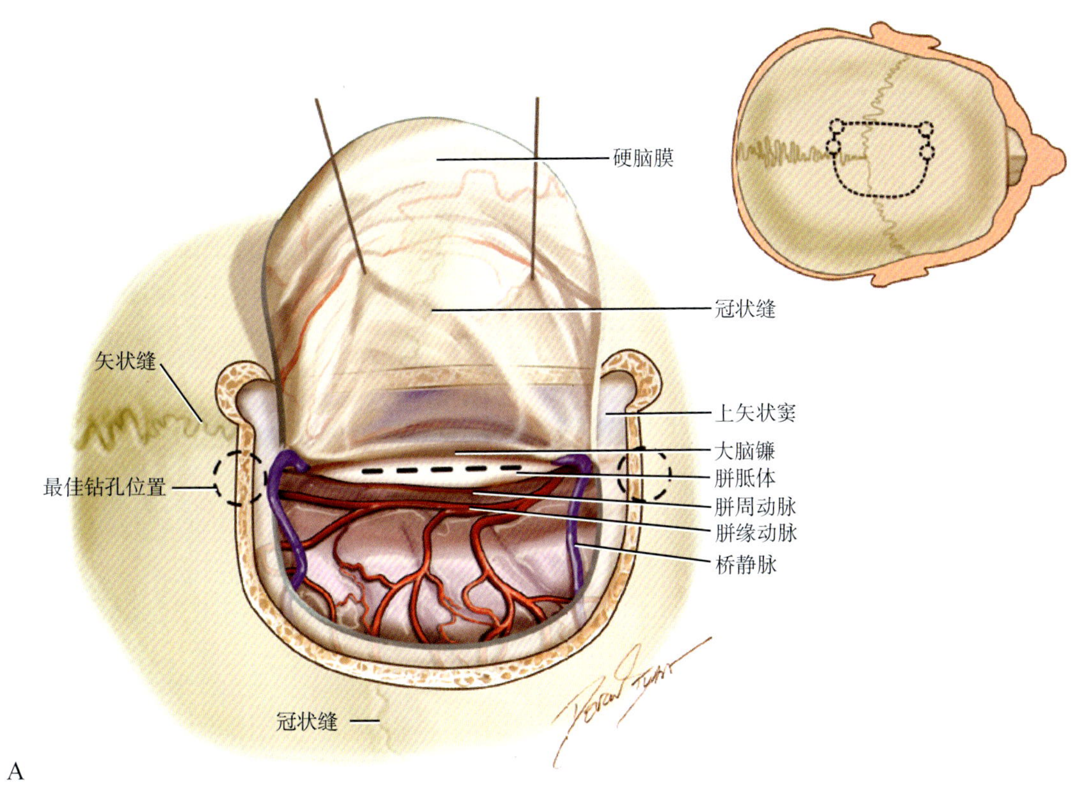

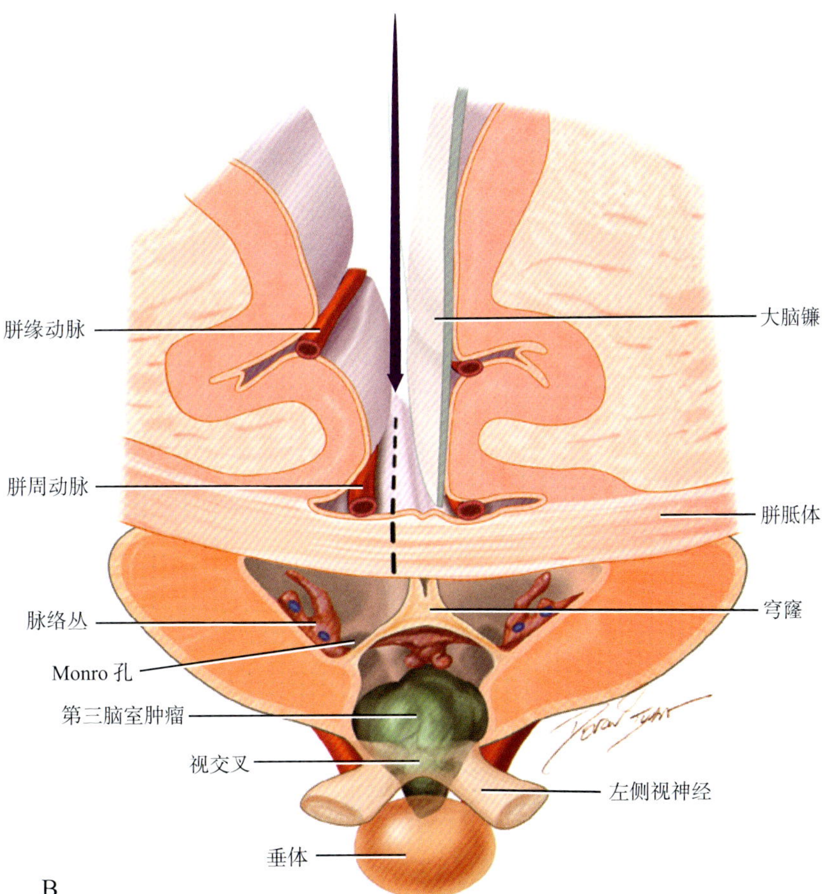

图 14-5　A、B. 半球间分离后，即可看见胼缘动脉及胼周动脉。在胼胝体上方做一个 2cm 宽的切口

因为经胼胝体 - 室间孔入路（而不是经透明隔 - 穹窿间入路），目标是进入同侧侧脑室，所以，应使用较低的双极电凝配合 6F 或 7F 的吸引器做偏向同侧胼周动脉的胼胝体切口。

- 胼胝体切开长度应限制在 2～3cm。在显微镜下，邻近放置的牵开器或棉片可以作为参考来确定合适的长度。
- 如果需要向前进行进一步暴露，可以实施经透明隔 - 穹窿间入路。这种方法由于其对双侧穹窿损伤的高风险性及随之而来的毁灭性的记忆损害已经甚少使用。
- 需要注意的是胼胝体的厚度取决于肿瘤的大小和脑积水的程度。在严重的情况下，胼胝体可以变薄。

6. 脑室内分离与肿瘤切除

- 在这个阶段必须小心，确保充分止血以防止脑室内出血。
- 一旦打开侧脑室，建立以静脉解剖为基础的标记就十分关键了。当第三脑室肿瘤较大时，该区域的静脉解剖会被扭曲；脉络丛的早期识别并沿其向前可以用来识别 Monro 孔。随后识别隔、前方的尾状核和纹状体静脉，这些有助于维持正确的定位。
- 一旦进入侧脑室且方位已经确定，Monro 孔也已确认后，有几种策略进入第三脑室。入路的选择取决于病变的大小及部位。
  - 室间孔入路（通过 Monro 孔）：对位于第三脑室内前部的病变是理想的，在第三脑室前部的病变会将室间孔扩大。
  - 经脉络膜入路：对于更靠后的位于第三脑室中部的病变，该入路可以提供额外的手术路径。
  - 透明隔开窗：通过该方法可以到达对侧侧脑室（这也相当于变相的脑脊液分流）。

（1）经室间孔入路（图 14-6）

- 对于经室间孔入路，可先进入病变做内减压，然后全切。这种初始内减压的技术主要用于脑室系统中的病变，因其在有症状并被诊断之前可能已经相当大了。
- 在分离过程中，必须在肿瘤包膜和周围的重要神经结构之间找到界面以保护它们（如下丘脑）。对于诸如颅咽管瘤之类的病变，肿瘤周围会存在大量的胶质增生，保护起来可能很困难。
- 另外，在行室间孔入路过程中，应避免对穹窿过度操作。穹窿穿过隔膜的基部，并形成 Monro 孔的上界。对 Monro 孔的牵拉和扩张可导致术后记忆障碍。

（2）经脉络膜裂入路（脉络膜上或脉络膜下）（图 14-7）

- 如果需要额外的后方暴露，则可以采用经脉络膜的入路，通过中间帆（第三脑室的顶部）进入第三脑室。
- 对于经脉络膜入路，应通过在指向丘脑的脉络组织和脉络丛上做切口，扩大脉络膜裂以获得通路。在该结构上的切口使得从丘脑 / 基底核处的汇流静脉，如大脑内静脉的静脉分支牺牲 / 损伤趋于最小化。

7. 肿瘤切除

- 在肿瘤切除过程中，要兼顾肿瘤的血供及与深部静脉结构的关系。无法控制的出血可能会导致灾难性的脑室内出血，甚至看似很小的静脉一旦牺牲可能会造成灾难性的间脑梗死。
- 病变的动脉供应通常可以根据其类型来推测，如脑膜瘤和乳头状瘤病变的供血血管来自脉络膜血管，室管膜壁和透明隔的病变（如星形细胞瘤、中枢神经细胞瘤）的供血血管来自较小的室管膜血管。这些血管可以回缩至周围的脑组织内，如果不细致电凝、结扎可导致脑实质出血。

8. 关颅

- 细致地止血并将任何碎片或汇集的血液清除，以防止出现迟发性的脑室阻塞。
- 如果担心术后侧脑室阻塞，可行透明隔造瘘术。
- 通常留置脑室引流管以便于术后引流。
- 水密缝合硬脑膜，也可以使用硬脑膜替代物和密封剂。
- 复位骨瓣，用尼龙缝线缝合皮肤。对于预先存在脑积水的病人，在术后可放置脑室分流管，放置时间取决于病人自身脱离脑室内引流管的能力。

【并发症预防】

- 顶叶和矢状窦之间桥静脉的破裂有造成静脉阻塞的可能性。
- 静脉阻塞也可继发于牵拉损伤，因此建议避免使用牵开器。如果确实需要牵开器保持手术操作通道，

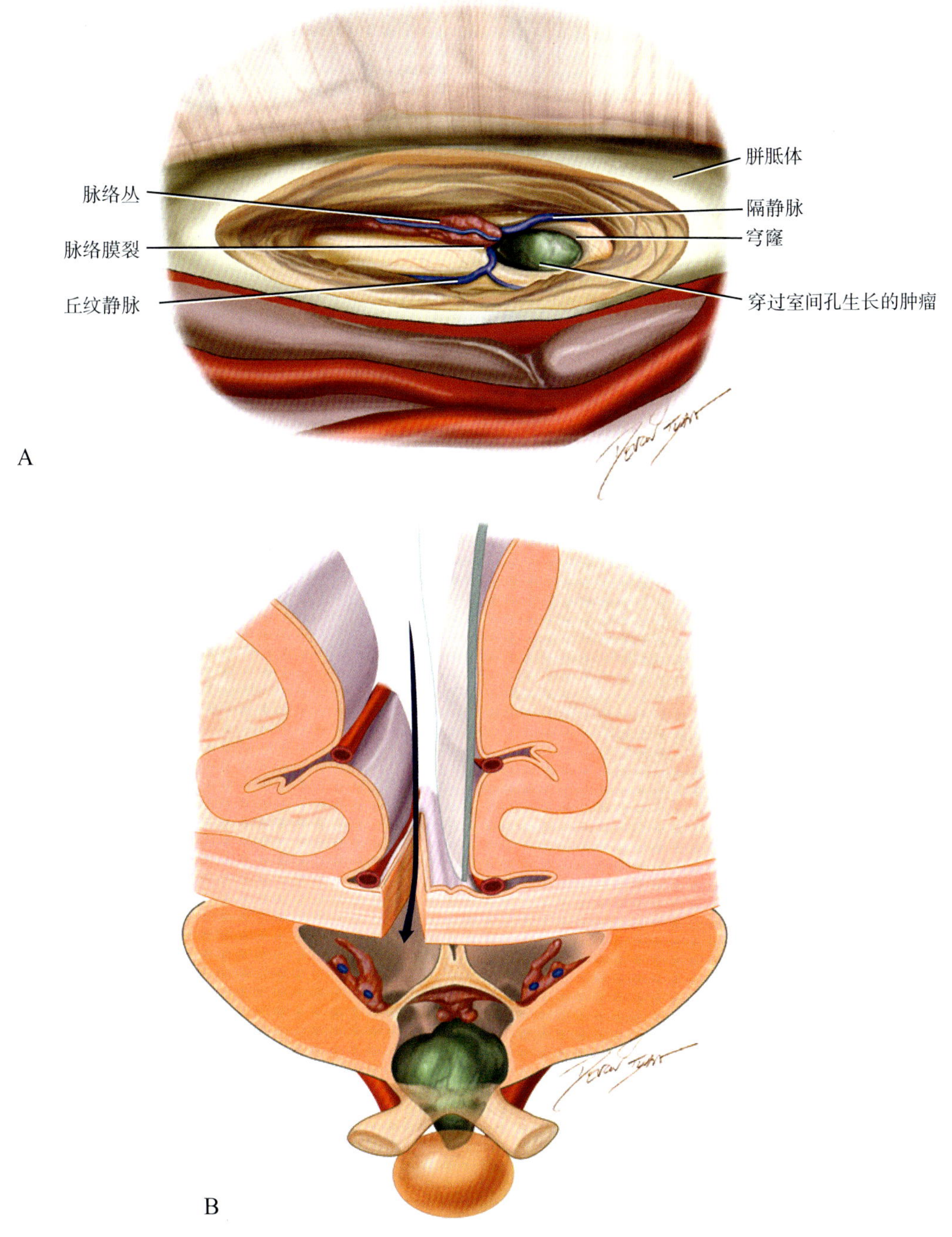

图 14-6 A、B. 一旦进入侧脑室，可以沿着脉络丛定位 Monro 孔。一些解剖结构有助于解剖定位，沿着透明隔膜的中线可看见透明隔静脉，在透明隔静脉的后方可行透明隔开窗。经室间孔入路用于到达第三脑室的肿瘤。需要仔细小心牵拉 Monro 孔的壁以避免术后记忆障碍

则牵开器向大脑裂深入每一步后，应限制牵拉并暂停 2～3min。这可使得侧脑室压力平衡，降低脑实质的压力。

- 过度牵拉或损伤大脑半球会导致不良后果，如无动性缄默症（扣带回损伤）。
- 术后最常见的缺陷是近期事件的短暂性遗忘。大多数病人术后 7d 内恢复，术后 3 个月内达到术前基线状态。
- 最后需要考虑的是继发于碎片或血块的脑室阻塞的风险。肿瘤切除过程中，放置好带标记的棉片可以防止碎片的扩散；另外，彻底冲洗及打开解剖结构，如透明隔（将侧脑室间打通）和终板 / 第三脑室底（打通脑室系统与蛛网膜下腔），可以最大限度地降低术后脑脊液分流的必要。

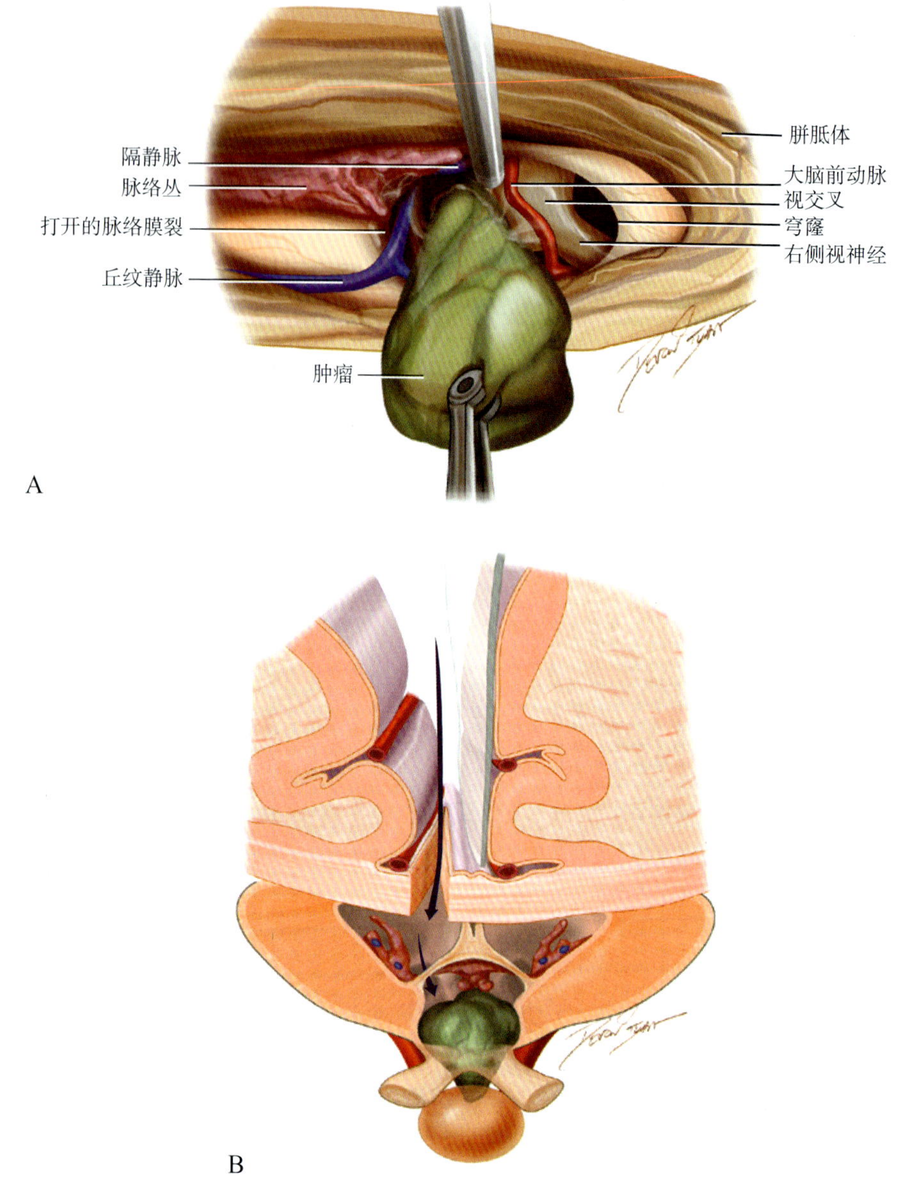

图 14-7 A、B. 采用经脉络膜裂入路到达延伸至第三脑室内后部的肿瘤。这一方式需要仔细解剖分离，因为视交叉和大脑前动脉就位于第三脑室底的下方。一些病变，如颅咽管瘤，可以延伸到这些结构下方的位置

【要点总结】

- 合适的体位，可以让外科医师利用重力牵拉，而不需要脑牵开器；除此之外，合适的体位可以让外科医师操作时处于更符合人体工程学的位置，并且更顺手。
- 恰当识别胼周动脉不仅可以帮助正确辨别胼胝体，还可以帮助正确的切开胼胝体。报道中常见的错误是把扣带回当作胼胝体切开，这可见于大脑半球分离时过早置入牵开器的情况。
- 进行胼胝体切开时，要确保切开过程中垂直于胼胝体而不是偏向前方或后方，这一点也十分必要。恰当的定位，可以保证最少量切开胼胝体即可到达脑室。
- 一旦进入脑室，要立即确认静脉结构、脉络丛和 Monro 孔，根据这些结构确定进入了正确的侧脑室。

推荐阅读：

Kasowski, H., Piepmeier, J.M., 2001. Transcallosal approach for tumors of the lateral and third ventricles. Neurosurg. Focus 10, E3.

Long, D.M., Chou, S.N., 1973. Transcallosal removal of craniopharyngiomasc within the third ventricle. J. Neurosurg. 39, 563-567.

Patel, P., Cohen-Gadol, A.A., Boop, F., Klimo, P., 2014. Technical strategies for the transcallosal transforaminal approach to third ventricle tumors: expanding the operative corridor. J. Neurosurg. Pediatr. 14(4), 365-371.

Sheikh, A.B., Mendelson, Z.S., Liu, J.K., 2014. Endoscopic versus microsurgical resection of colloid cysts: a systematic review and meta-analysis of 1,278 patients. World Neurosurg. 82(6), 1187-1197.

Wen, H.T., Rhoton, A.L., de Oliveira, E., 1998. Transchoroidal approach to the third ventricle: an anatomic study of the choroidal fissure and its clinical application. Neurosurgery 42, 1205-1217.

Winkler, P.A., Ilmberger, J., Krishnan, K.G., Reulen, H.J., 2000. Transcallosal interforniceal-transforaminal approach for removing lesions occupying the third ventricular space: clinical and neuropsychological results. Neurosurgery 46, 879-888.

Winkler, P.A., Weis, S., Wenger, E., Herzog, C., Dahl, A., Reulen, H.J., 1999. Transcallosal approach to the third ventricle: normative morphometric data based on magnetic resonance imaging scans, with special reference to the fornix and forniceal insertion. Neurosurgery 45, 309-317.

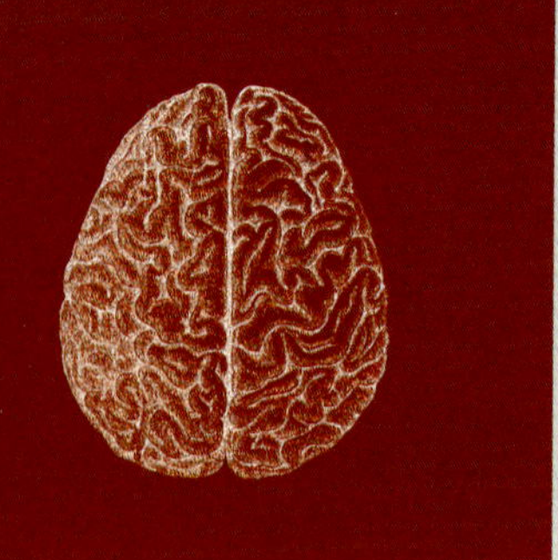
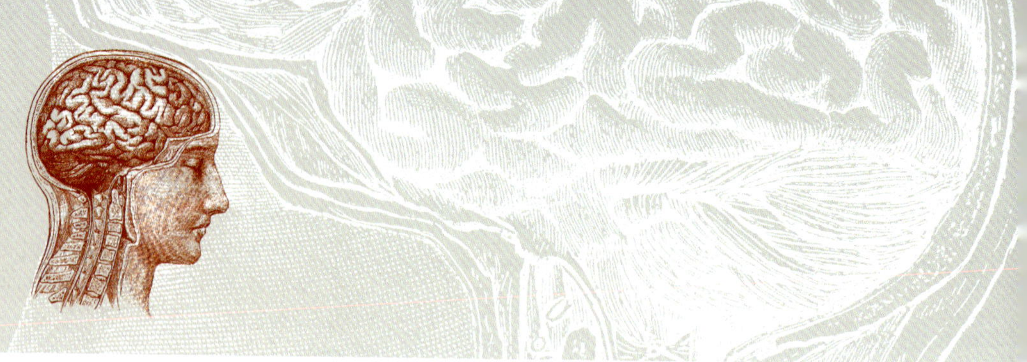

第 15 章 膜帆入路

Jordina Rincon-Torroella，Alfredo Quiñones-Hinojosa

参看 video15，请访问 expertconsult.com

【适应证】

- 膜帆入路适用于位于第四脑室或脑干的病变，病变的延伸高于桥延沟。传统的方法是经小脑蚓部入路，需要切开小脑蚓部。而膜帆入路利用自然裂隙，没有其他入路常伴随的神经功能损害的风险。

【禁忌证】

- 颈部病变导致颈部不能弯曲，因为到达枕骨大孔区需要颈部处于显著的屈曲位。
- 弥漫性病变（如弥漫性脑桥胶质瘤），不过如果需要病理活检来确定辅助治疗方案，也可以考虑应用膜帆入路。
- 病变位于脑桥和延髓的外侧，可能更适合采用通过侧方的入路（如乙状窦后、远外侧、极外侧、经岩骨入路），因为膜帆入路更适用于中线部位的病变。

【术前注意事项】

- 在解剖学上，该入路可以提供从延髓闩部（obex）到中脑导水管和第四脑室双侧侧隐窝的视角。
- 对急性症状性脑积水的病人，脑室放置引流管是明智之举，应引流脑脊液直至手术时。
- 麻醉注意事项
  - 对于脑干内生型病变的切除手术，麻醉医师应注意生命体征不稳定的迹象（如心率、血压的变化）。
  - 在进行脑干运动描记的情况下，将病人的体温控制在 36～36.5℃较好，达到麻醉最低肺泡有效浓度（MAC）不高于 0.5（$^{V}/_{V}$）及不采用肌松药是必要的。
  - 应建议麻醉医师采用气管内插管的神经完整性监护仪（NIM）来监测后组脑神经。
- 神经监测的注意事项
  - 除了体感诱发电位，应对第Ⅴ、Ⅶ～Ⅻ对脑神经进行监测。
  - 对于脑干内生性病变的病人，在整个病变切除过程中，除了进行连续的肌电图监测外，应进行运动诱发电位监测。

【手术流程】

1. 病人体位

- 病人取俯卧位。将其固定在 Mayfield 头架并摆好体位，让头部屈曲并调整头架使得枕后术野保持平直（像“军用折叠法”一样保持局部平整无皱折）。这样做有利于手术到达枕骨大孔，同时调整手术台使得手术平面平行于地面。
- 手术台的头部应抬高于心脏，以防止静脉淤血。

2. 切开头皮、软组织分离及开颅

- 皮肤切口从枕骨粗隆延伸至 C_3/C_4 水平。分离枕下肌肉并显露枕骨、枕骨大孔、C_1 及 C_2 椎板的最上部。

- 颅骨打开前，用神经导航标记横窦及窦汇的层面。
- 横窦下方中线两侧各钻两孔，将硬脑膜剥离后，行开颅术。对于小脑扁桃体疝入枕骨大孔的病人，通过枕骨大孔时不能直接使用铣刀，需要在骨瓣掀开后再单独去除枕骨大孔区域骨质。
- 除了枕下开颅，也进行 C_1 椎板切除。

3. 硬脑膜切开及硬脑膜内分离

- 随后“Y”形剪开硬脑膜，并用缝线拉向后方。
- 在显微镜视野下，切开小脑延髓池上方的蛛网膜并用小的血管夹固定至硬脑膜。
- 此时分离的目的是打开两侧的膜帆扁桃体裂，将蚓垂从扁桃体游离开；较早辨别经过此裂的小脑后下动脉分支有助于解剖分离（图 15-1）。
- 一旦扁桃体被解剖，解剖下一个部位的目的就是开放双侧小脑延髓裂。追踪小脑后下动脉的后膜帆扁桃体段将有助于打开该脑裂。在解剖的过程中，脉络膜组织、下髓帆会被暴露。脉络膜组织形成第四脑室下半部分的顶，并依附于小脑下脚的侧面。小脑下角也和下髓帆在膜帆的位置重叠；形成脑室其余部分的顶。
- 显露并切开脉络膜组织、下髓帆以打开第四脑室顶。在这个过程中，小脑后下动脉的小分支可能需要双极电凝并离断；如果需要应确保离断时尽可能靠近第四脑室顶的远端。除此操作外在打开膜帆的过程中没有任何神经结构需要牺牲。然而，随着切口向上和向外侧延伸，必须小心以避免损伤小脑脚。

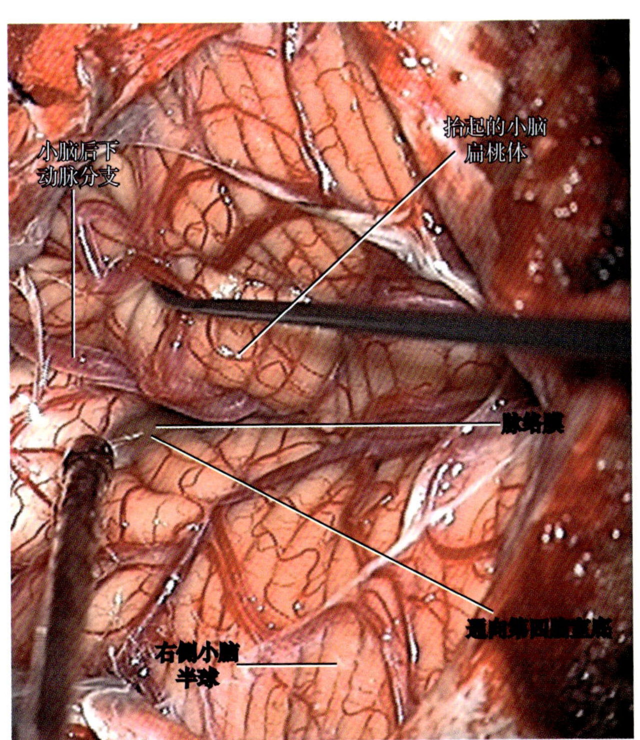

图 15-1 脉络膜之间的关系及脑室和小脑周围的结构。© *A. Quiñones-Hinojosa 版权所有*

- 此时，可以放置牵开器于小脑蚓部，将小脑蚓部挡在视野之外。
- 然后切除肿瘤。
- 有两种类型的肿瘤可以通过膜帆入路切除，即需要切开延髓背侧或第四脑室底部的局限内生性病变；而背外侧病变不需要切开脑干，因为病变本身要么占据第四脑室的空间，要么凸向脑干表面。

4. 神经监测和脑干描记

- 对于脑干内生性病变，描记第四脑室的底部可确定安全地进入区域（图 15-2～图 15-4）。而在外生性肿瘤，病变往往通过室管膜表面凸向第四脑室或脑干表面，其是可以看见的。即使这样我们仍然推荐在肿瘤周围区域进行描记。
- 记住第四脑室底（即脑干背侧表面）形态呈菱形十分必要，表面细微的条索将其划分成不同的区域。在两侧隐窝之间的髓纹是脑桥延髓交界处的标记（如面神经丘位于此处上面）。在头尾方向中线两侧的界沟，是运动和感觉神经核团分界的标记（图 15-2）。
- 使用 Kartush 神经刺激器进行运动描记（美敦力 Xomed，Inc.，Jacksonville，FL），神经刺激器侧方较窄，在刺激区域具有较低的电扩散。以 0.2mA 强度根据系统解剖方式开始刺激，每次增加 0.1mA，直至阳性区域出现（图 15-5）。
- 下述肌肉用以定位低位脑神经运动
  - Ⅴ——咬肌。
  - Ⅶ——眼轮匝肌及口轮匝肌。
  - Ⅸ / Ⅹ——咽后壁（通过 VIM 管）。
  - Ⅻ——舌内肌外侧壁。
- 面神经及舌下神经可使用单极刺激器进行刺激。肌电图可记录刺激所带来的电活动变化。耳蜗神经核可以通过耳机用声音刺激，并直接记录刺激下的电生理活动。
- 一旦运动描记完成，进入病变区域的安全通路就可以确定（图 15-6）。

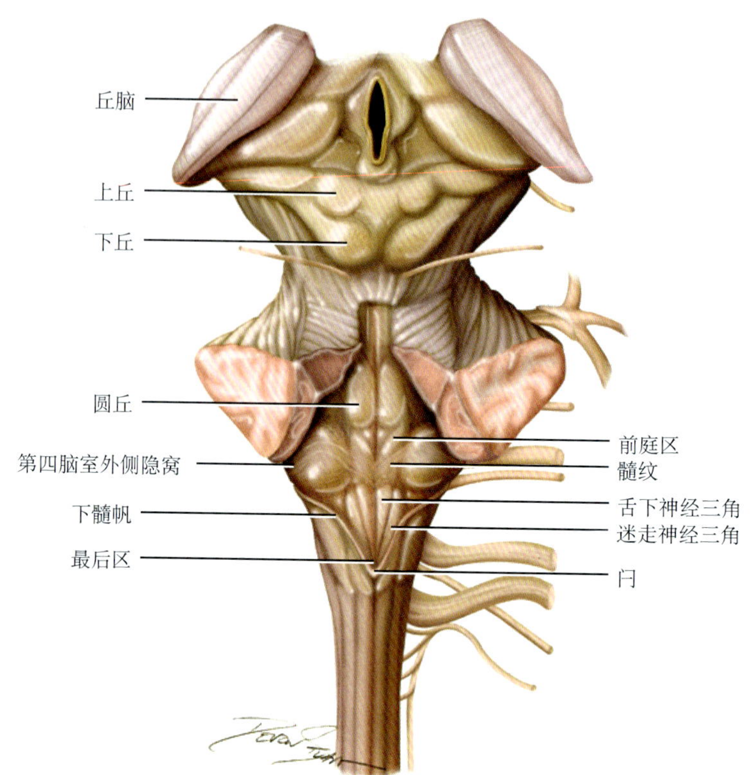

图 15-2 脑干的后面观：第四脑室解剖

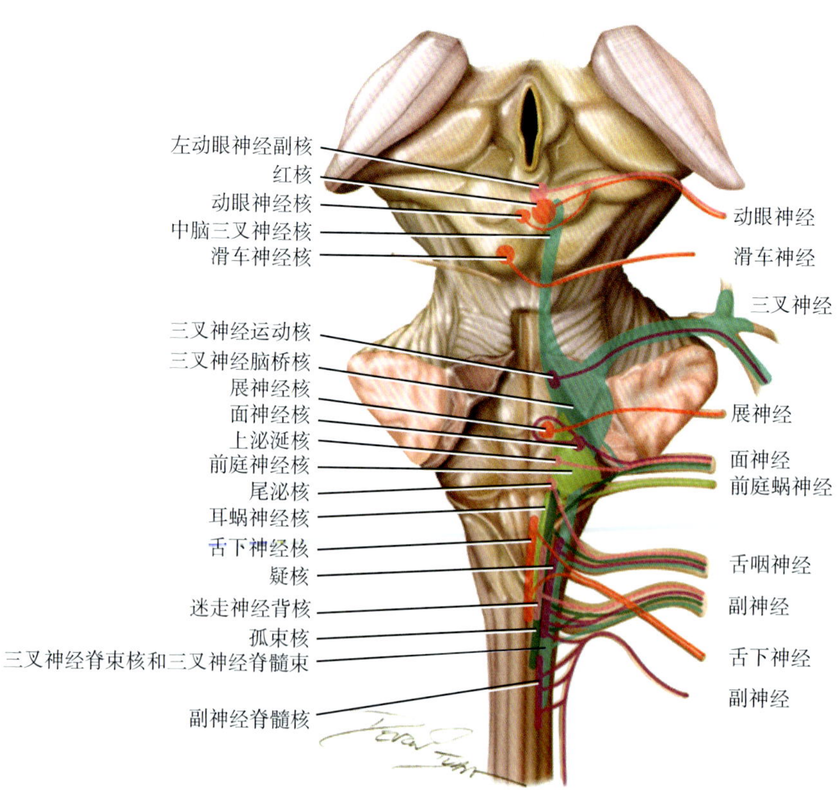

图 15-3 脑干的后面观：显示脑神经核的解剖，运动核呈红色；感觉核因相对比较复杂，因此在脑干部位做了色彩处理

5. 内生性颈髓肿瘤切除

- 内生性颈髓肿瘤的硬脑膜下切除需要不同的手术策略并取决于肿瘤的质地（图 15-7～图 15-9）。强烈建议术中持续监测，尤其是运动诱发电位及体感诱发电位监测。

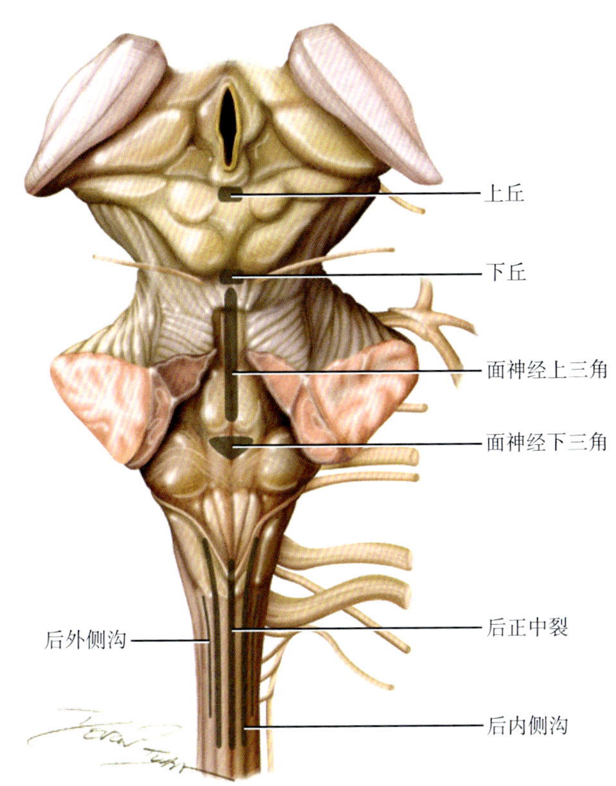

图 15-4　脑干的后面观：描绘出安全手术入路。尽管以前有许多对于“安全入路”的描述，但现今技术下我们强烈推荐使用脑干地形图替代既往的安全入路

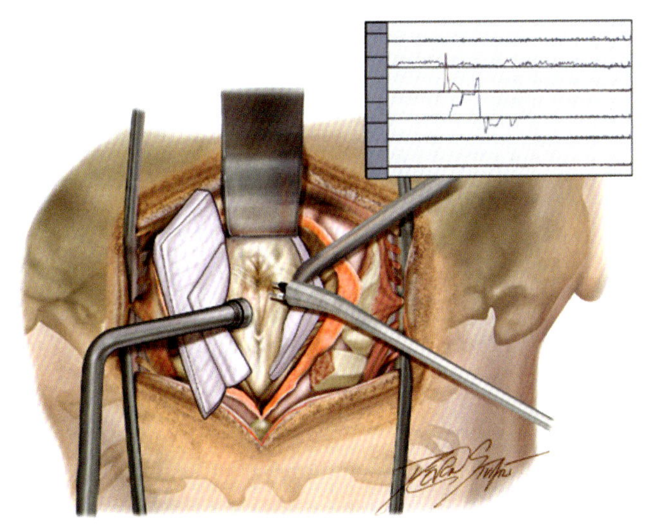

图 15-5　术中第四脑室底监测描记。脑桥内的肿瘤隐约可见。切开部位应位于肿瘤上方非功能区域内

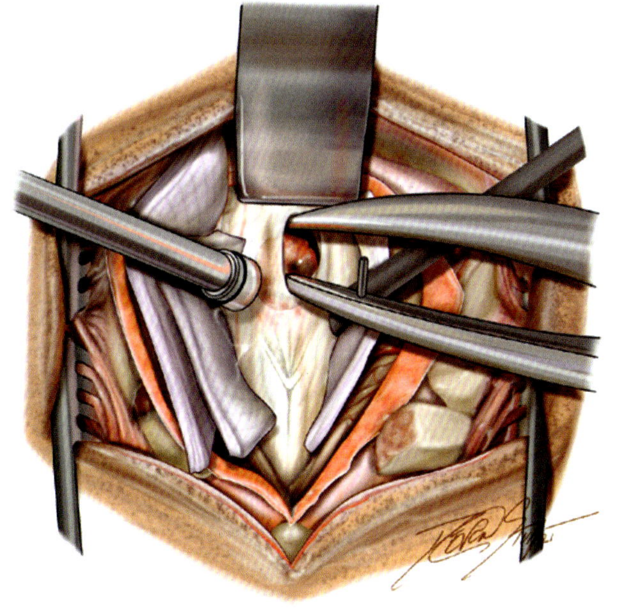

图 15-6　切口应位于描记阴性（无信号）区域内以避开主要的血管。小的浅表血管可谨慎地电凝以避免切开过程中出血。尽管如此，表面的小血管仍应尽可能减少电凝。切口可使用微型刀片或针尖切开，并使用手术镊进一步扩大切口。将手术镊闭合放入切口，小心地打开以扩大切口

6. 关颅

- 一旦肿瘤切除及止血完成，应彻底检查脑室及蛛网膜下腔，确保上述部位无血凝块，以免引起脑脊液循环障碍。
- 硬脑膜关闭时应用硬脑膜补片达到水密缝合，使用硬脑膜修补材料及其封闭剂进一步加强密闭效果。
- 复位骨瓣并使用钛板及钛钉固定，使用尼龙缝线将枕下肌肉及皮肤连续缝合。

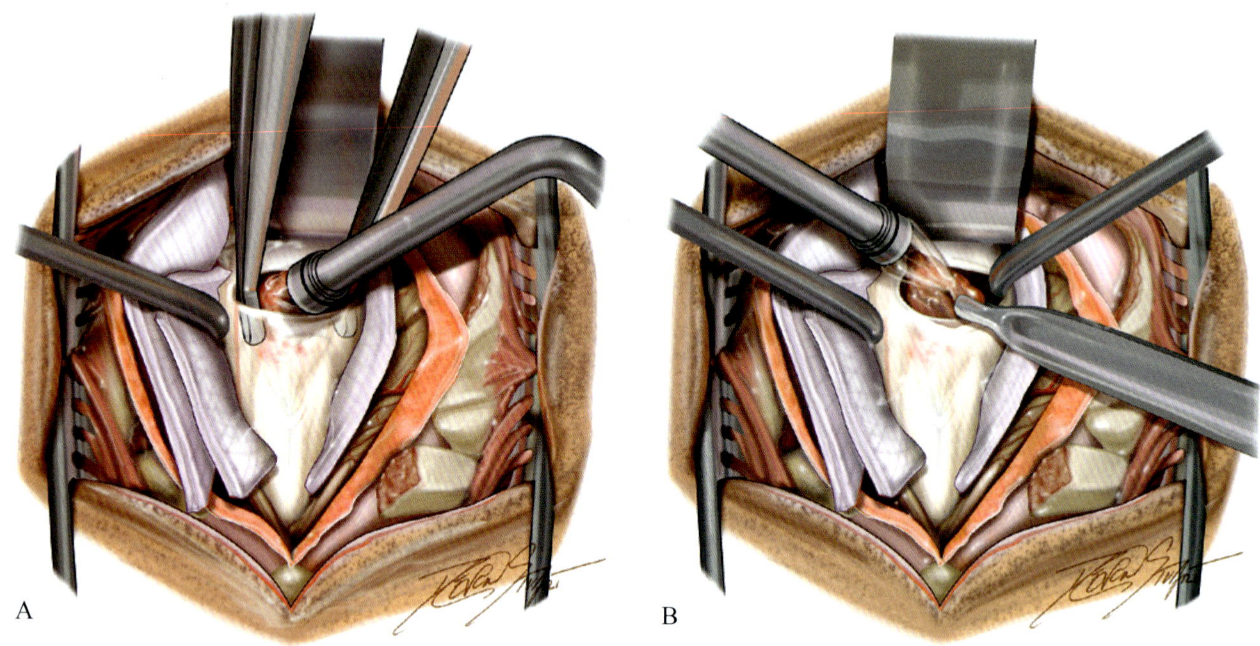

图 15-7 A. 由于手术通道较小，手术器械的使用应更为精细。术者应限制手术器械进出瘤腔的时间，以减少对周围正常脑干的接触和牵拉。术中均需使用特制的小拉钩；其可从内向外将瘤壁顺利分离，从而打开手术通道以避免切开处塌陷。B. 在肿瘤中心处调节吸引器在低吸力状态下吸除肿瘤组织。利用此操作方法，用吸引器轻柔地将肿瘤拉出，同时吸除阻挡术区的血液及脑脊液。当肿瘤被吸引器拉出时，可使用活检钳、低功率双极电凝或剥离子将肿瘤从脑干正常组织形成的壁上分离下来。吸引器可将小的肿瘤分块切除

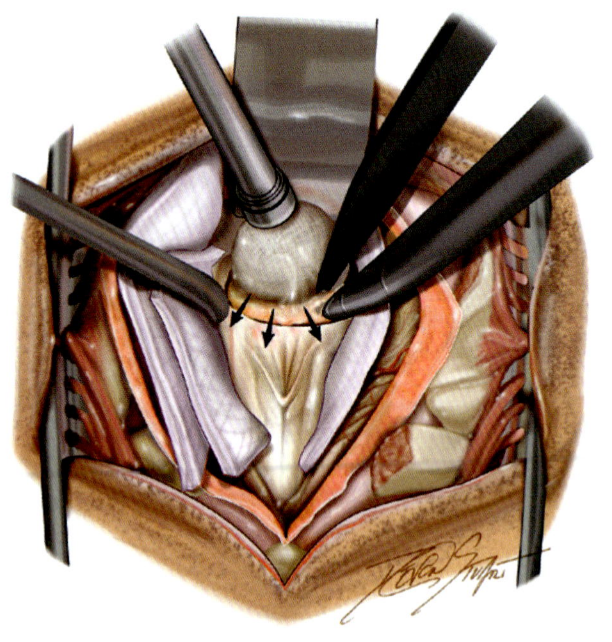

图 15-8 肿瘤中心部位减瘤后可分离出肿瘤边界。将一块脑棉放入肿瘤中心。此方法可避免吸引器直接与脑实质接触，并可防止手术通道塌陷

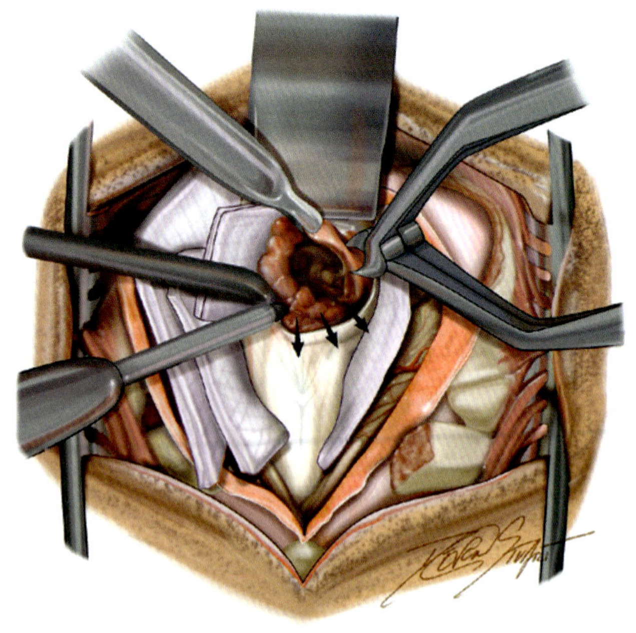

图 15-9 对于质地较硬的肿瘤，手术策略略微不同。肿瘤中心部位使用超声刀减瘤，有时可能使用手术钳和剪刀锐性分离并分块切除肿瘤。一些外生性病变（如脉络丛乳头状瘤）位于第四脑室内或侵入脑干表面，此时不必切开脑干。此类病变可找到肿瘤壁与第四脑室之间的分离平面。肿瘤可轻柔地从脑实质表面被整块切除

【要点总结】

- 对于脑干内生性肿瘤病人，术后当日保留气管内插管。次日行声带功能检查后决定病人是否拔除气管导管。一旦病人拔除气管导管，需特别注意此类病人呼吸能力（特别是延髓病变病人）是否明显下降，因此与常规术后病人不同的是此类病人需要更高水平的二氧化碳以刺激呼吸中枢。此类病人，麻醉停药及气管导管拔除数小时后应动态监测血气，以确保病人无二氧化碳潴留。
- （请在 video 里查看有关三维重建内容——3D reconstruction）

推荐阅读

Abla, A.A., Lawton, M.T., 2014. Cerebellomedullary fissure dissection and tonsillar mobilization: a gateway to lesions around the medulla. World Neurosurg. 82(5), e591-e592.

Giliberto, G., Lanzino, D.J., Diehn, F.E., Factor, D., Flemming, K.D., Lanzino, G., 2010. Brainstem cavernous malformations: anatomical, clinical and surgical considerations. Neurosurg. Focus 29(3), E9.

Morota, N., Deletis, V., 2006. The importance of brainstem mapping in brainstem surgical anatomy before the fourth ventricle and implication for intraoperative neurophysiological mapping. Acta Neurochir. (Wien) 148, 499-509.

Mussi, C.M., Rhoton, A.L., Jr., 2000. Telovelar approach to the fourth ventricle: microsurgical anatomy. J Neurosurg 92, 812-823.

Quiñones-Hinojosa, A., Lyon, R., Du, R., Lawton, M.T., 2005. Intraoperative motor mapping of the cerebral peduncle during resection of a midbrain cavernous malformation: technical case report. Neurosurgery 54 [ONS Suppl2], ONS-439.

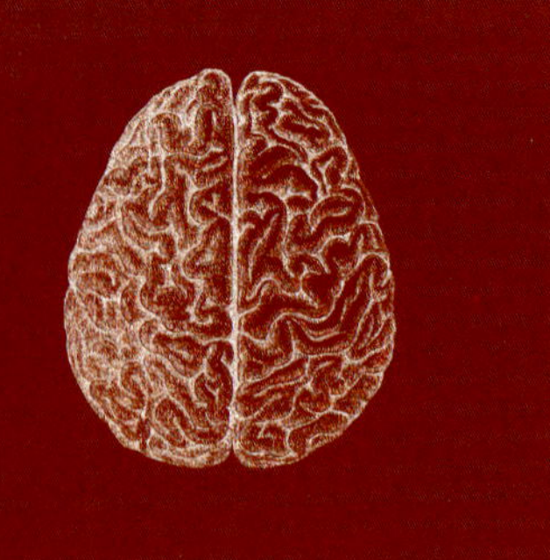
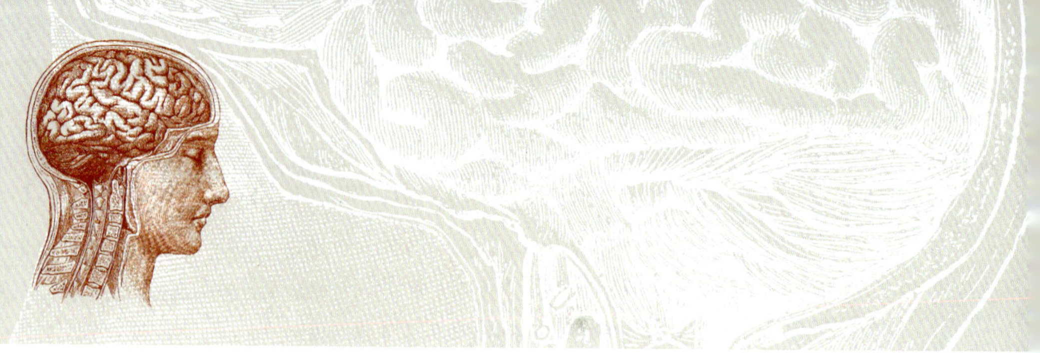

第 16 章　脑室的内镜入路

Jordina Rincon-Torroella，Kaisorn L. Chaichana，Alfredo Quiñones-Hinojosa

参看 video16，请访问 expertconsult.com

【术前注意事项】

- 经皮质显微外科入路或经胼胝体入路均可能导致脑组织损伤和（或）牵拉，其可能造成癫痫、局灶性神经功能障碍及认知功能损害。内镜入路可处理脑室内病变，并最大程度减少对脑组织的侵犯及牵拉，同时提供直视病灶的清晰视野。
- 对于评估脑室大小、肿瘤特性及血管解剖等，MRI 远远优于 CT，同时可提供手术路径及手术方案。
- 内镜入路治疗脑室内肿瘤的优点
  - 充足的照明可更进一步观察病灶的情况。
  - 大部分脑室内肿瘤可以导致脑积水，内镜下可行第三脑室底造瘘建立脑脊液引流和（或）必要时在肿瘤减瘤后行透明隔造瘘。
  - 内镜入路的侧别的选择取决于术前 MRI 情况，尤其是侧脑室额角的相对大小、Monro 孔大小及病灶是否偏侧。若可能建议选择右侧侧脑室以免造成优势半球的潜在性损害。
  - 神经内镜切除脑室内肿瘤可能受内镜操作通道使用的器械和手术操作技巧等因素的影响。许多器械可通过内镜操作通道，包括钳子、电凝器、吸引器及带有侧孔的吸引装置。

【适应证】

- 脑室内肿瘤包含的病变范围较广，其中包括但不限于室管膜瘤、脉络丛乳头状瘤、胶样囊肿、脑膜瘤、表皮样囊肿、血管网状细胞瘤（特别是合并脑视网膜血管瘤病）、神经细胞瘤、转移瘤及中轴线上的肿瘤含有脑室内外生性成分（如星形细胞瘤、垂体大腺瘤、颅咽管瘤）。
- 内镜入路在处理以下疾病时具有微侵袭性的优势。
  - 侧脑室额角内较小的脑室内肿瘤。
  - 第三脑室病变突至 Monro 孔，如胶样囊肿（特别是有脑积水表现及脑室扩大的）。
  - 内镜下取活检。
- 内镜下肿瘤切除程度取决于肿瘤的特性，包括肿瘤大小、质地、血供及脑室系统的大小。

【禁忌证——替代治疗】

- 第三脑室内较大的肿瘤适合于经胼胝体入路切除。
- 侧脑室颞角或三角区巨大肿瘤适合于经皮质入路切除，可以单纯行显微镜下切除，也可以内镜辅助下切除。
- 第三脑室后部的病变并不一定会导致侧脑室扩大，尤其是 Monro 孔未受阻塞时，该病变可能导致穹窿不必要的严重损害。因此通过硬镜直接观察病变十分困难。对于此类病例，建议可采用经皮质或经胼胝体入路显微外科治疗（见第 14 章）。
- 使用 tubular 牵开器便于显微外科经皮质入路，允许双手操作分离周围结构以提供较好的观察视野及固定的工作通道，从而减少对脑皮质的干扰

（见第 13 章）。

【手术流程】

1. 病人体位

- 病人取仰卧位，使用 Mayfield 三钉头架系统固定头颅，并使头部保持中立位（图 16-1）。
- 内镜前端与内镜工作通道与神经导航系统相连接（图 16-2）。

2. 皮肤切口

- 行额部长约 2cm 的垂直切口，于中线外侧旁开 3cm（瞳孔中线上）至冠状缝前。更靠前的切口通常是第三脑室病变的入路选择。
- 手术路径的选择仍可依靠立体定向及皮肤表面的标记定位。如果手术目标区域位于第三脑室，正是因为操作的目的地位于同侧穹窿柱以下，故理想的手术路径则是经过侧脑室前角的底部上方，经过 Monro 孔及第三脑室顶部下方。在轴位及冠状位上，手术路径的选择，需经过尾状核头与穹窿柱之间至 Monro 孔（表 16-1）。
- 暂不考虑入路侧别，于发际线后方行直切口或曲线切口，其切口长度不定，主要取决于前方颅骨钻孔位置。
- 皮肤切口（2～3cm）直接切至颅骨骨膜，皮肤切开后应确保头皮止血彻底。

3. 开颅术

（1）钻孔

- 通过解剖标志和（或）神经导航于颅骨表面再次确定钻孔位置。
- 额部中线旁开 3cm 及冠状缝前 1～2cm 颅骨上钻 1cm 的骨孔（图 16-3）。
- 硬脑膜十字切开，硬脑膜边缘电凝止血，确保止血彻底。

（2）神经内镜

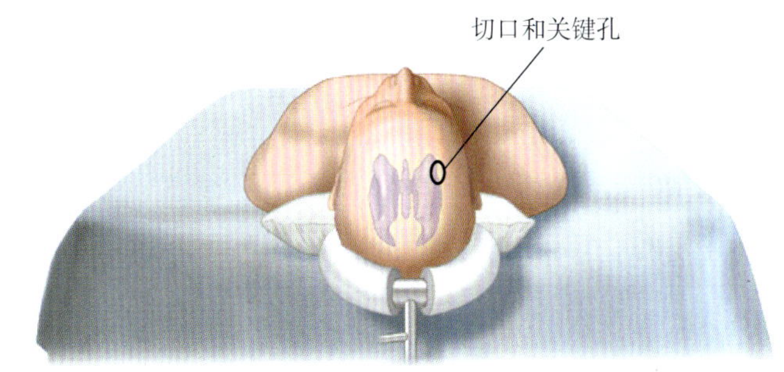

图 16-1 病人体位。本图经 Baird,L.C., Levy, M.L. 惠允使用其 Endoscopic third ventriculostomy 绘图，引自 Jandial,R., McCormick, P., Black, P. 编写的 *Core Techniques in Operative Neurosurgery* 一书，2011 年 Elsevier 公司出版（Saunders，费城）

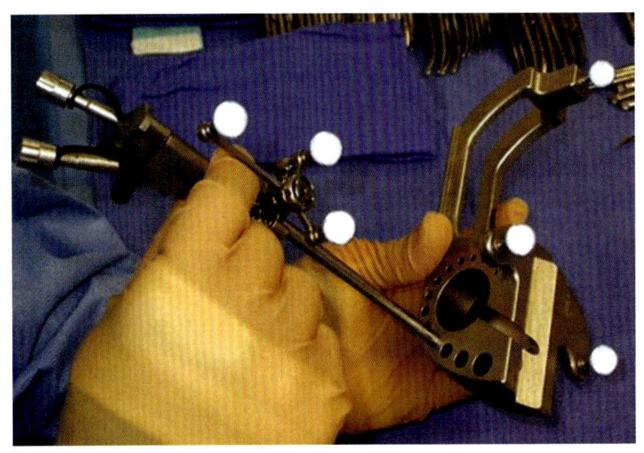

图 16-2 内镜及与导航系统连接的工作通道。本图经 Greenfield,J.P., et al. 惠允使用其 Endoscopic approach to intraventricular brain tumours 绘图，引自 Quiñones-Hinojosa, A. 主编的 *Schmidek & Sweet: Operative Neurosurgical Techniques: Indications, Methods and Results* 一书，第 6 版，2012 年 Elsevier 公司出版（Saunders，费城）

- 电凝软脑膜表面以确保避开穿刺点的皮质动脉及静脉。
- 将 19 号或 12 号带有脑室引导器的可脱性导管鞘穿入脑室 5～6cm。穿刺方向朝向同侧内眦（冠状面）及同侧耳屏（矢状面）。使用神经导航探针进一步确定穿刺轨迹。脑脊液从导管内流出则证实穿刺进入脑室。拔除穿刺针，使其与鞘分离，并将鞘固定于穿刺点。
- 神经内镜设备准备就绪。将冲洗系统与内镜工作通

表 16-1 脑室定位的关键标志

	位置	定位	穿刺方向	穿刺深度
Kocher 点	额部	中线外侧 2～3cm， 中瞳线上冠状缝前 1cm	向同侧内眦方向 向内听道方向	5～6cm
Frazierz 点	枕部	中线旁开 3～4cm，枕骨粗隆上方 6cm	垂直于大脑皮质	7～9cm

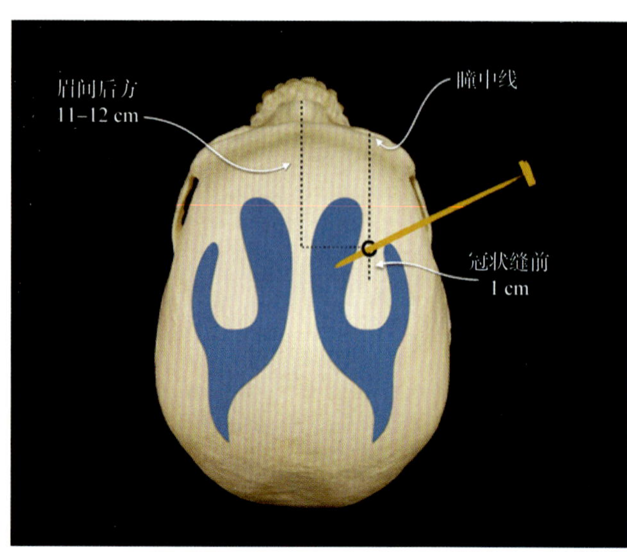

图 16-3 Kocher 孔。©Arnau Benet 版权所有

- 道上的冲洗端口连接。摄像头与光源用于辅助照明及清晰观察术野。
- 内镜通过带导管的鞘建立的通道被送入侧脑室内。
- 内镜进入侧脑室额角后，进一步识别侧脑室相关的解剖结构（脉络丛、丘脑、透明隔及纹状体静脉）及病变（图 16-4）。
- 将 37℃林格液或 0.9% 生理盐水与泵或注射器一起连接到冲洗通道。保持冲洗液流出以防止颅内压增高。
- 通过操作通道送入器械以电凝及切除肿瘤或囊肿的囊壁。内镜联合吸引器 / 切除器将肿瘤切除。吸引器及切除器的开关控制可通过脚踏实现。吸入强度可由控制台调节。
- 内镜手术过程中遇到出血点应及时予以止血，避免遮挡术野。小的出血点通常冲洗数分钟可自行止血。活动性出血需双极或单极电凝止血。
- 经脑室 - 室间孔入路主要用于病变充分突入侧脑室。若病变位于第三脑室，内镜则需定位穿过 Monro 孔。大面积电凝脉络丛可获得第三脑室占位较好的视野。
- 经脑室 - 室间孔入路：如果 Monro 孔较小或病灶突入侧脑室较少，内镜下可打开脉络裂进入第三脑室。能否顺利打开脉络裂主要取决于隔静脉与纹状体静脉相对于 Monro 孔汇入大脑内静脉的位置。术前血管造影对提前制订此部位静脉处理措施提供重要帮助。若汇合点相对于 Monro 孔位于其后方，打开脉络裂则不需切开透明隔前静脉。如果汇合点与 Monro 孔毗邻，打开脉络膜裂之前必须切开透明隔前静脉。打开脉络裂需切开脉络丛与穹窿体之间的穹窿带，在内镜工作通道中放入抓钳或使用电凝操作。经脉络裂入路潜在的缺点在于可能损伤透明隔前静脉或大脑内静脉或导致穹窿体损伤（图 16-5）。

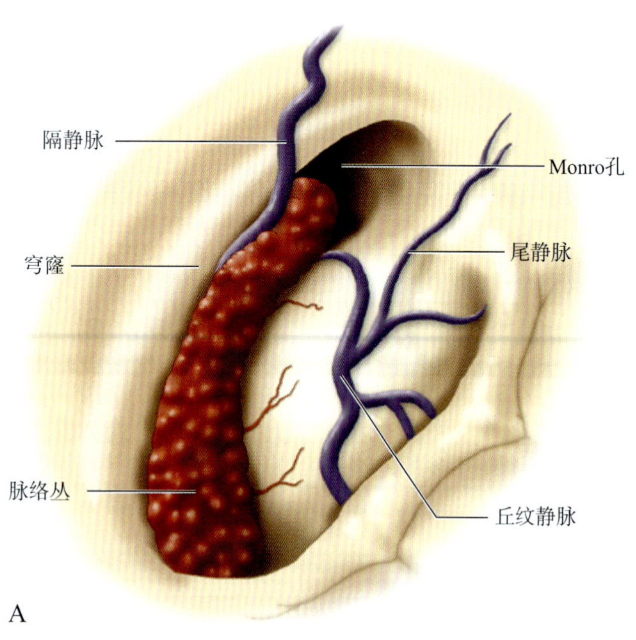

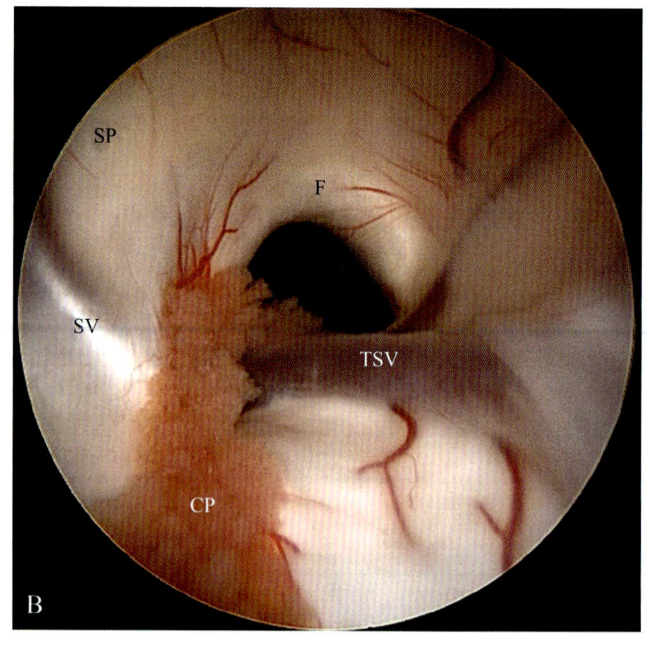

图 16-4 A. 脑室示意图。B. 进入脑室后的术中影像，可见 Monro 孔。CP：脉络丛；F：穹窿；SP：透明隔；SV：隔静脉；TSV：纹状体静脉。本图经 Baird, L.C., Levy, M.L. 惠允使用其 Endoscopic third ventriculostomy 绘图，A 图引自 Jandial,R., McCormick, P., Black, P. 编写的 Core Techniques in Operative Neurosurgery 一书，2011 年 Elsevier 公司出版（Saunders，费城）；B 图引自 Quiñones-Hinojosa, A. 主编的 *Schmidek & Sweet: Operative Neurosurgical Techniques: Indications, Methods and Results* 一书，第 6 版，2012 年 Elsevier 公司出版（Saunders，费城）

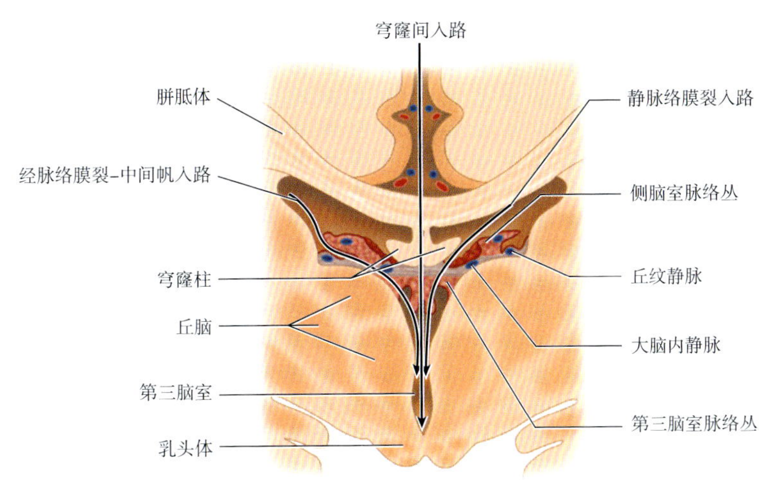

图 16-5 侧脑室冠状位前面观，显示经室间孔及经脉络膜入路

- 肿瘤位于第三脑室后部，可通过更为靠前的入路达到病变组织。钻孔可位于 Kocher 点前方 2～3cm，可使用神经导航协助定位，经由前至后的轨迹通过 Monro 孔进入第三脑室。虽然此情形下可操作性是受限的，但对于有显著脑积水的病例，灵活操作是可行的。
- 对于侧脑室房部或枕角的较小病变，病人可采取侧俯卧位使枕部位于术野最高点。Frazier 点可用于定位房部并确定钻孔位置。带有脑室引导器的可脱性导管鞘于 Frazier 点穿刺，或于扩大的房部最为靠近皮质表面的位置。上述点的确定可通过术前影像学或通过术中导航协助定位。病人及术者均应知晓经视觉皮质或视放射入路可致术后视野缺损（图 16-6）。

4. 脑室内切除策略

（1）肿瘤活检

- 其指征是那些不能全切或诊断对后续治疗有重要意义的肿瘤病例（如标记阴性的生殖细胞瘤、朗格汉斯细胞组织细胞增生症和浸润性下丘脑胶质瘤）。
- 当完成肿瘤取活检后，存在脑室内出血可能。此时建议术区多灌注冲洗。

（2）囊性肿瘤的开窗术

- 指征：有症状的囊性占位肿瘤全切困难者（如侵袭性颅咽管瘤、下丘脑 / 视交叉星形细胞瘤高度侵犯脑的重要功能区、鞍上生殖细胞肿瘤）。

（3）肿瘤切除

- 内镜下虽可完成脑室内实质性肿瘤切除，但技术上仍受限并存在较大挑战。肿瘤超过 2cm，CT 显示存在钙化，且有室管膜下广泛浸润的病例，并非典型内镜下可全切的肿瘤。
- 实质性肿瘤切除主要依靠可自主调节吸力的吸引器切除，从而替代双极电凝广泛热灼切除。
- 为避免脑脊液被迅速大量吸除，则吸引管尖端置于肿瘤组织内时方可使用吸引器。
- 质韧的非血管性纤维瘤可使用自动震荡并带有侧孔的吸引器吸除。该吸引器有较长且灵活可变的尖端，其可伸入至神经内镜工作通道内。其孔径可旋转且长度可调节，使孔径位于合理的视野范围内，并保持与神经血管结构合理的操作距离。去头的吸引器可通过脚踏控制，经手持装置调节控制角度。操作台可调节吸力大小及切除力度。可变吸力组织切割器并不能电凝烧灼，因此最好用于血供不丰富的软组织。血管性肿瘤可联合使用电凝、吸引器及

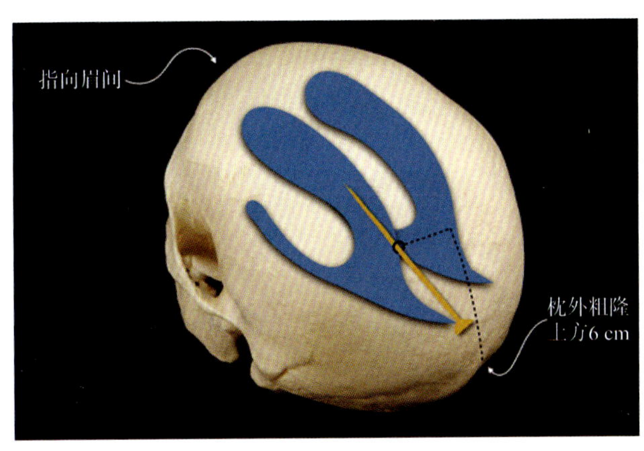

图 16-6 Frazier 孔。©Arnau Benet 版权所有

大量冲洗等方法切除。肿瘤囊的电凝优于分块切除，有利于减少肿瘤切除过程中的出血。多个工作通道同时使用，可使内镜操作更加便捷。

5. 胶样囊肿

- 正是由于其囊性质地及居中的部位，第三脑室胶样囊肿是内镜下切除的理想病变。
- 手术指征主要有颅内压增高的临床表现和（或）影像学证实病情进展（包括脑积水）。
- 术前静脉滴注皮质醇可降低发生化学性脑室炎的风险及脑室内胶样组织溢出致脑积水发生的可能。

（1）胶样囊肿切除的特殊操作步骤

1）分离：钝性分离与囊粘连的结构，可电凝囊壁及与之粘连的脉络丛。囊肿可从室管膜表面被推出。

2）吸除：打开囊腔，使用硬性吸引器吸除囊腔内容物。可使用锐利器具或电凝穿刺囊壁（图 16-7）。建议使用合适的吸引装置，若脉络丛不经意间被吸起，则需立即暂停吸引器的使用。

3）囊壁的切除：若吸除囊腔内容物后囊壁膜性结构不能切除，则锐性切除后电凝。有时囊壁与静脉结构粘连导致部分囊壁不能全切。若胶样囊肿内容物质地较硬，则可分块切除，少数病例中囊壁可整块分离：囊壁可使用钝钳夹持后牵引，并缓慢地行 360° 的逐渐分离，直至囊壁完全剥离。

（2）脑脊液引流

- 脑室外引流主要用于脑室内出血或囊性内容物溢出。当脑脊液变清亮且病人在颅内压监测下能耐受脑室外引流管夹闭，则可拔除脑室外引流管。
- 脑室外引流同样可应用于术前颅内压显著增高且有明显症状的病人。即便是梗阻性占位完全解除，若术前存在意识混乱、意识水平下降或嗜睡等状态均有指征于术后使用颅内压监测。

6. 内镜下透明隔造瘘

- 透明隔造瘘或透明隔切开的指征：肿瘤不能全切及肿瘤位于第三脑室前部或长入侧脑室阻塞 Monro 孔导致脑积水。
- 该手术位置较常规使用的钻孔位置更靠外侧（约中线外侧 4cm）并可至透明隔造瘘处。
- 透明隔造瘘位置：位于透明隔前静脉后方，透明隔静脉较大分支之间，尽可能向后远离穹窿。使用电凝烧灼造瘘，随后使用 4 号 Fogarty 球囊导管进一步扩大造瘘口。
- 进一步在直视下明确两侧脑室有效相通，可从造瘘口处观察到对侧脑室内解剖标志（如脉络丛及室管膜静脉）。
- 内镜下第三脑室底造瘘（图 16-8）如下。

（1）适应证

- 梗阻性脑积水（肿瘤或非肿瘤性的）。典型的例子是小儿松果体区肿瘤在导水管处引起梗阻性脑积水。这种病例常需要对肿瘤进行活检；在进行肿瘤标本取样之前常需要行第三脑室底造瘘术。

（2）手术步骤

- 病人取仰卧位，头部抬高 30°，应避免脑脊液从内

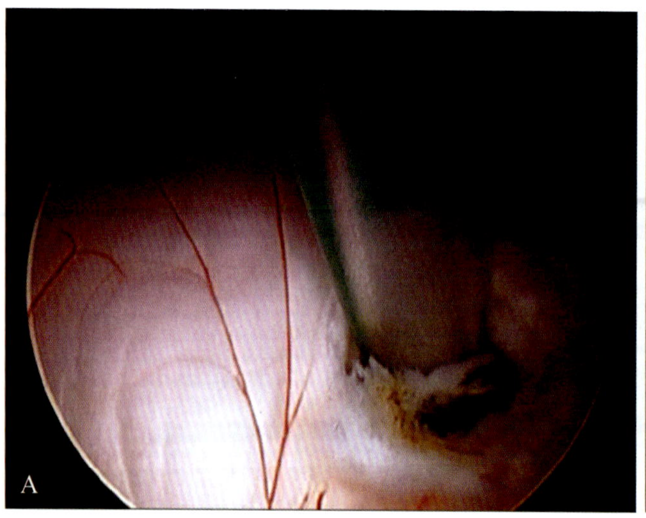

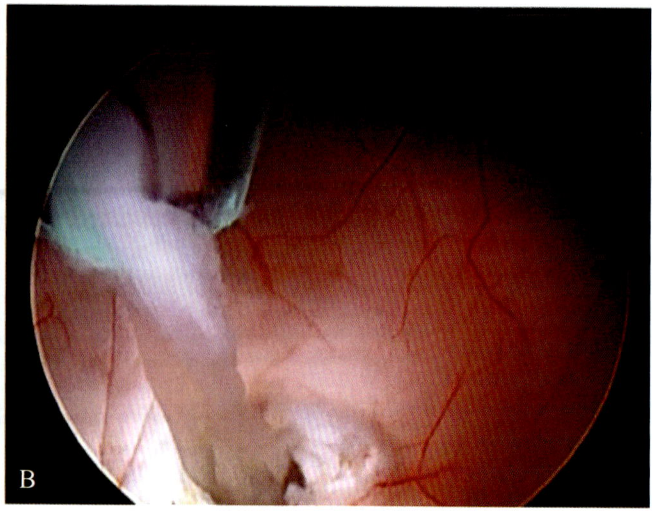

图 16-7 A. 电凝烧灼胶样囊肿壁。B. 胶样囊肿内容物。术前使用糖皮质激素可防止化学性脑室炎。本图经 Teo, C. 惠允使用其 Endoscopic colloid cyst removal 绘图，引自 Jandial,R., McCormick, P., Black, P. 编写的 *Core Techniques in Operative Neurosurgery* 一书，2011 年 Elsevier 公司出版（Saunders，费城）

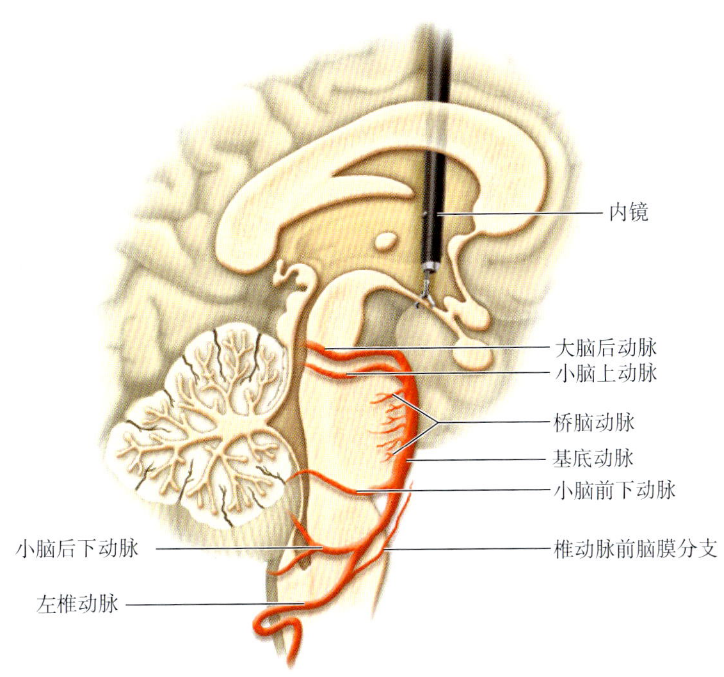

图 16-8 内镜下第三脑室造瘘。本图经 Baird, L.C., Levy, M.L. 惠允使用其 Endoscopic third ventriculostomy 绘图，引自 Jandial,R., McCormick, P., Black, P. 编写的 *Core Techniques in Operative Neurosurgery* 一书，2011 年 Elsevier 公司出版（Saunders，费城）

镜进入点处过度引流。

- 采用标准切口，颅骨钻孔，切开硬脑膜，如同上文描述的那样将脑室镜套管在 Kocher 点（中线旁开 3～4cm，冠状缝前 1.0cm）置入。
- 脑室镜逐渐前进通过 Monro 孔然后进入第三脑室（经脑室 - 室间孔入路）。
- 识别第三脑室底部的解剖结构，并将其作为第三脑室底切开的参考标记。乳头体是后方的标志，而漏斗隐窝是前方的标志。
- 用双极电凝机械性穿透乳头体前方的薄膜。
- 用 4 号 Fogarty 球囊导管通过穿孔区置入“薄膜关闭”的位置。然后在薄膜初始开口部位扩张球囊，便于进一步扩大造瘘范围，注意扩张时方向朝向脑室。穿孔区边界予以电凝，然后对桥前池使用内镜进行暴露，保证 Liliequist 膜开口部位和走行其间血管的完整性。

7. 关颅

- 一旦操作完成，脑室内应该进行充分的冲洗，详细检查清除脑室内残余的凝血块。一旦发现，立即使用吸引器直接吸出。
- 手术操作鞘被撤出，使用内镜寻找在穿刺通道部位的活动性出血。
- 钻孔部位应用钻孔盖覆盖（钛合金板），连续缝合皮肤。
- 脑脊液分流：主张根据每个病人个体情况放置脑室外引流，而依据是脑室内出血的程度。
- 术后早期应进行头颅 MR 或 CT 常规检查，以评估切开的程度、脑室内出血证据或脑积水缓解程度。如果进行了脑室外引流，则在其术后第 1 天颅内压波动在正常范围，且脑脊液清晰透明，术后影像检查没有发现任何明显脑室内血肿时，通常应停止引流。

【并发症预防】

- 脑室内的出血需在手术过程中清除，在某些病例中需要紧急开颅清除出血。在这些病例中，常需行脑室外引流，以避免因为出血阻止脑脊液循环形成梗阻性脑积水。
- 一过性的记忆力丧失是最常见的并发症，尤其是当采取经脑室入路时。这可能是对穹窿部位的过度操作引起的。
- 无菌性脑膜炎可能是由于切开胶样囊肿，由胶样囊肿内容物刺激引起的。
- 曾报道过一些年轻的合并第三脑室内胶样囊肿且有症状的病人出现突发性死亡，原因及与哪些肿瘤相关仍然是未知的。

【要点总结】

- 为了保证诊断的精确性，在肿瘤标本取样前避免烧灼肿瘤是非常重要的。
- 一旦内镜装置末端进入囊壁或肿块，为了避免从脑室腔内快速地排空脑脊液，要很谨慎地使用吸引器。

推荐阅读

Albright, A.L., Okechi, H., 2012. Use of the NICO Myriad device for tumor and cyst removals in a developing country. Childs Nerv. Syst. 28(4), 599-604.

Cappabianca, P., Cinalli, G., Gangemi, M., et al. 2008. Application of neuroendoscopy to intraventricular lesions. Neurosurgery 62 (2), SHC575-SHC597.

Gaab, M.R., Schroeder, H.W., 1999. Neuroendoscopic approach to intraventricular lesions. Neurosurg. Focus 6(4), article e5.

McLaughlin, L.F., Ditzel Filho, D., Prevedello, M., Kelly, D.F., Carrau, R.L., Kassam, A.B., 2012. Side-cutting aspiration device for endoscopic and microscopic tumor removal. J. Neurol. Surg. B, 73(1), 11-20.

Mohanty, A., Thompson, B.J., Patterson, J., 2013. Initial experience with endoscopic side cutting aspiration system in pure neuroendoscopic excision of large intraventricular tumors. World Neurosurg. 80(5), 655.e15-655.e21.

Raza, S.M., Recinos, P.F., Avendano, J., Adams, H., Jallo, G.I., Quiñones-Hinojosa, A., 2011. Minimally invasive trans-portal resection of deep intracranial lesions. Minim. Invas. Neurosurg., 54(1), 5-11.

Recinos, P.F., Raza, S.M., Jallo, G.I., Recinos, V.R., 2011. Use of a minimally invasive tubular retraction system for deep- seated tumors in pediatric patients: technical note. J. Neurosurg. 7(5), 516-521.

Schroeder, H.W., 2013. Intraventricular tumors. World Neurosurg. 79(2 Suppl), S17.e15-S17.e19.

Sood, S., Nundkumar, N., Ham, S.D., 2011. Interhemispheric endoscopic resection of large intraventricular and thalamic tumors: technical note. J. Neurosurg. 7(6), 596-599.

第四部分

颅 底 入 路

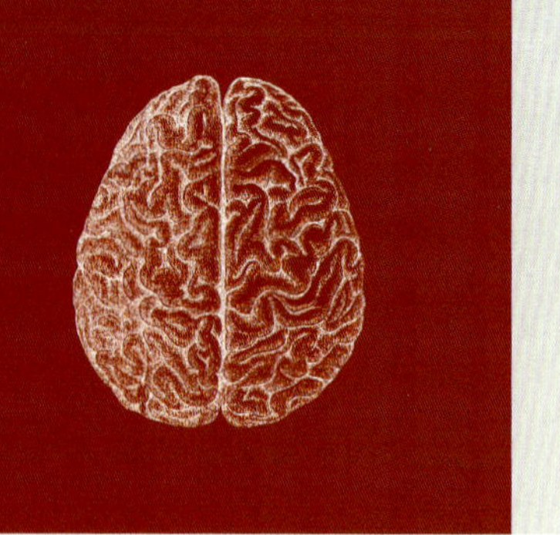
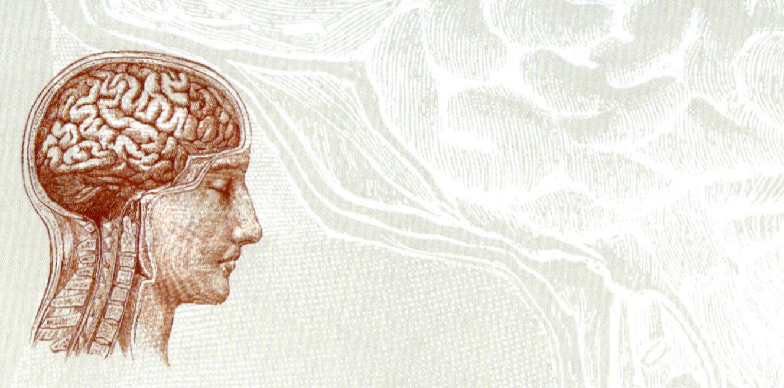

第17章　翼点入路

Jordina Rincon-Torroella, Alfredo Quiñones-Hinojosa

参看 video17，请访问 expertconsult.com 

【适应证】

- 翼点开颅和经侧裂入路是现代神经外科最常用的技术。
- 翼点开颅可以暴露额顶部及颞叶岛盖区和基底池（图 17-1）。这个入路允许开放整个侧裂，可以暴露基底动脉环、蝶骨翼、鞍结节、斜坡上部、海绵窦和鞍旁区域。
- 颅前窝、颅中窝轴外肿瘤和岛叶及额颞顶部外侧皮质下轴内肿瘤。
- 适用于前后循环动脉瘤夹闭术和侧裂区动静脉畸形切除术，也适用于清除在这个区域内脑实质内出血或动脉瘤引起的不适于经血管内治疗的出血。

【禁忌证】

- 更适合于用其他入路治疗的鞍区、鞍旁中线部位肿瘤（如经鼻入路或向前上扩展的双冠状开颅）和大脑后动脉、大脑前动脉远端的病变。病灶扩展至第三脑室可能更适合于眶颧入路或经胼胝体入路。翼点入路对夹闭高位基底动脉瘤是禁忌的，因为其无法暴露对位于后床突上方基底动脉的顶部。

【手术流程】

1. 病人体位

- 病人置于仰卧位，头部过伸，抬高并朝对侧旋转 30°～60°，以便使颧骨体部位于术野最高点，同侧肩部抬高以方便头部旋转。
- 头部以头架固定。为了避免 Mayfield 固定架阻挡术野显露，双钉安放在同侧乳突区域或更靠后位于枕骨处，单钉安放在对侧额部正对瞳孔中线上，尽量避免经过颞肌固定。这个体位可以针对每个病灶进行适当调整。

2. 皮肤切口

- 自颧弓根部至中线以记号笔标记弧形切口线。为了美容的更好效果，推荐切口起自耳屏前 3.5～4.0cm 皮肤的皱褶区，其有面部提升的效果。病人的发际线作为切口前端界线，可避免明显的瘢痕。
- 切口分段切开，在进行下段切开前止血要彻底。头皮止血夹在需要的时候可以用于皮肤边缘。
- 用 10 号刀片切开皮肤，开始于前部并朝向颞上线，然后弧形向下转向颧弓。从中线到颞上线，皮肤全层切开，包括颅骨骨膜及帽状腱膜层（如果骨膜层不需要保留）。从颞上线到颧弓部位仅仅切开颞浅筋膜的浅层。在两层筋膜间切开皮肤，将皮肤从颞肌表面分离，暴露颞浅筋膜，以便随后进行筋膜间或颞肌下分离。
- 颞浅动脉起源于颈外动脉腮腺水平。它很浅表地穿行于后 1/3 的颞骨颧突之上，分为额支和顶支。在皮肤切开的最尾侧段颞动脉可能被损伤。钝性分离至颞肌筋膜水平，在这个区域保留颞浅动脉。掀起皮瓣并牵向前方，显露颞浅筋膜（图 17-2）。

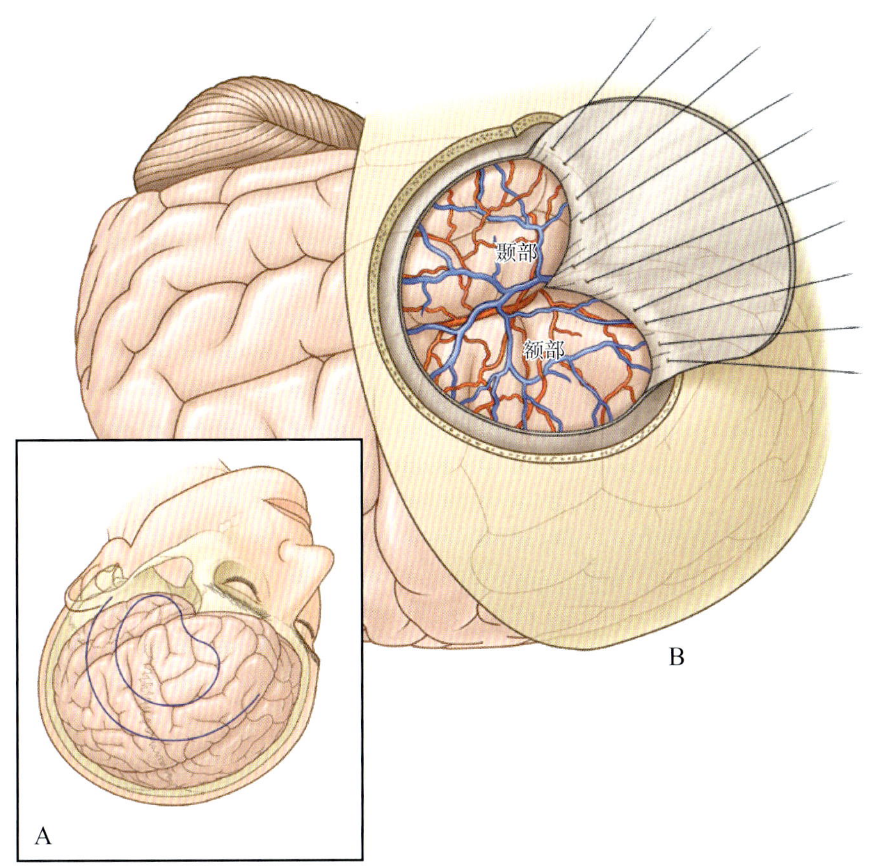

图 17-1　A、B. 显示翼点入路的手术窗。颅骨切开给术者提供了接触颞额裂和顶裂的方法，同时还可以看到鞍旁区动脉瘤的前循环、后循环及矢状动脉瘤的大部分。本图根据 Potts M.B., Chang, E.F., Young W.L., et al. 文章 Transsylvian-transinsular approaches to the insula and basal ganglia: operative techniques and results with vascular lesions 重绘，*Neurosurgery* 2012；70(4)：824-834.

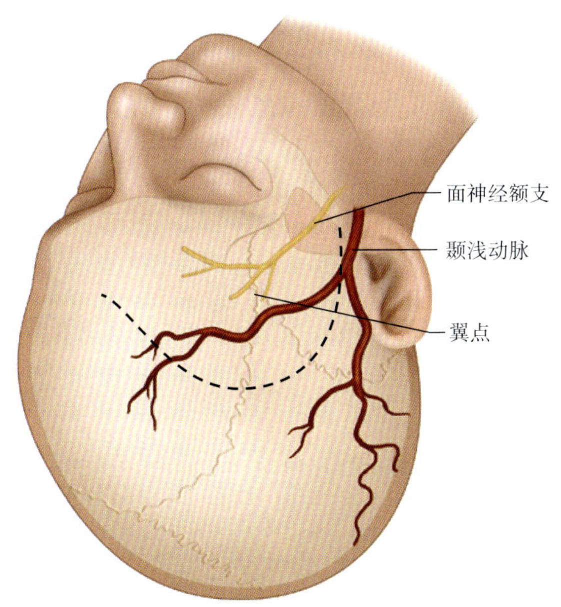

图 17-2　学习面神经和颞浅动脉的外科解剖有助于手术切开皮肤的过程中避免不必要的损伤。当需要辅助放疗时损害了颞浅动脉不仅不能获得良好血管化的皮瓣，也不能实现好的整形效果。本图经 Nanda, A., Javalkar, V. 惠允使用其 Paraclinoid carotid artery aneurysms 绘图，引自 Jandial,R., McCormick, P., Black, P. 编写的 *Core Techniques in Operative Neurosurgery* 一书，2011 年 Elsevier 公司出版（Saunders，费城）

- 筋膜间分离：颞浅筋膜覆盖颞肌并且附着于颞上线及颧弓。在附着于颧弓之前，颞浅筋膜分为两层（浅层和深层）。面神经的额颞支走行在两层筋膜间脂肪垫内。当皮瓣翻起时，显露颞浅筋膜的浅层和颞浅脂肪垫。弧形切开颞浅筋膜的浅层并且将有面神经走行的脂肪垫一起翻开。如果有需要或牵拉的皮瓣需要延长则筋膜下分离可以一直向下至颧弓。保留脂肪垫将避免由于牵拉张力而损伤面神经。最后小心地将脂肪垫牵向前方，显露被颞浅筋膜深层覆盖的颞肌。
- 颞肌切开沿着颞上线，在骨膜下分离并翻向外侧。当从颞骨分离颞肌时，采取钝性分离，不提倡电刀切开。保留约 1.0cm 肌肉在颞骨上是重要的，为后期再缝合颞肌做准备。
- 另外一个选择是肌肉下分离技术。颞肌被切开并且与颞浅筋膜一并被翻起而无须进行筋膜分离。相比筋膜间分离技术，颞肌下分离对面神经损伤的风险小，但是限制了操作空间。两种分离技术对于作为颞肌主要供血动脉中从颌内动脉发出的颞深动脉分支可能有较好的保护。

- Lelia 条可用于支撑牵引鱼钩或缝线从而牵开皮肤及肌肉瓣。然而任何对颞肌的压迫及造成缺血的因素都应该避免。眼球的压迫可能造成血管迷走神经性窦性心动过缓及视网膜中央静脉血栓形成引起的失明。

3. 颅骨切开

- 依靠术者的喜好及病变的位置，选择 1～5 个孔高速磨钻切开颅骨。笔者认为选择 3 个左右位于颞肌下的钻孔可起到更好的美容效果：①锁孔（关键孔），在蝶额缝的上方，颞上线的下方，额颧缝的后方；②在颧弓根部的上方，向后到蝶骨小翼的后方；③最后方的点位于颞上线的下方（在留取的颞肌肌袖的下方）。最后 1 个孔可以依手术需要尽可能向上调整，如同笔者在附送的视频中所显示的一样（图 17-3）。
- 在骨孔位置使用 3 号 Penfield 剥离子将硬脑膜从颅骨上分离。颅骨内板残余部分可使用 Kerrision 咬骨钳逐渐咬除。骨孔边缘填塞骨蜡有助于骨孔内出血的止血。
- 使用颅骨切开器将骨孔间连接起来。眶上孔可作为颅骨切除术的内侧边界，这一操作最好是从后向前

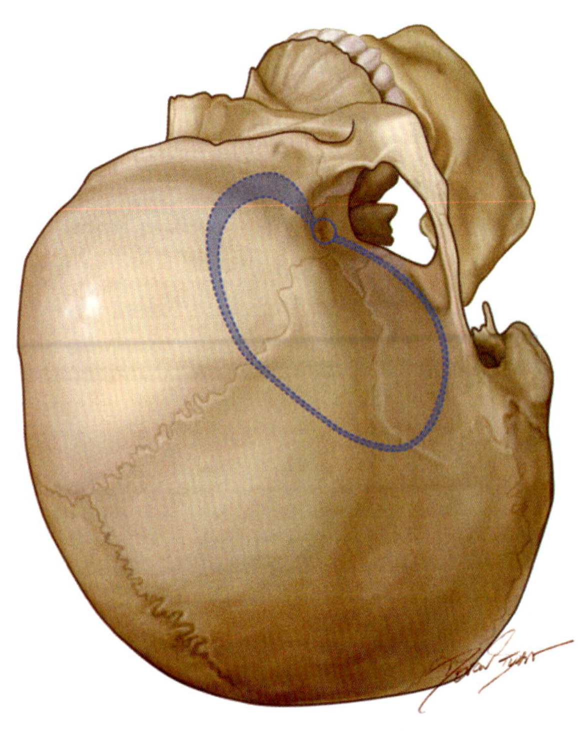

图 17-3 开颅手术中翼点和锁孔的定位

操作，因为有可能会发生脑膜中动脉的出血，所以基底部的骨质（即靠近中颅底的骨质）最后切开。对于那些发生出血的病例，当完成骨质切开后应掀起颅骨骨瓣，使用双极电凝及骨蜡止血。
- 颅骨切开后，轻柔地抬起骨瓣，同时用钝性剥离子将硬脑膜从颅骨内板上剥离。在整个操作过程中，将剥离器向上向前推开硬脑膜，从骨面上剥离而不是将硬脑膜自骨面拉向脑组织，这个步骤很重要。骨瓣使用夹持器稳妥固定，避免其从手中脱落。保留一部分肌袖与骨瓣相连。
- 笔者选择在此肌袖瓣处将骨瓣复位重建，应用钛板连接骨瓣。
- 蝶骨小翼、颞骨下部和眶顶可能需要用磨钻磨平或咬骨钳咬除，便于对脑组织最少的牵拉而进入颅底。根据病灶定位，可能需要行额外的骨质切除，包括硬脑膜外、硬脑膜内前床突切除，视神经管顶部和眶上裂顶部去除等，避免进入眼眶或额窦。如果术者的工作空间是一个锥形结构，则其锥底部应该位于脑表面，这些附加操作可以增加锥顶的范围（图 17-4）。
- 硬脑膜从颅底分离并翻折，以便进入这些颅底结构。然而重要的是操作不要超过骨切除术的界线以避免在硬脑膜外形成无效腔。硬脑膜紧密悬吊固定以阻止术后可能出现硬脑膜外血肿。
- 浸湿的棉片可覆盖在骨缘及软组织瓣上，其可以阻止小的出血及减轻显微镜的反光。

4. 打开硬脑膜

- 应用 11 号刀片先在远离侧裂及功能区的硬脑膜切开小口，在切开硬脑膜时应用薄的湿棉片放置在蛛网膜及硬脑膜之间以保护脑实质。随后用剪刀“C”形切开硬脑膜，并将硬脑膜瓣向前翻向眼眶部及蝶骨翼外侧。硬脑膜使用湿棉片覆盖，避免干燥。
- 显露额下回及额中回、颞上回、颞中回和侧裂。

5. 硬脑膜内分离

- 这时需要应用标准显微外科技术来打开侧裂和基底池。笔者支持在解剖侧裂时使用显微镜代替放大镜（图 17-5）。
- 在额下回岛盖三角区处平行侧裂方向使用蛛网膜刀或皮下注射器针头切开蛛网膜。将侧裂向前朝大脑

外侧打开到达大脑中动脉 M1 和 M2 段，或向后朝缘上回到达大脑中动脉的 M3 和 M4 段。随后再以显微钳、显微剪刀及最小输出的双极电凝小心分离，切开皮质蛛网膜将侧裂浅静脉向下游离至颞侧。如果需要较宽的分离，皮质的小静脉可能需要被牺牲（图 17-6）。为了发现大脑中动脉主干，皮质动脉可能需要分离到岛叶动脉。术者沿着大脑中动脉 M2 段向前分离，在见到大脑中动脉 M1 段前先暴露外侧豆状核纹状体血管及岛阈。

- 视神经从额叶蛛网膜附着处被游离。

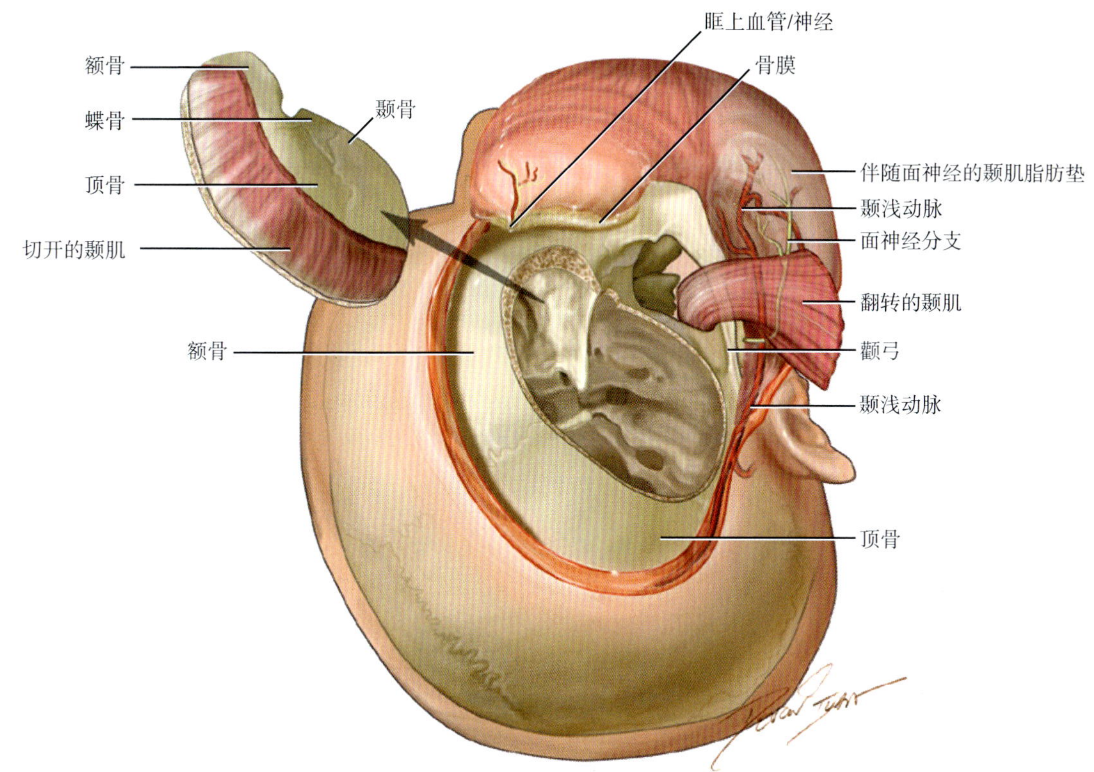

图 17-4　翼点开颅术后要对相应的骨瓣进行移除，在颞骨底、眶顶，前床突和（或）蝶骨小翼上可进行部分钻孔，以获得更好的手术视野与操作空间

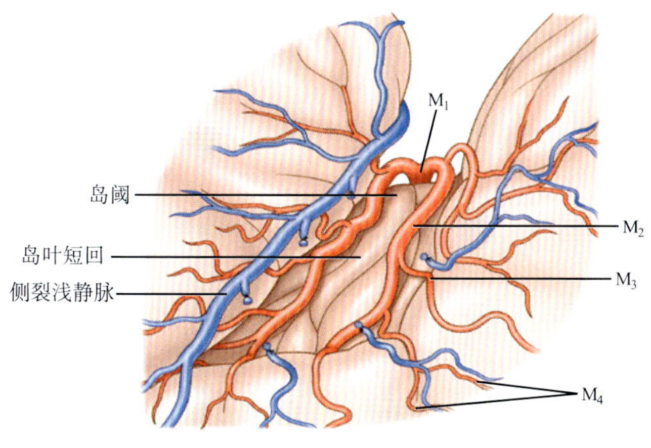

图 17-5　大脑外侧裂分离的相关解剖。该部位的分离是沿着侧裂静脉、深部侧裂静脉、表浅侧裂静脉以及大脑中动脉的蝶窦段 M_1、岛状段 M_2、鲤盖节 M_3 和皮质段 M_4，短脑回和脑岛隔膜进行的。本图根据 Potts M.B., Chang, E.F., Young W.L., et al. 文章 Transsylvian-transinsular approaches to the insula and basal ganglia: operative techniques and results with vascular lesions 重绘，*Neurosurgery* 2012；70(4)：824-834

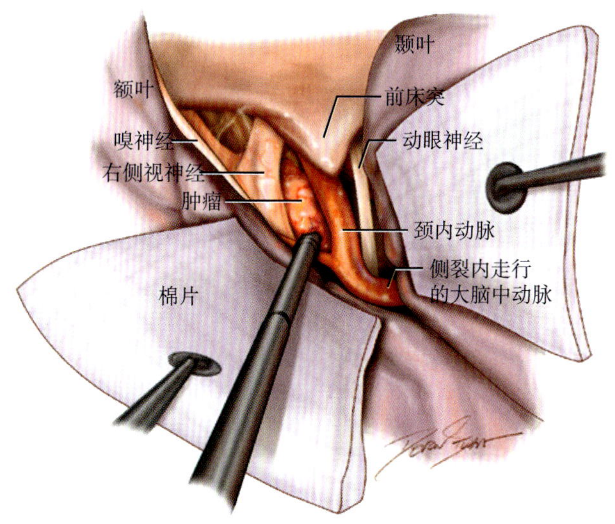

图 17-6　大脑外侧裂分离后显微镜下的海绵窦结构。该图显示经颈动脉三角做蝶鞍肿瘤切除

6. 关颅

- 在硬脑膜关闭后，需要认真检查额窦是否被侵犯，如果被侵犯则需要修复。
- 笔者喜欢在骨瓣中央悬吊硬脑膜。
- 选择合适的薄钛板固定骨瓣。钛板覆盖颅骨钻孔区，钛网和骨水泥可填充任何间隙并且使骨表面变平。
- 使用不可吸收缝线将颞肌缝合至肌袖上。
- 采用标准方式缝合皮肤。

【要点总结】

- 当必须要进入海绵窦和眶上裂时，建议使用神经电生理对眼外肌进行监测。
- 如果切口靠近耳屏和病人的发际线，常可以有较好术后效果。
- 切口下缘延伸至颧弓以下将增加引起面神级和颞浅动脉损伤的风险。
- 避免损伤颞浅动脉是非常重要的，因为它是皮瓣最重要的供血动脉。此外，处理来自浅层的连续出血很耗时而且还影响深部视野的显露。后期颞浅动脉的迟发性出血是术后硬脑膜外出血的主要来源，有时需要清除或延迟伤口愈合。仔细分离和保护动脉是比较容易做到的。
- 无须分离眶骨膜内侧至眶上神经，因其会损伤滑车神经引起术后复视。侵犯眶周骨膜可引起术后眼球内陷，在局部死腔内放入一小块肌肉或颅骨骨膜可以避免。
- 开放的额窦需要颅骨化，去除额窦腔内容物，强烈推荐在关颅时以带血管蒂的颅骨骨膜覆盖额窦，也可在额窦内填以肌肉、脂肪或羟基磷灰石，再以纤维蛋白胶封闭，避免脑脊液漏、颅内感染、颅腔积气和额窦黏液囊肿形成。
- 重要的是在打开侧裂的过程中所有需要的蛛网膜都要进行分离。当分离额叶岛盖和颞叶岛盖时，蛛网膜束带可能会造成对穿支血管的牵拉及对脑实质的束缚。侧裂远端的分离颇具挑战性，因其包含颞叶静脉与额顶静脉的汇合。尽管可能需要牺牲一些静脉来增加手术工作通道，但静脉回流受阻塞容易造成静脉性梗死。

推荐阅读

Andaluz, N., Beretta, F., Bernucci, C., et al. 2006. Evidence for the improved exposure of the ophthalmic segment of the internal carotid artery after anterior clinoidectomy: morphometric analysis. Acta Neurochir. (Wien) 148, 971-975.

Conway, J.E., Raza, S.M., Li, K., McDermott, M.W., Quiñones-Hinojosa, A., 2010. A surgical modification for performing orbitozygomatic osteotomies: technical note. Neurosurg. Rev. 33(4), 491-500.

Gonzalez, L.F., Crawford, N.R., Horgan, M.A., et al. 2002. Working area and angle of attack in three cranial base approaches: pterional, orbitozygomatic, and maxillary extension of the orbitozygomatic approach. Neurosurgery 50, 550-555.

Kadri, P.S., Al-Mefty, O., 2004. The anatomical basis for surgical preservation of temporal muscle. J. Neurosurg. 100, 517-522.

Potts, M.B., Chang, E.F., Young, W.L., et al. 2012. Transsylvian-transinsular approaches to the insula and basal ganglia: operative techniques and results with vascular lesions. Neurosurgery 70(4), 824-834.

Raza, S.M., Thai, Q.A., Pradilla, G., et al. 2008. Frontozygomatic titanium cranioplasty in frontosphenotemporal ("pterional") craniotomy. Neurosurgery 62, 262-264.

Yasargil, M.G., Reichman, M.V., Kubik, S., 1987. Preservation of the frontotemporal branch of the facial nerve using the interfascial temporalis flap for pterional craniotomy. Technical article. J. Neurosurg. 67, 463-466.

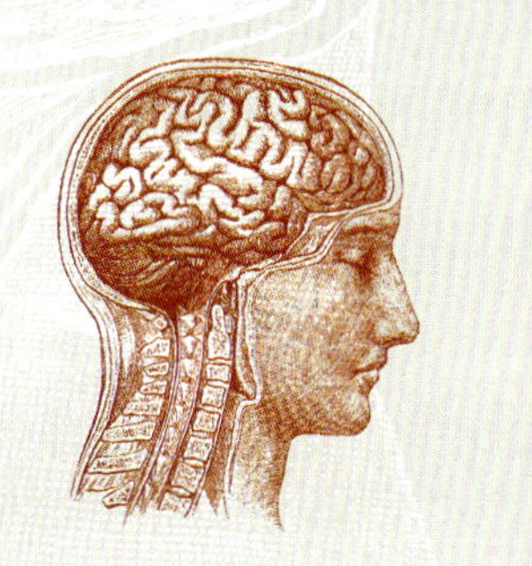
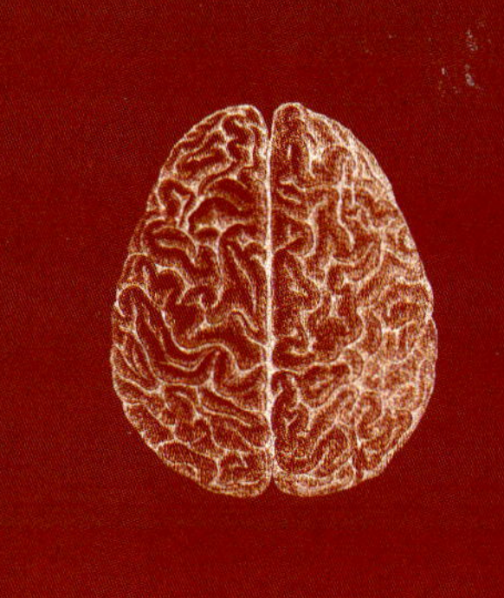

第18章 眶颧手术入路

Jordina Rincon-Torroella, Gabriel Vargas-Rosales, Alfredo Quiñones-Hinojosa

参看 video18，请访问 expertconsult.com

【适应证与禁忌证】

- 在额颞蝶开颅基础上的眶颧骨切开术，增加了外科医师的手术操作空间，可以把到达深部病变所需的脑组织牵拉降到最低。眶骨切开术可以增加前床突上方的术野，而颧骨切开术可以通过向外侧牵开颞叶到达颅中窝。
- 颅前窝、鞍上区域、鞍旁区域、蝶骨翼内侧、海绵窦、颅中窝、海绵窦、颅后窝、上斜坡的病变，可以通过附加后床突切除术和或岩骨前部切除术延伸进入颅后窝的上部。
- 其他入路更适合治疗鞍区、鞍旁肿瘤向前上扩展（如双额冠状开颅术）。

【手术流程】

1. 病人体位

- 病人头部使用 Mayfield 头架固定后，头部向上过伸然后向对侧旋转使颧骨隆凸位于术野最高处，额叶从颅前窝底自然移开。

2. 皮肤切口

- 根据病人的发际线，行起自颧弓根部至耳屏前 0.5～1cm 下方的弧形切口（隐藏于面部皮肤皱褶内），延伸至对侧瞳中线相对应的位置。对于发际线较高的病人（即发际线后移），可以采用双侧冠状切口。
- 行头皮双层分离，翻起皮肤将其与颞肌分离。在此操作过程中需要保全颞浅动脉，这不仅为了可能进行的间接血供重建手术，而且为了保证将来可能需要术后放疗病人皮瓣的血供。
- 掀起皮瓣直至在额颧突后方刚好显露脂肪垫。
- 此时，切开颞浅筋膜并且进行筋膜下锐性分离，直到骨膜下暴露额颧突和颧弓 / 根部。分离的筋膜同皮瓣一起被牵向前方。
- 然后从颞窝骨膜下分离颞肌，分离方向从下向上、从后向前，如此颞深筋膜和供应肌肉的血管得以保留。
- 自额颧突离断颞肌以便于在眼眶外识别眶下裂（图 18-1）。
- 剥离位于颧弓下缘咬肌的附着点。为了减少术后出现牙关紧闭的发生率，可以保留附着于颧骨的咬肌，将其和其他肌肉组织一起翻向下方。
- 眶骨膜随后被从眶壁上分离，以便从眶下裂（外侧界线）将其游离至眶上神经血管束（内侧界线）并且尽可能向后延伸。

3. 开颅（图 18-2 和图 18-3）

- 于额颧突后方 2cm 的额蝶缝上钻孔，随后行标准的额颞蝶开颅术。注意，对于颅前窝病变，开颅范围可以根据需求向内侧扩大，这种情况可以将眶上神经血管束牵开。

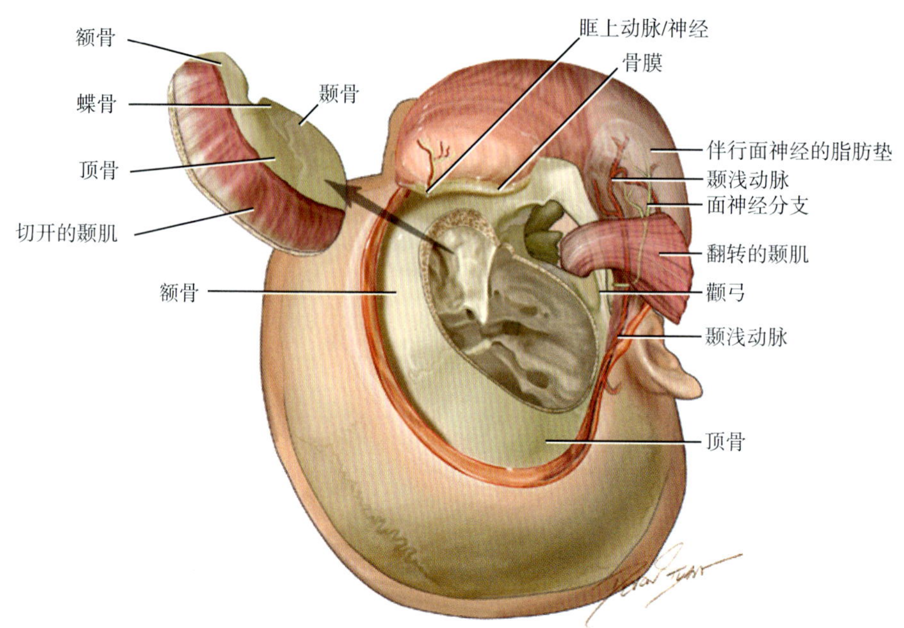

图 18-1 眶颧骨截骨术的软组织解剖。完成头皮瓣后，可以暴露出眶嵴、额颧突和颧骨。分离颞肌并向下翻起，筋膜下剥离时要特别注意注意保护面神经。眶颧入路包含两步，先是额颞开颅手术，其次为眶颧截骨术

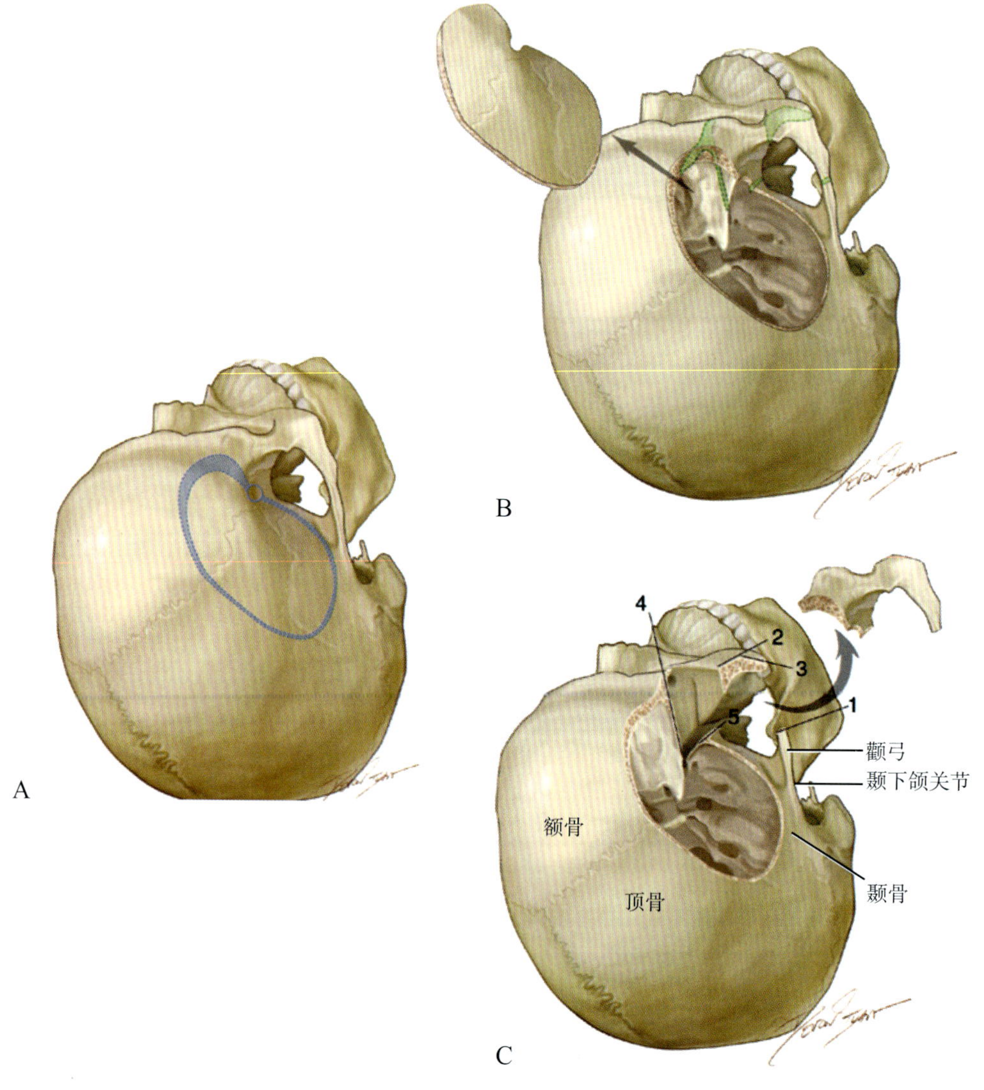

图 18-2 额颞开颅和五次截骨的位置。A. Mac-Carty 关键孔及额颞开颅的区域。B. 额颞开颅后，用 5 个位点对眶颧骨截骨进行了规划，可参见图 18-2C 中描述的相应编号，即为截骨的位置。C. OrdooZy-GoMalm 的截骨方法使颅中窝和鞍区的进入及可视化程度得到了改善

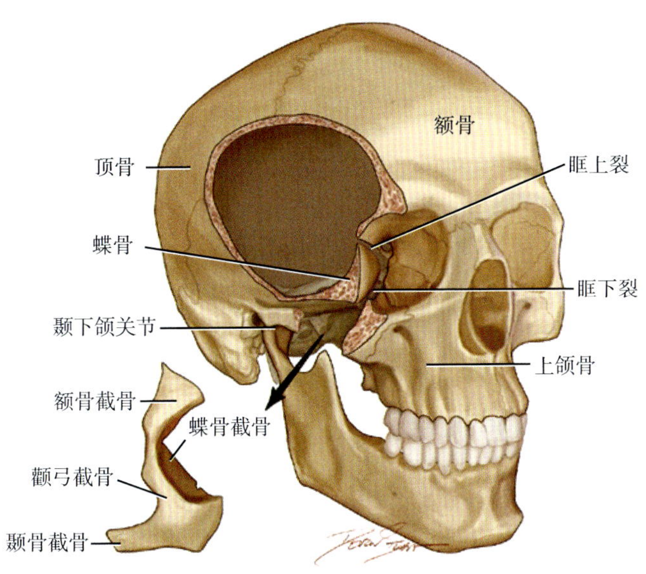

图 18-3　颅骨手术窗的前面观。注意对眶顶和眶外侧壁骨质的处理及对颞下颌关节的保全

- 最终要使用骨锯、骨刀或长柄开颅器等器械进行五处骨质切割，去除颧弓和部分眶顶、眶外侧壁。
- 第一处：在颧骨根部斜向上后切割，这样可以保全颞下颌关节。
- 第二、三处：从眶下裂截向颧骨颞突，这样，颧骨的额突和颞突可以作为一个整体从颧骨体部取下。在做第二处截骨时，在眶内放置小牵开器以保护眶周组织。为保证良好的美容学重建，这两处骨切开做成“V”字形。
- 第四处：从眶嵴向后沿着眶顶截向眶上裂。这处切口通常紧靠眶上切迹、眶上孔外侧。为了避免术后眼球搏动性突出，该切口通常向后延伸至少 3cm。截骨切口向后延伸后，会指向眶上壁和眶外侧壁相连处的外侧（如果采用 MacCarty 锁孔入路，即指向关键孔）。
- 第五处：从眶下裂（眶外、颅外）截向骨切开线终点，移除眶外侧壁。
- 该最终点是整个眶颞截骨术的完成点。随后可以对蝶骨翼到前床突的任何留下的骨质进行移除。
- 根据目标病变情况，可以对以下骨质进行额外的去除，包括前床突、视神经管顶、眶上裂顶。术者的操作空间为圆锥形，圆锥底在大脑表面，去除骨质可以方便锥尖处的操作。

4. 打开硬脑膜

- 应用“C”形切口打开并向前翻起硬脑膜，这样可以牵开前方暴露的眶周组织，或以脑膜中动脉为基底切开硬脑膜。

5. 硬脑膜内解剖

- 根据病变情况采用标准显微外科技巧。
- 眶颧入路开颅术可以对双侧视神经、视交叉及同侧嗅神经和颈动脉进行广泛暴露。手术入路可以利用这些结构间隙以到达深部病变（图 18-4）。

6. 关颅

- 在初步的硬脑膜关闭之后，应检查额窦有没有开放，如果有则需要修补。
- 截下的骨质需要用扁平的钛板固定。所有可以触及的缝隙都要使用骨水泥进行填补。在固定截骨的过程中，必须要确认没有眼外肌被夹在眶外侧壁或眶上壁的缝隙之中。如果眶周受到侵犯，在固定骨瓣之前应在眶周放置一片薄的硬脑膜替代物。
- 以标准方式还纳颅骨瓣（图 18-5）。
- 为了确保术后美观，沿着蝶骨翼利用钛合金塑形颅骨来连接眶外侧嵴和颅骨骨瓣。这样可以避免颞肌陷入此前骨切除造成的蝶骨缺损中。
- 随后行颞肌和筋膜复位，以标准方式缝合头皮皮瓣。

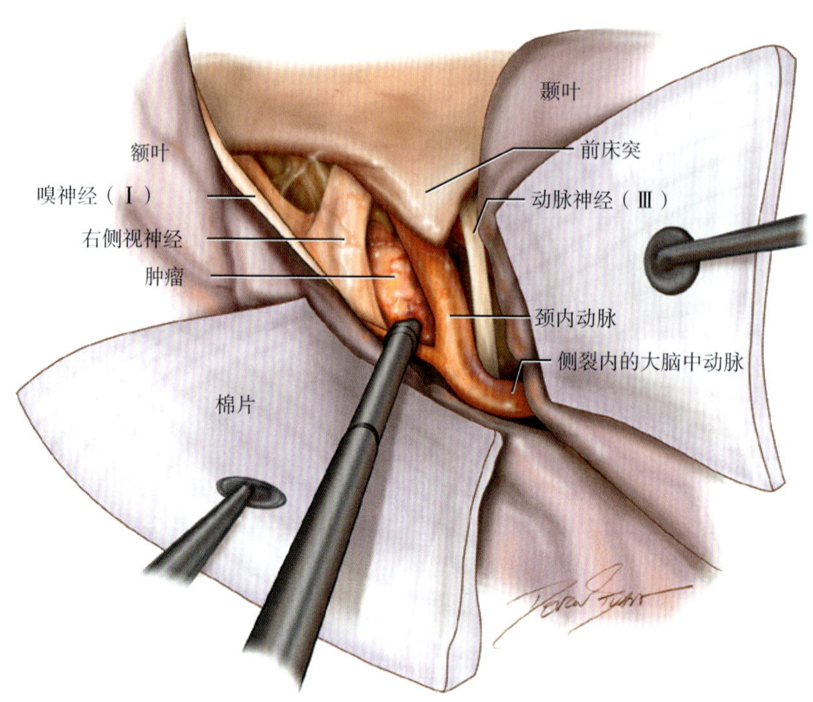

图 18-4 眶颧入路开颅术为海绵窦和深部手术通道提供的视野，术者可以辨认出由前颅窝底部与蝶骨大翼构成的颅底结构、额叶、左侧视神经、右侧视神经、颈内动脉和嗅神经

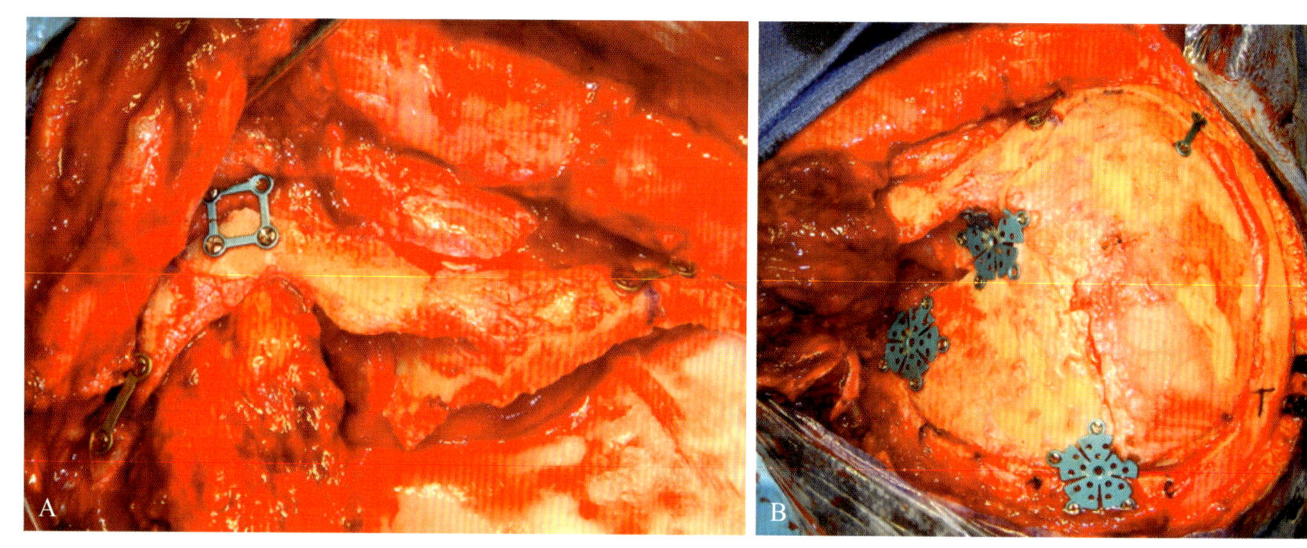

图 18-5 A、B 均为术中照片，展示了所截骨质、颅骨骨瓣及钛片的固定情况

【要点总结】

- 很重要的一点是，在进行眶 - 颧截骨术时就需要考虑颅骨重建和术后美观的问题。首先，需要用连接片固定截下的骨质，并在颅盖骨上预钻孔来确保固定效果。此外，应该以倾斜的角度进行截骨，这样连接复位比较简单。
- 该入路可以增加手术者的操作空间，但是仍需要一定的显微外科手术技术来进行良好的蛛网膜分解、脑脊液释放等侧裂的分离操作。
- 需要考虑某些情况下蝶骨 - 眶骨骨质增生（如患有脑膜瘤），这会影响对眶外侧壁和眶上壁截骨时钻头类型的选择。此外，如果骨质移除较广泛，必须进行适当的重建。
- 该手术入路可根据病变情况对截骨的位置和大小进行调整。例如，对鞍结节部位的脑膜瘤，则没有必要广泛暴露颅中窝。这时候，不需要移除颧骨，仅进行眶骨截骨就可以。

（详细内容见“改良眶 - 颧或眶 - 翼点入路”的视频）。

推荐阅读

Conway, J.C., Raza, S.M., Li, K., McDermott, M., Quiñones-Hinojosa, A., 2010. A surgical modification for performing orbitozygomatic osteotomies: a technical note. Neurosurg. Rev. 33, 491-500.

Lemole, G.M., Jr., Henn, J.S., Zabramski, J.M., Spetzler, R.F., 2003. Modifications to the orbitozygomatic approach. Technical note. J. Neurosurg. 99, 924-930.

Raza, S.M., Thai, Q.A., Pradilla, G., Tamargo, R.J., 2008. Frontozygomatic titanium cranioplasty in frontosphenotemporal ("pterional") craniotomy. Neurosurgery 62(Suppl 1), 262-265.

Zabramski, J.M., Kiris, T., Sankhla, S.K., Cabiol, J., Spetzler, R.F., 1998. Orbitozygomatic craniotomy. Technical note. J. Neurosurg. 89, 336-341.

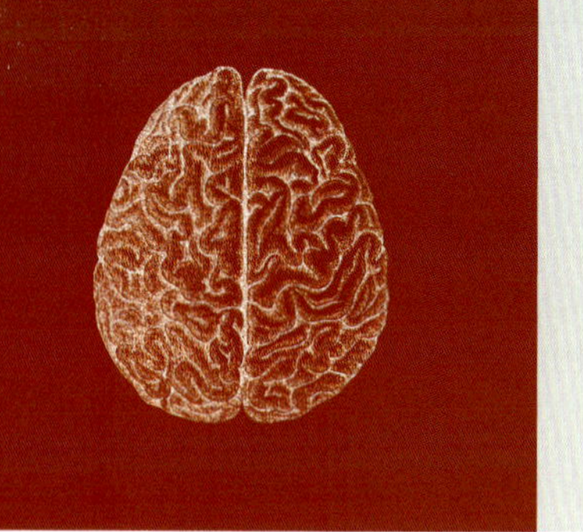
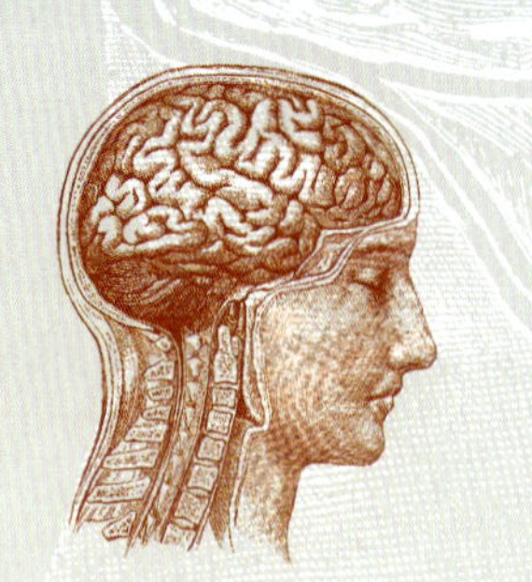

第 19 章　眶上入路截骨术：眼睑及眉弓切口

Jordina Rincon-Torroella, Elizabeth Ogando-Rivas,
Alfredo Quiñones-Hinojosa

参看 video19，请访问 expertconsult.com

【概要】

通过眶上入路可以到达位于颅前窝、颅中窝、鞍区和鞍旁区的多个手术部位。该入路与额 - 眶入路、翼点入路和眶 - 颧入路相比，损伤较小。为了实现最佳的美容效果，可以采用眼睑切口与眉弓切口两种方式进行眶上入路开颅术。

【术前注意事项】

- 决定是否采用这些技术由以下因素决定：术者所熟悉的解剖结构和手术路径、合并症、病人整体健康情况、需切除的病变大小及额窦大小。
- 建议行 CT 扫描评估额窦的大小和位置。如果额窦较大并向外侧延伸至眶上切迹，则为眶上入路的相对手术禁忌。
- 内镜辅助技术可以用来获得鞍区、鞍旁区、斜坡上 1/3、第三脑室前部和脚间池的广泛视野。
- 联合经鼻入路可用于延伸至鞍区的病变。
- 建议术中放置角膜保护装置或行临时的术侧眼睑缝合。
- 在某些病例中可以采用腰大池引流降低颅内压，预防脑脊液漏。

【适应证】

- 颅前窝病变：嗅沟、蝶骨平面或蝶骨翼部位的脑膜瘤，肿瘤最大直径不超过 3cm。
- 鞍区和鞍旁区病变：垂体腺瘤、颅咽管瘤和鞍结节脑膜瘤。
- 位于眶回的轴内病变：内侧眶回、直回与额极的海绵状血管瘤、胶质瘤。
- 前循环动脉瘤：主要是未破裂的前交通动脉瘤，同样包括颈内动脉 C_7 段动脉瘤。
- 通过该入路可以到达同侧和对侧的视神经（Ⅱ）、同侧动眼神经（Ⅲ）和脚间池。
- 分离打开外侧裂近端可以到达颈动脉复合体内侧和颞叶内侧。

【禁忌证】

- 眶上入路处理明显累及颅中窝或海绵窦的病变，其效果并不理想。
- 眶上入路难以到达中央前回及额上回、额中回的病变。
- 不推荐利用该入路处理与血管结构紧密相连的肿瘤，因为缺乏对近端血管的控制而导致出血风险高。
- 明显的脑水肿或伴发脑积水是该入路的相对禁忌证。
- 额窦巨大是相对禁忌证，因为这会增加感染和术后形成黏液囊肿的风险。此入路难以获得一块带血管的颅骨骨膜瓣来封闭额窦（如果需要可以利用内镜技术取得较大的带血管颅骨骨膜瓣）。

【手术流程】

1. 病人体位

- 病人取仰卧位，使用三钉头架固定头部。
- 头部上抬，高于胸部水平并保持伸展 20°～30°（使额叶离开颅前窝底）。
- 根据病变位置不同，将头部向对侧旋转 15°～60°。
  - 位于同侧外侧裂的病变，旋转 15°。
  - 位于鞍上区外侧的病变，旋转 20°。
  - 位于鞍上区前部的病变，旋转 30°。
  - 位于嗅沟和筛板区域的病变，旋转 60°。

2. 眼睑入路

（1）眼睑切口

- 为了确保最佳美容效果，最好在病人清醒时根据病人眼睑皱褶来精确标记切口线（图 19-1）。
- 行临时的眼睑缝合术，用 4-0 缝线将上下眼睑缝合在一起，这可以在术中保持眼睑闭合以保护眼球。
- 沿着切口线注射局部麻醉药物和血管收缩药物。可以另将血管收缩药沿着眶上外侧缘注入骨膜下。
- 眼睑切口起自距内眦外侧 3～6mm，沿着自然的上眼睑皱褶向外走行。
- 切口应沿着眼睑自然皱褶向外延伸，可一直延伸至外眦外侧 2.5mm 处。这一区域被称为“安全区”，可以避开面神经额支。在最外侧部分，切口应尽可能保持水平，避免损伤同样在该处水平走行的眶上神经分支（图 19-2）。

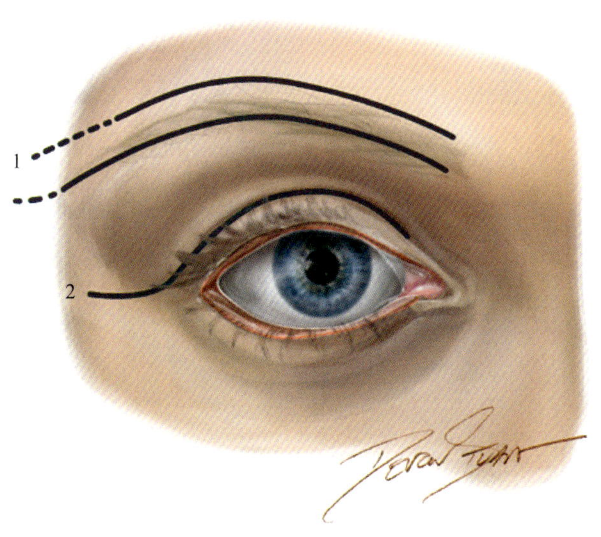

图 19-1　图中展示了眶上入路的眉弓切口（1）和眼睑切口（2）

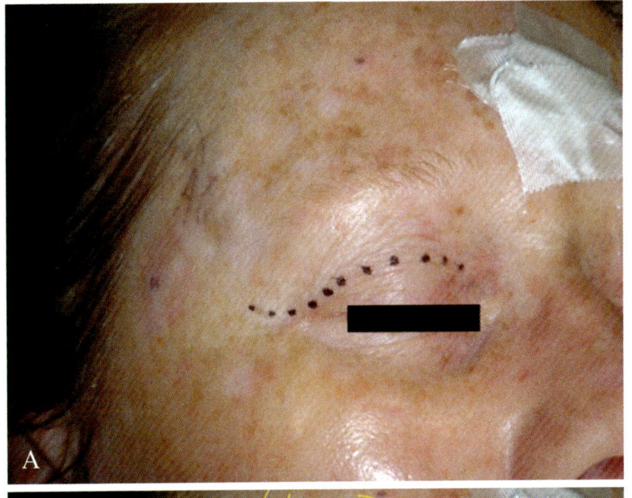

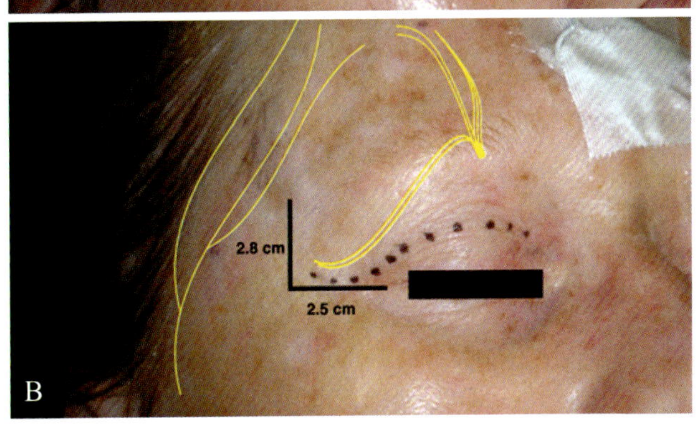

图 19-2　A. 沿着眼睑皱褶走行的眼睑入路切口；B. 眼睑切口。“安全区”可以避开面神经分支。*©A.Quiñones - Hinojosa 版权所有*

- 切口第一步仅切开皮肤。

（2）软组织分离

- 切开皮肤后，首先暴露眼轮匝肌。然后沿着肌纤维走行进行仔细地解剖直至可以看到眶隔。眶隔是位于眶上缘和眼球上表面之间白色坚韧的组织结构（图 19-3A）。
- 眶隔有助于骨膜外层面的解剖定位；将眶隔从眶缘处分离，形成骨膜和眶顶之间的间隙；随后再将骨膜从眶顶和眶外侧壁剥离（图 19-3B）。
- 分离顺序是从前向后，从外侧向内侧。分离过程中需保持眶骨膜完整，这样可以减少脂肪疝出。
- 随后，使用 11 号手术刀沿着眶缘切断骨膜。牵开骨膜暴露眶缘骨膜下组织，内侧界线为眶上切迹，外侧界线为额颧骨交界处。
- 可以用锋利的剪刀将眶上神经从眶上切迹处剪断并游离。
- 牵开骨膜下的额肌和前额皮肤，广泛暴露额骨（图 19-4）。
- 用手术刀或手术剪打开颞肌筋膜，牵开肌肉，暴露颞窝（此处钻 MacCarty 孔）和眶外侧壁。进行骨膜下组织离断时注意留下一段附着在颞上线处的肌肉，这样可以缝合得更加美观。

- 可以用鱼钩形牵开器轻轻地拉开皮肤，也可以放置 Greenberg 牵开器。

（3）开颅术（图 19-5 和图 19-6）

- 在额颧交界处后方 1cm 处钻 MacCarty 孔，这里包括了额颧缝和蝶鳞缝（图 19-5）。
- 进行五处骨质切割以便打开额骨，同时整块取下眶上缘骨质（图 19-6）。
  - 第一处切割：从钻孔经额骨切向眶嵴；在到达眶嵴之前需要停下磨钻以保护眶内容物。眶上切迹是开颅的内侧界线。
  - 第二处切割：用脑压板牵开眶内容物，从眶嵴

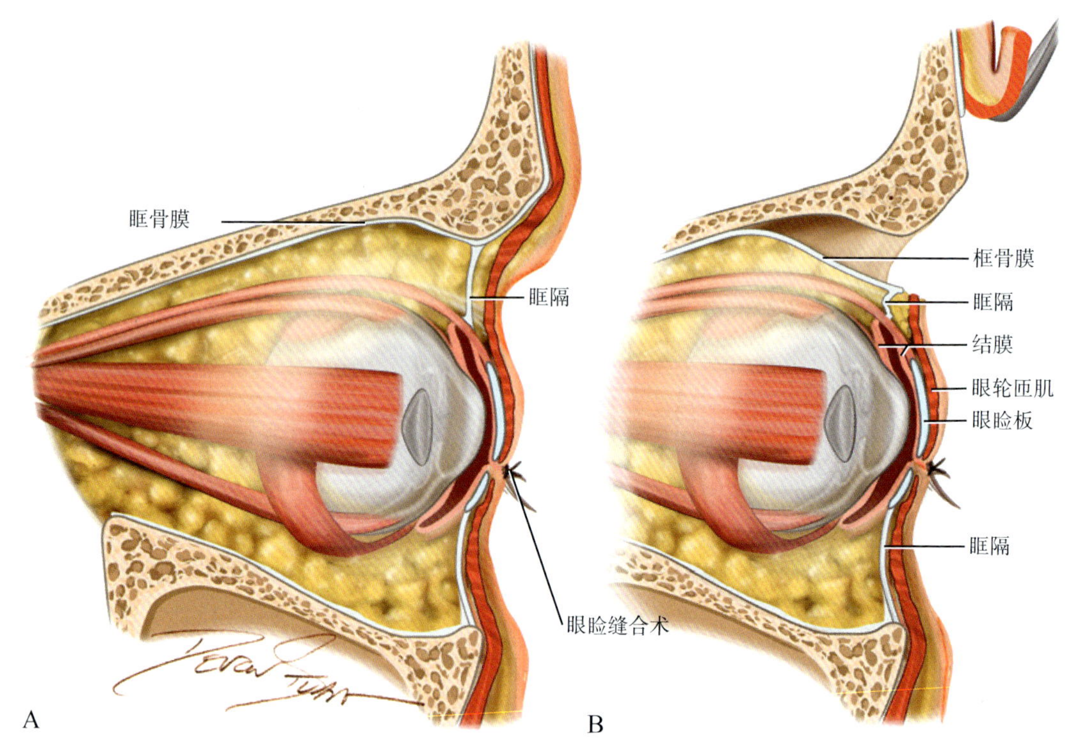

图 19-3 A、B. 显示眶隔将上眼睑分为两个薄层面：前层包括皮肤和眼轮匝肌，后层包括眼睑板、结膜和支配眼睑收缩的肌肉。该入路涉及的解剖均在前层完成

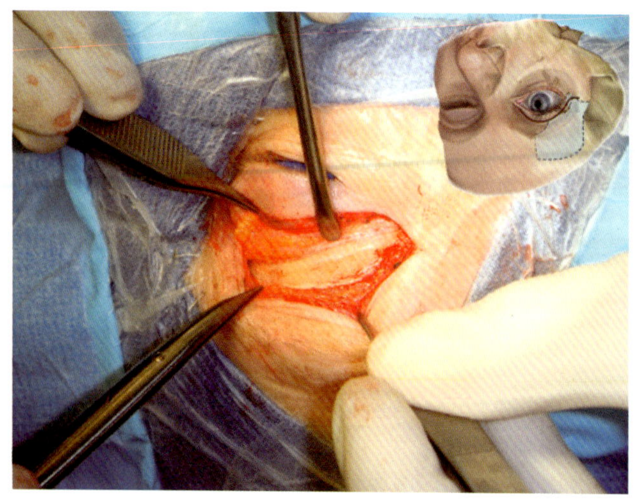

图 19-4 暴露右侧眶缘

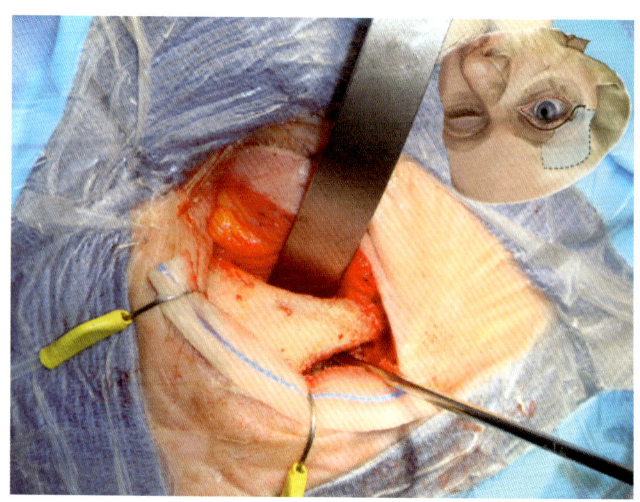

图 19-5 在额颧骨交界后方 1cm 处的上颞线上行 MacCarty 孔。需要注意在这里用鱼钩形牵开器轻轻地牵拉额部皮肤，并垫上棉片以保护软组织

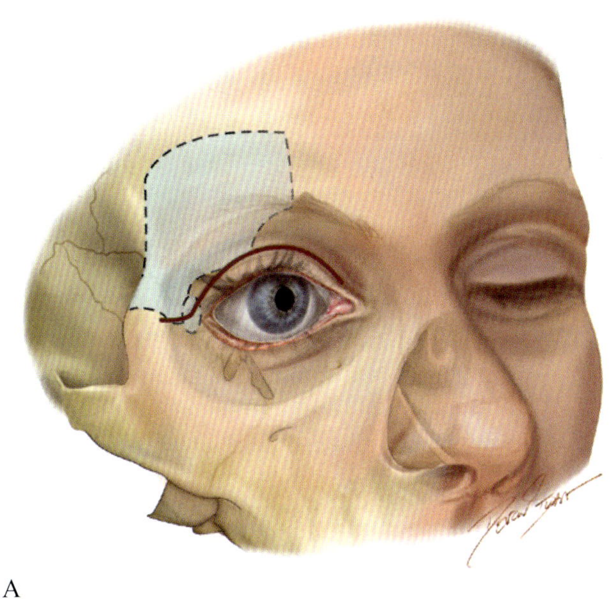

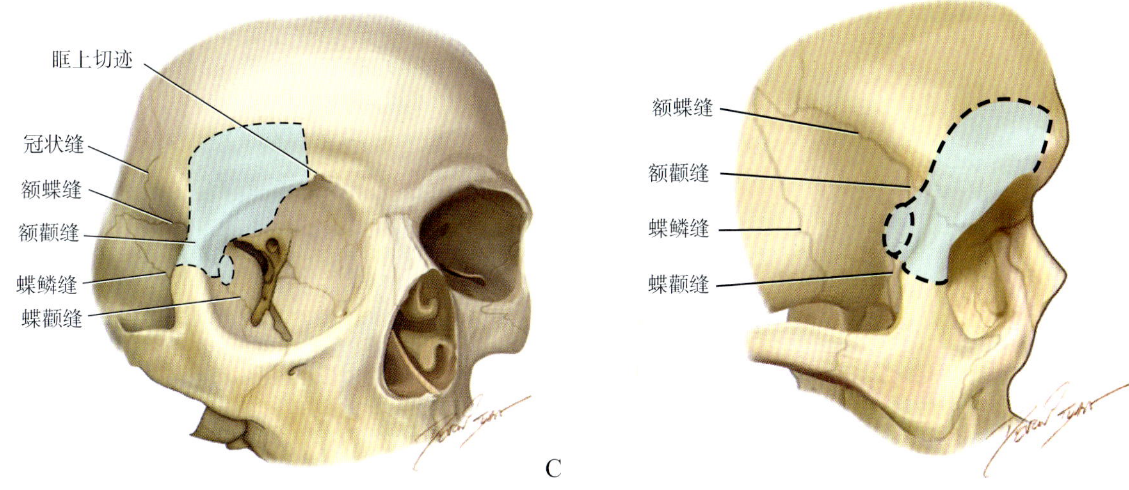

图 19-6　经眼睑切口的眶上开颅术。A. 展示了进行开颅需要的五处骨质切割。B. 眼眶正前方视角。切下的骨瓣包括眶顶前 2/3 及 2.5cm 的额骨，内侧界线为眶上切迹。C. 侧方视角。骨瓣包括额蝶线和颧骨根部上升支的上段

（眶内）截向第一处截骨的末端。
- 第三处切割：利用脚控磨钻，从钻孔处开始，由眶外侧壁到颧骨额突。
- 第四处切割：利用特制的骨凿进行，骨凿边缘粗钝可以保护组织，中央部位锋利，可以切割骨质。从眶内，经眶顶尽可能向后进行截取（平均 2.5cm），同时需要牵开眶骨骨膜。
- 第五处切割：从钻孔外侧眶骨经内侧或眶外侧壁切到第三处截骨的部位。

- 取下整块骨瓣后，可以继续磨除蝶骨翼以增加额叶与颞叶的显露。

3. 眉弓入路

（1）眉弓切口（图 19-1 和图 19-7）

- 沿着眉弓或眉弓上方进行 4～5cm 的水平皮肤切口标记。内侧界线是眶上切迹边缘，外侧界线是眉弓骨缘后外侧 1cm。如果该入路需要扩大手术野，切口可以向下方延伸至颧骨，以避免对面神经额支主干的损伤（图 19-8A）。
- 使用剪刀剪断眶上神经，并将其与骨膜一起从眶上切迹处游离。
- 应用“C”形切口切开骨膜，骨膜瓣基底在眶缘处。

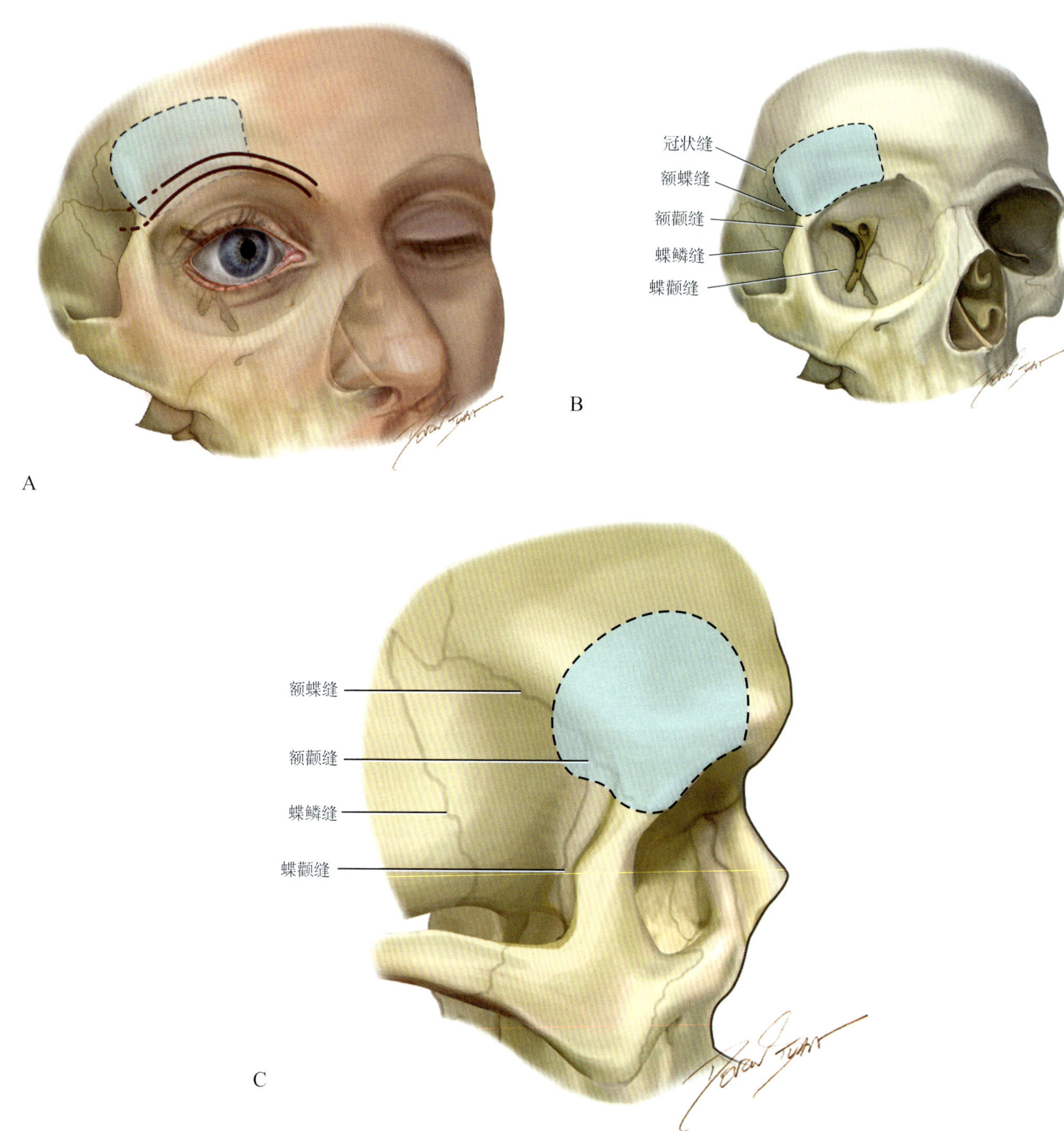

图 19-7 A. 眉弓切口开颅。B. 眶前视角所见的眶上锁孔开颅术。C. 侧方视角突出显示开颅范围可向侧方延伸至颅前窝和颅中窝

- 使用骨膜剥离器暴露颞窝处的骨质。
- 使用鱼钩形牵开器和 Greenberg 牵开器轻柔地牵开皮肤（图 19-8B）。

（2）额骨骨瓣（图 19-7）

- 在额骨最外侧钻一骨孔，并应用钝头剥离子分离硬脑膜。
- 然后，利用脚控高速铣刀铣开颅骨。从钻孔处开始，向内至眶上切迹，随后向上，再向外侧横切额骨，最后回到骨孔处。

（3）带眶缘的额 - 颞骨瓣的移除

- 具体参照上文眼睑开颅部分。
- 根据预计达到病变的角度和大小，术者可以利用此入路行额部前颅底开颅术或将额部开颅术与眶上嵴截骨术相结合的骨板整块取出。

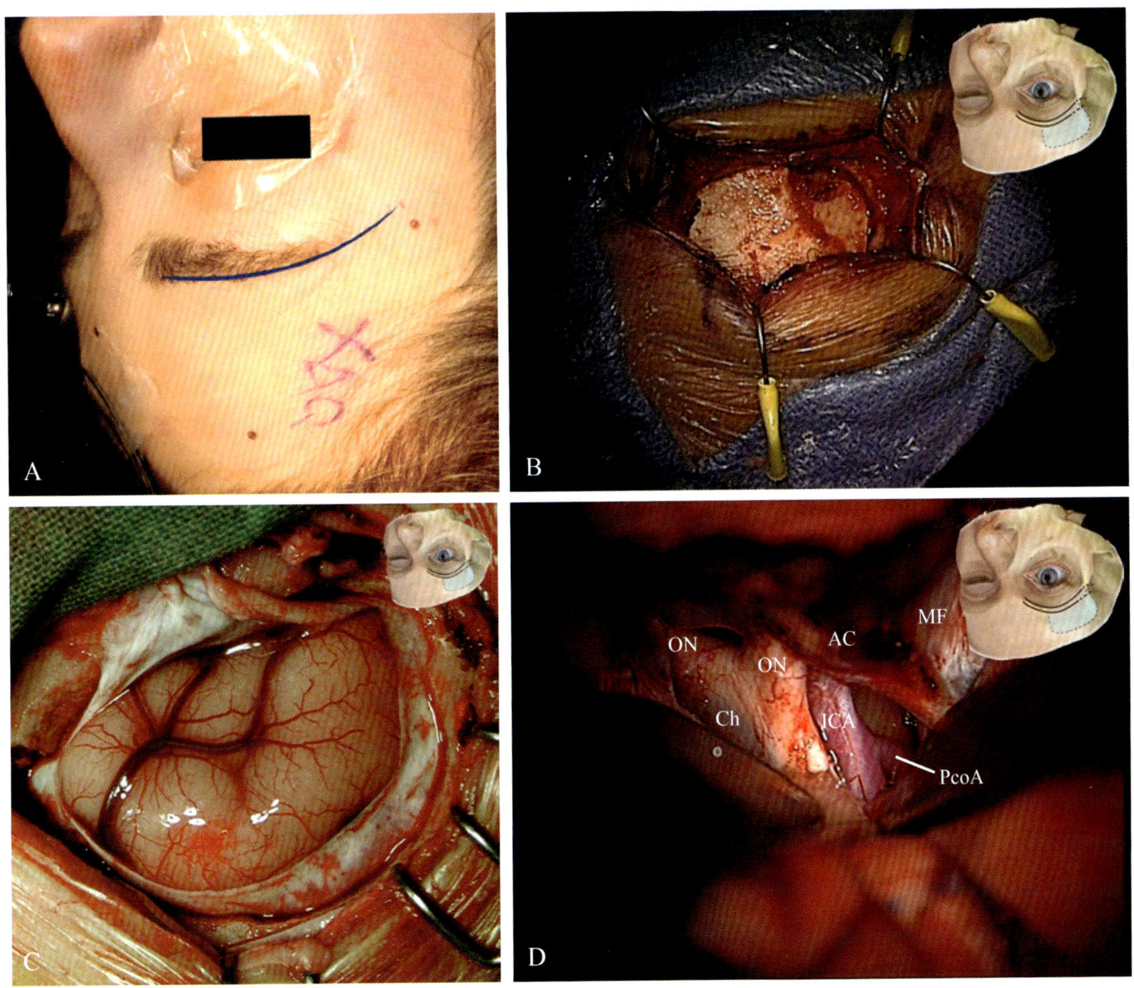

图 19-8　A. 眉弓入路的切口和病人体位。B. 眉弓入路骨瓣移除之前的小型开颅术。C. 眶上入路手术野。D. 术中手术野，暴露了颈内动脉（ICA）、后交通动脉（PcoA）、视神经（ON）、视交叉（Ch）、前床突（AC）和颅中窝（MF）。本图经 Bettegowda, C., Raza, S.M., Jallo, G.I., Quiñones-Hinojosa, A. 惠允使用其 Extended retrosigmoidcraniotomy 绘图，引自 Jandial,R., McCormick, P., Black, P. 编写的 *Core Techniques in Operative Neurosurgery* 一书，2011 年 Elsevier 公司出版（Saunders，费城）

（4）硬脑膜切开（图 19-8C）

- 弧形切开硬脑膜，硬脑膜瓣基底在眶周或眶缘。

（5）显微外科解剖（图 19-8D）

- 为了获得更多的操作空间，进行持续的脑脊液外引流是很重要的。
- 可以使用磨钻对蝶骨小翼进行磨除以避免对脑组织的牵拉。
- 与经鼻蝶垂体瘤切除术类似，使用弯角手术器械以便术者在拐角处进行操作。

4. 关颅

- 闭合硬脑膜。
- 还纳骨瓣，钛板固定。
- 可使用骨水泥来保持美观。
- 颞肌筋膜用可吸收线缝合，皮肤用 6-0 可吸收线缝合。

【并发症预防】

- 如眶上神经的损伤，病人可出现严重的前额感觉减退，该症状通常在术后 6～8 个月以上可以改善。
- 如损伤眉弓毛囊，病人可出现眉毛脱落。为了减少这一问题，可在紧贴眉弓上缘的位置做切口。
- 如果打开了额窦，必须要移除该区域的黏膜，再使用明胶海绵进行封闭并注入抗生素、骨水泥，同时置入肌肉（如颞肌）或脂肪组织。避免封闭额窦开口，以保持黏液的引流。
- 如前文所述，可用内镜获取带血管蒂的骨膜瓣。

【要点总结】

- 眼睑入路中，必须移除眶缘，而眉弓入路中，可根据目标病变的位置选择移除或不移除眶缘。当病变靠后或在中线时，需要移除眶缘。
- 在以上 2 个入路中，可根据病变情况选择进行额骨骨瓣或额 - 颞骨瓣开颅术。
- 与眼睑入路相比，眉弓入路暴露的额骨范围更大。
- 剥离眶缘内侧骨膜时，需仔细操作，保护泪腺隐窝处的骨膜。

推荐阅读

Abdel Aziz, K., Bhatia, S., Tantawy, M., et al. 2011. Minimally invasive transpalpebral "eyelid" approach to the anterior cranial base. Neurosurgery 69(2 Suppl Operative), 195-206.

Andaluz, N., Romano A., Reddy L., Zuccarello, M., 2008. Eyelid approach to the anterior cranial base. J. Neurosurg. 109, 341-346.

Chu, E.A., Quiñones-Hinojosa, A., Boahene, K.D., 2010. Transblepharoplasty orbitofrontal craniotomy for repair of lateral and posterior frontal sinus cerebrospinal fluid leak. Otolaryngol. Head Neck Surg. 142(6), 906-908.

Dlohy, B., Chae, M., Teo, C., 2015. The supraorbital eyebrow approach in children: clinical outcomes, cosmetic results and complications. J. Neurosurg. Pediatr. 15, 12-19.

Mukherjee, D., Raza, S.M., Boahene, K.D., Quiñones-Hinojosa, A., 2010. Giant encephalocele. Br. J. Neurosurg. 24(2), 219-220.

Ormond, R., Hadjipanayis, G., 2013. The supraorbital keyhole craniotomy through an eyebrow incision: its origins and evolution. Minim. Invas. Surg. 2013, 296469. doi: 10.1155/2013/296469.

Owusu Boahene, K.D., Lim, M., Chu, E., Quiñones-Hinojosa, A., 2012. Transpalpebral orbitofrontal craniotomy: a minimally invasive approach to anterior cranial vault lesions. Skull Base 20(4), 237-244.

Raza, S.M., Garzon-Mundivi, T., Boaehene, K., et al. 2012. The supraorbital craniotomy for access to the skull base and intraaxial lesion: a technique in evolution. Minim. Invas. Neurosurg. 53(1), 1-8.

Xie, Q., Wang, D.J., Sun, L., et al. 2014. Minimal invasive transeyelid approach to anterior and middle skull base meningioma: a preliminary study of Shanghai Huashan hospital. Int. J. Clin. Exp. Med. 7(11), 3974-3982.

Zador, Z., Gnanalingham, K., 2013. Eyebrow craniotomy for anterior skull base lesions: how I do it. Acta Neurchir. 155, 99-106.

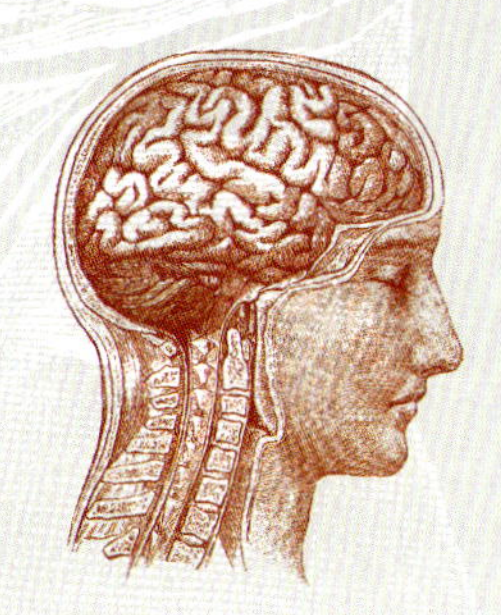
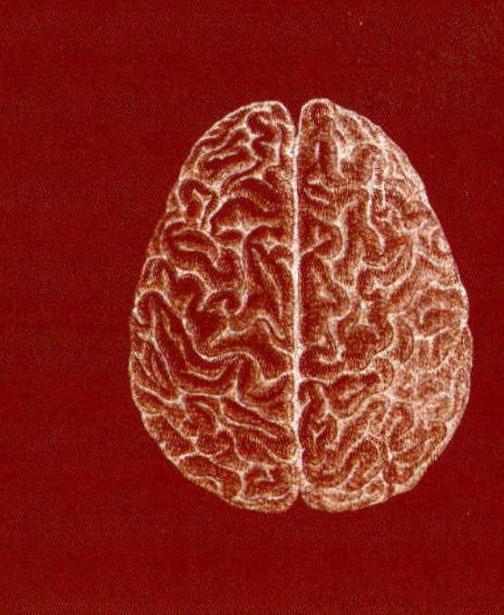

第 20 章 额底入路和扩大额底开颅 / 经颅底入路

Jordina Rincon-Torroella, Arnau Benet, Alfredo Quiñones-Hinojosa

参看 video20，请访问 expertconsult.com 

有多种不同的技术可以用于手术治疗前颅底病变。在本章中，笔者着重讨论标准额底入路和扩大额底入路开颅手术的价值。

【适应证】

- 额底入路能到达和清晰显露大部分颅前窝底部。这包括与前正中线和鞍区相邻的重要结构，如鞍结节、前交通动脉、视交叉、视神经、眶后、眶尖及颈内动脉。
- 通过适当的术前管理措施，使脑组织的牵拉达到最小，减少潜在的牵拉相关的脑皮质损伤。通过切开双侧眶骨，扩大额底入路可实施双侧视神经减压，并增加斜坡的暴露而减少脑牵拉。扩大额底入路适用于较小的及更靠后方的病变（那些需要大范围牵拉额叶而没有实施眶骨切开术）或肿瘤实质向上延伸生长的病变。
- 两种方法提供了直接而宽敞的视野，可完整切除颅面部恶性占位，达到切缘阴性，从而使肿瘤控制达到最佳。在这种情况下，根据肿瘤对软组织的侵袭程度，额底入路或扩大额底入路可以结合经面入路或内镜（当软组织受侵袭时，优先选择经面入路）（见第 28 章和第 30 章）。

【潜在的禁忌证】

- 病灶较小的病人可通过内镜微创方法进行切除。
- 鼻窦感染活动期（感染可以在打开额窦时向颅内扩散）。
- 位于颅中窝的病变可能难以通过使用双额开颅途径进行操作，因此在这种情况下不推荐使用。病变的位置在视交叉后或视交叉下方最好通过侧方显露的入路代替（如翼点、眶颧入路）。
- 然而，前颅底肿瘤向后延伸或延伸到颞窝处的肿瘤可通过双额 / 扩大双额入路与眶颧截骨术相结合切除。

【术前注意事项】

- 术前预先降低颅内压会减少术中对脑牵拉，按说明使用静脉注射甘露醇、呋塞米、类固醇（抗生素）将有助于此。在一些极端的情况下，可以通过放置腰大池引流器或必要时行侧脑室外引流（EVD）以分流脑积液，此外将头抬高到心脏水平以上。
- 这些入路需要保留骨膜用于斜坡硬脑膜的闭合和前颅底重建。

【手术流程】

1. 病人体位

- 病人取中立仰卧位（图 20-1），或胸部可以稍微弯曲，头部过伸。然后放置三点固定头架。
- 以标准细致的方式铺单，特别是前额部铺巾应注意避免当皮瓣向前翻折时头皮压力过大（皮瓣缺血的风险）。

2. 头皮切口

- 皮肤切口周围区域注射局部麻醉药。眶上神经阻滞也可行（图 20-2）。
- 应用手术刀切开皮肤做冠状切口，不切开骨膜层。
- 头皮冠状切口由后向前延伸至颧骨根部两侧。
- 切口始于双侧耳屏前方 0.5cm 处（在耳前皱纹），延伸至颧弓根部，然后以“C”形方式在发际线的上方和前方延伸。在正中矢状面，可以行一个指向前方的“弧峰”切口（图 20-3）。
- 保留双侧颞浅动脉。

3. 深层组织分离

- 为了之后的重建使头皮翻起保护颅骨骨膜血管。暴露的解剖标志是双侧眶缘和眉间。
- 需要仔细解剖颞肌，因为颞肌脂肪垫需要单独分离才能保留面神经的额支。
- 对于颞肌筋膜表面的脂肪垫，通过弧形切口小心将其抬起并使用筋膜下入路来保留面神经的额支（图 20-4）。
- 将头皮翻折到眶上缘。用纱布制成的垫可以放置在皮瓣下方，避免皮瓣过度弯曲而导致皮瓣缺血坏死。
- 一个较大的矩形鼓膜瓣被分离，其基底部位于眼眶上缘，边界在双侧的颞上线和眉弓前，骨膜瓣翻向前方并在整个手术过程中使其保持良好的湿润（图 20-5）。
- 骨膜瓣或一小块颞肌可以用来关闭前颅底硬脑膜或

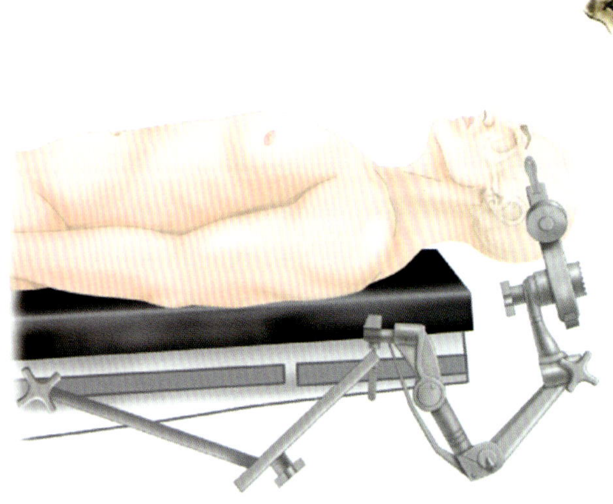

图 20-1　仰卧位病人。本图经许可引自 Jandial, R., McCormick, P., Black, P. (Eds.), 编写的 *Core Techniques in Operative Neurosurgery*. 一书 Saunders, Elsevier 公司出版（Saunders，费城）

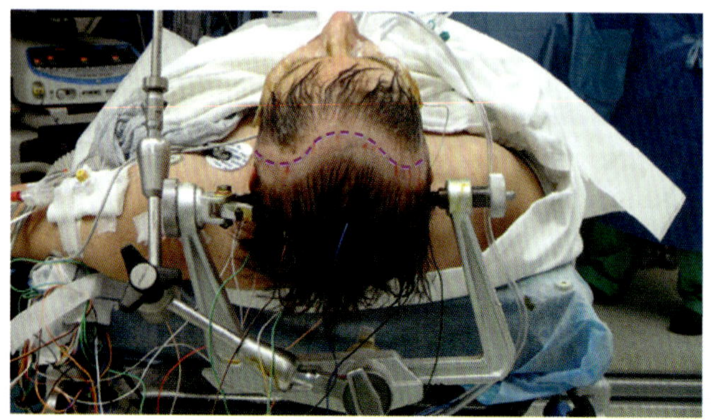

图 20-2　病人体位及皮肤切口。*©A.Quiñones - Hinojosa 版权所有*

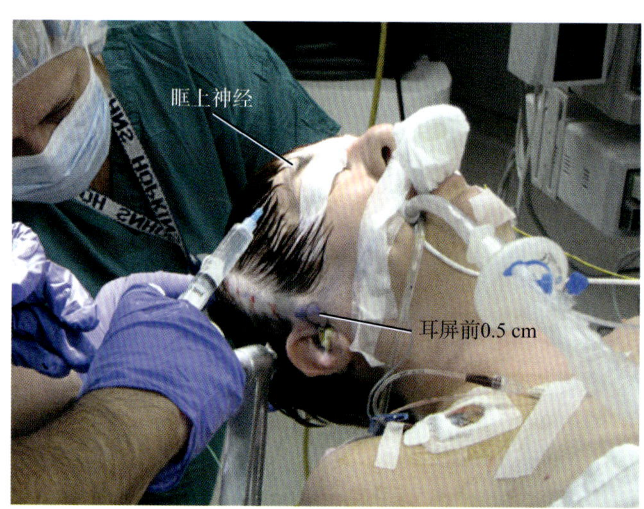

图 20-3　眶上神经阻滞。*©A.Quiñones - Hinojosa 版权所有*

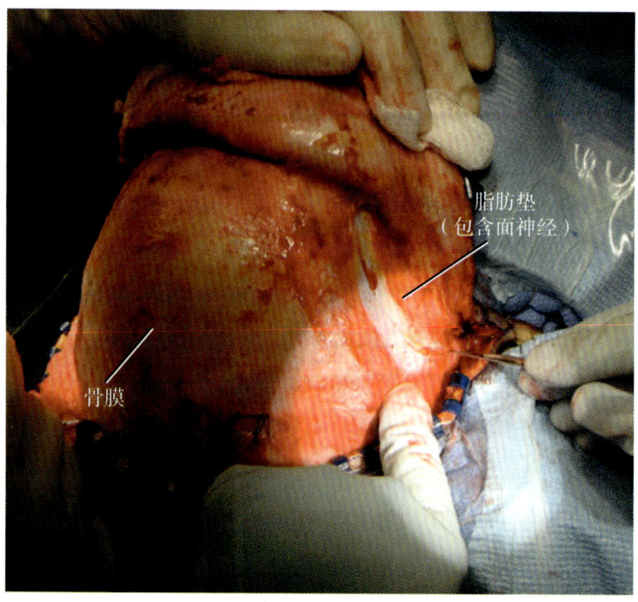

图 20-4　掀起颞肌脂肪垫，同时保留面神经额支。*©A.Quiñones - Hinojosa 版权所有*

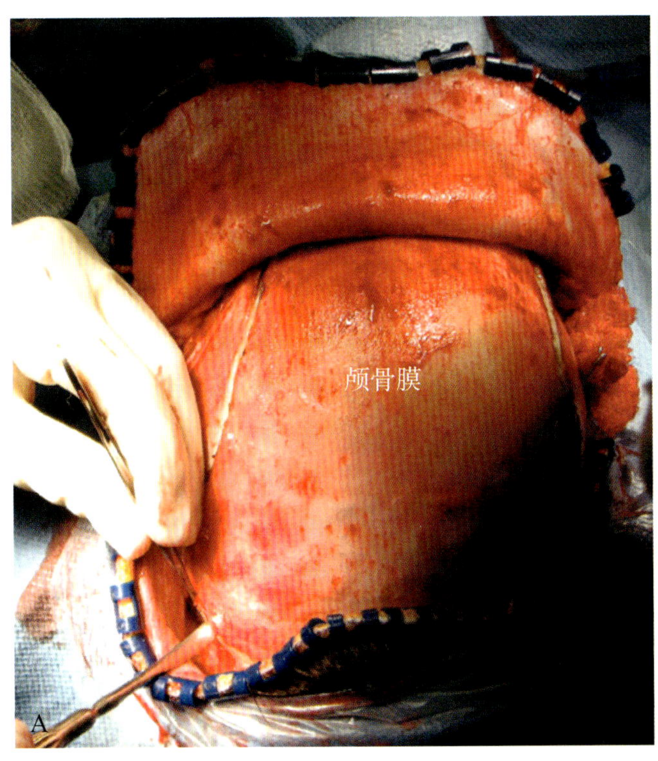

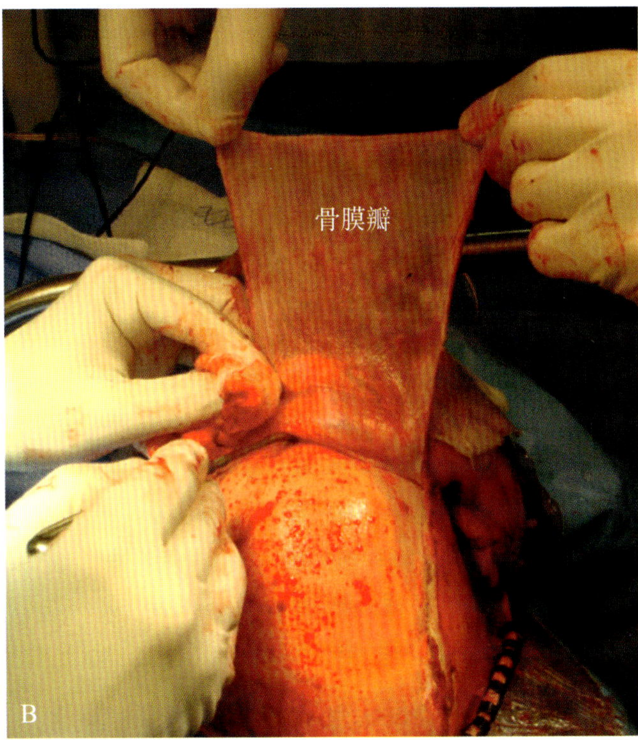

图 20-5　A、B. 额底入路颅骨膜瓣的视图，保证其足够的长度和良好的血管供应，以进一步用于重建颅底缺损。*©A.Quiñones - Hinojosa 版权所有*

用来填充额窦。

- 扩大额底入路：用 3 号 Penfield 剥离子把眶骨膜从眶顶和眶壁分离。眶上神经分别从眶上切迹或眶上孔穿出。如果神经难以从骨孔中分离，则可以使用凿子或骨刀斜切将骨孔转换成凹槽。避免滑车肌（上斜肌）分离，防止眶周撕裂，以免增加骨窗形成的难度并导致眶内脂肪外溢及眼眶并发症可能。
- 分离颞肌使其远离颞上线，保留一条颞肌肌袖，在还纳骨瓣时使其重新附着。尽量避免在肌肉上电灼，以防止术后颞肌萎缩和翼点处缺损。

4. 开颅

- 根据肿瘤的大小和范围做多个骨孔。

（1）额底开颅（图 20-6）

- 使用钻孔器，几个钻孔位置如下。
  - 在上矢状窦的两侧钻 2 个骨孔，位于开颅的后缘。
  - 双颞部钻孔（对于扩大额底入路而言：如果眼窝桁将被去除在 MacCarty 关键孔）。
  - 两侧颞部后方的骨孔可在颞窝处（可选）。
- 抬起骨瓣，窦上的骨瓣切口放在最后。
  - 后方切割：上矢状窦（SSS）骨孔连接到同侧 MacCarty 关键孔。
  - 中间切割：MacCarty 关键孔连接到颞部后方骨孔（可以免于切割和钻孔。）
  - 前方切割：MacCarty 关键孔彼此连接，基底可能靠近眶缘。
  - 最后，上矢状窦旁的 2 个骨孔用导板相互连接，或用钻头磨除窦上的骨骼。
- 导板用于保护下面的硬脑膜。

（2）扩大额底开颅（图 20-7）

- 如上所述，颞部骨孔置于 MacCarty 关键孔处。
- 眼眶截骨术
  - 额颧骨切开：眶外侧缘切断是将开颅器置于眼眶内并向后走行至 MacCarty 关键孔。
  - 眼眶截骨术：眶部开颅，横断眶顶。因双额骨瓣已移除，此步骤可经由 MacCarty 关键孔至锁孔在颅内鸡冠前实施（图 20-8）。
  - 鼻额截骨术：在鼻额缝上方横断切开眶上骨。注意确保内眦韧带和泪道的完整性。切割可以用摆锯或用带有侧切刃口的超声骨刀进行。
- 所有这些截骨术可根据解剖和肿瘤位置进行调整。
- 在眼球牵拉期间，将一弧形牵开器小心置于眼眶上，并通知麻醉小组监测是否有心动过缓。

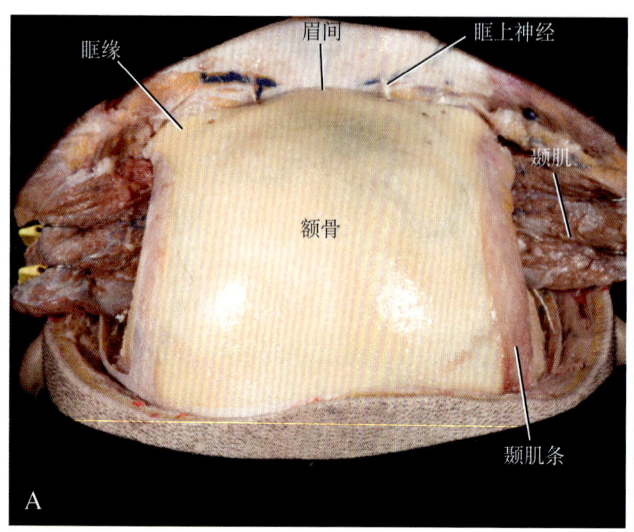

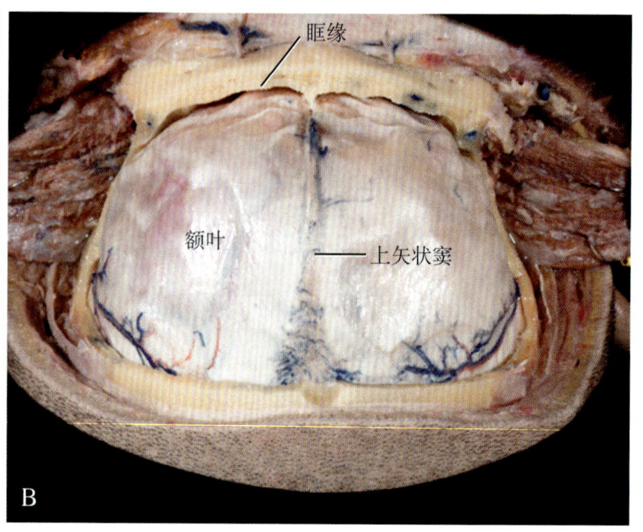

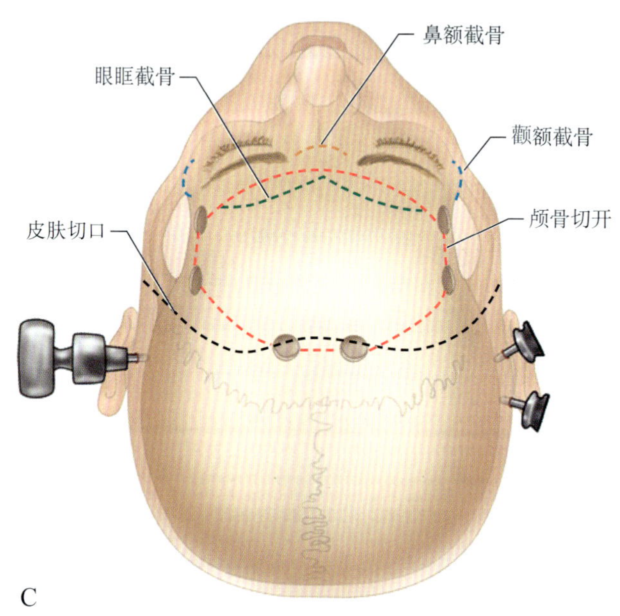

图 20-6 额底入路解剖图。A. 颅骨暴露及解剖标志。B. 去除骨瓣后的硬脑膜。图 A、B © *Arnau Benet. 版权所有*。图 C 经允许引自 Jandial, R., McCormick, P., Black, P. 编写的 *Core Techniques in Operative Neurosurgery* 一书，Elsevier 公司出版（Saunders，费城）

- 扩大额底开颅中，可通过增加筛窦和蝶窦切除获得斜坡区最大限度暴露。当命名这些入路时，文献著作说法不一，一些学者将经前入路定义为扩大双额开颅联合筛窦切除术、蝶窦切除术和硬脑膜外斜坡切除术（图 20-8B）。
- 如果额窦在双额入路中开放，笔者建议进行额窦颅骨化以防止额窦黏液囊肿形成。

5. 打开硬脑膜

- 对延伸至双侧颅底的大型肿瘤进行双额开颅手术时，需行上矢状窦的结扎和离断以暴露额底区域。硬脑膜开放期间，2 根丝线相邻结扎位于上矢状窦前 1/3 处（尽可能向前，以限制分支静脉淤血）。在两个相邻的缝线之间切断矢状窦以避免桥梁静脉不必要的牺牲（图 20-6B）。
- 然后，通过其前后方向的游离缘切断大脑镰。
- 棉片用于保护和覆盖额叶的基面。
- 硬脑膜在距离眼眶上 1cm 处水平切开（尽可能靠近前颅底）。
- 为了保护嗅觉，避免在中线处翻起鸡冠后的硬脑膜。
- 此时，置显微镜于术野以方便切除。

6. 显微镜解剖

- 就此定位几个结构很重要。
    - 确定双侧视神经的位置，对于大肿瘤确定视神经位置可能比较困难，因其可能嵌入其中或被

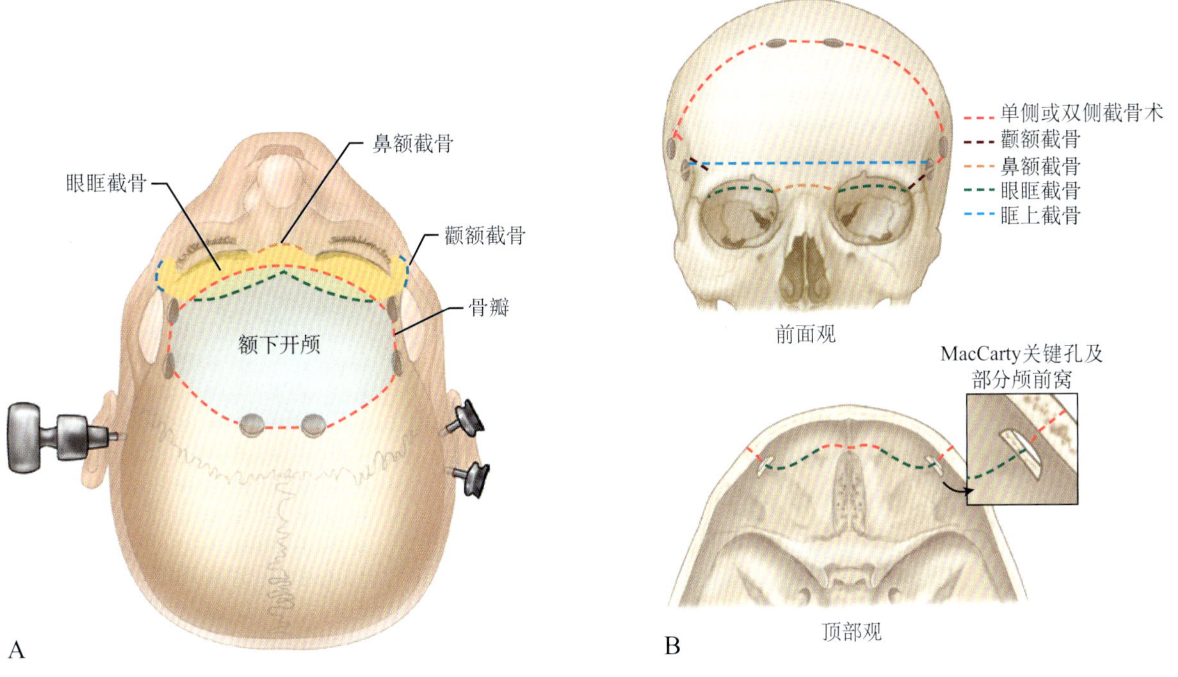

图 20-7 A、B. 截骨术切口。本图经允许修改自 Jandial, R., McCormick, P., Black, P. (Eds.) 主编的 *Core Techniques in Operative Neurosurgery* 一书，Elsevier 公司出版（Saunders，费城）

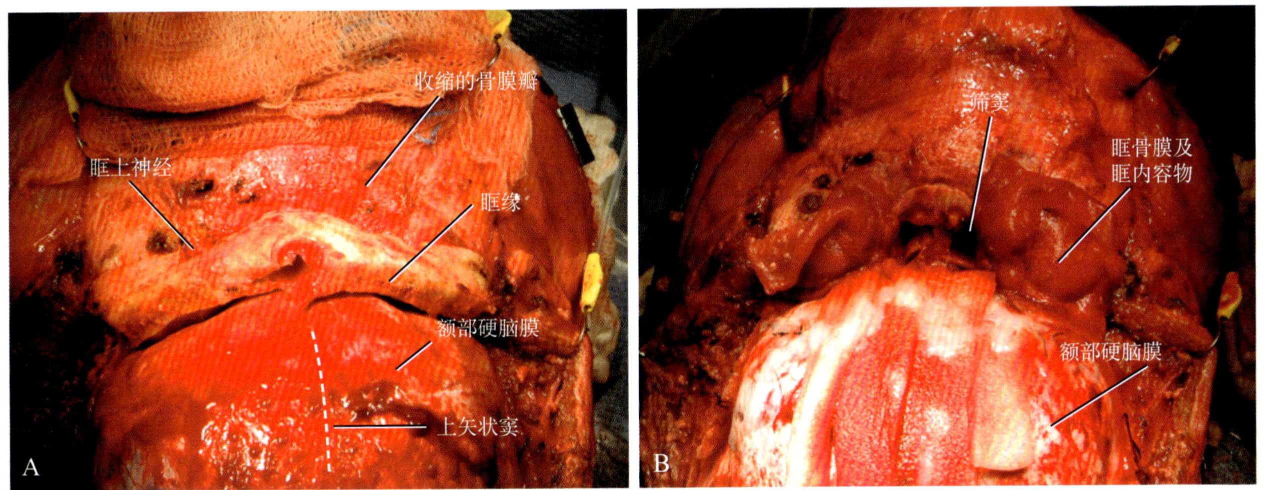

图 20-8 A、B. 为眼眶截骨前、后的术中图片。*©A.Quiñones - Hinojosa 版权所有*

推向后方（图 20-9）。

- 重要的是解剖蛛网膜层，使其与神经和肿瘤平面或肿瘤结节分离开（有些来自颈内动脉的垂体上分支供应视交叉和垂体柄，因此避免损伤这些血管是很重要的）。
- 嗅束可以被追寻和解剖到内侧和外侧嗅纹的后方。很多时候，嗅觉神经的单侧或双侧被牺牲。在某些情况下，嗅神经可以使用橡皮片覆盖，以保持脑组织湿润和功能。

7. 肿瘤切除

- 前颅底病变难以切除，因为这些病变与大脑前动脉、前交通动脉、内侧眶额叶和额极动脉的分支关系密切，这些血管通常供应较大的肿瘤。术中必须识别和解剖分离。
- 在这种入路中考虑的另一个重要因素是在颅底肿瘤切除期间的供血动脉。为了尽量减少术中出血，如果认为安全可行则可以在肿瘤切除之前将供血动脉定位和烧灼。例如，嗅觉脑膜瘤和蝶骨平面脑膜瘤

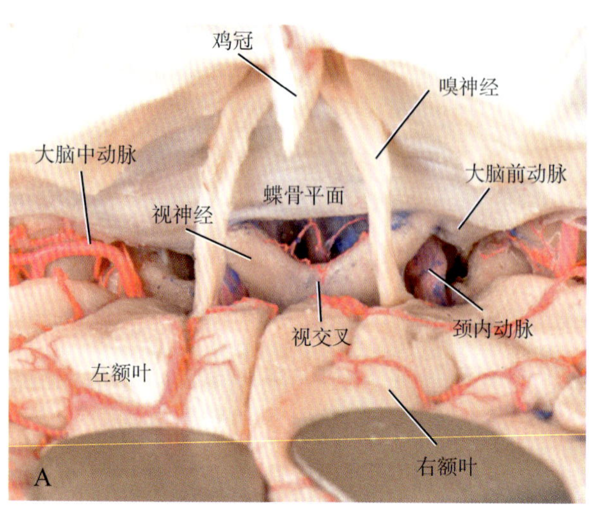

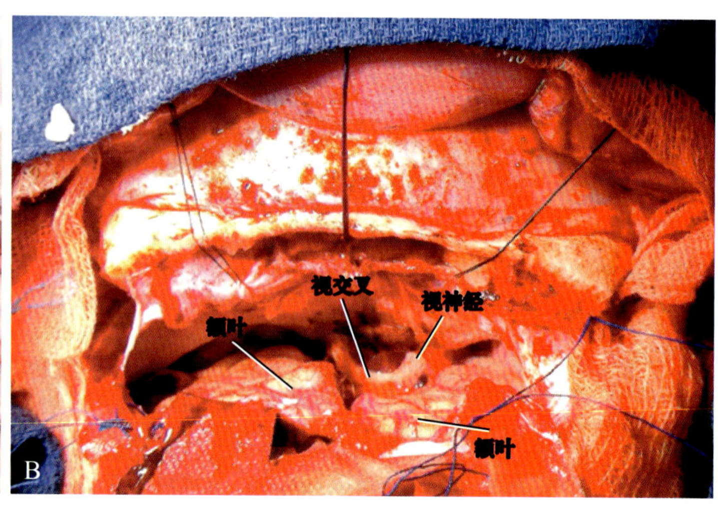

图 20-9 显微镜视图下的硬脑膜内路径。A. 解剖学图片。B. 手术图片。A 图 *©Arnau Benet 版权所有*；B 图 *©A.Quiñones-Hinojosa 版权所有*

接受来自颈内动脉的硬脑膜分支的血液供应，包括来自眼动脉分支的筛动脉。由蝶骨嵴生长的前颅底脑膜瘤往往由颈外动脉发出的脑膜中脑动脉供血。

- 检查视神经管和鞍结节区的残余肿瘤或骨质浸润是非常重要的。可以分离镰状韧带和磨除视神经管。

8. 关闭硬脑膜和重建（图 20-10）

- 额窦必须与颅内空间隔离，以防止感染和黏液囊形成。
- 骨膜瓣向后翻转，可以放置在颅前窝和眼眶截骨下方，以覆盖并隔离额窦。骨膜瓣可以横向缝合（图 20-11A）。
- 可以使用颅骨膜贴片、肌肉和（或）硬脑膜替代物封闭硬脑膜缺损处。闭合硬脑膜可用纤维蛋白胶加固。

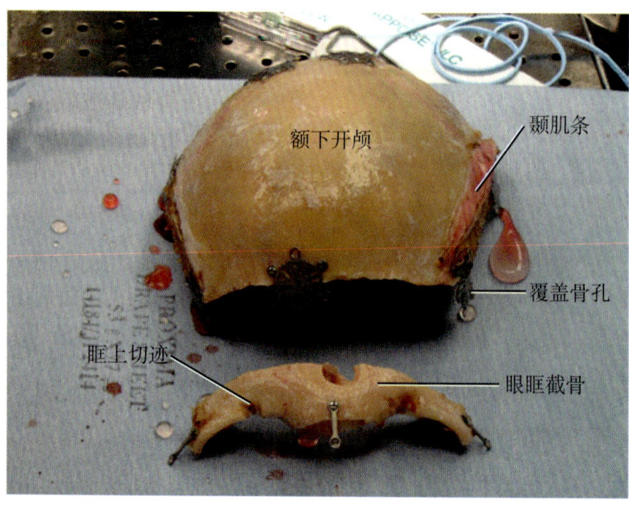

图 20-10 额底骨瓣和眼眶截骨。*©A. Quiñones-Hinojosa 版权所有*

- 剜出额窦内容物对于防止黏液囊肿形成和降低感染风险至关重要。为了做到这一点，用单极电凝术去除额窦黏膜，接下来磨除额窦内壁，然后，使用一小块脂肪、颅骨膜或移植肌肉物和生物密封胶消除额窦腔，作为最后一层，带血供的颅骨瓣可以敷在窦口上并缝合到额部硬脑膜。
- 颅骨重建是防止骨缺损和面部畸形的关键。眼眶截骨和额底骨瓣用小型钛板进行贴近修补，骨间隙可以用骨水泥填充（图 20-11B）。
- 如果在颞肌翻起时需要进行电凝止血，可以将钛网放置在颞窝处以防止翼点处缺损。

【并发症预防】

- 使用适当的敷料和眼用软膏保护眼睛。
- 在眼眶剥离眶上神经时要仔细，避免神经损伤及术后额部皮肤感觉异常。
- 在横向分离额颧部之前，要单独翻起颞部脂肪垫，以防止损伤面神经的额支。
- 即使存在损伤眼上斜肌滑车神经的风险，也可以从眶顶的内侧向外侧剥离眶骨膜，而且损伤滑车神经后引起的复视常不被注意。
- 眶骨截骨术的基本原理是给予接近颅前窝后界的低而平坦的路径，并提供一个无障碍的骨窗，以便看清蝶骨嵴邻近结构的关系。然而，应该避免过多的去除眶骨，因为病人有搏动性眼球突出的风险。

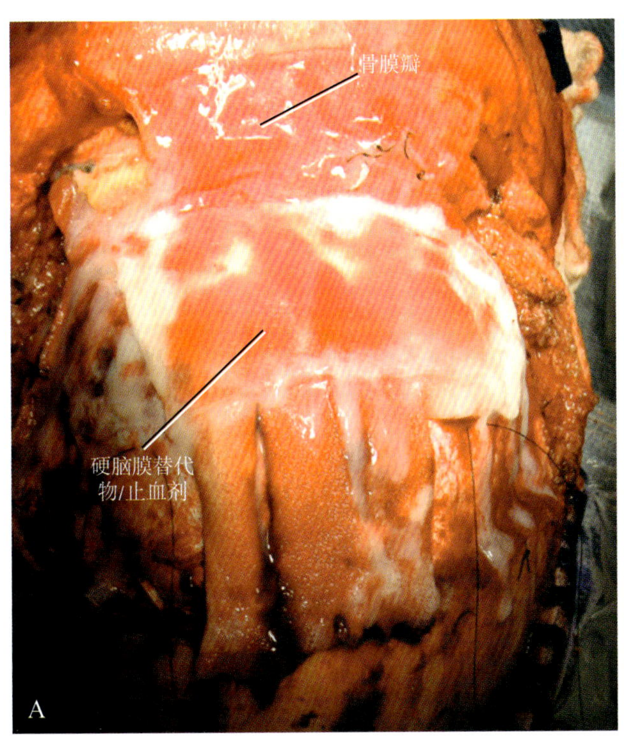

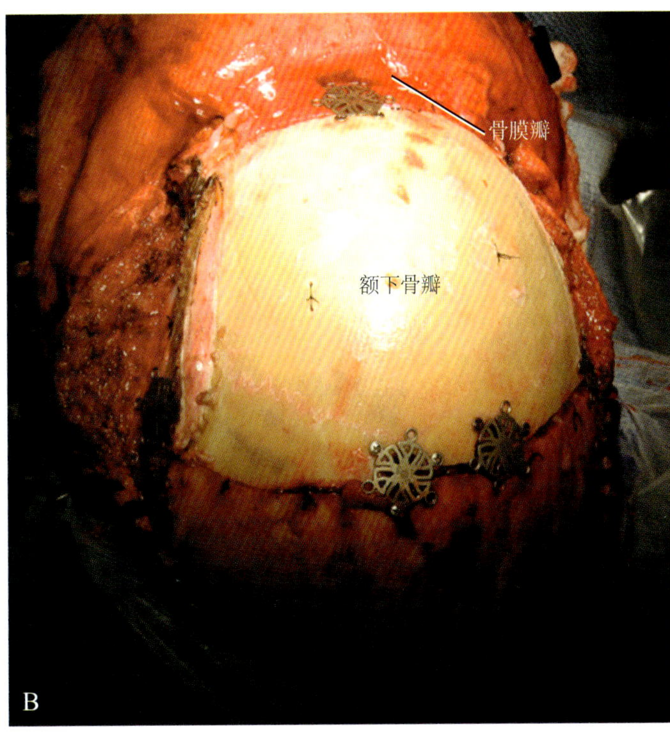

图 20-11　前颅底重建。A. 骨膜瓣和硬脑膜替代物。B. 骨瓣重新还纳。*©A. Quiñones-Hinojosa 版权所有*

【要点总结】

- 在进行颅前窝底手术前，可以在少数选择的情况下使用腰大池置管松弛脑组织。
- 进行眼部区域准备和适当铺单以减少头皮翻折的困难，特别是在计划切除眶上缘时。
- 从眶内壁翻起眶周组织时，需注意由筛骨眶板出眶的筛动脉，可予以电凝以减少病灶血供。
- 整形重建额部骨瓣（美容需要）是病人满意的必要条件（图 20-12）。
- 老年病人可能需要双侧旁正中钻孔（发际线后面），以减少邻近桥静脉 / 上矢状窦硬脑膜的损伤。
- 在掀起骨瓣之前，将上矢状窦与颅骨分离，可以降低矢状窦损伤和减少出血的风险。
- 去除眉弓是避免过度牵拉额叶的好方法。

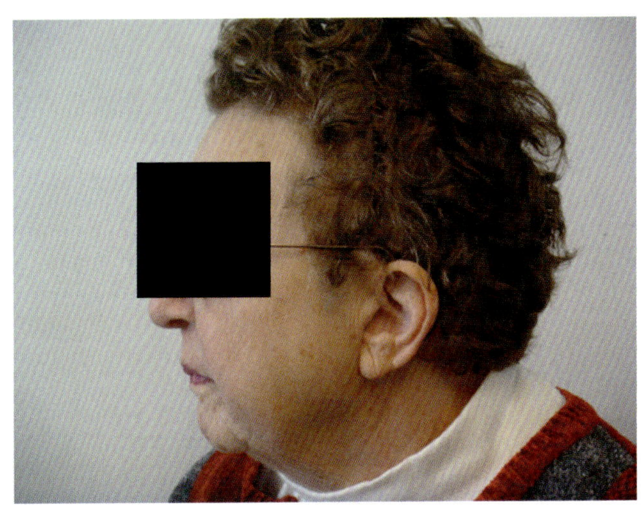

图 20-12　术后 2 周理想的重建及复位效果，注意头皮钉未拆。*©A.Quiñones - Hinojosa 版权所有*

推荐阅读

Aryan, H.E., Ozgur, B.M., Jandial, R., Levy, M.L., 2005. Subfrontal transbasal approach and technique for resection of craniopharyngioma. Neurosurg. Focus 18(6A), E10.

Chi, J.H., Parsa, A.T., Berger, M.S., et al. 2006. Extended bifrontal craniotomy for midline anterior fossa meningiomas: minimization of retraction-related edema and surgical outcomes. Neurosurgery 59, ONS426-ONS433.

Feiz-Erfan, I., Spetzler, R.F., Horn, E.M., et al. 2008. Proposed classification for the transbasal approach and its modifications. Skull Base 18(1), 29-47.

Kawakami, K., Yamanouchi, Y., Kubota, C., et al. 1991. An extensive transbasal approach to frontal skull-base tumors: technical note. J. Neurosurg. 74, 1011-1013.

Ojemann, R.G., 1991. Olfactory groove meningiomas. In: Al-Mefty, O. (Ed.), Meningiomas. Raven Press, New York.

Patel, K., Kolias, A.G., Kirollos, R.W., 2015. Bicoronal frontobasal approach with a limited, midline orbital bar osteotomy-a technical note. Br. J. Neurosurg. 27, 1-2.

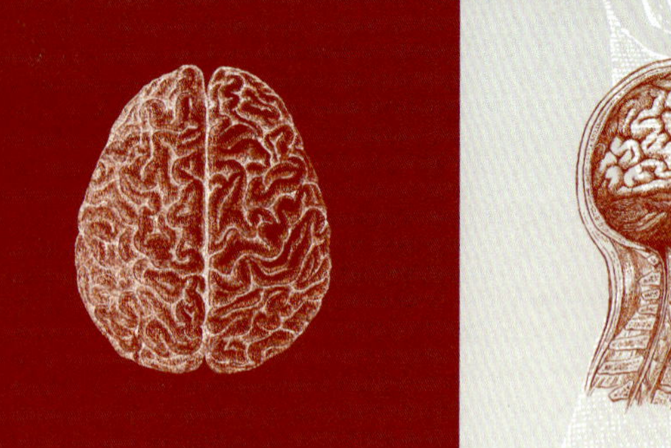

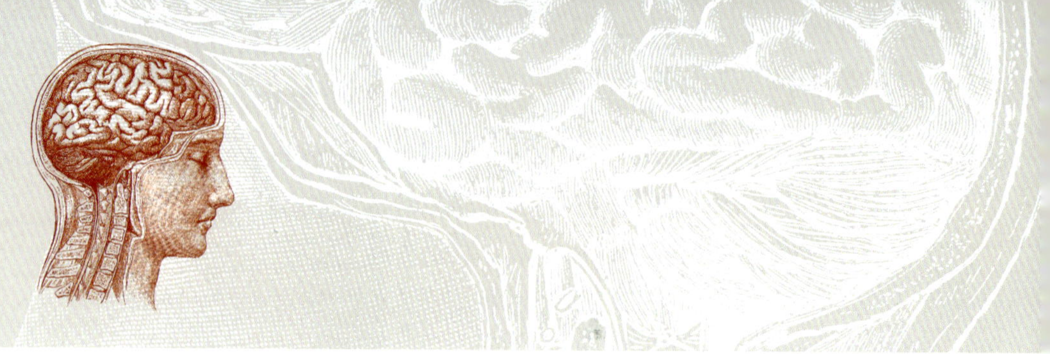

第 21 章　乙状窦后与扩大乙状窦后入路

Jordina Rincon-Torroella, Karim Refaey,

Alfredo Quiñones-Hinojosa

参看 video21，请访问 expertconsult.com

【术前注意事项】

- 标准乙状窦后入路可以迅速进入颅后窝，特别是脑桥小脑三角。
- 扩大乙状窦后入路包括横窦 - 乙状窦的骨骼化和选择性部分乳突切开至标准乙状窦后入路，为狭窄的小脑脑桥和小脑延髓池在小脑和颞骨岩部之间提供了更宽广的空间，并且便于到达脑桥小脑三角、桥前池和小脑幕（图 21-1）。
- 几项术前检查对于该入路的最佳规划很重要：

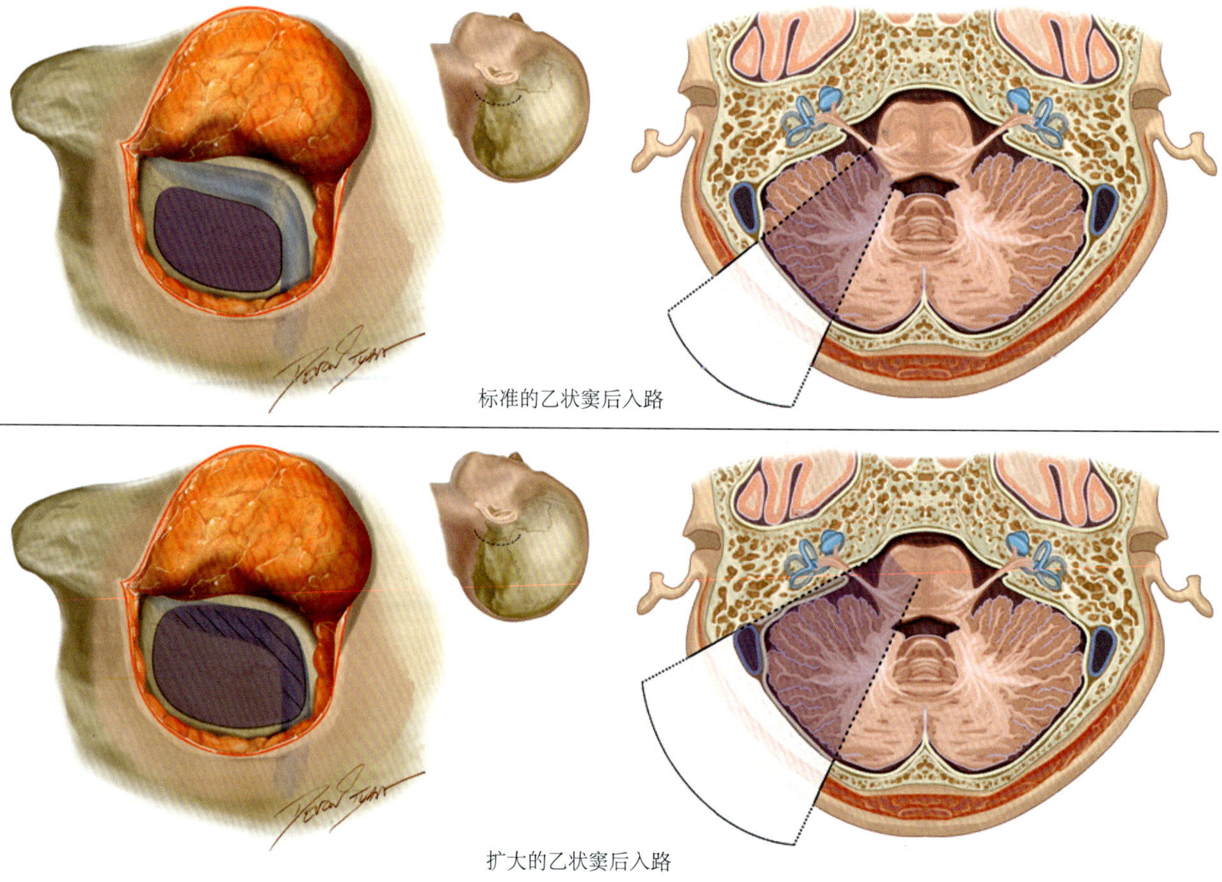

标准的乙状窦后入路

扩大的乙状窦后入路

图 21-1　在手术体位（左）和轴位（右）上比较标准的乙状窦后入路（上）和扩大的乙状窦后入路（下）开颅

- 在对同侧窦进行操作前，除标准 MR 成像之外，所有病人均进行 MR 静脉成像，以排除对侧窦闭塞。
- 岩骨高分辨率 CT 扫描可以提供其气化情况及前庭和耳蜗的位置，可以帮助确定骨切除的边界，特别是在扩大乙状窦后入路时。
- 手术要求半坐位，因此，术前行经胸超声心动图排除卵圆孔未闭（术中空气栓塞时脑卒中风险增加）。

- 术中建立中心静脉通路和心前区多普勒监测，因为这种入路的静脉窦骨骼化过程中有空气栓塞的潜在风险。
- 在硬脑膜完好的年轻病人，进行颅骨开窗手术；老年病人首选颅骨切除手术。
- 病变在面神经和前庭神经附近的病人，考虑术前听力和语音辨别测试，以及术中躯体感觉诱发电位和脑干听觉诱发电位。

【适应证】

- 传统的乙状窦后入路通常用于位于脑桥小脑三角的病变并且可以提供一条从小脑幕和三叉神经到颈静脉球及其相关的脑神经（Ⅸ，Ⅹ和Ⅺ）的头 - 尾方向的通路。
- 扩大的乙状窦后入路不但包括标准的乙状窦后入路，还包括为骨骼化横窦 - 乙状窦汇合处的有限的后乳突切除术。此外，还包括额外的乳突切除术以暴露颈静脉球（如果需要）。
- 扩大乙状窦后入路提供了传统开颅所不具备的额外的通路，但暴露范围小于岩骨后方入路。扩大入路用于向岩斜区连接部生长的病变，或者与小脑桥和小脑延髓池紧密粘连的病变（位于小脑外侧面和岩骨之间），如果不采用此入路，为了看见外侧的结构必须广泛牵拉脑组织。

【禁忌证】

- 对侧横窦 - 乙状窦闭塞的病人（相对禁忌）。
- 卵圆孔未闭而不能采取半坐位的病人。

【手术流程】

1. 病人体位

- 此入路可选择多种体位：公园长椅位、仰卧位、侧卧位和半坐位。
- 半坐位由于有增加空气栓塞的风险，通常很少使用。
- 公园长椅位头部弯曲旋转，所以岩骨嵴垂直于地面。而且，头顶倾向于地面；其角度取决于病变的部位，三叉神经周围的病变很少需要牵拉，而来自颈静脉球的病变则相反。用绑带将肩膀拉向躯干部以打开枕部和颈部之间的空隙，增加手术操作空间。
- 仰卧位头部向对侧旋转，由于肩膀不会影响手术医师移动，更有利于操作。但是，手术径路依靠小脑的主动回缩，与岩骨的倾斜方向密切相关。
- 侧卧位通过乙状窦后入路似乎克服了以上的局限，提供了手术中对大部分病变的良好显露。在侧卧位时，病人卧向病变对侧（病变侧朝上），而躯干部位的放置和公园长椅位相同。我们采用反转的 Trendelenburg 位来减少静脉充血。头向地面倾斜弯曲，下颏距胸骨 2 横指。头部屈曲可以让乳突远离同侧肩部，为术者的手提供更多空间。最后，头转向病变对侧，可以通过乙状窦后通道，使小脑和岩骨之间的手术靶点位于视线之内。例如，如果头偏 45°，可使岩骨嵴与地面垂直、内听道处于视线内，就很适宜达到侵袭内听道的病变（如前庭神经鞘瘤的听小管内的部分）。处理累及脑干或邻近神经血管结构的病变时，则需要头与地面平行或向病变侧旋转 10°～20°。

2. 皮肤切口

- 从耳廓后上 2cm 开始到乳突尖做一个耳后的 C 形切口。切口下缘取决于病变末端到达的部位（图 21-2）。也可以采用其他直线或“S”形切口。
- 切开后，将枕骨下肌肉组织从骨上分离开来。沿皮肤切口线形切开颈部肌肉。向下到达枕骨大孔附近时，尽量少用电凝或将电凝功率调至最低，以免损伤近端椎动脉；另外，还要注意起源于硬脑膜外的小脑下后动脉。如果没有早期辨认出枕动脉，分离软组织时的出血多半由其起源。
- 皮肤切开后，可以暴露从星点向下到枕骨大孔、从乳突尖的二腹肌沟到乙状窦后数厘米的颅骨。
- 用自动牵开器牵开肌肉。

3. 颅骨切开

(1) 解剖标志

- 星点：是人字缝、顶乳缝和枕乳缝的交点。横窦和

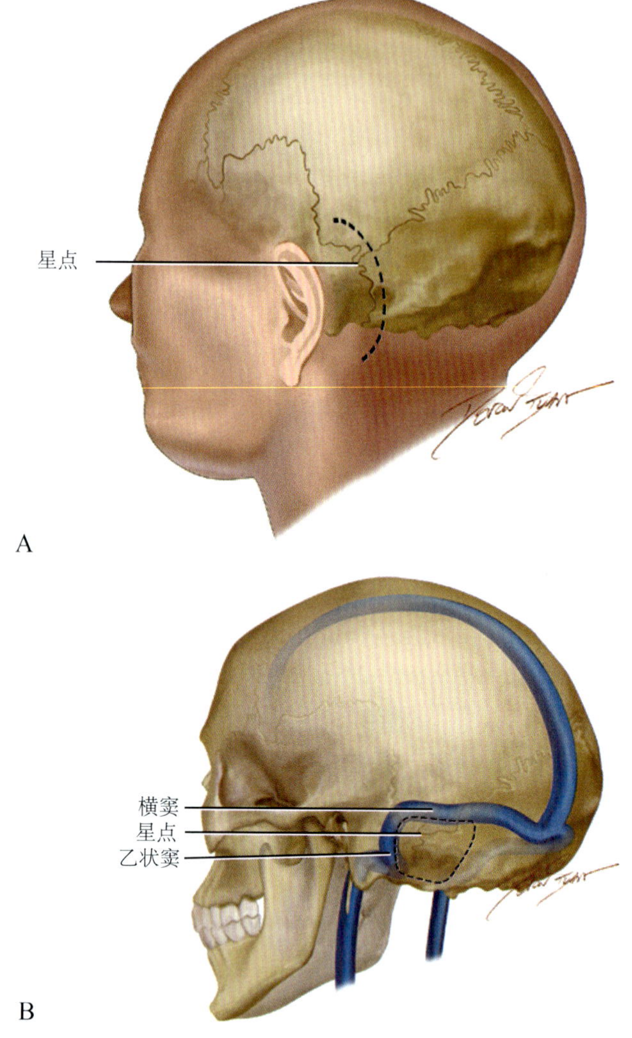

图 21-2 A. 从耳廓后上 2cm 开始到乳突尖做一个耳后的"C"形切口。皮肤切开后，可以暴露从星点向下到枕骨大孔、从乳突到乙状窦内几厘米的颅骨。B. 标准的开颅部位与横窦和乙状窦有关

乙状窦弯曲围绕星点走行。星点总在横窦乙状窦实际交汇处的内下方。这种位置关系并非恒定不变，术中常很难确定星点位置。

- 外耳道 - 枕外隆突：也可以在想象中的外耳道和枕外隆突的连线上外耳道内侧 4～4.5cm 的位置定位横窦和乙状窦的交汇处。
- 可以使用神经导航来标记主要的解剖标志（横窦和乙状窦）(图 21-2B)。

（2）标准的颅骨切开术

- 设计骨窗紧邻乙状窦后方，3.0～3.5cm 大小。
- 钻 1～4 个孔（图 21-3），骨瓣或骨窗开颅。
- 骨窗开颅术（颅骨切除术）：钻孔必须正好在预测的横窦乙状窦交汇处的内下方（图 21-3 中 A 点）。如果孔的下面是硬脑膜平面，需向外上方扩大骨孔确认横窦乙状窦交汇处。然后向尾侧磨除颅骨显露乙状窦边缘。

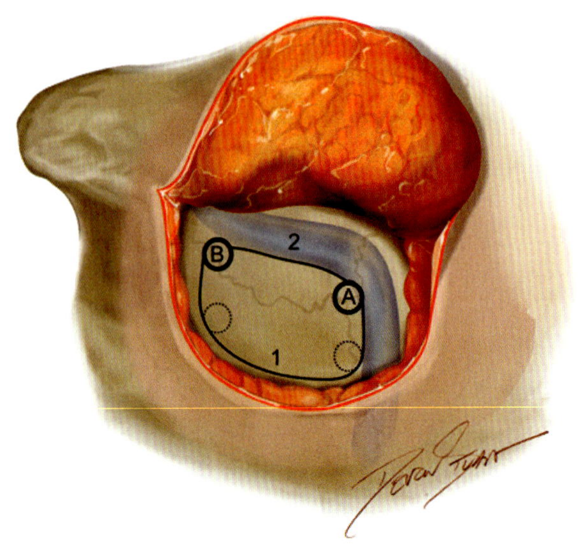

图 21-3 设计标准乙状窦后入路的钻孔和开颅术。第一孔Ⓐ，在预测的横窦乙状窦交汇处的内下方；第二孔Ⓑ，在乙状窦远端内侧。可选的钻孔部位（虚线圈）。骨瓣开颅可由实线 1 开始（在小脑上方），继而沿实线 2（在横窦和乙状窦上方），可以用脚踏控制的开颅器或在窦上方磨除骨（骨窗开颅）

- 骨瓣开颅术（颅骨切开术）(图 21-3)。

（3）扩大乙状窦后开颅术（图 21-4）

- 骨瓣的形成概念上包括三个部分：①标准乙状窦后颅骨切开。②横窦和乙状窦的骨骼化（可以先于骨窗形成）(图 21-4B)。③（可选项）乳突部分切开以显露颈静脉球。
- 钻 1～4 个孔，骨瓣或骨窗开颅。起始孔在近幕上横窦乙状窦交汇处。在这里探查硬脑膜。如果硬脑膜与颅骨粘连不紧，可钻余下的孔，继续开颅（图 21-4A）；否则，就用骨窗开颅防止硬脑膜无意中撕裂（图 21-4B）。
- 如果用骨窗开颅，则用金刚砂磨头将横窦和乙状窦骨骼化。用磨头磨除窦上的大部分骨皮质和骨松质，直到保留一层蛋壳样的骨质，下面的窦呈蓝色。然后用 Kerrison 咬骨钳咬掉。
- 乳突后开颅术也用同样的磨骨方式。尽可能地向前显露乙状窦 - 颈静脉球结合部。只有当病变位于颅后窝尾端时才需要显露颈静脉球。
- 使用骨蜡封闭乳突气房，止住乳突导静脉出血。可以使用骨水泥做重建避免脑脊液漏。

4. 打开硬脑膜

- 十字形切开硬脑膜，基底位于横窦和乙状窦。向前

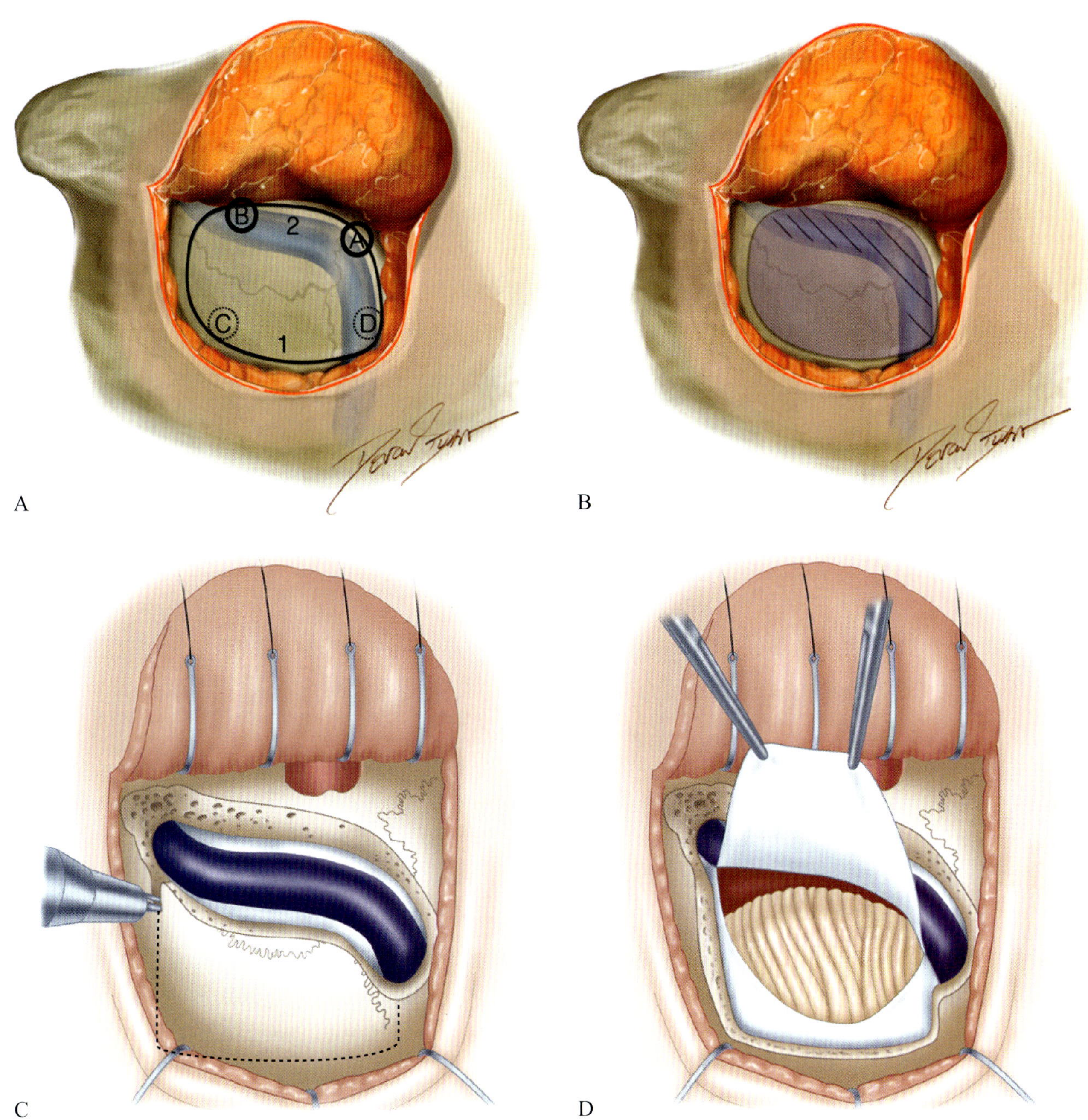

图 21-4　扩大乙状窦后入路的钻孔和开颅，显露横窦 - 乙状窦。A. 钻孔的位置：图中所示的数字 A 在近幕上横窦乙状窦交汇处；B 在颈静脉孔乙状窦终末处；C（备选）小脑半球；D（备选）横窦稍向幕上近中线处。如果只钻 1 个孔，推荐 A 孔。如果 2 个孔，建议先 B 孔然后 C 孔。如果 4 个孔，我们推荐按 A-C-D-B 的顺序。这个顺序是可变的。建议先沿线条 1 切开，再在窦上磨开（线条 2）。B. 如果钻第一个孔就发现硬脑膜不是很好，即从星点到静脉窦做颅骨切除。C. 另外，也可以先磨除窦上的骨（线条 2），再骨瓣开颅（线条 1）。D. 十字形或以乙状窦为基底切开硬脑膜。如图中所示，提起硬脑膜将骨架化的乙状窦牵离术野。图 C 和图 D 经 Raza, S.M., Quiñones-Hinojosa A. 惠允使用其 Endoscopic third ventriculostomy 绘图，引自 Jandial,R., McCormick, P., Black, P. 编写的 *Core Techniques in Operative Neurosurgery* 一书，2011 年 Elsevier 公司出版（Saunders，费城）

牵开乙状窦，避免遮挡朝向脑桥小脑三角的通路。向上牵开横窦侧的硬脑膜可以提供到达天幕和小脑之间的通道。

- 之后可以采用标准的显微手术技术处理病变。除了扩大骨磨除范围外，早期释放脑脊液是非常关键的。早期开放枕大池、小脑延髓外侧池和脑桥小脑三角池可以帮助达到此目的（图 21-5）。
- 使用棉片保护小脑。
- 此入路可以显露脑桥小脑三角，第Ⅴ到Ⅺ对脑神经。在绒球下方可以找到第四脑室外侧孔（图 21-6）。
- 对累及第Ⅶ / Ⅷ对脑神经复合体的病变，早期磨开内听道不仅可以帮助识别肿瘤远端的神经，而且可以解除对神经的牵拉，尽可能减少神经损伤。常规用自冲洗式粗金刚砂磨头磨除内听道（图 21-7）。

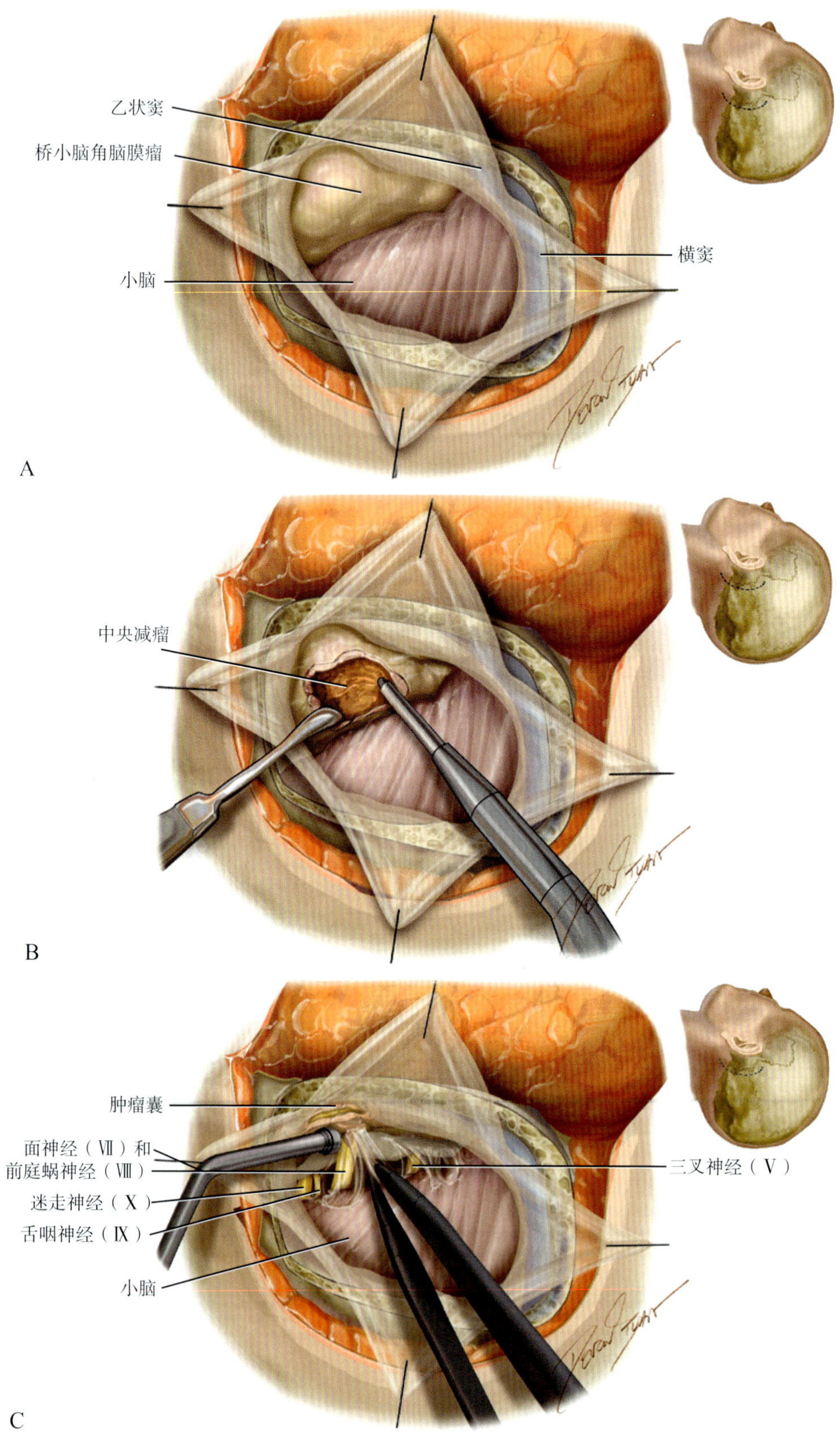

图 21-5 A. 以横窦和乙状窦为基底的硬脑膜瓣。扩大乙状窦后入路，可以稍向上提起硬脑膜瓣，将横窦和乙状窦牵离术野。在此病例中，可在后方看到一个脑桥小脑三角脑膜瘤。低位的脑神经因为位于肿瘤后方而无法看见。B. 从瘤内减压开始切除脑膜瘤。为了避免损伤下面的神经，这个步骤要非常小心。瘤内减压的同时，在所有可能接近神经的位置做直接的神经刺激。C. 最后，从神经上轻柔分离瘤囊做囊外肿瘤切除。尽量避免双极电凝直接接触神经造成损伤

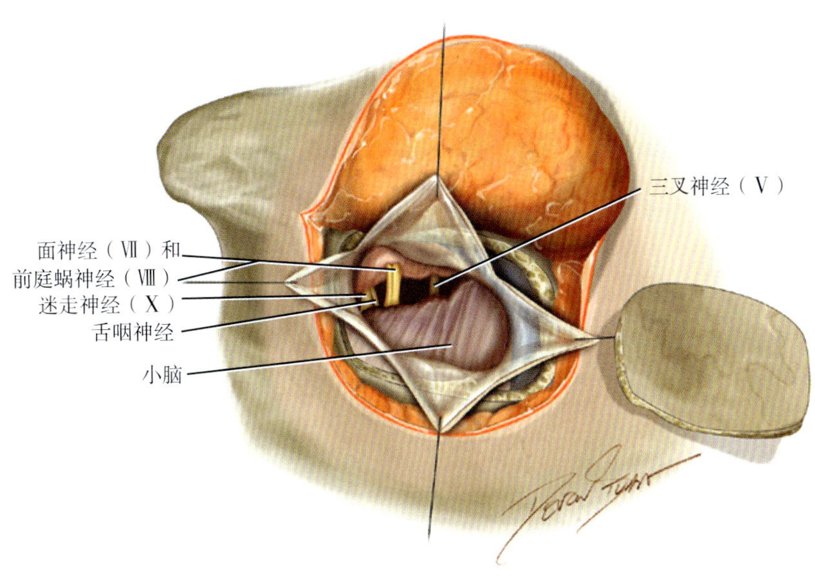

图 21-6　左侧乙状窦后入路的解剖图，可以看见第Ⅴ、Ⅶ～Ⅷ、Ⅸ～Ⅺ对脑神经。良好的体位摆放配以甘露醇及脑脊液引流可以使小脑半球自然回缩而无须静态牵拉

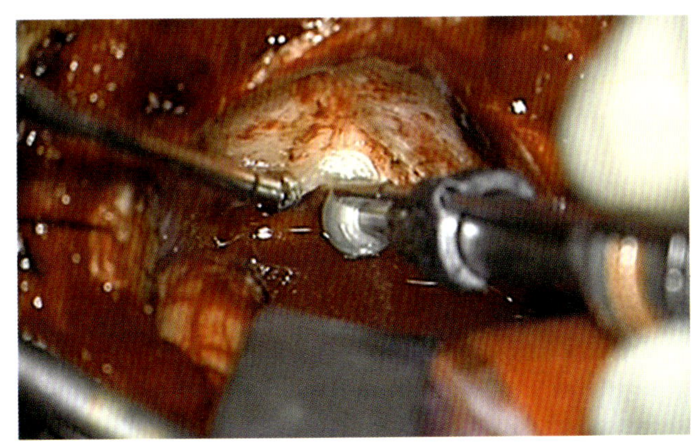

图 21-7　右侧乙状窦后入路开放内听道。使用自冲洗式粗金刚砂磨头开放内听道，显露面神经、耳蜗神经、前庭上、下神经。*©A.Quiñones - Hinojosa 版权所有*

5. 关颅（图 21-8）

- 使用 4-0 强生线间断水密缝合硬脑膜。可以使用硬脑膜替代物或修补材料。
- 如果乳突气房开放，用骨蜡或骨水泥封闭是很重要的——其可能成为术后脑脊液漏的通道。
- 用钛连接片和钛钉固定骨瓣；用骨水泥重建所有覆盖窦或其他缺损的部位。如果用骨窗开颅，就用钛板修补缺损。

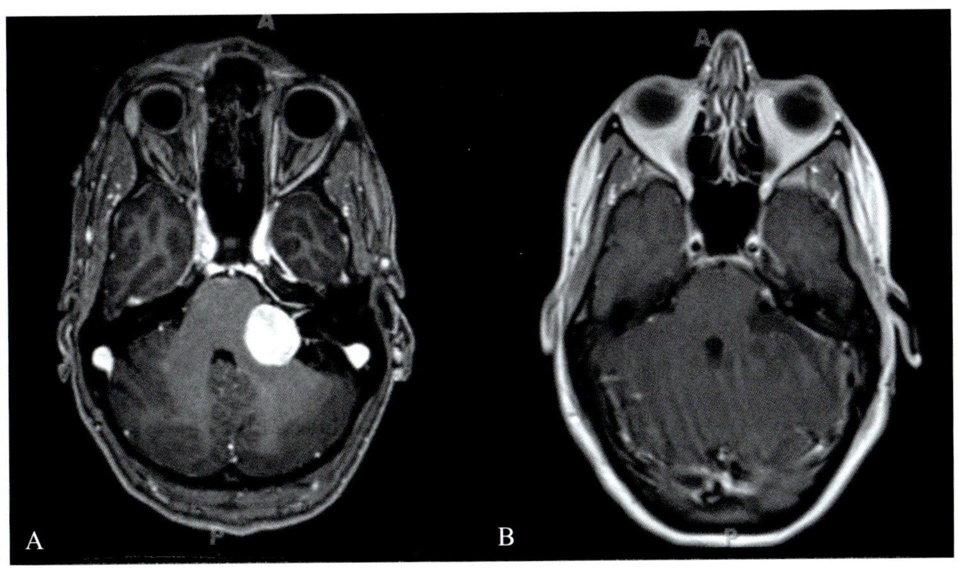

图 21-8　T_1 加权对比增强轴位 MRI 显示乙状窦后入路开颅完整切除颅后窝脑膜瘤。A. 完美保护乙状窦术前的影像。B. 完美保护乙状窦术后的影像。*©A.Quiñones-Hinojosa 版权所有*

【并发症预防】

- 摆放体位时将腿抬高至高于心脏，轻度屈膝可以增加静脉压，减少空气栓塞。
- 半坐位时要小心处理乳突导静脉；导静脉的撕裂可导致空气栓塞的形成。
- 在接近三叉神经的地方，显微器械的平稳移动是很重要的，可以避免三叉神经反射所引起的低血压。

【要点总结】

- 术前仔细研读 MRI T_2 加权像确定显露颅骨的范围，确保入路能够到达岩骨和小脑间区域。在桥小脑和小脑延髓池粘连紧密的病人中，有必要扩大磨骨的范围，以及更早进行脑脊液引流，以便减少脑牵拉到达岩斜交汇区。
- 如果术前 MRI 静脉造影显示对侧静脉窦系统闭塞，就要慎重评估骨骼化同侧窦（伴随静脉损伤的风险）的作用。
- 在大部分病例，使用星点作为横窦-乙状窦交汇处的定位标志是不准确的。开颅前神经导航可以辅助辨别窦的位置。另外，从颧弓根部或外耳道到枕外粗隆画一条线可以大致定位横窦；从星点到乳突尖的二腹肌沟画线可以定位乙状窦。并且，乳突导静脉也可以指导定位乙状窦。
- 从颅后窝长向颅中窝的病变，要扩大磨除遮挡内听道的内听道上结节，才能到达 Meckel 腔和颅中窝。

推荐阅读：

Abolfotoh, M., Dunn, I.F., Al-Mefty, O., 2013. Transmastoid retrosigmoid approach to the cerebellopontine angle: surgical technique. Neurosurgery 73(1 Suppl Operative), ONS16-23; discussion ONS23.

Quiñones-Hinojosa, A., Chang, E.F., Lawton, M.T., 2006. The extended retrosigmoid approach: an alternative to radical cranial base approaches for posterior fossa lesions. Neurosurgery 58, ONS-208-214; discussion ONS-214.

Raza, S.M., Quiñones-Hinojosa, A., 2011. The extended retrosigmoid approach for neoplastic lesions in the posterior fossa: technique modification. Neurosurg. Rev. 34, 123-129.

Samii, M., Metwali, H., Samii, A., Gerganov, V., 2013. Retrosigmoid intradural inframeatal approach: indications and technique. Neurosurgery 73 (1 Suppl Operative), ONS53-9; discussion ONS60.

Samii, M., Tatagiba, M., Carvalho, G.A., 2000. Retrosigmoid intradural suprameatal approach to Meckel' s Cave and the middle fossa: surgical technique and outcome. J. Neurosurg. 92, 235-241.

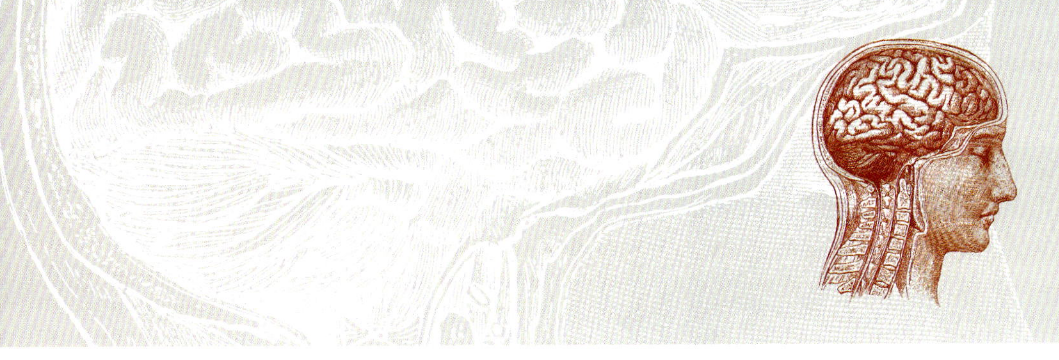
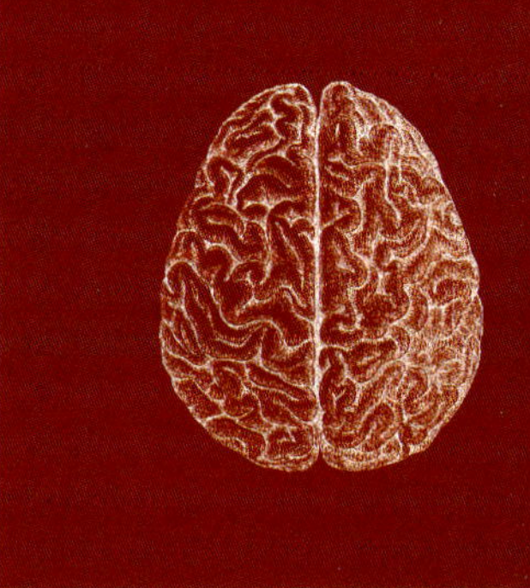

第 22 章　远外侧入路

Arnau Benet, Jordina Rincon-Torroella, Tito Vivas-Buitrago,
Alfredo Quiñones-Hinojosa

参看 video22，请访问 expertconsult.com 

【术前注意事项】

- 远外侧入路可以从背外侧显露颅后窝腹内侧的外侧面（延髓周围 270° 视野）。
- 远外侧入路的不同术式：
  - 经髁
  - 髁上
  - 髁旁
- CTA 或 MRA 有助于了解椎动脉（VA）、脊髓后动脉和小脑后下动脉（PICA）的解剖。

【适应证】

- 病变中心位于背外侧部的颅后窝肿瘤。
- 向前生长至小脑半球、扁桃体、第四脑室正中孔、延髓，以及低位脑桥前外侧和后表面的髓内肿瘤。
- 涉及后循环的脑血管病变（椎动脉和小脑后下动脉动脉瘤）。
- 较乙状窦后入路，远外侧入路提供了更多颅后窝尾侧的显露（更加适合侵犯枕骨大孔、枕髁、岩斜交界区下方、颈静脉孔和舌下神经后方的病变）。

【禁忌证 / 替代方案】

- 到腹内侧部受限的病变，包括岩斜区和斜坡中下 1/3 的外侧面。
- 远外侧入路难以到达内听道的上面、面神经、三叉神经、小脑前下动脉（AICA）和天幕（最好通过乙状窦后入路）。
- 经鼻内镜经斜坡和远内侧入路，用于到达更靠前的病变，包括颅后窝腹内侧（延髓和脑桥前方）重要结构的新策略。经鼻入路难以到达后外侧部。
- 广泛侵袭颅后窝的复杂病变，使用远外侧 - 远内侧联合入路可以得到最有效最安全的手术暴露范围。
- 使用远外侧入路和颞骨开颅、颅中窝入路、不同程度乳突磨除联合，可以处理幕上下生长的病变。

【骨解剖】

- 枕外粗隆 - 隆突可作为标识上矢状窦、直窦和横窦交汇处的一个可靠的标志。
- 在远外侧入路中上项线是定位肌肉切开的重要标志。它由项肌的腱划（胸锁乳突肌、斜方肌、夹肌和半棘肌）构成（图 22-1）。
- 星点（人字缝、鳞缝和枕乳缝交汇处）是识别横窦及乙状窦位置的可靠标志。
- 下项线（在上项线和枕骨大孔）与枕下肌群的插入点一致。
- 二腹肌沟是远外侧开颅髁上变型中辨识乳突和乙状窦、髁旁变型中辨识面神经的定位标志。
- 枕骨髁部由以下部分组成：
  - 枕髁：与寰椎共同构成寰枕关节。枕骨髁上方正是舌下神经管，以 45° 前外侧方向穿过枕骨。

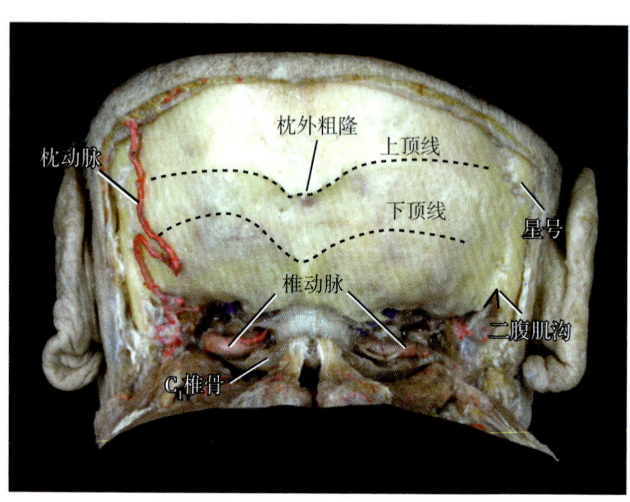

图 22-1 远外侧入路解剖。©*Ainau Benet 版权所有*

舌下神经管和神经将枕骨髁分为其下方的枕髁部和上方的颈静脉结节部。

- 髁窝：一般都有髁导静脉。出血汹涌，容易与舌下神经静脉丛出血混淆，从而误导下一步手术操作。
- 颈静脉结节：是舌下神经管的顶和颈静脉孔的底部。

- 颈静脉孔有三个不同的部分组成：
  - 乙状窦（后方）：包含乙状窦、颈静脉球及咽升动脉和枕动脉的脑膜支。
  - 神经（内侧）：舌咽神经（Ⅸ）、迷走神经（Ⅹ）和副神经（Ⅺ）。
  - 岩部（前方）：岩下窦。
- 椎动脉在寰椎（C_1）后根上方内侧成环状之前，锚定在 C_1 横突孔，与 C_1 神经伴行。椎动脉和 C_1 神经包裹在椎旁静脉丛内，与组织粘连，在分离椎动脉时若不小心可能会有风险。

【手术流程】

1. 病人体位

- 最常采用公园长椅位（3/4 俯卧）。允许将小脑半球自然牵离手术通路。病人身体离开仰卧位平面 120°，对侧肩朝下。手术床放置普通缓冲垫、腰下垫枕以减轻身体侧方的张力。使用松紧带将同侧肩膀牵离头部。对侧手臂垂在床沿下。头架位置为两钉在对侧枕部，一钉在额骨。头屈，远离病变旋转 45°，侧屈向地面。
- 体位摆放完毕，神经外科医师坐在病人头侧，可以轻松触及乳突尖、枕外隆突和上位椎体棘突。

2. 皮肤切口（图 22-2）

- 远外侧入路有两种广泛使用的有效的切口：
  - 翻转的曲棍球棒形：从乳突尖下 2cm 开始，直行向上至项上线上，向内转向枕外隆突水平。到达中线时，转向下到 C_2 或 C_3 水平。入路显露范围大，但与其他入路比较，需要时间长，出血更多，更不利美容。
  - 线形：使用对角线形，从星点和乳突尖之间起始，以对角线延伸到 C_2 棘突。此切口基本满足远外侧入路及其经髁或髁上变型。但是，如果要采用髁旁型，要完整暴露寰椎横突，就不如曲棍球棒形切口。

3. 肌肉层次

- 联合使用骨膜下剥离和单极电凝吊起肌瓣。
- 需要显露三个重要结构：同侧半边枕骨向下到枕骨大孔、乳突和 C_1 椎板。
- 最理想的肌瓣是要尽量减少肌肉的扭曲。多个肌肉层次间的分离将导致肌肉开裂、丧失功能或缺血萎缩，这些都是要避免的。
- 直切口直抵颅骨，于骨膜下游离，自内侧向外侧将肌肉瓣整个掀起，以保护椎动脉。不显露颅外段椎动脉。
- 在入路需要向侧方暴露更多的情况下，才能显露椎动脉，使其从 C_1 横突孔中解脱出来，并将其移位。为保护椎动脉，对肌肉的处理分为两个阶段：
  - 颈部阶段：在上项线下 1cm 将颈部肌瓣（胸锁乳突肌，斜方肌，头长肌，头夹肌与头半棘肌）剥离至下项线，并向下外侧牵拉。
  - 枕下阶段（图 22-3A）：椎静脉丛，椎动脉，C_1 神经属支，以及寰椎后弓位于枕下三角。枕下三角由上斜肌、下斜肌及头后大直肌构成（译者说明：原文此处为“头大直肌”，但 Rhoton 原著及本页配图中均为“头后大直肌”）。偶尔，椎动脉第三段纡曲成袢较正常位置高，若未能极为谨慎地处理椎静脉丛，将面临无意间损伤椎动脉的特殊危险。

4. 开颅

- 枕下开颅术（图 22-4A）：骨窗下连枕骨大孔，上

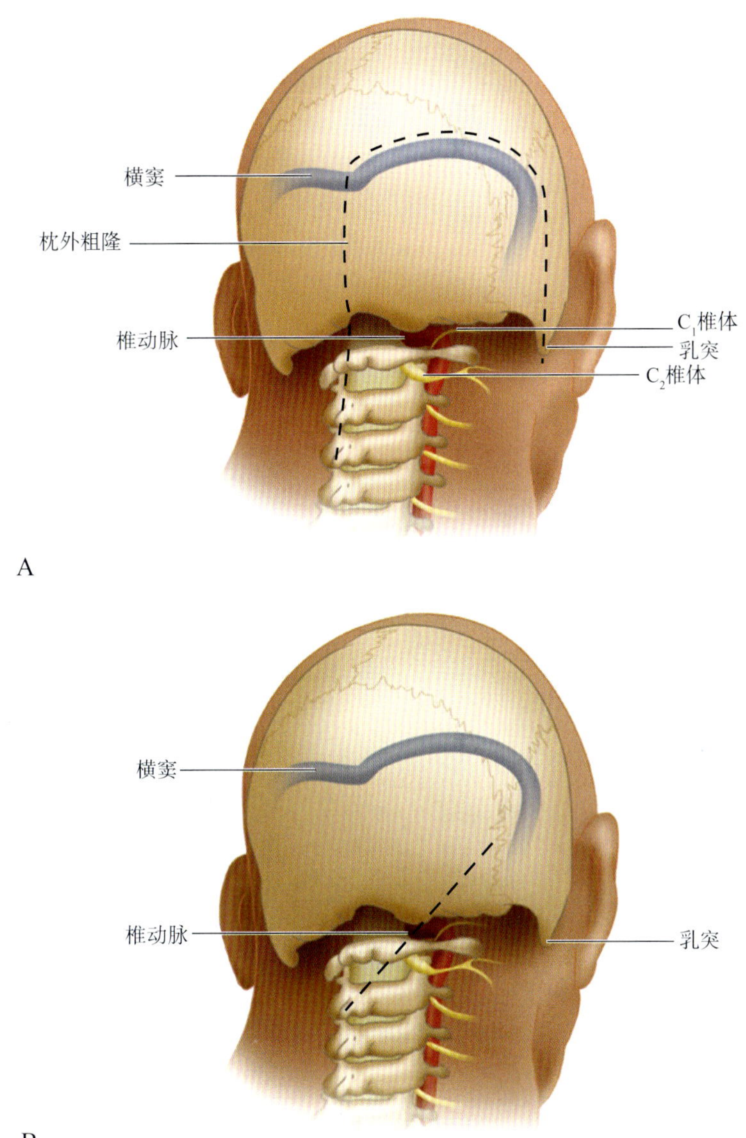

图 22-2　皮肤切口示意图：A. 翻转的曲棍球棒形。B. 线形。本图经 Sughrue, M., Parsa, A.T. 惠允使用其 Far-lateral suboccipital approach 绘图，引自 Jandial,R., McCormick, P., Black, P. 编写的 *Core Techniques in Operative Neurosurgery* 一书，2011 年 Elsevier 公司出版（Saunders，费城）

方止于横窦，与之平行切开颅骨，侧方达乙状窦及枕髁。枕下开颅的内侧界通常是中线，但若病变占据了绝大部分枕大池，则可按需要尽可能地向内侧延展骨窗。可于近枕外隆凸及星点处各钻一孔以便开颅，但应注意避开静脉窦。

- C_1 半侧椎板切除术（图 22-3B，图 22-4B）：标准的枕下开颅术可以同时行同侧 C_1 半椎板切除，以向枕大池及脊柱方向扩大硬脑膜开口。C_1 椎板可以做标准的半切，也可以在需要移开椎动脉的情况下更靠外侧切除椎板。将椎动脉从其结缔组织鞘内游离。在寰枢关节内侧辨认 C_2 神经根，并以肌肉瓣加以保护。需要做三处切开才能将同侧寰椎后弓完整取下，并将椎动脉自横突孔中游离：首先于中线处切断后弓，然后离断寰椎侧块与后弓，最终将侧块与横突断开。断开这三处后，后弓与横突可被整块抬起，并且椎动脉可从横突孔中解脱出来。
- 就此，椎动脉能被游离并作为血管襻向侧方推移，以获得可同时探及颅后窝和枕髁的通道（图 22-3C）。

5. 远外侧入路的改良与枕髁的磨除

- 经枕骨髁扩大入路（最为常用）（图 22-4B）：
  - 均匀磨除枕髁后 1/3 直至发现其质地和颜色发生变化：枕髁部含气骨转变为硬的骨皮质（相当于舌下神经管的后壁）且舌下神经静脉丛使其

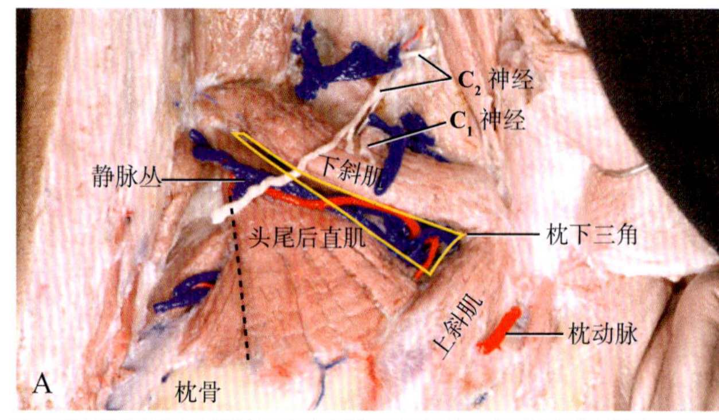

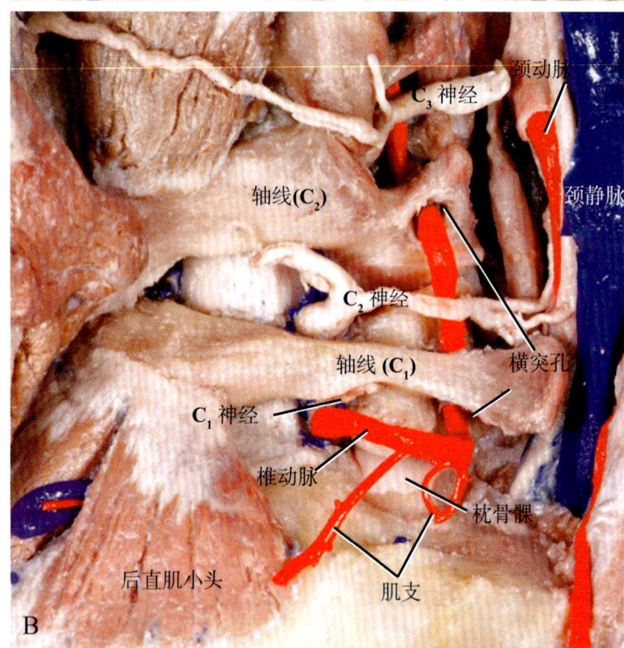

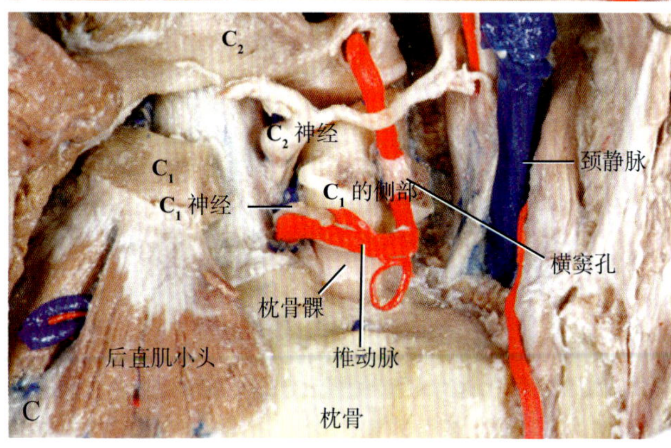

图 22-3 手术体位下的解剖分离（显示对左侧颈部由上至下的分离）。A. 枕下阶段。椎静脉丛、椎动脉，C_1神经根分支及寰椎后弓位于枕下三角。应注意表浅的C_2神经及在分离肌肉阶段可能引起椎动脉肌支的剧烈出血。B. 枕下阶段解剖完毕之后，显露所有的结构。C. C_1椎板做改良切除，移开椎动脉后所见同样的解剖结构。*©Arnau Benet 版权所有*

呈现为深蓝色。若无病变累及，应给予保留舌下神经管；但可以在其行往斜坡的内下方继续磨除枕髁。经枕髁入路可以直抵椎动脉颅内段，也为探及延髓前区和下斜坡提供了宽敞的通道。然而，如果病变侵及枕髁或其周围结构，枕髁的完全切除可能是难以避免的。

- 舌下神经管的走行轨迹对扩大的经枕髁远外侧入路意义重大。从远外侧的角度磨除枕髁时，显露中在内侧首先遇到的就是这一枕骨的管状结构，继续向前磨除，可逐步在侧方将其暴露。如果指向内侧磨除髁部，可探及下斜坡。相反，如果磨除颈静脉结节，将显露颈静脉孔，以及延髓侧方和前方的空间。

- 髁上扩大入路（进入颈静脉孔或延髓上部）：
  - 去除颈静脉结节后部。需要在舌下神经管（下方）、乙状窦（上方）和颈静脉球（侧方）之间磨出一个狭窄的小骨窗完成操作。
  - 乙状窦部是扩大的经髁上远外侧入路时磨除颈静脉结节遭遇的第一个腔隙。
  - 推荐使用金刚砂磨头，并向内侧谨慎地移动，避免磨至硬脑膜，因为副神经脊髓根的纤维行于此区域并与硬脑膜发生联系。副神经、迷走神经、舌咽神经能在颈静脉孔的神经部被显露。
  - 经髁上入路可探及迷走神经、岩斜区及中斜坡，并可在其周围进行操作。
- 髁旁扩大入路（适于累及颈静脉球、乙状窦下部及第Ⅸ～Ⅺ对脑神经的病变）：
  - 入路的这一变异指向枕髁的上方和侧面，颈静脉孔的颅外面及乳突的后部。
  - 必须掀起一个可能包括二腹肌后腹在内的更靠外侧的肌瓣。应辨认二腹肌沟，它是定位茎乳孔的极佳标志，而面神经于此孔处穿出乳突。必须使用金刚砂钻头对颈静脉孔的颅外面周围进行磨除，且不断监测第Ⅸ～Ⅻ脑神经。骨质的磨除主要指向颈静脉孔后方的骨性突起——颈静脉突。骨质磨除后，将暴露乙状窦下部、颈静脉球，颈静脉及颈静脉孔的神经部和咽旁段颈内动脉。
- 联合经髁 - 髁上的骨质磨除能获得完全探及延髓前及小脑延髓池的通道。
- 为获得完全探及脑干侧方及前侧方区域的通道，远外侧入路应联合不同程度的乳突开放（经迷路后或迷路入路）及幕上开颅。位于横窦 - 乙状窦上方的乳突骨质切除可用磨钻先打薄骨质再以 Kerrison 咬骨钳咬除骨质，而后仔细分离硬脑膜。

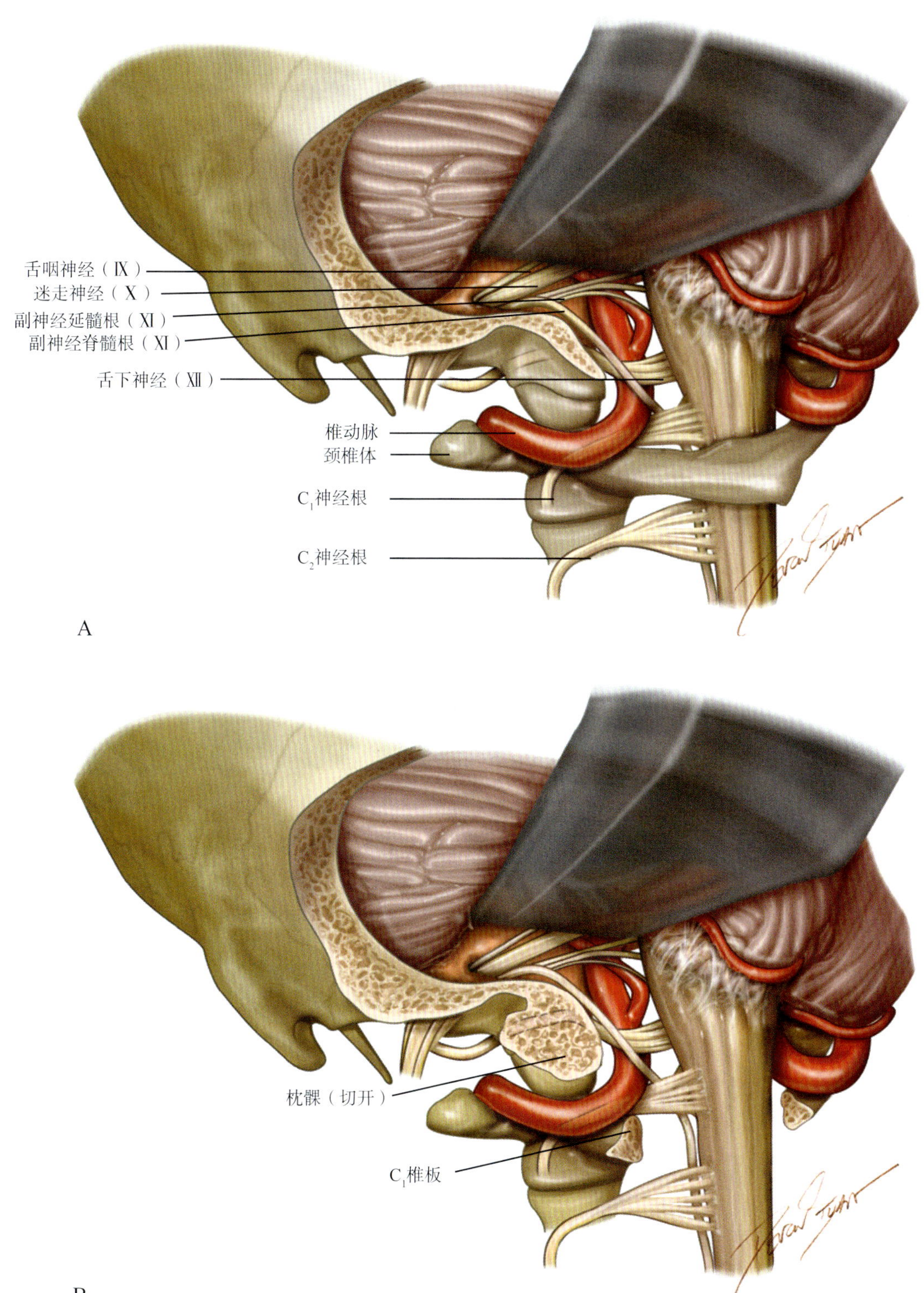

图 22-4　左侧远外侧入路的解剖。A. 枕下开颅术后的显露。分离延髓与扁桃体结合处的蛛网膜，而后将扁桃体牵离延髓。牵拉操作应该遵循着小脑后下动脉的远端分支进行。B. 完成 C_1 椎板切除及经枕髁入路

6. 打开硬脑膜

- 如果病变扩展至脑桥小脑三角，应在接近横窦乙状窦转折处打开硬脑膜，并留有边缘以备安全地缝合。
- 开放硬脑膜后，打开枕大池，排空脑脊液缓解小脑半球张力。
- 公园长椅位可使小脑半球自然地被牵离手术通道。良好的体位，脑池的充分敞开及甘露醇的应用有助

于在这一入路中避免牵开器的使用。

- 分离扁桃体延髓结合处的蛛网膜，将小脑扁桃体牵离延髓，以显露更深部的结构和病变。

7. 硬脑膜下的分离（图 22-4B，图 22-5）

- 自横窦乙状窦交界至中线处枕骨大孔弧形剪开硬脑膜。根据肿瘤突入颈部的情况尽可能低地继续向下延伸硬脑膜切口为颈脊膜旁正中直切口。
- 在枕大孔区域可能遭遇较大的环窦。可将其夹闭后切断，以避免明显出血。
- 经枕下骨窗可完全地达到枕大池、同侧小脑半球、小脑扁桃体及下颈髓。
- 打开枕大池同样可以显露椎动脉。
- 椎动脉在枕髁内侧下方附近由第三段（寰椎后弓上）移行为硬脑膜内段。于此，齿状韧带将其固定于颅颈交界处。椎动脉进入硬脑膜内后，向前向内朝向斜坡走行并与对侧椎动脉汇合形成椎基底动脉结合部。
- 小脑后下动脉于延髓前池近下橄榄处起自椎动脉。短暂行程之后，小脑后下动脉穿过第Ⅹ、Ⅺ对脑神经的根丝行至小脑半球下方的小脑延髓池，而后其转向内侧并上行于小脑扁桃体附近。随后，小脑后下动脉行于小脑与第四脑室后壁之间远离由远外侧入路获得的手术显露区域。其最终转向表面（皮质段）滋养小脑半球的后部。
- 椎动脉的另一个重要分支是脊髓后动脉。神经外科医师在枕大池中分离蛛网膜间隙时应及早辨认这一血管并加以保护。
- 副神经（图 22-5）在枕大池的侧方进入术野。副神经有较长的脑池段并接受来自上颈髓及延髓的神经纤维汇入。自其脊髓根源至颈静脉孔，副神经向上外侧走行。副神经在颈静脉孔处加入迷走神经，而迷走神经起自延髓后外侧沟后径直行向颈静脉孔。
- 迷走 - 副神经三角（图 22-6B）：副神经及迷走神经构成迷走 - 副神经三角。这是进入颅后窝腹内侧部分最主要的手术通道。该三角的上侧面由迷走神经、副神经的延髓根构成；内侧为延髓。迷走 - 副神经三角被舌下神经进一步分为位于其上、下方的 2 个小窗。随着副神经向颅内移行，其与齿状韧带及椎动脉关系密切。副神经与齿状韧带之间的关系与手术相关。在脊髓，齿状韧带位于副神经起源的神经根丝的前方。然而，这些结构在上行中相互交错，齿状韧带锚于枕骨大孔的寰枕筋膜前方、副

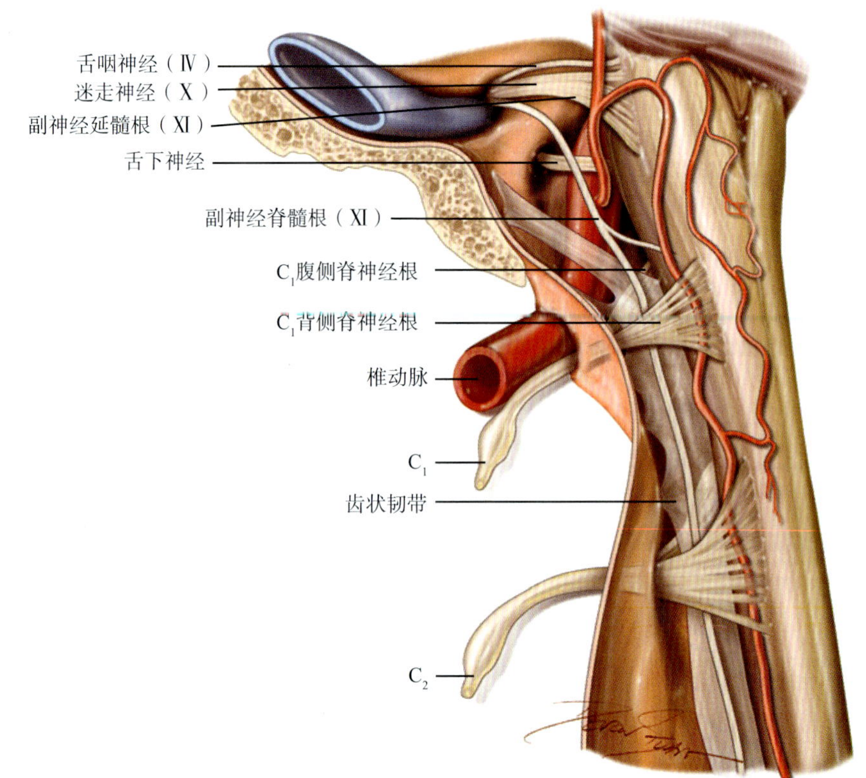

图 22-5 图示说明左侧远外侧入路的细节。注意后组脑神经、齿状韧带、椎动脉及小脑后下动脉之间的密切联系

神经后方，而副神经向前向上走行至颈静脉孔后部（神经部内）。

- 任何对齿状韧带（图 22-5）的游离或操作（如调整椎动脉位置）应始终保持副神经处于视野内。椎动脉穿入硬脑膜、经过齿状韧带，而后行于副神经的前方。

这样即在副神经与延髓侧面之间留有与手术操作相关的通畅空间。

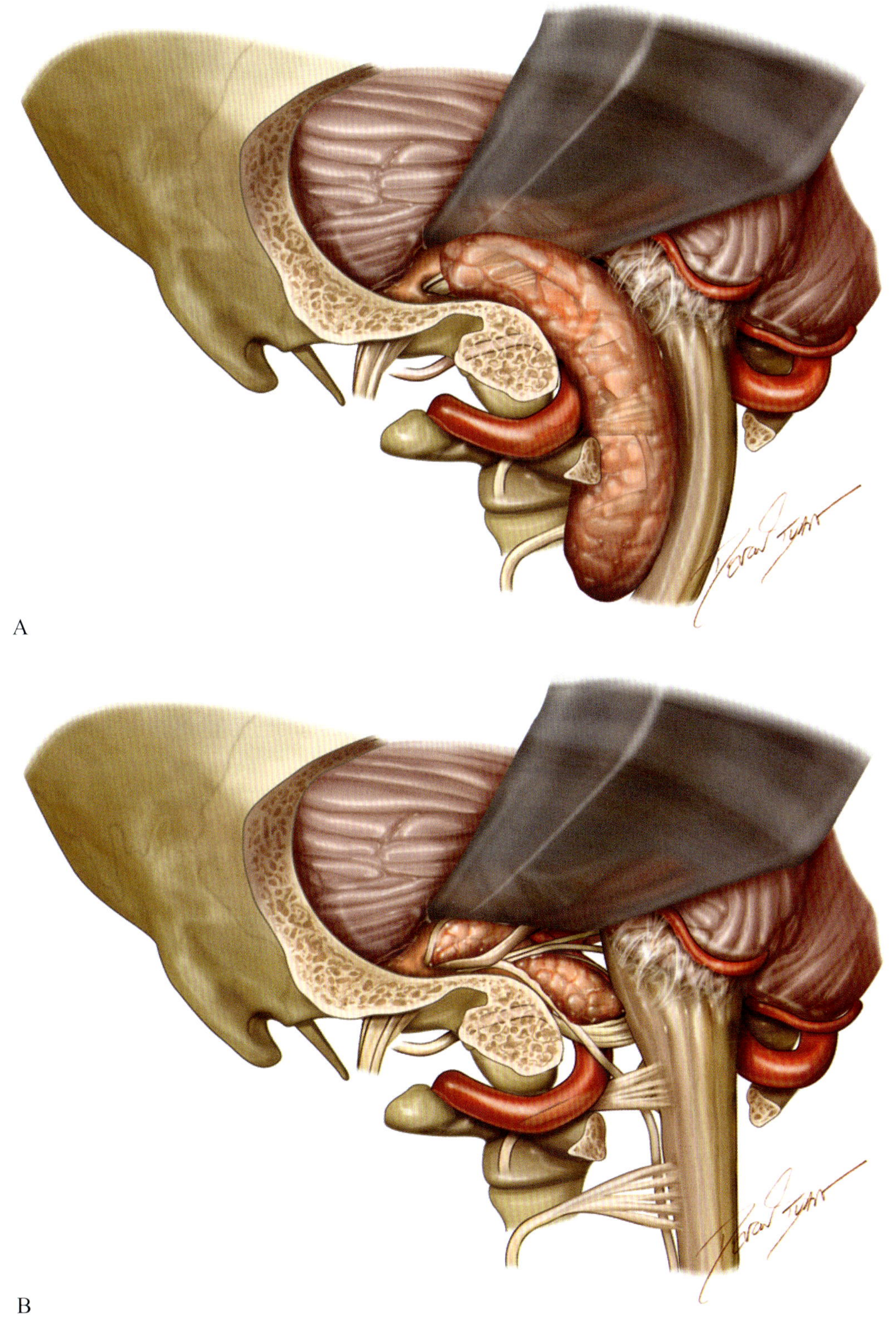

图 22-6　A. 这一区域的肿瘤，其中心可位于背外侧区。建议谨慎地进行囊内切除肿瘤，因其能自脑神经之间的通道突向腹内侧区。B. 一旦背外侧区的大部分肿瘤切除后，经脑神经间的通道即可探及脑干前方区域

经髁入路提供了可探及舌下神经的通道。远外侧入路对髁部的不同处理则最大限度地扩大了迷走-副神经三角中舌下神经下方的操作空间。颅骨的去除历经颈静脉结节、髁上扩展，从可探及延髓前部的上方增加了对小脑延髓池的显露。髁上入路提供了最理想的骨性开放而获得了通过迷走-副神经三角最大的手术通道。在该三角内经舌下神经上方及下方的工作空间进行操作可探及椎动脉、椎动脉基底动脉结合部及基底动脉下段。

- 如果继续向前磨除颈静脉结节，即可探及岩斜区及斜坡的内侧面。
- 如果磨除颈静脉结节，牵拉小脑半球中部，可能达到舌下神经管、颈静脉孔、内听道及天幕的下表面：
  - 如果显微镜朝向岩骨，那么可能会显露小脑前下动脉远端，第Ⅶ、Ⅷ对脑神经，Luschka孔及三叉神经。遵循着这个角度在第Ⅷ和Ⅺ对脑神经之间形成手术通道要优于借助舌下神经上三角及第Ⅶ、Ⅷ对脑神经之间的间隙。
  - 如果显微镜朝向脑干方向，同样的手术通道可在小脑桥脑池探及脑桥、桥延沟的侧面，在延髓前及小脑延髓池探及延髓。
- 在硬脑膜下阶段经内镜进行显露和分离是可行的，虽然器械有限且过度地移动可能造成危险。
  - 30° 内镜经迷走-副神经三角可显露延髓中段、第Ⅵ对脑神经、颈静脉孔的内侧面和底壁。
  - 30° 内镜通过第Ⅷ～Ⅺ对脑神经之间可显露第Ⅴ对脑神经起始处，桥前池，小脑前下动脉近端，第Ⅵ对脑神经脑池段和内听道。

8. 肿瘤切除（图 22-6）

- 一旦显露肿瘤后，辨认肿瘤与后组脑神经及后循环血管的相对位置非常重要。在这些病例中，对术前影像的研读是必不可少的。
- 解剖结构一经明确，术者可于后组脑神经间选择相对宽敞的手术通道入路接近肿瘤。对于包覆了神经结构或经脑神经突向前方的肿瘤，通常建议分块切除肿瘤。最初可在肿瘤被膜处切开以获取分块切除的空间。
- 在质地较硬的肿瘤中，可于第Ⅸ、Ⅹ、Ⅺ、Ⅻ对脑神经及 C_1 神经构成的各手术通道中应用超声吸引器。对体感诱发电位、运动诱发电位及脑神经的电生理监测与监控在肿瘤切除中必不可少。
- 一个重要的策略是将肿瘤牵入术野，而不是游离或推移至关重要的结构，如牵拉脑干、脑神经或椎动脉。
- 最后，以弯头剥离子将肿瘤被膜牵入视野，通过锐性分离或电凝将其切除。

9. 关颅

- 水密缝合硬脑膜。可使用硬脑膜补片或自体筋膜。因此，入路有较高的脑脊液漏风险，可用 Valsalva 动作来确认硬脑膜缝合的水密程度。
- 可将骨瓣还纳或使用钛网以关闭颅腔。
- 枕下及颈部肌肉、帽状腱膜应分层予以闭合。
- 以不可吸收尼龙线连续缝合皮肤。

【并发症预防】

- 后组脑神经之间的手术通道长且紧密，当使用内镜通过这些通道时应极度小心，以避免镜体无意间牵拉限制手术通道的结构。
- 最小化地去除骨质，以免广泛的骨缺损增加术后脑脊液漏的风险。推荐将开颅骨瓣最大化并整块取下，避免切除或磨除骨质。
- 远外侧入路经髁部扩展，明确枕髁的大小和方向是预防术后出现颅颈失稳及需行颈椎融合的关键。
- 行扩大的经枕髁入路磨除枕髁时，辨认并保护寰枕关节非常重要，借此预防颈椎不稳并确保向前-内侧的入路轨迹。
- 枕下三角是识别和保护椎动脉第三段可靠的肌性标志。

【要点总结】

- 经远外侧入路可探及的神经血管结构及病变的数目和大小取决于显微镜的角度及牵开器叶片的位置。
- 远外侧入路中，椎动脉在分离肌肉时较早即可显露，在整个手术过程中保持其暴露，以便随时进行近端控制。
- 如果未受病变累及，应留存舌下神经管以保护舌下神经。

推荐阅读：

Abla, A.A., Benet, A., Lawton, M.T., 2014. The far lateral transpontomedullary sulcus approach to pontine cavernous malformations: technical report and surgical results. Neurosurgery 10 (Suppl 3), 472-480.

Almefty, R., Dunn, I.F., Pravdenkova, S., Abolfotoh, M., Al-Mefty, O., 2014. True petroclival meningiomas: results of surgical management. J. Neurosurg. 120(1), 40-51.

Baldwin, H.Z., Miller, C.G., van Loveren, H.R., Keller, J.T., Daspit, C.P., Spetzler, R.F., 1994. The far lateral/combined supra- and infratentorial approach. A human cadaveric prosection model for routes of access to the petroclival region and ventral brain stem. J. Neurosurg. 81(1), 60-68.

Benet, A., Prevedello, D.M., Carrau, R.L., et al. 2014. Comparative analysis of the transcranial "far lateral" and endoscopic endonasal "far medial" approaches: surgical anatomy and clinical illustration. World Neurosurg. 81(2), 385-396.

Deshmukh, V.R., Rangel-Castilla, L., Spetzler, R.F., 2014. Lateral inferior cerebellar peduncle approach to dorsolateral medullary cavernous malformation. J. Neurosurg. 121(3), 723-729.

Landeiro, J.A., Silveira, R.L., Corréa dos Reis, C.V., 2012. Surgical management of tumors of the foramen magnum. In Quiñones-Hinojosa, A. (Ed.), Schmidek & Sweet: Operative Neurosurgical Techniques: Indications, Methods and Results, sixth ed. Saunders, Elsevier Inc., Philadelphia, vol. 1, pp. 517-528.

Raza, S.M., Quiñones-Hinojosa, A., 2011. The extended retrosigmoid approach for neoplastic lesions in the posterior fossa: technique modification. Neurosurg. Rev. 34(1), 123-129. Rhoton, A.L., Jr., 2000. The far-lateral approach and its transcondylar, supracondylar, and paracondylar extensions. Neurosurgery 47(3 Suppl), S195-S209.

Sughrue, M., Parsa, A.T., 2011. Far-lateral suboccipital approach. In Jandial, R., McCormick, P., Black, P. (Eds.), Core Techniques in Operative Neurosurgery. Saunders, Elsevier Inc., Philadelphia, pp. 104-110.

第五部分

颅底肿瘤的内镜通路

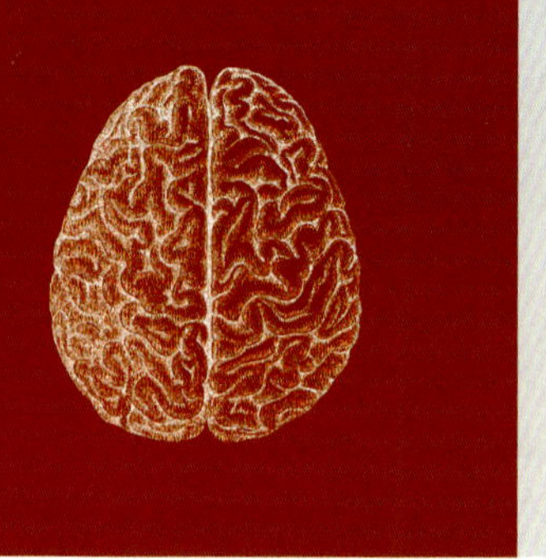
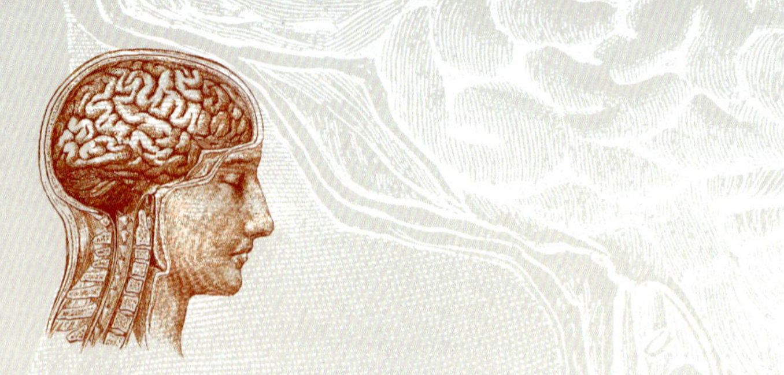

第 23 章　经鼻内镜手术原则及解剖

Arnau Benet， Jordina Rincon-Torroella，Alfredo Quiñones-Hinojosa

参看 video23，请访问 expertconsult.com

- 经鼻内镜入路（endoscopic endonasal approach, EEA）有多种改良手术，可用以处理腹侧颅底的病变。
- 本章的主要目的是为颅底外科医师安全高效地完成经鼻手术提供坚实的解剖和手术基础。

【经鼻内镜手术的手术间设置】

- 经鼻内镜入路手术中病人体位及所需设备对手术间设置的要求与传统的神经外科手术操作不同。
- 术者立于手术台一侧，且可直视病人鼻孔。为了优化与通常位于对侧的器械护士的互动协作并可探及鼻腔，右利手的术者通常位于病人的右侧（图 23-1）。
- 病人仰卧位，颈部略伸（10°～20°），头部转向术者一侧（右）5°～15°并向对侧倾斜（左）。气管内插管应远离术者向左侧直接垂下，以免其进入鼻孔造成阻挡（图 23-2）。
- 1 名神经外科医师及 1 名耳鼻喉科医师应作为一个颅底团队同时工作。
- 麻醉团队的位置靠近病人足侧以避免遮挡各个视频监视器。
- 内镜与一个摄像头相连，向手术间内一系列监视器发送二维或三维的视频信号。
- 硬性内镜有不同的视角，标准的 0°～30°、40° 及 70°，可在操作中调换。
- 经鼻内镜入路的辅助设备通常包括内镜塔台、专用磨钻手柄及附装于内镜套管上可倾注盐水冲洗镜头的脚控冲洗泵。
- 虽然经鼻内镜入路的分离操作技术类似于显微神经外科，但狭长的工作通道及内镜需要一套特殊的器械。市场上可购买颅底内镜器械套装，包括长剥离子，单极电凝，刮匙，尖剪刀，抓钳及角度、形状各异的双极（图 23-3）。
- 一些经鼻入路的磨钻套件优化了在鼻内深部通道磨

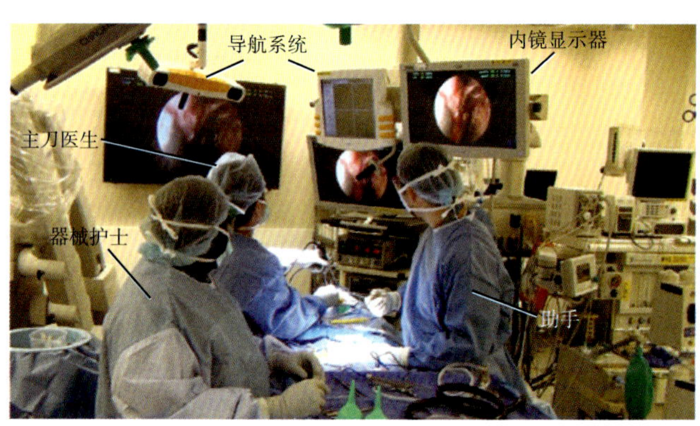

图 23-1　手术间设置。*©A. Quiñones-Hinojosa 版权所有*

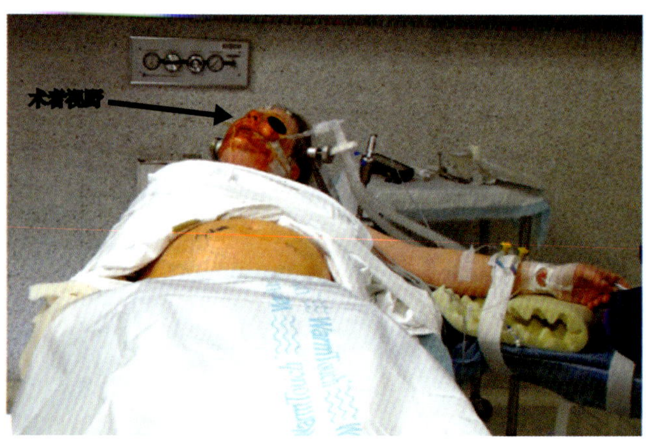

图 23-2　对应于右利手术者的病人体位。*©A. Quiñones-Hinojosa 版权所有*

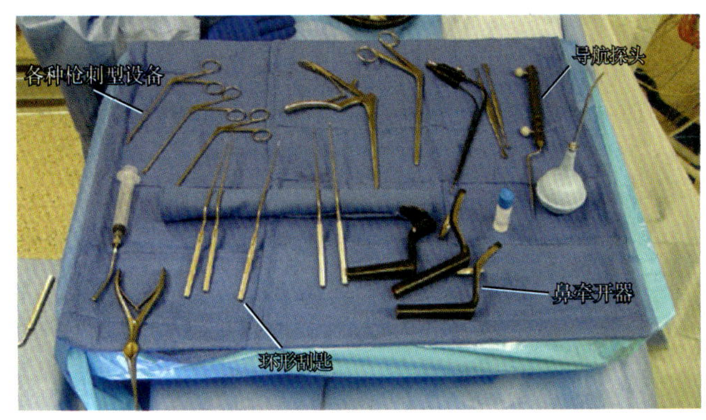

图 23-3　经鼻内镜操作的配套手术器械。©*A. Quiñones-Hinojosa 版权所有*

除骨质的通过性和安全性。一个有着长、薄、成角护鞘的磨钻手柄是经鼻内镜入路向冠状位方向扩展的必备组件，可以借其无阻挡地探及距离中线的位置。

- 当需保持内镜置于鼻腔通道内时，可用冲洗泵冲刷内镜末端，洗去碎屑及由镜体流下的血液。
- 立体定向导航引导在现代颅底外科手术中十分常见，其在内镜经鼻入路中的应用也非常重要。
- 导航系统通常放置于病人头侧、位于各手术医师面对的监视器之间或置于术者一侧。
- 如果希望进行显微操作，那么在手术开始时即应调试显微镜及安装镜罩。
- 常备腰池引流，以防手术结束时需要置入。
- 特殊的超声探头可用于鞍区操作阶段定位颈内动脉，其亦应在手术开始时准备好。

【术前准备】

- 眼部保护及碘液浸湿面部中段后，以浸有碘溶液的棉球彻底清洁鼻腔。
- 单巾完全覆盖面部，留有开口暴露鼻孔，用浸有肾上腺素和局部麻醉药的长条棉球填塞鼻腔，以便在鼻内操作阶段减少出血及并实现空间最大化。
- 在肾上腺素及局部麻醉药作用过程中，应将手术间内其他的设置全部安排妥当，如果需要，术者可利用这段时间取腹部脂肪或其他自体组织以备封闭鞍底时使用。当肿瘤巨大且侵及鞍上，以及脑脊液极有可能自切除区域流出时（如术中脑脊液漏），可能需要腹部脂肪进行填塞。取下自体脂肪填充物后，置于抗生素温盐水中直至封堵时使用。封闭鞍底时，可用促凝剂（如速即纱）包裹脂肪填充物以促进其黏附。
- 在经蝶入路于鼻腔操作阶段开始时，助手可关闭腹部切口。

【鼻内通道的骨解剖】

- 鼻腔是一个形如长方体的空间，被鼻中隔分成左右 2 个腔。
- 鼻中隔在上部主要由犁骨与筛骨垂直板相接合构成；下方由下颌骨及腭骨构成；蝶窦腹侧构成其后部。
- 鼻腔底壁由前部的下颌骨及后部的腭骨构成。
- 鼻腔的外侧壁形成上、中、下三个鼻甲，进一步将鼻腔分成上、中、下三个鼻道（图 23-4）。
- 下鼻甲附着于下颌骨及腭骨的鼻甲脊处，形如涡轮，其尾端指向后鼻孔。
- 在中鼻道的后 1/3，筛骨垂直板与蝶骨的翼突内、外侧板相连，内含以其贯穿血管命名的蝶腭切迹。在中鼻道的中 1/3 段，同时存有后方的上颌窦内侧壁及上方的筛泡。筛泡前方有起自筛窦的钩突。如果打开钩突，将暴露眶底，其下侧半对应上颌窦内侧壁的顶（图 23-5）。
- 鼻腔的顶主要由筛骨的筛板构成。在前部，筛板及筛骨垂直板与额骨的鼻部相连。在后部，筛骨与蝶骨平面相连。
- 蝶骨在其中央呈喙状（蝶骨嘴），且两侧各有一个骨性突起——翼板。蝶骨嘴与犁骨体部相连，其后方为筛骨。

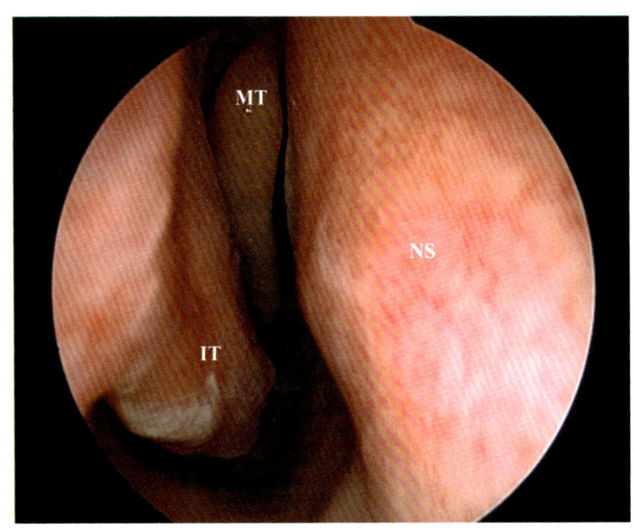

图 23-4　鼻腔阶段。MT：中鼻甲；IT：下鼻甲；NS：鼻中隔。©*A. Quiñones-Hinojosa 版权所有*

- 蝶骨嘴有 2 个开口——两侧各一，是蝶窦自然的引流口，在经鼻内镜入路中可经此进入蝶窦。
- 蝶窦气化程度不一，于经鼻内镜入路术前评估其气化程度，对安全有效地抵达鞍底至关重要。
- 在蝶窦气化良好的病人中，蝶窦内可有一外侧隐窝延伸至翼板基底部。当蝶骨嘴 - 蝶骨体移行至翼突基底部时，可发现 2 个孔洞。在内侧，翼管神经于翼突基底部穿过翼管行至翼腭窝。在翼突外侧板基底部与蝶骨大翼之间，上颌神经自 Meckel 腔经圆孔行至翼腭窝（图 23-6）。
- 后鼻孔是鼻腔通向鼻咽部的自然开口。枕骨的斜坡部分和枕髁一起形成斜坡的下 1/3，可以通过后鼻孔达到该部位。如果需要手术暴露，颈静脉孔是此低位水平入路暴露的外侧限（图 23-7）。

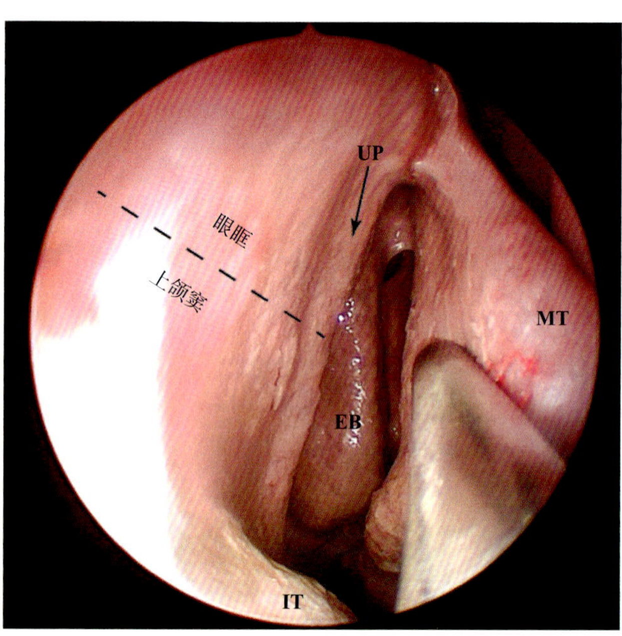

图 23-5 将中鼻甲拉向中线以显露钩突及筛泡。UP：钩突；EB：筛泡；MT：中鼻甲；IT：下鼻甲。*©Arnau Benet 版权所有*

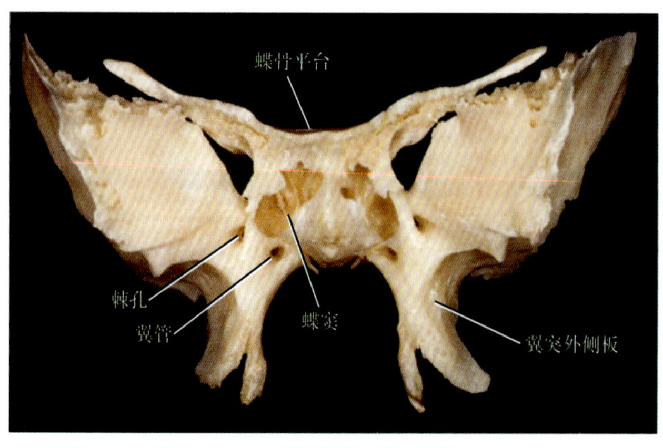

图 23-6 蝶骨前面观。*©Arnau Benet 版权所有*

【经鼻内镜通道的手术解剖】

- 通过单鼻孔进行鼻内镜检查可以显露内侧的鼻中隔和外侧的中鼻甲和下鼻甲。
- 绝大部分到达颅底的经鼻内镜手术使用中鼻道作为内镜和操作器械的通道。
- 开始分离前，在鼻中隔和鼻甲黏膜下注入局部麻醉药（如利多卡因）和血管收缩药物（如肾上腺素）。
- 中鼻甲可以折断后向外推移或切除，这个操作取决于病变的大小与位置，以及使用扩大入路的需

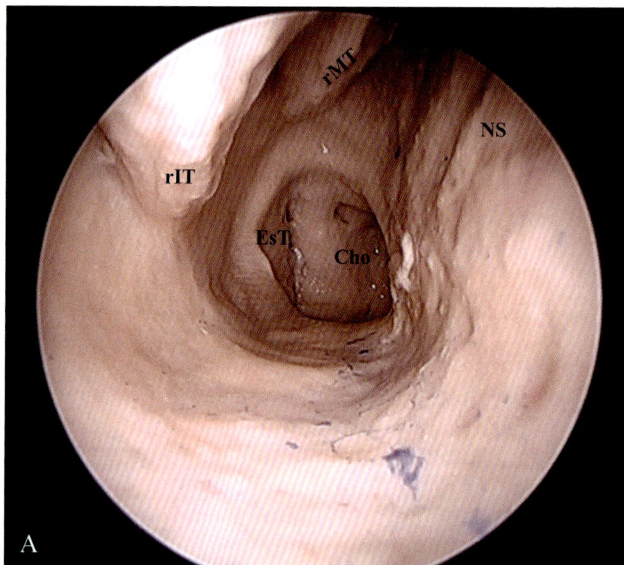

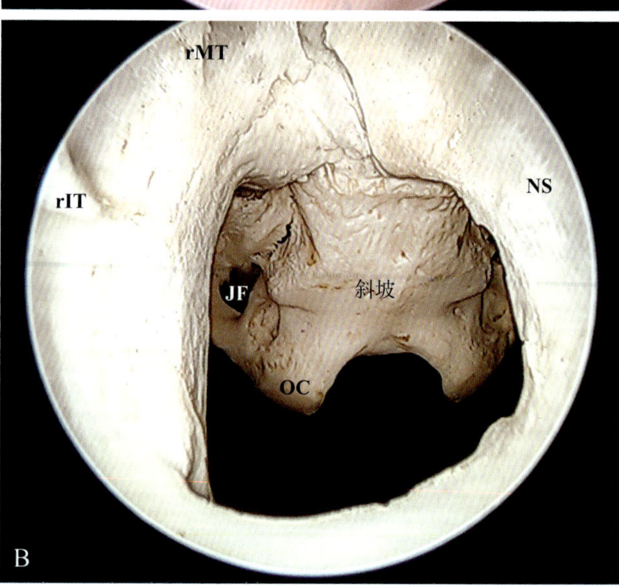

图 23-7 A. 下鼻道的内镜所见（通过右鼻孔）。rMT：中鼻甲根部；rIT：下鼻甲根部；NS：鼻中隔；Cho：后鼻孔；EsT：咽鼓管。B. 在干颅骨标本上同视野所见。注意鼻咽部下方枕髁和斜坡的位置。rMT：中鼻甲根部；rIT：下鼻甲根部；NS：鼻中隔；OC：枕髁；JF：颈静脉孔。*©Arnau Benet 版权所有*

要。中鼻甲的移位可以扩大标准经蝶入路的手术通道。

- 将中鼻甲向内侧牵开可以暴露筛泡（充满气体的筛气房）。钩突位于筛泡前部，它是定位上颌窦窦口与眼眶的重要标志。使用反口咬骨钳，去除钩突上至眼眶（筛骨纸样板），或向下与下鼻甲一起切除，可以将上颌窦暴露得更多（图 23-5）。
- 上颌窦：在上颌窦水平冠状方向上，切除上颌后壁与翼外板后即进入翼腭窝，可以显露腭大神经和动脉、翼外肌、内侧圆孔（V2）和外侧卵圆孔（V3）（图 23-8）。
- 在做鼻中隔骨片时，保护好蝶腭动脉至关重要。蝶腭动脉是起于翼腭窝的上颌动脉的一个远端分支，约在后鼻孔上方 5mm 处越过蝶骨根部，向前滋养鼻中隔。中鼻甲根部常用于定位腭骨蝶腭孔的蝶腭动脉。已经做过手术或放疗的病人常出现解剖结构紊乱，也可以借助内镜下超声引导来寻找该动脉。
- 如果对斜坡部位病变进行经鼻内镜手术——经斜坡入路（如斜坡脊索瘤），在磨除斜坡过程中，要注意保护翼管神经，该神经是颈内动脉位置的关键性标志结构。翼管神经大概位于后鼻孔上方 1cm 及距离中线 5mm 外（图 23-8）。

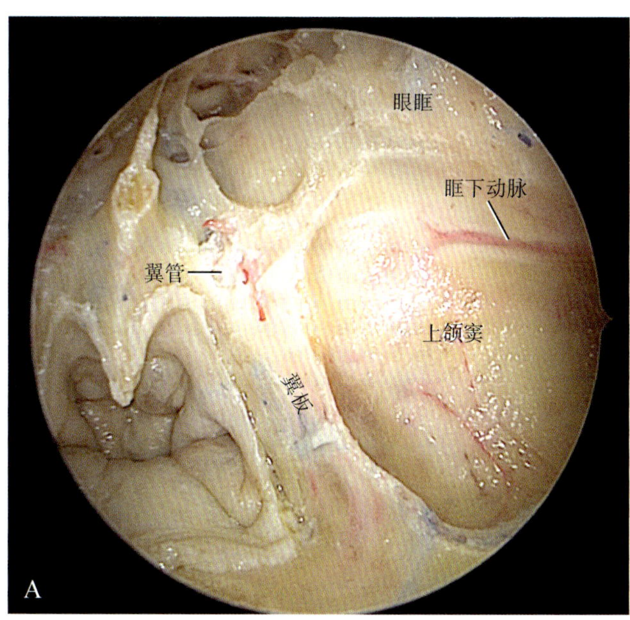

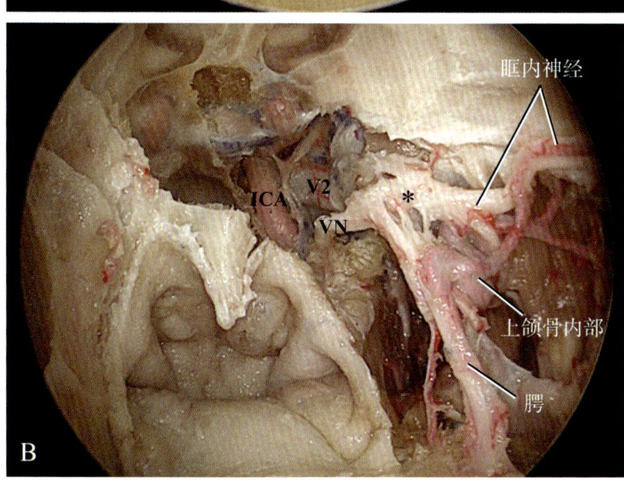

图 23-8　A. 成角内镜（30°）观察左侧上颌窦、眼眶内侧壁、翼板和翼管。B. 左翼腭窝的解剖。VN：翼管神经；ICA：颈内动脉；V2：上颌神经；* 翼腭神经节。©*Arnau Benet 版权所有*

1. 蝶窦和鞍区（图 23-9A）

- 双侧蝶窦开口确定后，用磨钻或咬骨钳扩大蝶窦口，直到蝶窦底部彻底打开。蝶窦分隔不能作为中线的参照结构，因为他们通常并不居中，有时可能指向颈内动脉。
- 切除蝶窦中隔和蝶窦黏膜后，即可暴露鞍底前壁和蝶骨斜坡部分——显露的面积取决于蝶窦的气化程度。
- 蝶窦后壁骨质后方的神经血管结构向窦内突出，如颈内动脉、视神经和垂体腺，有时可以通过薄的骨质看到这些结构。
- 视神经颈内动脉内侧隐窝（middle optic-carotid recess，MOCR）位于颈内动脉和视神经之间的下内侧角，由此可以进入垂体窝和鞍上区（视交叉和鞍结节）。
- 视神经颈内动脉外侧隐窝（lateral optic-carotid recess, LOCR）位于颈内动脉和视神经之间的上外侧角，指向鞍旁和海绵窦。循此向视柱的外侧解剖可找到动眼神经、海绵窦和 Meckel 腔。
- 向外侧继续解剖，在海绵窦前方可见眶上裂和眶尖。
- 在左、右视神经颈内动脉内侧隐窝之间解剖，可进入垂体窝和海绵间窦或环窦的前方，此处的解剖只能朝头尾侧方向。
- 鞍膈是手术的上极，需要保护完好，否则会出现脑脊液漏或进入位于其上方的环窦。

2. 鞍上区（图 23-10A）

- 朝向鞍结节和蝶骨平面的鞍上解剖需要扩大的后筛窦切除术。
- 部分病人的后组筛窦气房较大——Onodi 气房——此时蝶骨平面和鞍结节的骨切除较容易。
- 后部的视交叉与前部的筛后动脉是本区的主要解剖结构。

- 如果入路需要扩大暴露颅前窝，就必须做全筛窦切除术，包括中上鼻甲、筛骨垂直板和筛窦气房。
- 经鼻内镜手术进入前颅底（经鞍结节 - 经蝶骨平面）的硬脑膜外解剖阶段需要显露筛前动脉、筛板（嗅神经）、鸡冠基底部与额窦后壁。
- 经鼻内镜手术切除位于额窦及其前壁的肿瘤相当困难，效果非常不理想，对此已经形成共识。

3. 斜坡区（图 23-10B）

- 要进入颅后窝，经蝶入路需要向斜坡后方扩大。
- 经斜坡入路为取得最好的暴露，应该切除鼻中隔后部，然后打开后鼻孔的两侧。

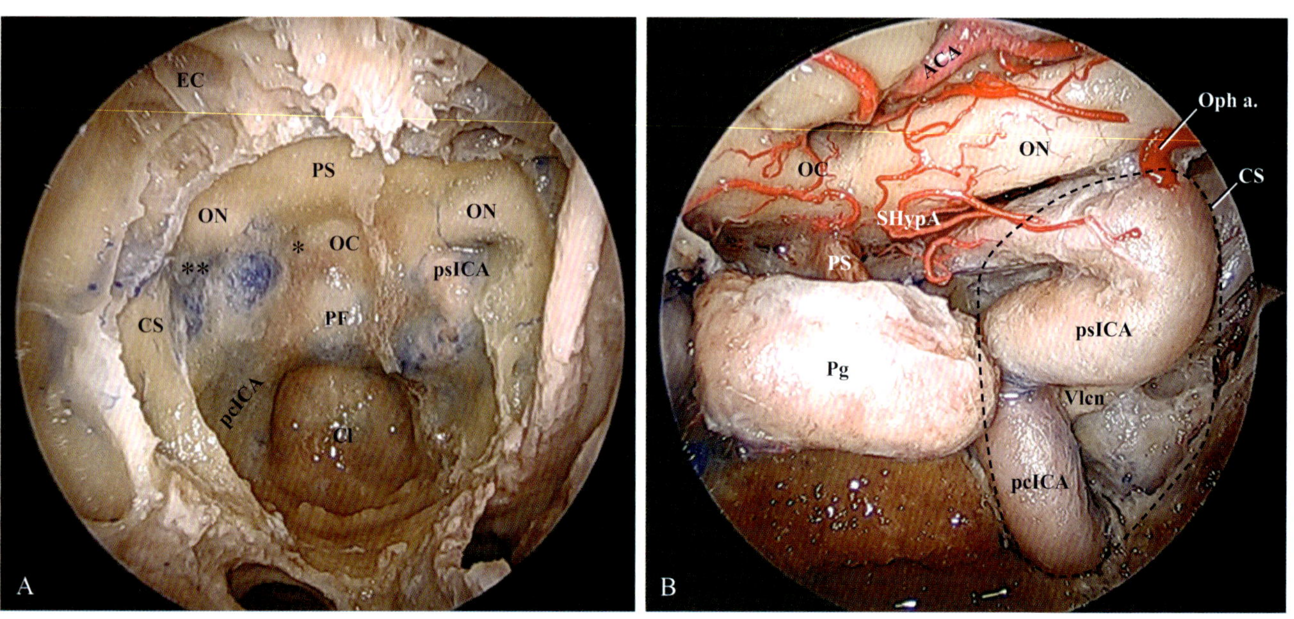

图 23-9 A. 蝶窦开口。EC：筛窦气房；PS：蝶骨平面；OC：视交叉；ON：视神经；CS：海绵窦；PF：垂体窝；psICA：颈内动脉床突下段；pcICA：颈内动脉岩骨段；CI：斜坡；*：视神经颈内动脉内侧隐窝（MOCR）；**：视神经颈内动脉外侧隐窝（LOCR）。B. 鞍上入路硬脑膜下解剖结构内镜所见。OC：视交叉；ON：视神经；CS：海绵窦；Pg：垂体；PS：垂体柄；psICA：颈内动脉床突下段；pcICA：颈内动脉岩骨段；VIcn：外展神经；Oph a.：眼动脉；ACA：大脑前动脉；SHypA：垂体上动脉。*©Arnau Benet 版权所有*

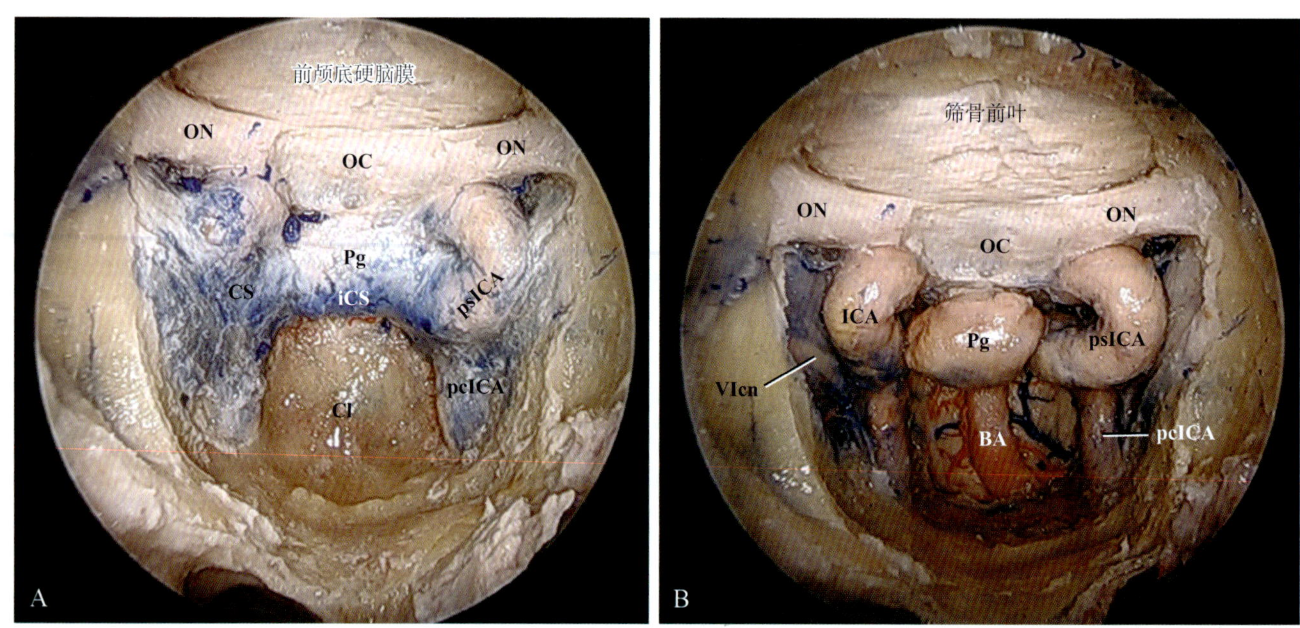

图 23-10 A. 经鼻内镜的矢状位方向扩展，经鞍结节经蝶骨平面经蝶鞍入路硬脑膜外所见。OC：视交叉；ON：视神经；CS：海绵窦；ICS：海绵间窦；Pg：垂体；psICA：颈内动脉床突下段；pcICA：颈内动脉岩骨段；CI：斜坡。B. 经鼻内镜的矢状位方向扩展，经鞍结节经蝶骨平面入路硬脑膜下所见。OC：视交叉；ON：视神经；Pg：垂体；psICA：颈内动脉床突下段；pcICA：颈内动脉岩骨段；BA：基底动脉；VIcn：展神经。*©Arnau Benet 版权所有*

- 经斜坡入路的自然边界通常为下方的软腭底，外侧的颈内动脉和咽鼓管，上方的垂体腺。
- 首先将鼻咽黏膜和咽枕筋膜切开并向外侧剥离，覆盖于斜坡的深部肌肉结缔组织层（头长肌、头前直肌和寰枕韧带）切断后牵开，即可暴露斜坡、枕髁、枢椎齿状突及寰椎前弓。
- 磨除斜坡区时，力道必须小而均匀，对于基底静脉丛渗血，需要耐心地使用活性止血剂止血。
- 在经斜坡入路中，关注以下三个关键性标志结构，有助于解剖安全：
  - 翼管神经：当它出现于破裂孔时提示邻近颈内动脉。
  - 髁上沟：是斜坡内面舌下神经管的一个表面标志物。
  - 破裂孔：破裂孔上方几毫米处是展神经岩骨段。
- 斜坡切除术首先要确认位于翼腭窝的翼管神经，并在整个手术过程中将其作为颈内动脉的参照。在左侧斜坡切除术时，围绕翼管神经先以 3～6 点钟方向、再以 6～9 点钟方向顺时针切除，而在右侧时则按逆时针方向切除。
- 如果需要磨除枕髁前部，要注意其内面的舌下神经。
- 完成切除术时，可以显露鞍背至 C_1 前弓的硬脑膜。
- 展神经起自桥延沟的中线附近，硬脑膜下 - 脑池段呈直线走行，穿入硬脑膜形成硬脑膜段，经过 Dorello 管最后与其他脑神经一起进入海绵窦（图 23-9）。
- 如果病变位于颅后窝的腹内侧，而且向外沿舌下神经生长，此时应该选择远内侧入路或向外侧延伸的经斜坡入路。

【颅底腹侧的经鼻内镜手术】

- 颅底的经鼻内镜手术已经有许多分类，这些分类对手术都有很大帮助。以 Drs Kassam，Prevedello 和 Carrau 最为常用（表 23-1，表 23-2）。

表 23-1　经鼻内镜扩大颅底入路：矢状位方向扩展

入路	相关神经	相关血管	手术外侧边界
经眶内侧壁和经眶入路	嗅神经	眼动脉，视网膜中央动脉，筛前动脉	视神经和内直肌
经蝶骨平面 / 经鞍结节	视神经	筛后动脉，前交通动脉	视神经和眶尖
经蝶鞍	动眼神经	垂体上、下动脉 / 颈内动脉，海绵间窦	视神经颈内动脉外侧隐窝和经海绵窦入路
经斜坡	展神经和舌下神经	颈内动脉岩骨段 / 后循环，基底窦	颈内动脉，岩尖和远内侧入路

表 23-2　经鼻内镜扩大颅底入路：冠状位方向扩展

入路	相关神经	相关血管	手术外侧边界
经眶	视神经，滑车神经，动眼神经，眼神经	眼动脉，视网膜中央动脉，泪腺动脉	视神经和内直肌
经上颌窦	上颌神经，眶下神经，翼管神经，大、小腭神经，翼腭神经节，上牙槽神经	上颌动脉，蝶腭动脉，腭动脉，上牙槽动脉，翼状静脉丛	咀嚼肌间隙，咽旁 - 颞下窝外侧间隙
经海绵窦	动眼神经，展神经，滑车神经，眼神经，上颌神经	下外侧干，海绵窦段，颈内动脉，海绵窦	海绵窦外侧壁，眶上裂
Meckel 腔 / 岩尖入路	半月神经节，眼神经，上颌神经，下颌神经，三叉神经运动支	颈内动脉的破裂孔段、岩骨段和（或）及海绵窦段，岩下窦	颈内动脉岩骨段，下颌神经
远内侧	舌下神经，舌咽神经，迷走神经和副神经	颈内动脉破裂孔段 ± 咽段，小脑后下动脉，岩下窦，舌下静脉丛	咽鼓管，颈内动脉破裂段，颈静脉孔
颈静脉孔 - 颞下入路	下颌神经，舌下神经，舌咽神经，迷走神经，副神经	颈内动脉咽段，颈内静脉，上颌动脉，下颌动脉	咀嚼肌间隙，外侧咽旁间隙，颈内动脉咽段、岩骨段和破裂孔段

【要点总结】

- 蝶窦的气化多变，为保证经鼻内镜手术安全和手术效果，术前必须详细了解蝶窦的气化情况。
- 细长成角的磨钻手柄有助于经鼻内镜的冠状（左右）方向暴露。
- 做鼻中隔黏膜瓣时对蝶腭动脉的保护至关重要。在解剖结构不清（手术史和放疗史）时使用内镜下超声引导有助于定位该动脉。
- 手术结束时建议腰穿置管引流脑脊液。
- 颅底腹侧的经鼻内镜手术有许多入路，要清醒地认识到，颅底的许多神经血管结构可以通过各个入路暴露，同时也可以成为入路暴露的障碍。

推荐阅读：

Fortes, F.S., Pinheiro-Neto, C.D., Carrau, R.L., Brito, R.V., Prevedello, D.M., Sennes, L.U., 2012. Endonasal endoscopic exposure of the internal carotid artery: an anatomical study. Laryngoscope 122(2), 445-451.

Kassam, A.B., Prevedello, D.M., Carrau, R.L., et al. 2011. Endoscopic endonasal skull base surgery: analysis of complications in the authors' initial 800 patients. J. Neurosurg. 114(6), 1544-1568.

Kassam, A., Snyderman, C.H., Mintz, A., Gardner, P., Carrau, R.L., 2005. Expanded endonasal approach: the rostrocaudal axis. Part I. Crista galli to the sella turcica. Neurosurg. Focus 19(1), E3.

Kassam, A., Snyderman, C.H., Mintz, A., Gardner, P., Carrau, R.L., 2005. Expanded endonasal approach: the rostrocaudal axis. Part II. Posterior clinoids to the foramen magnum. Neurosurg. Focus 19(1), E4.

Patel, M.R., Stadler, M.E., Snyderman, C.H., et al. 2010. How to choose? Endoscopic skull base reconstructive options and limitations. Skull Base 20(6), 397-404.

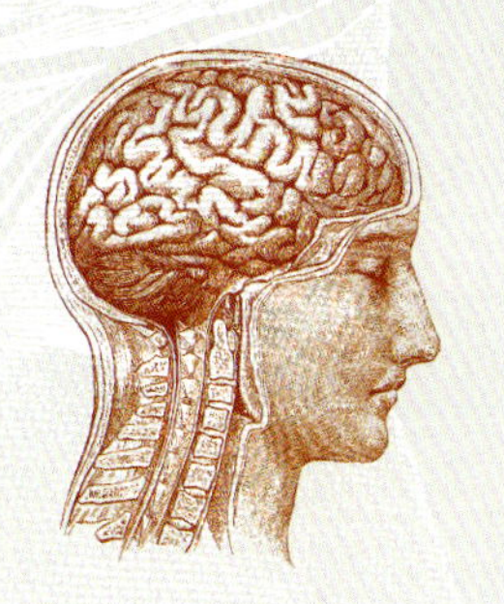

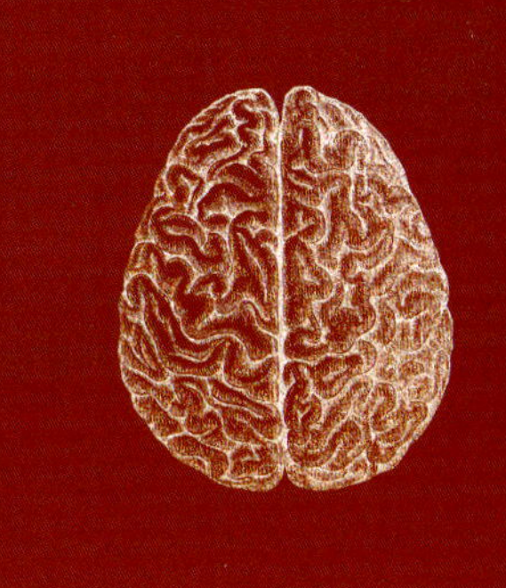

第 24 章　垂体腺瘤的手术治疗

João Paulo Almeida, Alexandra Larsen, Jordina Rincon-Torroella,
Kaisorn L. Chaichana, Alfredo Quiñones-Hinojosa

参看 video24，请访问 expertconsult.com 

【术前注意事项】

- 垂体腺瘤是最常见的鞍内病变，在所有颅内原发肿瘤中位列第三位。由于病变对神经血管结构造成压迫并引起激素功能紊乱，导致明显的神经和（或）内分泌功能障碍。
- 垂体腺瘤分为无功能型和激素分泌型（包括促肾上腺皮质激素、生长激素、催乳素、促卵泡素、黄体生成素、促甲状腺激素等）。这些肿瘤可以根据大小分为微腺瘤（<1cm）或大腺瘤（>1cm）。
- 垂体腺瘤的相关症状
  - 大型肿瘤向鞍上和鞍旁生长，压迫视交叉，引起视野改变和海绵窦内脑神经功能障碍（Ⅲ、Ⅳ、Ⅵ、Ⅴ1 和Ⅴ2）。
  - 激素分泌型垂体瘤有各种综合征，如肢端肥大症、库欣病、高泌乳素血症等。
- 垂体腺瘤的评估
  - CT 扫描有助于评估骨质解剖结构、肿瘤钙化情况及蝶窦的不同类型。
  - 鞍区 MRI 扫描有助于分析肿瘤的位置及其与周边结构的关系，如颈内动脉、视交叉及海绵窦。在微腺瘤时推荐使用冠状薄层和动态增强 MRI 扫描。
  - 内分泌功能评估确定是否存在激素功能障碍。
  - 眼科评估了解病人术前的视野和视力。

【适应证】

- 治疗方法包括临床随访、药物治疗、手术和放射治疗 / 放射外科治疗。
  - 对于绝大多数无功能型垂体微腺瘤（<1cm），建议用 MRI 定期随访，这些微腺瘤通常是在进行 MRI 检查时偶然发现的，一般没有症状。
  - 泌乳素腺瘤的标准治疗方法是药物治疗，绝大多数病人使用溴隐亭和（或）卡麦角林足以使肿瘤消失。大的生长激素腺瘤病人术后单独或联合使用奥曲肽可能有助于改善激素控制率。部分病人在使用卡麦角林和（或）奥曲肽后肿瘤出现纤维化，可能增加手术难度，这点在使用药物辅助治疗前必须考虑到。
  - 立体定向分次放射治疗和放射外科治疗对于复发性垂体腺瘤和海绵窦残留肿瘤可能有效。
- 手术指征
  - 无功能型垂体腺瘤出现进展性视力或眼球运动障碍。
  - 在随访中肿瘤呈进行性增大。
  - 生长激素和 ACTH 分泌性垂体腺瘤。
  - 泌乳素垂体腺瘤耐药或者在药物治疗时出现严重副作用。

【手术流程】

1. 病人体位

- 病人用三点式头部固定系统（Mayfield 头架或其他类似头架）固定，头稍伸展位使蝶窦和鞍区朝向头侧，同时将头向右肩部旋转 5°～10° 使鼻腔平行于术者的工作角度。
- 用聚乙烯吡啶酮清毒鼻腔及周围皮肤。
- 消毒铺单后鼻腔用 afrin-soabed 盐酸羟甲唑啉浸泡的纱布填塞约 2min，以减少鼻黏膜操作过程中的出血。

2. 鼻腔阶段

- 鼻中隔旁入路可以减少组织损伤，对鞍区暴露最好。绝大部分垂体腺瘤病人仅使用单鼻孔入路，可以减少继发于手术操作引起的潜在鼻腔并发症。
- 术者可以用 0° 鼻内镜辨认鼻腔的解剖标志，包括下、中、上鼻甲，鼻中隔，后鼻孔和蝶窦口。
- 将中鼻甲向外侧推移可以扩大鼻腔内的操作空间，不要切除中鼻甲，以避免损伤嗅觉和鼻腔功能。
- 蝶窦口位于中鼻甲内上 1cm 处。
- 用单极电刀垂直切开鼻中隔后部黏膜。然后将黏膜向外侧推开把它从鼻中隔上剥离开来，即可暴露鼻中隔后部骨质和蝶窦嘴（图 24-1）。
- 离断鼻中隔后部与蝶窦嘴的连接处，然后用 Penfield 2 号剥离子将鼻中隔推向对侧。
- 广泛开放双侧蝶窦，同时保护梨骨下份，由此可以作为一个重要的中线标志性解剖结构在术中为术者指导方向。

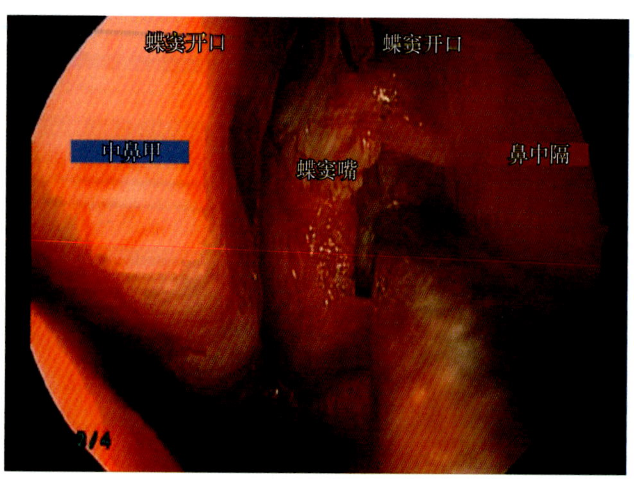

图 24-1 显露蝶窦嘴。当鼻中隔后部向外侧推开时，即可暴露蝶窦嘴。蝶窦开口在蝶窦嘴的上外侧。*©A.Quiñones-Hinojosa 版权所有*

3. 蝶鞍阶段

- 在磨鞍底之前必须确定蝶鞍及其周围解剖结构（图 24-2）。
- 术前必须根据 CT 扫描仔细研究蝶窦分隔，用咬骨钳或磨钻小心摘除，操作过程必须格外小心，部分中隔有可能指向颈内动脉。鞍底开口的外线：外侧到颈内动脉隆起，上方到鞍结节，下方到鞍底的后部。如果有丰富的内镜下解剖和操作经验，在扩大入路时可以向任何方向磨除鞍底冠状位与矢状位方向的扩展。
- 冠状位与矢状位方向的扩展。
- 对于明显向鞍上及鞍旁生长的大型垂体腺瘤，需要使用磨除鞍结节和蝶骨平面的扩大入路。

4. 打开硬脑膜

- 鞍底骨质磨除后，通常使用显微手术刀十字形切开硬脑膜。硬脑膜切开大小应该根据肿瘤的位置和大小来决定。没必要过大开放颅底硬脑膜，可以避免术中及术后脑脊液漏的发生。

5. 硬脑膜下分离和肿瘤切除

- 大型垂体腺瘤（>10mm）
  - 硬脑膜打开后即可确认大型病灶。
  - 大多数垂体腺瘤（95%）质地偏软，很容易被吸除。一旦发现肿瘤，即可使用环状刮匙刮除肿瘤的下极。
  - 分块切除肿瘤。切除肿瘤下极后，向上和向外侧刮除肿瘤，直至出现鞍膈和正常垂体腺组织。
  - 用上弯环状刮匙小心刮除鞍膈下方的肿瘤组织，使用 30° 内镜可以去除此处死角和手术盲点处的

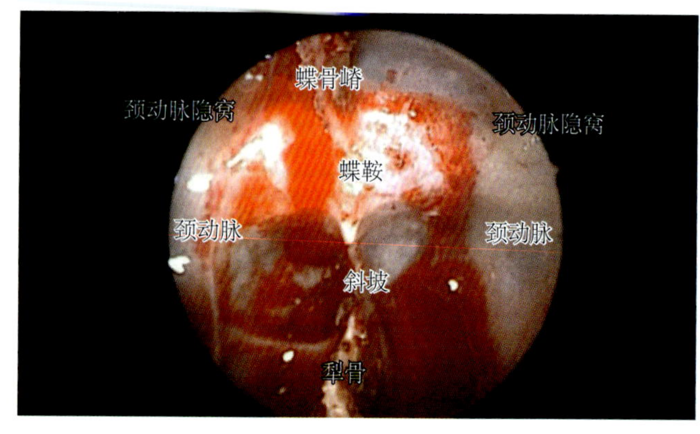

图 24-2 显露鞍底。在磨开鞍底前，建议先确定鞍区及鞍旁的标志性解剖结构，包括蝶鞍、颈内动脉隆起、视神经颈内动脉隐窝和斜坡。*©A.Quiñones-Hinojosa 版权所有*

肿瘤。如果确实需要使用牵开器，必须小心以避免损伤鞍膈而出现术中脑脊液漏。

- 可以用 Valsalva 动作增加颅内压，从而使大型垂体腺瘤鞍上残留部分降入鞍内，通过腰大池置管引流脑脊液或引流管中注入 1～2ml 空气，也有助于达到类似的效果。
- 一个大型垂体腺瘤的全切除可能需要采用扩大经鼻内镜手术（如矢状位方向扩展：经鞍结节 / 经蝶骨平面）或分期 / 联合入路等方法。这些在用术前影像评估时必须提前做好计划。如果采取分期手术，首期手术应该采用鼻内镜经蝶窦入路切除肿瘤，二期手术可以再次使用内镜经蝶窦入路（如果随访的 MRI 证实鞍上残留肿瘤降入鞍内）或开颅入路，要根据首次手术时残留肿瘤的位置来选择。
- 微腺瘤（<10mm）
  - 这些肿瘤一般包埋于正常垂体组织中。
  - 用钝头探针在垂体组织中进行剥离，然后使用环状刮匙小心切除肿瘤，切除过程中必须保护好正常垂体（图 24-3）。

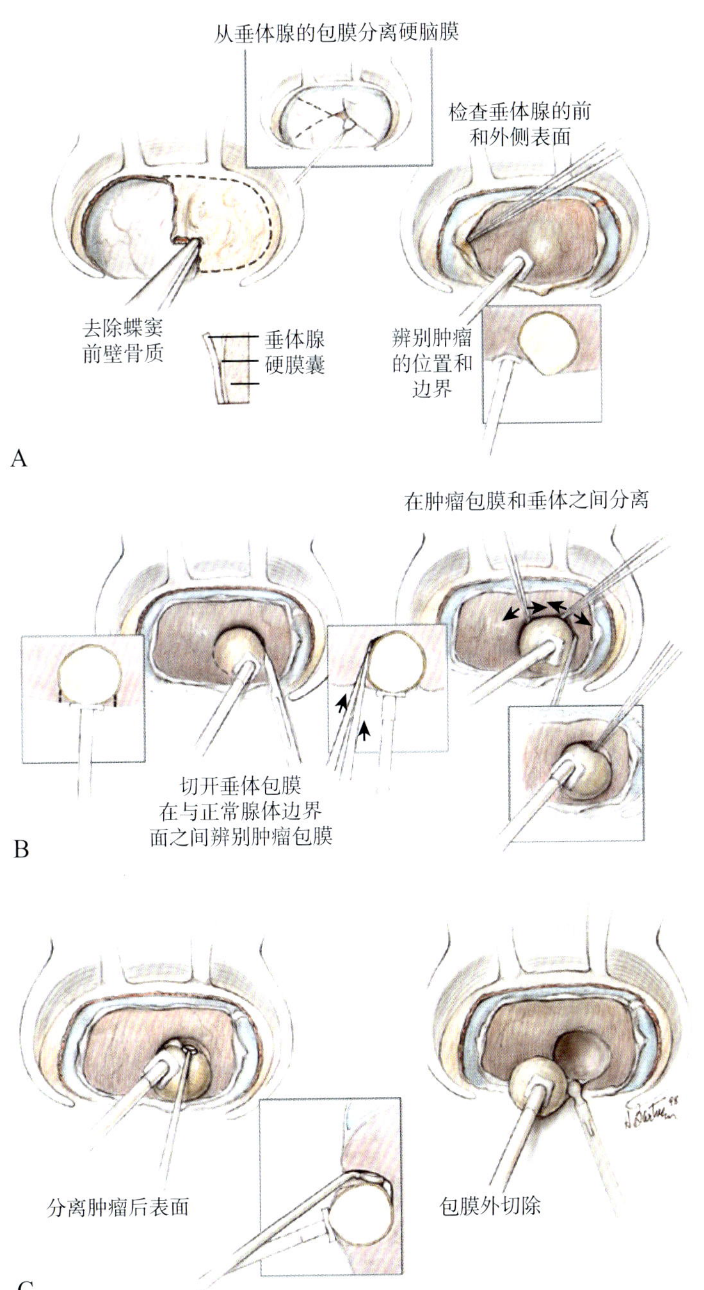

图 24-3　内镜下切除微腺瘤。A. 肿瘤暴露；B. 切除微腺瘤技术；C. 囊外全切除垂体微腺瘤。本图经 Oldfield, E.H., Vortmeyer, A.O. 惠允使用其 Development of a histological pseudocapsule and its use as a surgical capsule in the excision of pituitary tumors 中的绘图，引自 J. *Neurosurgery* 2006；104, 7-19

6. 关颅

- 为了避免术后脑脊液漏必须仔细修复鞍底。
- 如果出现术中脑脊液漏，可以使用多层法修复硬脑膜：
  - 将用可吸收止血材料（如止血纱）包裹的脂肪块（取自腹壁或大腿）填入以修复硬脑膜缺损。
  - 使用硬脑膜替代物覆盖于鞍底开口处。
  - 最后一层用纤维蛋白胶或生物胶封闭。
- 没有发生术中脑脊液漏的病人，使用硬脑膜替代物（Duragen，Integra 公司）和纤维蛋白胶，脂肪块或生物密封胶（DuraSeal，Covidien 公司）修复鞍底。

【并发症预防】

- 术中发生脑脊液漏的情况下，使用腰椎置管引流有帮助，应留置 24～72h。这将减少术后脑脊液漏的发生率。
- 在显露鞍底过程中，神经导航有所帮助。使用导航可以根据肿瘤大小和位置精确打开硬脑膜。对于再次手术的病人，神经导航帮助特别大，因为首次手术使鼻腔和鞍区的解剖已经发生明显的变化。
- 建议尽可能保护好鼻腔的解剖结构，包括鼻中隔、鼻甲和鼻黏膜，以避免出现术后并发症，如嗅觉丧失和空鼻综合征。这种综合征是鼻窦扩大术／鼻甲切除术的并发症，一般症状包括“反常”鼻腔堵塞（尽管查体时鼻腔通畅）、干鼻症和疼痛。
- 可用多普勒超声确定鞍旁的颈内动脉，主要推荐用于鞍旁扩大入路行肿瘤全切除的病人。
- 长向海绵窦外侧壁和外侧裂的垂体腺瘤，最适合使用经颅入路。在海绵窦外侧壁进行扩大切除时，常出现严重的术后并发症，有时可以避免产生。术后使用 MRI 定期复查残留肿瘤的情况。
- 如果手术过程中出现颈内动脉损伤，必须立即用脑棉和止血纱填塞压迫，马上联系血管内治疗团队对此采取相应的处理措施。

【要点总结】

- 在鼻内镜经蝶手术中，鼻甲和犁骨下部是重要的解剖标志。这些结构在术中可以引导术者，应尽可能保护。
- 鞍底开得够大对大型垂体腺瘤切除术非常重要，这样才可能充分暴露病变的前部和上部。

如果垂体腺瘤的鞍上部分看不清，可以采取以下三种方法：

- Valsalva 动作：颅内压增高可以把病变的鞍上部分推入鞍内（图 24-4）。
- 腰椎置管引流：向引流管中注入 1～3mm 生理盐水有助于将病变的鞍上部分推入鞍内。
- 磨除鞍结节和蝶骨平面，可以直接暴露垂体腺瘤的鞍上部分。

- 在处理突入海绵窦内侧壁的肿瘤时，切除过程中必须先确定颈内动脉的位置，一切以小心为上。
- 特别是单纯鞍内垂体腺瘤，须进行囊外切除。该方法的主要优点在于：解剖定位，辨认垂体微腺瘤切除的安全边界。这种技术用棉片或双极和剥离子进行操作。

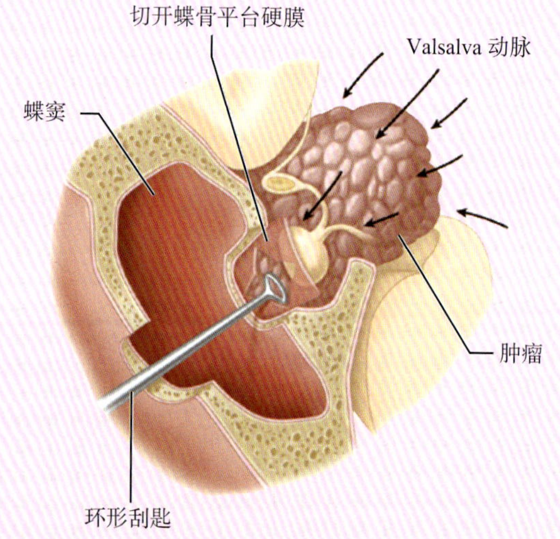

图 24-4 内镜下切除肿瘤的鞍上部分。Valsalva 动作有助于切除大型垂体腺瘤的鞍上部分。颅内压增高可使肿瘤的鞍上部分降入鞍内，有助于残余病灶切除。本图经 Chaichana, K.L., Quiñones-Hinojosa A. 惠允使用其 Transnasal transsphenoidal approach to sellar and suprasellar lesions 绘图，引自 Jandial,R., McCormick, P., Black, P. 编写的 *Core Techniques in Operative Neurosurgery* 一书，53-59 页，2011 年 Elsevier 公司出版（Saunders，费城）

推荐阅读：

Dolecek, T.A., Propp. J.M., Stroup. N.E., Kruchko, C., 2012. CBTRUS statistical report: primary brain and central nervous system tumors diagnosed in the United States in 2005-2009. Neuro. Oncol. 14(Suppl 5), v1-49.

Gondim, J.A., Almeida, J.P., Albuquerque, L.A., Schops, M., Gomes, E., Ferraz, T., et al. 2011. Endoscopic endonasal approach for pituitary adenoma: surgical complications in 301 patients. Pituitary 14(2), 174-183.

Gondim, J.A., Schops, M., de Almeida, J.P., de Albuquerque, L.A., Gomes, E., Ferraz, T., et al. 2010. Endoscopic endonasal transsphenoidal surgery: surgical results of 228 pituitary adenomas treated in a pituitary center. Pituitary 13(1), 68-77.

Jandial, R., McCormick, P., Black, P., 2011. Transnasal transsphenoidal approach to seller and supersellar lesions. In Jandial, R., McCormick, P., Black, P. (Eds.), Core Techniques in Operative Neurosurgery. Saunders, Elsevier Inc., Philadelphia, pp. 53-59.

Kassam, A.B., Prevedello, D.M., Carrau, R.L., Snyderman, C.H., Thomas, A., Gardner, P., et al. 2011. Endoscopic endonasal skull base surgery: analysis of complications in the authors' initial 800 patients. J. Neurosurg. 114(6), 1544-1568.

Mathioudakis, N., Salvatori, R., 2009. Pituitary tumors. Curr. Treat. Options Neurol. 11, 287-296.

Melmed, S., 2011. Pathogenesis of pituitary tumors. Nat. Rev. Endocrinol. 7, 257-266.

Quiñones-Hinojosa, A., 2012. Endoscopic endonasal pituitary and skull base surgery. In Quiñones-Hinojosa, A. (Ed.), Schmidek & Sweet: Operative Neurosurgical Techniques: Indications, Methods and Results, sixth ed. Saunders, Elsevier Inc., Philadelphia, pp. 257-279.

Snyderman, C.H., Carrau, R.L., Kassam, A.B., Zanation, A., Prevedello, D., Gardner, P., et al. 2008. Endoscopic skull base surgery: principles of endonasal oncological surgery. J. Surg. Oncol. 97(8), 658-664.

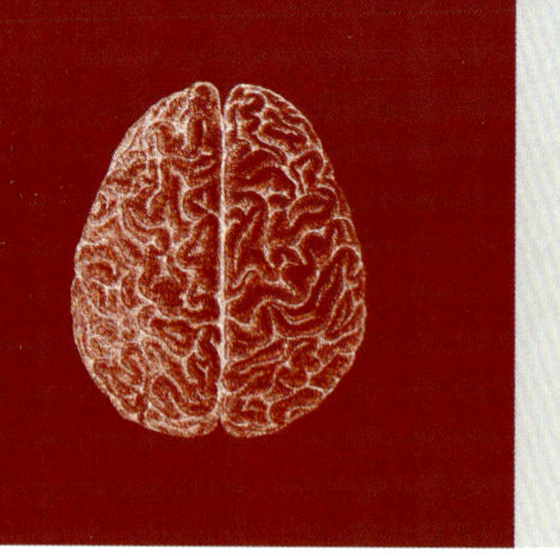

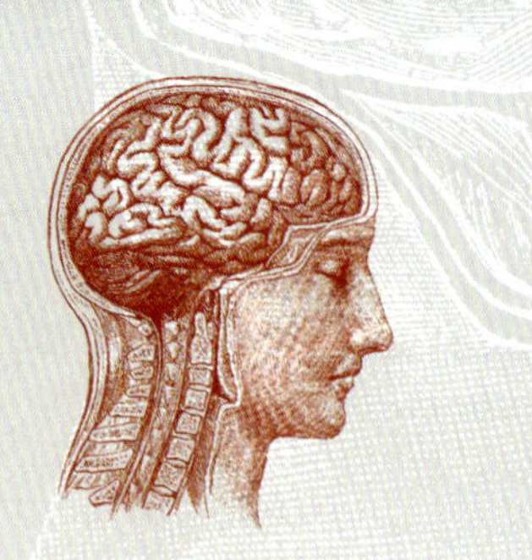

第 25 章　颅咽管瘤外科治疗

João Paulo Almeida, Roberto Andrés Medina-Molina, Jordina Rincon-Torroella, Kaisorn L. Chaichana, Alfredo Quiñones-Hinojosa

参看 video25，请访问 expertconsult.com

【术前准备】

- 颅咽管瘤是一种起源于拉克囊胚胎残余部分的囊实性肿瘤，它占颅内肿瘤的 1%～3%，占儿童颅内肿瘤的比例高达 5%～10%。
- 肿瘤通常位于鞍上区，起源于垂体柄并与视交叉相毗邻。然而，鞍区和鞍上区内沿着拉克囊的组织胚胎发育生长的任何位置，均可发生颅咽管瘤（图 25-1）。此肿瘤组织学上分为两型：釉质表皮型，儿童中最常见；乳头型，几乎仅见于成年病人。
- 依据肿瘤生长部位及其与毗邻神经组织结构的关系不同，病人呈现不同的症状，常见的临床表现为：由于视交叉受压所致视觉缺损，内分泌功能异常和头痛。
- 术前必要的检查
  - 神经影像学检查（MRI，CT）用于评估肿瘤的位置，以及其与蝶鞍、视交叉、第三脑室、海绵窦和颈内动脉的关系。
  - 神经眼科学评估及视野检查。
  - 耳鼻喉科评估及面部 CT 扫描用于分析鼻腔及鼻窦的解剖结构。
  - 内分泌学检查。

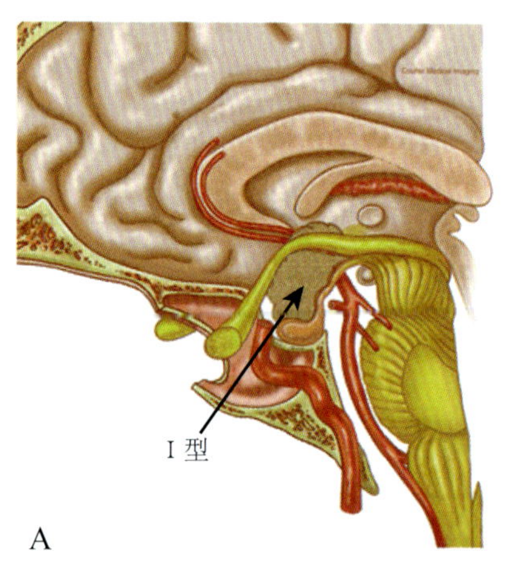

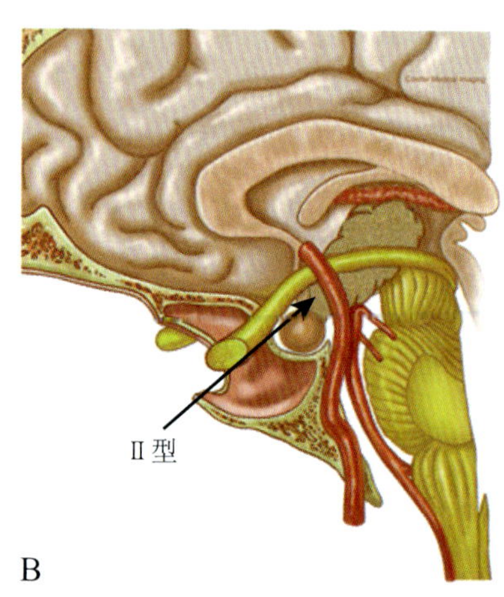

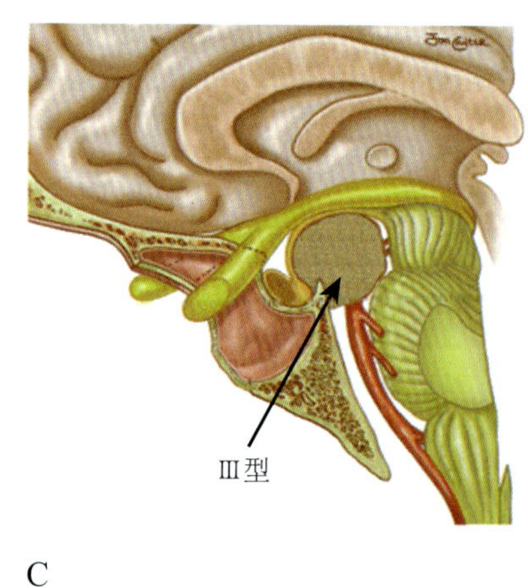

图 25-1　依据和垂体柄的不同解剖位置关系对颅咽管瘤进行分类。A. Ⅰ型漏斗前型，肿瘤完全位于垂体柄前方。B. Ⅱ型横跨漏斗型，肿瘤来源于垂体柄内。C. Ⅲ型漏斗后型，肿瘤位于垂体柄后方，并超越垂体柄生长，可突入三脑室内。Ⅰ型及Ⅱ型肿瘤均适合内镜下切除，Ⅲ型肿瘤适合开颅手术切除。本图经 Prevedello, D.M., et al. 惠允使用其 Endoscopic endonasal approach for craniopharyngiomas 绘图，引自 Quiñones-Hinojosa, A. 主编的 *Schmidek & Sweet: Operative Neurosurgical Techniques: Indications, Methods and Results* 一书，第 6 版，303-310 页，2012 年 Elsevier 公司出版（Saunders，费城）

【适应证】

- 治疗方法包括非手术治疗、外科手术和放射治疗。
- 对于小的、无症状的肿瘤可采用非手术治疗方案。此类病人，建议经常做 MRI 检查及常规内分泌功能检查进行随访。
- 放射治疗可用于处理复发性肿瘤及术后残留肿瘤，尤其是对于那些与视交叉关系不紧密的肿瘤。通常可使用放射外科方法及立体定向分次放射方法来治疗此类肿瘤。放射治疗主要的并发症有放射性脑坏死、视神经炎、内分泌功能缺陷及痴呆。
- 出现以下临床表现则需要手术干预：
  - 肿瘤进行性增大。
  - 出现神经系统阳性体征和（或）颅内高压。
  - 出现内分泌功能异常。
- 可以经颅或经蝶切除肿瘤。
- 以下情况尤其适用于经蝶入路：
  - 位于中线结构的中小型肿瘤，未侵犯周围神经血管结构者。
  - 鞍区颅咽管瘤。
  - 肿瘤位于鞍上，但未明显向偏侧生长。
- 通常在以下情况推荐经颅入路：
  - 明显偏侧生长的大型鞍上病变，突向侧裂深部，包绕大脑中动脉及豆纹动脉分支。
  - 伴有瘤周水肿的大型肿瘤。
  - 肿瘤侵及脑实质。
- 可采用翼点入路，眶上入路，眶颧入路等不同的经颅入路切除肿瘤。
  - 眶颧入路足以处理绝大部分需要开颅手术的颅咽管瘤，切除眶上缘和眶顶后，可以充分显露鞍上区域，在显微手术切除过程中提供暴露肿瘤及其周围组织的良好视野，而对额叶的牵拉最少。
- 外科治疗的主要目的是全切肿瘤，同时保留病人内分泌及视觉功能。
- 对于那些与视觉器官、下丘脑和（或）颈内动脉分支粘连紧密的肿瘤，为了保护病人功能，可以考虑部分切除。对于此类病人，术后 MRI 随访或辅以放射治疗都是不错的选择。

【手术流程：内镜辅助下经蝶入路技术】

1. 病人体位

- 病人头部以马蹄形头架或三钉头架（MAYFIED 头架或类似装置）固定，并稍微向下伸展，以便病人蝶骨平面、鞍结节、蝶窦与嘴侧方向形成一定的角度。而且病人头部需向术者方向旋转 5° ～10°，以便病人鼻腔平行于术者的操作角度。
- 鼻周皮肤及鼻腔以聚维酮碘消毒。
- 腹部或腰部备取小块皮肤区域，以便手术结束时可取脂肪或筋膜来修复鞍底。
- 术前准备及铺巾完成后，病人鼻腔内予以填塞羟甲唑啉浸泡过的纱布 2min，以减少由于鼻腔黏膜操作引起的出血。

2. 鼻腔阶段

- 0° 镜置入右侧鼻孔的上部，一开始即需显露下、中鼻甲，这是尤为重要的，因为其是手术起始阶段重要的定位标志。选择空间大且易于进入的鼻孔置入内镜。
- 确定了下、中鼻甲和鼻中隔的位置后，在其黏膜下注入 0.25% 利多卡因及（1:200 000）肾上腺素溶液以减少对这些组织结构操作时的出血，也可减少术后疼痛。
- 以 2 号 Penfield 剥离子将同侧中鼻甲拨向一侧，以增加鼻腔的操作空间。如是由正中入路进入，则可以避免切开中鼻甲，有助于预防嗅觉功能损害及术后空鼻综合征的发生。
- 蝶窦开口位于中鼻甲的上、内侧约 1cm 处。
- 如果是用显微镜而不是内镜来切除肿瘤，此处需置入鼻内镜，以保证鼻甲与鼻中隔之间有充分的操作视野，需轻柔地将内镜置入右侧鼻孔，位于鼻腔外侧壁的鼻甲和中间的鼻中隔之间；小心地撑开内镜以防止对鼻腔结构造成过大的张力。内镜的叶片可将覆盖于蝶骨嘴上的黏膜向外侧牵开。
- 先以 Kerrison 钳扩大蝶窦开口，进而打开蝶窦。骨质结构的解剖分离需向下、向内侧方向；在此处，鼻中隔后部骨质以 2 号 Penfield 剥离子向对侧方向折断，或将 Kerrison 钳置入已扩大的蝶窦开口内将其咬开。由此一来，鼻中隔后部与蝶骨嘴部将被完全分离开，即可充分显露蝶窦。依据肿瘤的位置及大小，可以用高速钻头将后缘骨质磨开 1～2cm 以扩大手术视野。

- 以高速磨钻和显微咬骨钳将蝶窦前壁两侧骨性边界切除以扩大蝶窦显露，建议保留犁状骨的下部，因其在整个手术中是个非常重要的定位中线的解剖标志。
- 以钝性内镜钳将蝶窦黏膜清除，用磨钻或咬骨钳去除蝶窦间隔，以便显露蝶鞍前壁。蝶窦内间隔偏向颈内动脉的情况也不少见，在此类情况下，去除蝶窦间隔要格外小心，以防损伤颈内动脉。
- 一旦进入蝶窦，术者需辨识蝶鞍、颈内动脉隆起、蝶骨结节、蝶骨平面，以及筛板的后部。一般无须依赖神经导航来识别这些结构，但术中可以使用神经导航确定以上结构（图 25-2）。
- 在显微镜引导下，可用高速磨钻或 Kerrison 钳打开鞍底。在之前鞍底已打开的骨孔内，置入一个带卡槽的枪状剥离子以便在鞍底骨质与硬脑膜之间形成一个操作界面。在标准经蝶手术入路中，鞍底骨质磨除范围，向外直到颈内动脉隆起水平，向上到鞍结节水平，向下到蝶鞍与斜坡连接处水平。
- 向鞍上扩张生长的颅咽管瘤需要采用扩大入路即需要磨除鞍底、鞍结节和蝶骨平面。此类手术中，需事先准备带血管蒂鼻中隔黏膜瓣用以修复鞍底。

3. 打开硬脑膜

- 术中应用影像学定位决定硬脑膜切开的大小是非常有帮助的。术中以影像学定位可以非常精准地切开硬脑膜，使硬脑膜缺损最小化，从而避免术后复杂的硬脑膜重建。
- 以尖刀片十字切开硬脑膜，避免过多向外侧切开，以防损伤颈内动脉。在使用扩展入路时，需用双极电凝烧灼上海绵间窦，必要时也需要电凝烧灼下海绵间窦。

4. 硬脑膜下分离及肿瘤切除

- 正常垂体组织位于硬脑膜后方，术中不得不将其向外侧推或横行切开以暴露肿瘤。
- 肿瘤呈囊实性，内含有黄色的胆固醇结晶是其特征性改变，基于此，在显微镜、内镜下很容易辨识肿瘤。
- 如果肿瘤足够小，在肿瘤、垂体组织和蝶鞍之间会有一个解剖分离平面，肿瘤首先从囊外切除。如果肿瘤较大，可先缩减肿瘤体积，辨别出肿瘤边界后，再行囊外分离。
- 颅咽管瘤可能会有粘连、出血。这种情况下，某些术者倾向于使用显微镜以便双手操作。另有术者推荐使用双侧鼻孔内镜下双手解剖分离操作。

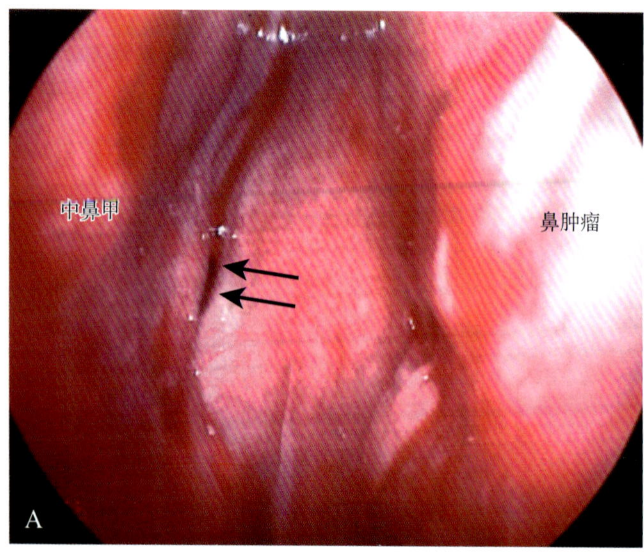

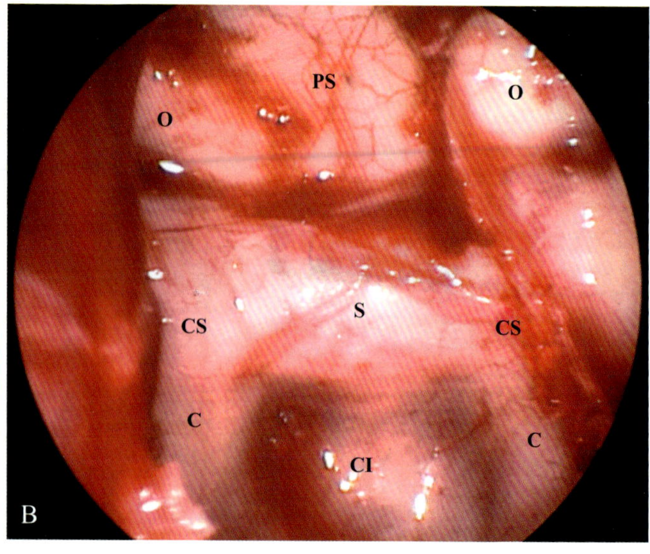

图 25-2 内镜经鼻手术的局部解剖。A. 显示鼻中隔的后部及蝶窦开口（箭头）。B. 内镜下可显示蝶鞍（S）上方为蝶骨平面（PS），视神经（O），海绵窦（CS）外侧壁，颈内动脉（C）及下方的斜坡（CI）。本图经 Jho, D.H., et al. 惠允使用其 Endoscopic endonasal pituitary and skull base surgery 绘图，引自 Quiñones-Hinojosa, A. 主编的 *Schmidek & Sweet: Operative Neurosurgical Techniques: Indications, Methods and Results* 一书，第 6 版，257-279 页，2012 年 Elsevier 公司出版（Saunders, 费城）

- 按以下顺序对肿瘤进行解剖分离，前方、下方、外侧方，最后上方或鞍上部分。以尖细的双极电凝镊仔细地将蛛网膜从肿瘤包膜解剖分离开。以环形刮匙逐步缩减肿瘤体积。
- 先切除肿瘤的前部，若是肿瘤前部有明显的囊性成分，可打开囊肿，引流囊液，以减轻对周围组织的压迫，扩大手术野。可以 4～6F 吸引器抽吸肿瘤囊肿内的囊液。
- 一旦肿瘤的前部和下部被切除或分离，即可确定肿瘤的外侧边界。内镜下可辨识出肿瘤外界周围的神经血管组织。内镜或显微镜下反复对肿瘤行解剖分离及内减压，并向肿瘤外侧部分扩展。
- 切除鞍膈附近肿瘤后，最后可显露肿瘤的上部。（图 25-3），如果肿瘤与鞍膈融为一体，肿瘤可与鞍膈一起切除，可增加术中及术后脑脊液漏的风险。
- 肿瘤厚度被打薄后，即可锐性解剖分离其与垂体柄的粘连。
- 仔细地将肿瘤与视神经、颈内动脉及其穿通支分离开来。
- 肿瘤鞍内部分切除后，接着要处理肿瘤鞍上部分。以下几种操作有助于肿瘤鞍上部分进入鞍内：Valsalva 动作、压迫颈内静脉、腰椎置管内注入空气等。如果肿瘤向鞍上扩展，则需要沿垂体柄的边界操作以保护垂体柄。残余肿瘤、肿瘤囊性部分的包膜、肿瘤实性部分则需要非常小心地与视交叉、颈内动脉、前交通动脉复合体、下丘脑及其穿支动脉进行解剖分离。
- 需要打开终板以进入第三脑室，此类情况下，需仔细分离肿瘤，建议尽可能减少对第三脑室壁的损伤以最大限度地降低术后并发症的发生率。
- 必须认真评估是否需要切除黏附于视交叉、穿支动脉及下丘脑的残余肿瘤，切除此部分的残余肿瘤通常会导致严重的术后并发症。
- 使用内镜观察是否还有肿瘤残余，以及发现残余的出血点。

5. 关颅

- 在扩大经鼻手术中，推荐颅底予以多层重建以减少术后脑脊液漏的发生。
- 用一块硬脑膜修补材料（通常是 Integra Lifesciences 公司的 Duragen）置入至硬脑膜缺损处的硬脑膜下方。
- 在硬脑膜打开处覆盖一块筋膜，以期完好地修复硬脑膜缺损。
- 以自体脂肪组织填塞蝶窦，蝶窦内黏膜予以剥离或烧灼，目的是让脂肪组织与骨质直接接触，避免术后形成包裹性黏膜。
- 术中事先准备好的带血管蒂的鼻中隔黏膜瓣可作为修复颅底缺损的最后一层，需要超过缺损边界，覆盖于骨质之上。黏膜瓣要足够大，要使整个黏膜瓣的表面均覆盖在蝶窦壁上，黏膜瓣不与蝶窦表面相接触的部分会收缩，破坏密封性，增加术后脑脊液漏的概率。
- 可以使用止血纱布（Ethicon,Inc.）及生物胶（Duraseal，Covidien）尽可能减少这些修补材料发生移位的可能。

【经颅入路：眶颧入路技术】

1. 病人体位

- 病人头部稍微伸展位，以三钉头架固定（Mayfield 头架或类似装置）。
- 病人头部转向对侧 30°～60°，使颧骨隆突位于手术野的最高点。
- 聚维酮碘消毒头皮。

2. 皮肤切口

- 做一起自耳屏前 5～10mm，颧弓下缘以下 5mm 的弧形头皮切口。
- 在颞肌与颞深筋膜之间翻开颞肌筋膜层，以暴露颧骨及眶上缘。
- 沿骨膜下分离颞肌筋膜深层以便充分显露眶上缘、颧突和颧弓。

3. 颅骨切开术

- 将眶骨膜自眶上缘的上外侧部向内至眶上切迹行钝性分离。
- 按常规眶颧入路开颅法行双骨瓣眶颧截骨术。
- 去除眶上缘、眶顶和额骨外侧部即可显露鞍区、鞍旁区和鞍上区。
- 将蝶骨翼磨除可增加对鞍区、鞍旁区的显露。

4. 硬脑膜打开

- "C"形切开额颞部硬脑膜。
- 以尼龙线将眶内容物向前内侧牵开，可增加对额下区的暴露。

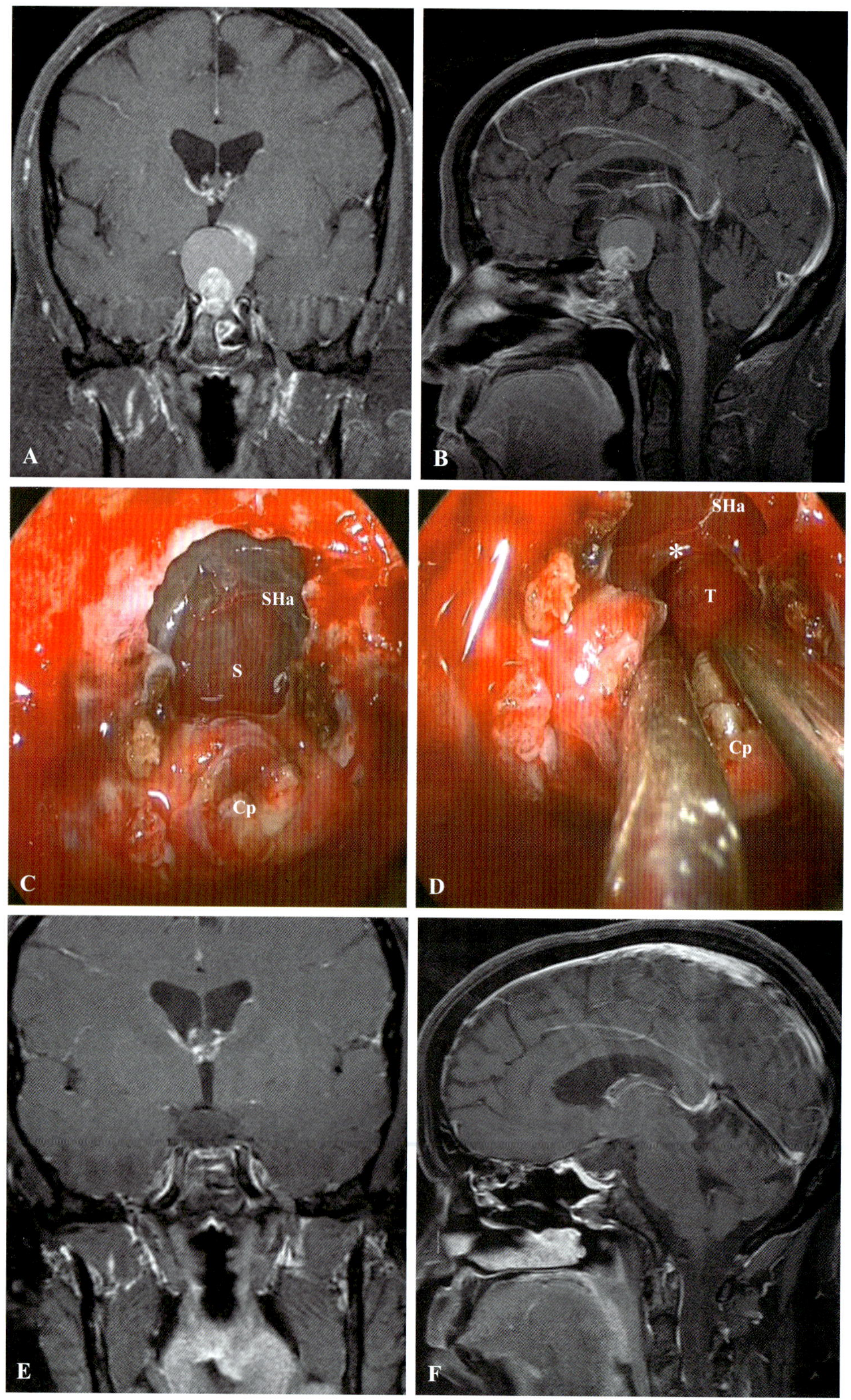

图 25-3 A、B. 术前冠状位和矢状位 MR 影像（T_1 增强），提示一例漏斗前型颅咽管瘤，肿瘤完全位于垂体柄前方。C、D. 术中内镜下可见垂体柄（S，*），颅咽管瘤（Cp），垂体上动脉（SHa），由此可确定肿瘤位于垂体柄前方。E、F. 术后冠状位和矢状位 MR 影像显示肿瘤被切除。本图经 Prevedello, D.M., et al. 惠允使用其 Endoscopic endonasal approach for craniopharyngiomas 绘图，引自 Quiñones-Hinojosa, A. 主编的 *Schmidek & Sweet: Operative Neurosurgical Techniques: Indications, Methods and Results* 一书，第 6 版，303-310 页，2012 年 Elsevier 公司出版（Saunders，费城）

5. 硬脑膜下肿瘤切除

- 首先打开基底池，释放脑脊液，使脑组织松弛，增加肿瘤的显露。
- 某些情况下，病人视交叉前置，颅咽管瘤鞍上部分将视交叉顶向上方，显微镜下从侧方显露，术者可识别视交叉下方的肿瘤，可从视神经 - 颈内动脉，颈内动脉 - 动眼神经三角内切除肿瘤（图 25-4）。
- 在那些视交叉后置的病人中，肿瘤位于两侧视神经之间，将视神经向外侧推移，这种情况下，必须调整显微镜的方向，可以利用去除眶上缘后所得到的手术通道来显露肿瘤的前上部分，可在视神经之间操作缩减肿瘤体积。
- 先行肿瘤内减压，然后再缩减肿瘤体积，肿瘤的囊性部分可抽吸，质地软的肿瘤部分可用环形刮匙和显微吸引器自内向外清除。
- 建议打开终板以切除侵入第三脑室内的肿瘤，终板是位于第三脑室前壁的一薄层膜样结构，它通常位于视交叉的后上方，可用显微剪刀和（或）显微剥离子将其打开。
- 在第三脑室内，必须行包膜外锐性分离。高倍镜视野下更有助于肿瘤包膜的精细分离。
- 残余肿瘤、肿瘤囊性部分的囊壁、肿瘤实质性部分则需要非常小心地与视交叉，颈内动脉，前交通动脉复合体，下丘脑及其穿支动脉进行解剖分离，并以显微手术镊、剥离子和吸引器去除肿瘤。
- 锐性分离黏附于垂体柄、视神经和穿支动脉上的肿瘤以达到肿瘤全切。

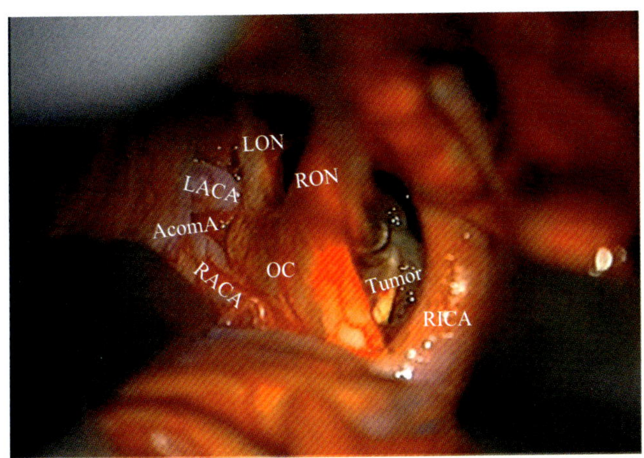

图 25-4　开颅手术切除颅咽管瘤。肿瘤切除前，解剖分离及识别鞍区、鞍上区周围的神经血管结构。AcomA：前交通动脉；LACA：左侧大脑前动脉；RACA：右侧大脑前动脉；RICA：右侧颈内动脉；OC：视交叉；RON：右侧视神经；LON：左侧视神经。Tumor：肿瘤。*© A. Quiñones-Hinojosa 版权所有*

6. 关颅

- 肿瘤切除后，若发现鞍底有侵蚀，可用一小块脂肪及纤维蛋白胶修复鞍底，以防脑脊液漏。
- 可用颅骨膜、筋膜、腱膜或合成材料来修补硬脑膜。
- 颅骨复位，以微型钛板固定。
- 软组织以常规方法缝合。

【并发症预防】

- 经蝶入路切除颅咽管瘤通常需要扩大入路，术中要打开蛛网膜从而导致脑脊液漏，因此术前腰椎置管并保留 24～48h 可有效预防肿瘤切除术后的脑脊液漏。
- 鞍旁结构的显露需倍加小心，此区域应用多普勒超声有助于辨识颈内动脉。
- 只有行肿瘤中央部分切除并减压后，才能解剖分离肿瘤外侧，这样方可将肿瘤向内侧牵拉以避免血管损伤的可能。
- 肿瘤外包膜需小心分离，因视神经、视交叉、颈内动脉及其分支常走行于此外包膜上。
- 肿瘤的每个粘连处需逐个锐性分离以避免神经血管损伤。在充分显露肿瘤后再行肿瘤切除。为了切除显露不充分的肿瘤组织而过分使用暴力可致严重的视神经及血管损伤。
- 小心谨慎地解剖分离颈内动脉内侧及大脑前动脉的穿支血管，以防术后前穿质、基底核、下丘脑及视觉系统的血管性损伤。

【要点总结】

- 熟知颅底解剖知识及其个体变异，是成功切除颅咽管瘤的必备前提。
- 经蝶入路：
  - 视神经 - 颈内动脉外侧隐窝（OCR）有助于早期识别视神经及颈内动脉，在扩大经鼻入路切除鞍上及鞍旁病变的手术中，这是个非常重要的解剖标志（参考前面图 25-1）。
  - 不要过多打开硬脑膜，硬脑膜打开过大，硬脑膜下的脑组织可能会疝出，进而阻挡操作视野。
  - 对于黏附于垂体柄及视交叉的肿瘤，建议锐性分离，若以环形刮匙在此结构操作过多，或操作过于粗暴，将导致术后非常严重的神经功能障碍。
    - 不推荐单独使用脑膜补片修复脑膜，因其不足以防止术后脑脊液漏。
- 经颅入路：
    - 对于视交叉前置的颅咽管瘤病人，最适合使用翼点入路、眶颧入路开颅或内镜下扩大经鼻入路进行手术切除。
    - 眶颧入路、额下入路或经颅底入路适合于伴视交叉后置的颅咽管瘤的切除。
    - 肿瘤囊性部分穿刺引流可以缩减肿瘤体积，更有利于肿瘤实性部分的切除。
    - 内镜可以用来观察鞍内是否残留肿瘤，这部分肿瘤显微镜下是观察不到的。

推荐阅读

Dehdashti, A.R., Ganna, A., Witterick, I., et al., 2009. Expanded endoscopic endonasal approach for anterior cranial base and suprasellar lesions: indications and limitations. Neurosurgery 64(4), 677-687.

Greenberg, M.S., 2010. Sellar, suprasellar and parasellar lesions. In Handbook of Neurosurgery, seventh ed. Thieme, New York, pp. 633-655.

Kassam, A., Gardner P., Snyderman C., 2008. Expanded endonasal approach, a fully endoscopic transnasal approach for the resection of midline suprasellar craniopharyngiomas: a new classification based on the infundibulum. Neurosurgery 108(4), 715-728.

Leng, L., Greenfield, J., 2012. Endoscopic, endonasal resection of craniopharyngiomas: analysis of outcome including extent of resection, cerebrospinal fluid leak, return to preoperative productivity and Body Mass Index. Neurosurgery 70(1), 110-123.

Quiñones-Hinojosa, A. (Ed.), 2012. Schmidek & Sweet: Operative Neurosurgical Techniques: Indications, Methods and Results, sixth ed. Saunders, Elsevier Inc., Philadelphia, pp. 257-279.

Saeki, N., Horiguchi, K., Murai, H., et al., 2010. Endoscopic endonasal pituitary and skull base surgery. Neurol. Med. Chir. (Tokyo) 50(9), 756-764.

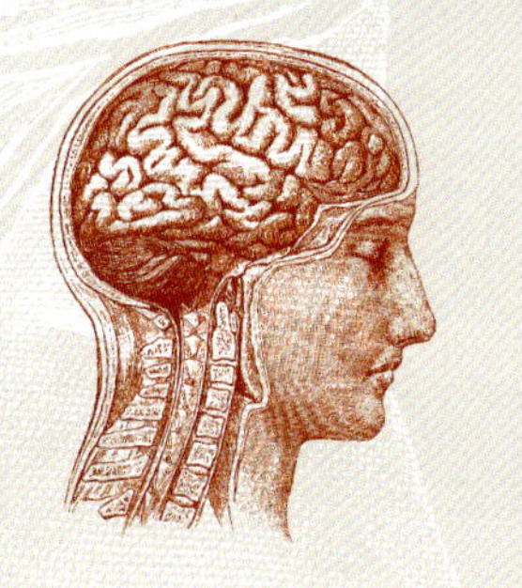

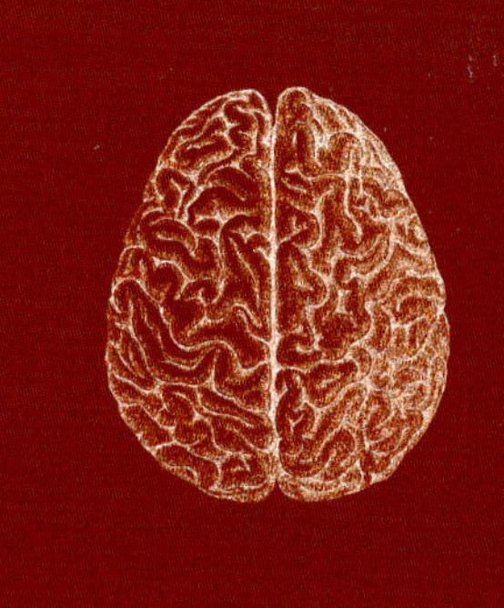

第 26 章 斜坡脊索瘤手术治疗

Jordina Rincon-Torroella, Omar Antonio Pérez-Morales,
Arnau Benet, Alfredo Quiñones-Hinojosa

参看 video26，请访问 expertconsult.com 

【术前注意事项】

- 脊索瘤是局部侵袭性肿瘤，起源于胚胎时期脊椎中线轴脊索残余部分。其发病率占所有颅内肿瘤的1%。病变常于以下三个部位：
  - 颅内（30%～35%）。
  - 骶尾部（50%）。
  - 脊椎（15%）。
- 症状和临床表现取决于病变的部位及其毗邻关系结构。继发于斜坡脊索瘤的颅后窝的脑神经受压与梗阻性脑积水可能导致头痛、复视、颈部疼痛、面部麻木、耳聋、耳鸣和眩晕等。在一些病例中可表现为严重运动和感觉障碍。
- 术前检查：
  - 神经影像学（MRI 和 CT 扫描）：用于评估肿瘤的部位及其与斜坡、蝶鞍、脑干、视交叉、海绵窦、颈内动脉及基底动脉和椎动脉、展神经、寰枢椎及岩骨之间的关系。
  - 如果计划经鼻腔入路，需要评估和面部 CT 扫描分析鼻腔和窦的解剖。
- 治疗方式包括非手术治疗、手术和放疗。
- 外科手术在以下情况应该考虑：
  - 病变进行性增大和（或）
  - 出现神经症状和（或）伴颅内高压。
- 高剂量放疗通常被推荐作为辅助治疗。质子束治疗被认为优于其他放疗技术，因为在保留周围神经结构的同时它能提供更大剂量的射线照射肿瘤。Hug 等（1999）描述质子束照射 5 年，局部肿瘤控制率高达 79%，而立体定向放射外科与常规放射治疗的控制率相同，分别为 56% 和 36%。

【适应证】

- 经颅和鼻内镜手术可用于切除影响颅底和颈椎的病灶。
- 鼻内镜入路在适用于下列情况（图 26-1）：
  - 位于中线，不侵犯神经血管结构中小型病变。
  - 在 C_2 下方没有延伸的病变。
  - 颅底的病变位于前内侧，未超过低位脑神经（Ⅶ～Ⅻ）。
  - 斜坡病变未波及脑干或舌下神经管。
  - 如果手术目标仅仅是减压，则不需要全切。
- 经颅入路在下列情况下适用（取决于需要暴露的区域不同采用不同手术入路）（图 26-2）：
  - 额下、基底、额下、颞下 - 颞前病变。
  - 病变延伸至 C_2 下方。
  - 病变中心位于颅后窝的后外侧或不侵犯前内侧。
  - 病变侵犯海绵窦脑神经（Ⅲ、Ⅳ、V1、V2 和Ⅵ）。
  - 病变延伸到岩部颈内动脉的侧面。
- 颅底脊索瘤手术的主要目的是在避免术后神经功能

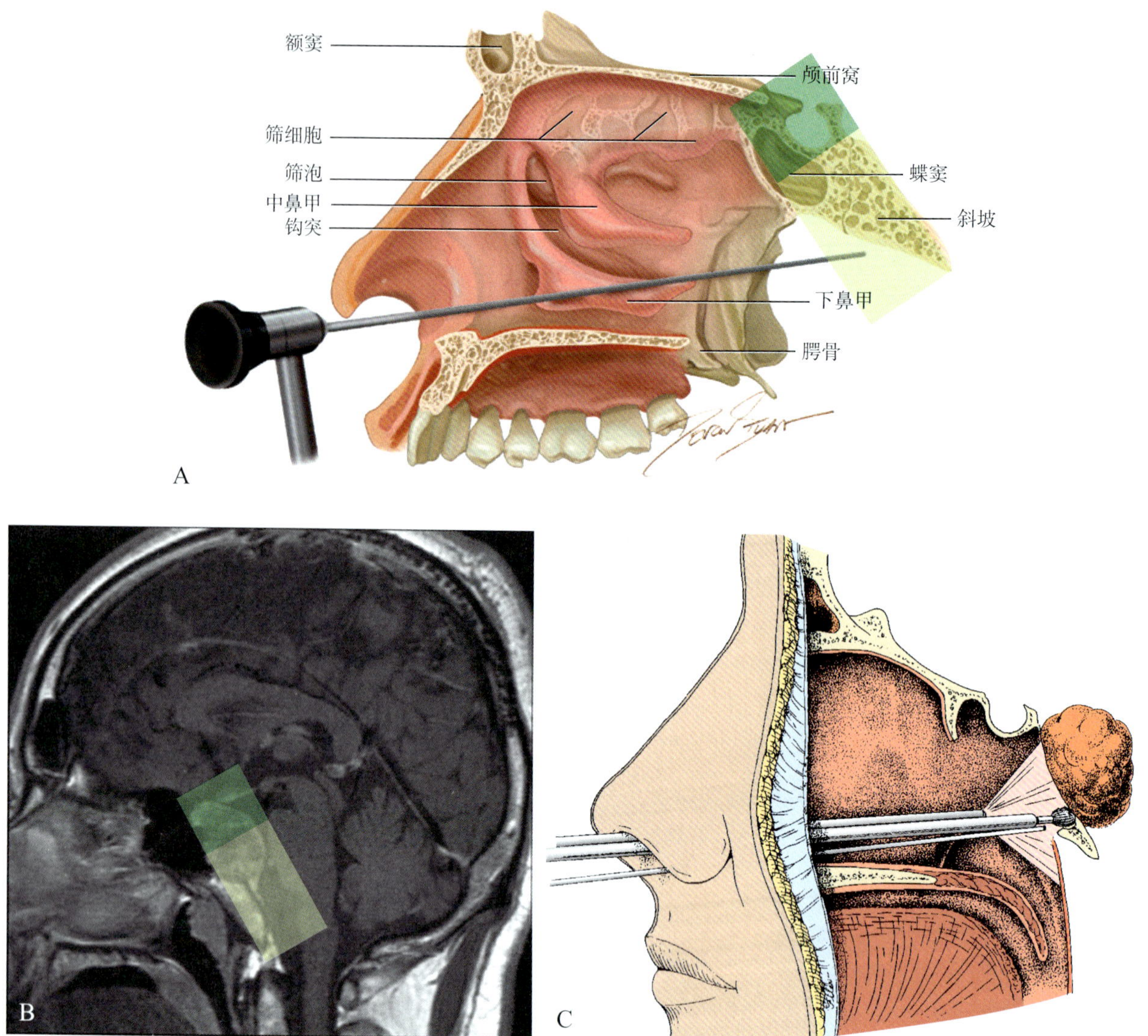

图 26-1 斜坡脊索瘤的手术步骤。A. 内镜鼻内入路的手术通道模式。经蝶入路（绿色）可显示颅底中心的鞍区、鞍上区和鞍旁区。经鼻内入路（黄色）是通过从下方移除斜坡而获得的，可提供中线脑干通道。B. T_1 加权磁共振的中线矢状面显示经蝶（上、绿色）和经斜坡（下、黄色）鼻内入路暴露的区域。C. 2 个外科医师在内镜鼻内入路期间一起工作；使内镜在肿瘤切除期间的钻孔和抽吸可视化。图 C 经 Fraser, J.F., Anand, V.K., Schwartz, T.H. 惠允使用其 Endoscopic transsphenoidal approach 绘图，引自 Jandial,R., McCormick, P., Black, P. 编写的 *Core Techniques in Operative Neurosurgery* 一书，2011 年 Elsevier 公司出版（Saunders，费城）

缺损的前提下获得肿瘤的近全切除。为了保证生活质量，在一些与脑神经和（或）与颈内动脉 / 椎基底动脉分支粘连的病变中，可考虑部分切除。在这些病例中，应该考虑 MRI 随访追踪观察和序贯性的放疗。

- 新技术包括影像引导、脑神经监测（尤其是Ⅵ、Ⅲ和后组脑神经检测）和精细多普勒来识别术中血管的走行，利用术中 MRI 验证在保留功能前提下是否到达所能切除的程度的最大化。
- 根据每个病人的情况进行腰大池引流或分流，但不是常规使用。

【内镜下经鼻入路手术流程】

1. 病人体位

- 患者仰卧位，躯干抬高 15° ～20° 。头部用三钉头架固定，屈曲 15° ～20°，以便获得到斜坡、蝶骨平面、鞍结节和蝶窦的最佳路径。此外，头部向术者旋转 5° ～10° 以适应人体力学的需求。髋关节和膝关节轻度屈曲，使患者舒适，并将软枕置于膝关节下方。
- 眼科软膏涂在眼部角膜和结膜上，眼睑闭合以护眼膜保护，避免角膜擦伤。

- 咽部填塞 5cm 纱布卷，避免因手术期间血液在喉周聚积而导致拔管时误吸。
- 鼻周皮肤和鼻腔使用聚维酮碘消毒准备。可以预防性使用三代头孢抗生素。
- 用肾上腺素盐水浸泡的棉条塞满鼻腔约 2min，减少手术相关的鼻黏膜出血。
- 整个面部、鼻腔和腹壁无菌准备、铺单。需要脂肪移植填塞肿瘤腔时，通过脐下 1～2cm 皮肤横切口，按需求获取腹部脂肪组织。可从非优势下肢外侧获取阔筋膜。

2. 操作步骤

鼻内镜下经蝶手术可以概括为四步：①鼻腔阶段；②磨除蝶骨和斜坡；③切除肿瘤；④颅底重建。

（1）鼻腔阶段（图 26-3）

- 推荐扩大内镜下经鼻入路（EAA）切除斜坡脊索瘤。
- 扩大内镜下经鼻入路，为一种与耳鼻喉科团队合作的双通道技术，允许 4 只手（2 个医师同时）操作。
- 0° 内镜经鼻孔进入，外科医师在鼻中隔和中鼻甲之间识别双侧鼻腔的解剖标志。
- 在鼻中隔与中鼻甲之间开始导航。
- 局部麻醉剂利多卡因和肾上腺素混合物浸润中鼻甲和鼻中隔黏膜。
- 把中鼻甲推向一侧，在蝶骨嘴处折断鼻中隔后部，

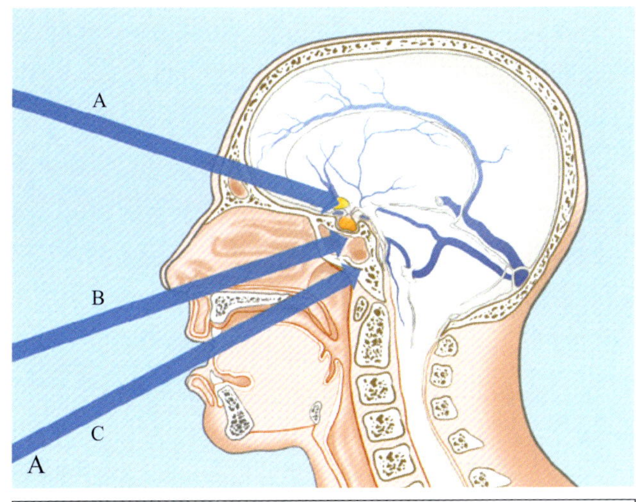

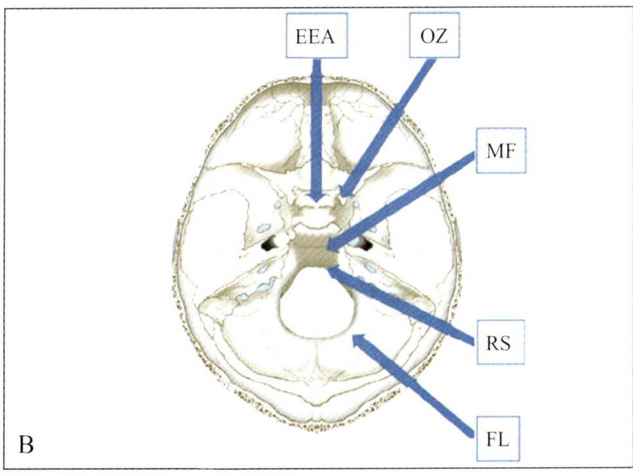

图 26-2　颅内脊索瘤不同手术入路。A. 前入路示意。图中 A 经额底；B 经蝶；C 经口。B. 值得注意的 EEA、OZ 和 FL 及其不同组合，可以 360° 全方位进入颅后窝。EEA：内镜下经鼻入路；OZ：眶颧入路；MF：颅中窝 / 颞下入路；RS：乙状窦后入路；FL：远外侧入路。修改自 Maira, G., Doglietto, F., Pallini, R. 发表的 Surgical management of lesions of the clivus 绘图，引自 Quiñones-Hinojosa, A. 主编的 *Schmidek & Sweet: Operative Neurosurgical Techniques: Indications, Methods and Results* 一书，第 6 版，2011 年 Elsevier 公司出版（Saunders，费城）

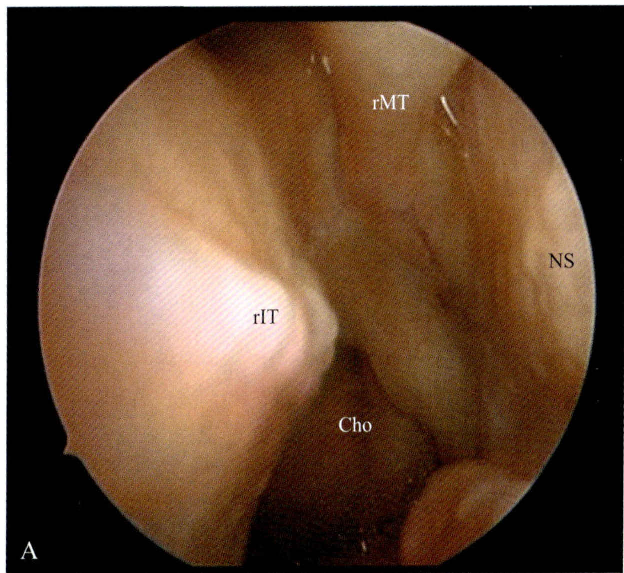

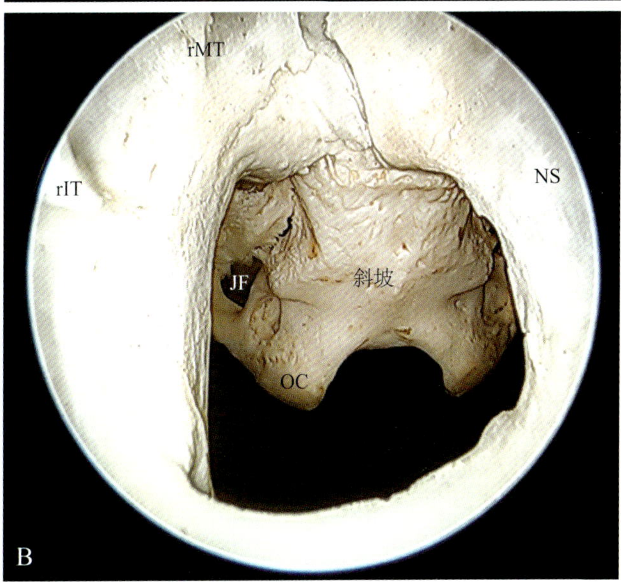

图 26-3　A. 术中导航下鼻道（通过右侧鼻孔）的内镜视图。rMT：中鼻甲根部；rIT：下鼻甲根部；NS：鼻中隔；Cho：鼻后孔。B. 相同视野下的骨性结构。注意鼻咽后斜坡和枕髁的位置。rMT：中鼻甲根部；rIT：下鼻甲根部；NS：鼻中隔；OC：枕髁；JF：颈静脉孔。A 图 .© *A. Quiñones-Hinojosa. 版权所有*。B 图 .© *Arnau Benet 版权所有*

将其推到对侧。

- 避免切除中鼻甲，防止术后空鼻综合征。必要时，可以移除右侧中鼻甲，断开左侧中鼻甲，以扩大手术通道和工作角度，尤其是下斜坡钻孔时。
- 识别双侧蝶窦开口并使用 Kerrison 钳扩大。此时可以准备带蝶腭动脉血管蒂的鼻中隔黏膜瓣。
  - 做 2 个平行切口：一个在下，沿着鼻底位于上颌嵴上方，另一个在上，鼻中隔最上部下 1～2cm 处。在鼻腔黏膜皮肤移行前方做一垂直切口。建议使用单极电刀切开黏膜。
  - 随后在蝶窦嘴上方向外侧扩大上面的切口，到达蝶窦口。在蝶窦底下方，穿过后鼻孔向外侧扩大下面的切口。从前向后骨膜下解剖分离黏膜瓣，放在鼻后孔或上颌窦，远离术野，直到重建。
- 此时鼻后中隔动脉通常必须电凝、分离，防止术中或术后鼻出血。
- 根据外科手术标志，再次确认先前的蝶窦切开部位，即中鼻甲和鼻咽部鼻后孔下缘。也可以使用神经导航来确定。

（2）磨除蝶骨和斜坡

- 从鼻中隔后部附件到嘴部，使用高速钻头向对侧磨除。在左侧辨认中隔黏膜，用一个细小的剥离子建立一对侧黏膜下通道。于是，蝶窦前壁完全显露。根据病灶的大小和位置，特别是需要冠状扩大时，可以切除鼻中隔后缘 1～2cm，以增宽手术视野。
- 接下来，蝶窦双侧广泛暴露。扩大蝶窦开口进入蝶窦，切除其黏膜。显露蝶鞍、平台、鞍结节、上斜坡、颈动脉鞍旁骨性压迹。解剖不顺利的情况下，在蝶窦内使用神经导航引导定位。
- 内镜下鼻内经蝶经斜坡入路有三种不同术式：
  - 内镜下经鼻蝶入路切除上斜坡中线处的肿瘤。
  - 经鼻经翼点入路接近延伸到颈动脉外侧的肿瘤。
  - 经鼻经斜坡及冠状扩展（远内侧）入路切除下斜坡肿瘤。在大部分情况下，由于斜坡肿瘤的浸润现象，手术方案可能结合不同的方式，并联合开颅或术后放疗。

（3）切除肿瘤

1）位于上斜坡中线部位的肿瘤

- 首先用 Kerrison 钳咬除蝶窦前壁，然后用金刚钻尽可能低地磨除骨质以显露整个斜坡，允许用于颅底重建的皮瓣有更好的位置。
- 蝶窦的关键解剖结构，如鞍底、颈内动脉隆起、视神经管和上斜坡，有助于鉴别。
- 接下来，剔除斜坡骨质上的黏膜。斜坡骨质必须去除，不仅可以接近肿瘤，还可以切除被破坏的骨质；这是完全切除肿瘤的必要条件，使用 5～6mm 的金刚钻仔细磨除（图 26-4）。
- 此入路去除骨质的边界上面是鞍底，外侧面是颈内动脉，下面是蝶窦底。
- 硬脑膜外病灶通常可以使用普通或超声吸引器吸除。对于这些肿瘤，确认骨质磨除后的边缘无瘤非常重要。
- 如果硬脑膜没有被肿瘤破坏，切开进入硬脑膜内。侵入硬脑膜内的硬脑膜外肿瘤，由于基底静脉丛部分被肿瘤阻塞而没有大的出血。单纯硬脑膜内肿瘤，基底静脉丛出血凶猛，可以用止血材料控制出血。

2）外侧达颈动脉的肿瘤

对于向侧方延伸到蝶窦和颈动脉的病灶，可以选择经鼻经翼点入路或经鼻蝶冠状扩大入路。这种入路的关键是以同侧颈动脉垂直部为中心。

- 通常与去除上颌窦内侧壁和后壁相结合。在大多数情况下，需要去除筛窦小室和中鼻甲。
- 在这些病例中，由于病灶同侧的蝶腭动脉将被切断，鼻中隔黏膜瓣需要在对侧准备。
- 切除上颌窦内侧壁，建立一个通道向下延伸到鼻腔底部，向前到鼻泪管，向后到翼突内侧板。
- 打开上颌窦后壁扩大蝶腭孔，暴露翼腭窝的骨膜。使用磨钻或 Kerrison 钳进行之前的所有步骤，以及去除翼突内侧板，暴露蝶窦和海绵窦外侧部。
- 与该手术操作相关的解剖参照：
  - 眶板（上方和外侧）：打开眶板可见眶内容物，并且可引起眶内脂肪疝入到术野。
  - 翼管神经：指向颈动脉斜坡旁（也称为破裂孔）段。
  - 上颌动脉和三叉神经上颌支：在翼腭窝内走行。
  - 此手术入路相关的脑神经有第Ⅲ、第Ⅴ、第Ⅵ。生长在颈动脉内侧的肿瘤，会将神经向外侧推挤移位。

3）位于下斜坡的肿瘤

接近起源于下斜坡肿瘤的最佳入路为鼻内经斜坡和远内侧入路（图 26-4）。

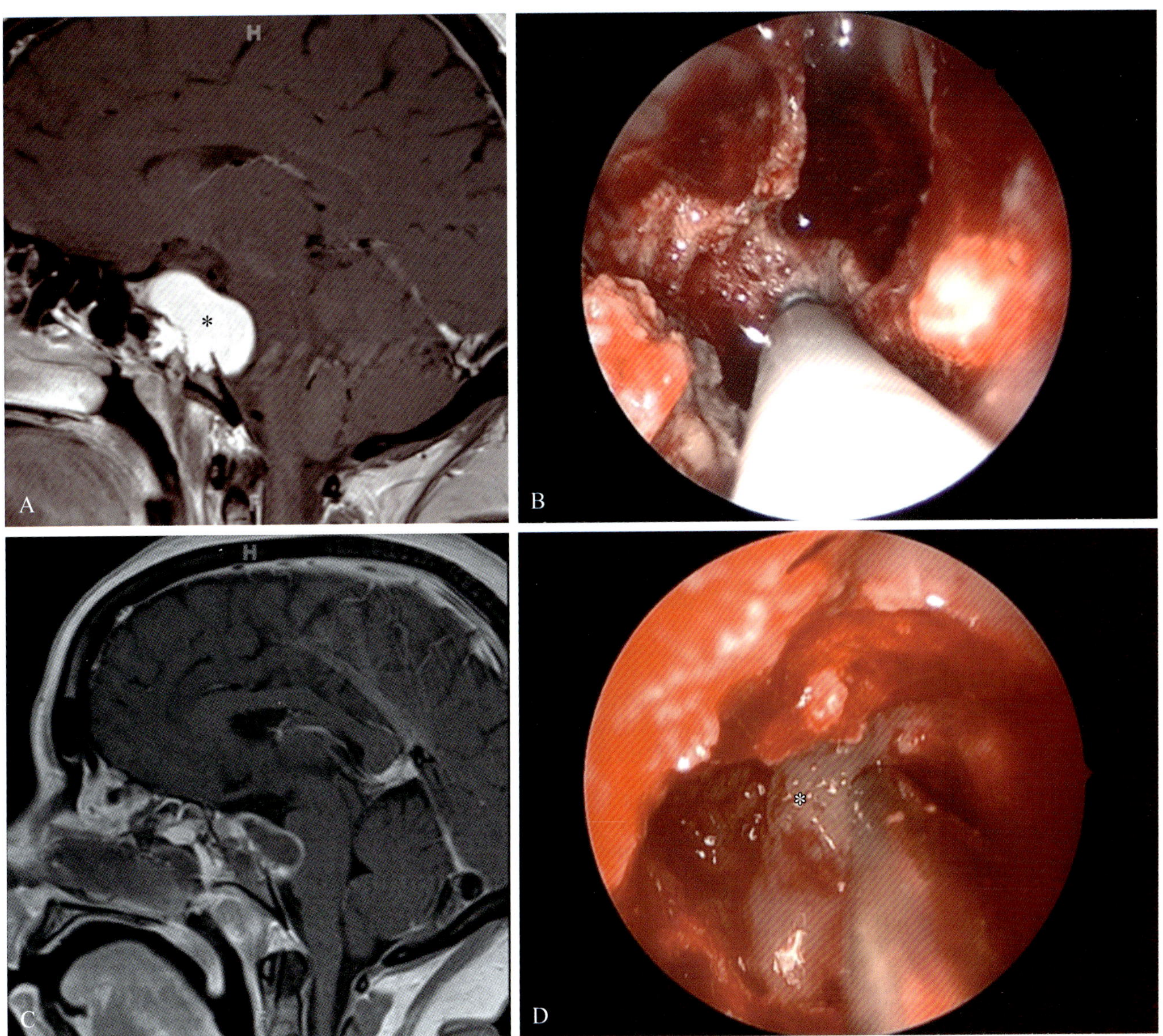

图 26-4 A. 矢状位增强 T_1 像显示明显强化轴外团块，位于中上斜坡，考虑为一斜坡脊索瘤。B. 内镜下经鼻入路，用一长柄弯头磨除斜坡骨质。C. 术后矢状位增强核磁 T_1 像显示病灶全切除，脑桥减压。D. 斜坡骨质磨开后，可以抽吸和使用环形刮匙切除脊索瘤。* 斜坡脊索瘤。*© A. Quiñones-Hinojosa 版权所有*

- 鼻中隔黏膜瓣准备后，开放蝶窦并磨开其整个底部。
- 解剖的外侧边界为颈动脉斜坡旁段，可以通过翼管神经和第Ⅵ脑神经识别。
- 在蝶窦下方，切开鼻咽部、头长肌和咽颅底筋膜一并显露、切除，暴露斜坡下部，寰枢椎表层和 C_1、C_2 颈椎前弓。
- 解剖边界外侧为颈动脉咽部和枕髁，下方为软腭和寰椎。建议在髁切除中，仅去除枕髁内 1/3，可防止因颅颈不稳定而需要行内固定术。
- 第Ⅸ～Ⅻ脑神经与此入路相关，特别是舌下神经，其走行在双侧枕髁水平的前方。一定要注意斜坡下段的椎动脉，在此处椎动脉向内侧走行（图 26-5）。
- 这种具有挑战性的入路适用于肿瘤核心位于脑干腹侧的特定情况。这种入路经典的选择为远外侧入路或岩骨切除术。

（4）颅底重建

- 成功的颅底重建是避免脑脊液漏和感染的关键。
- 大多数脊索瘤病灶仅位于硬脑膜外。对于没有脑脊液漏的病变部位，可以使用明胶海绵、硬脑膜生物胶、由蝶腭动脉供血的带蒂鼻中隔或鼻外侧黏膜瓣来封闭。
- 如果脊索瘤侵入硬脑膜内，则要使用“3F”（脂肪、筋膜和黏膜瓣）技术进行多层颅底重建。
  - 首先，在脑干和颅骨之间置入人工硬脑膜，重

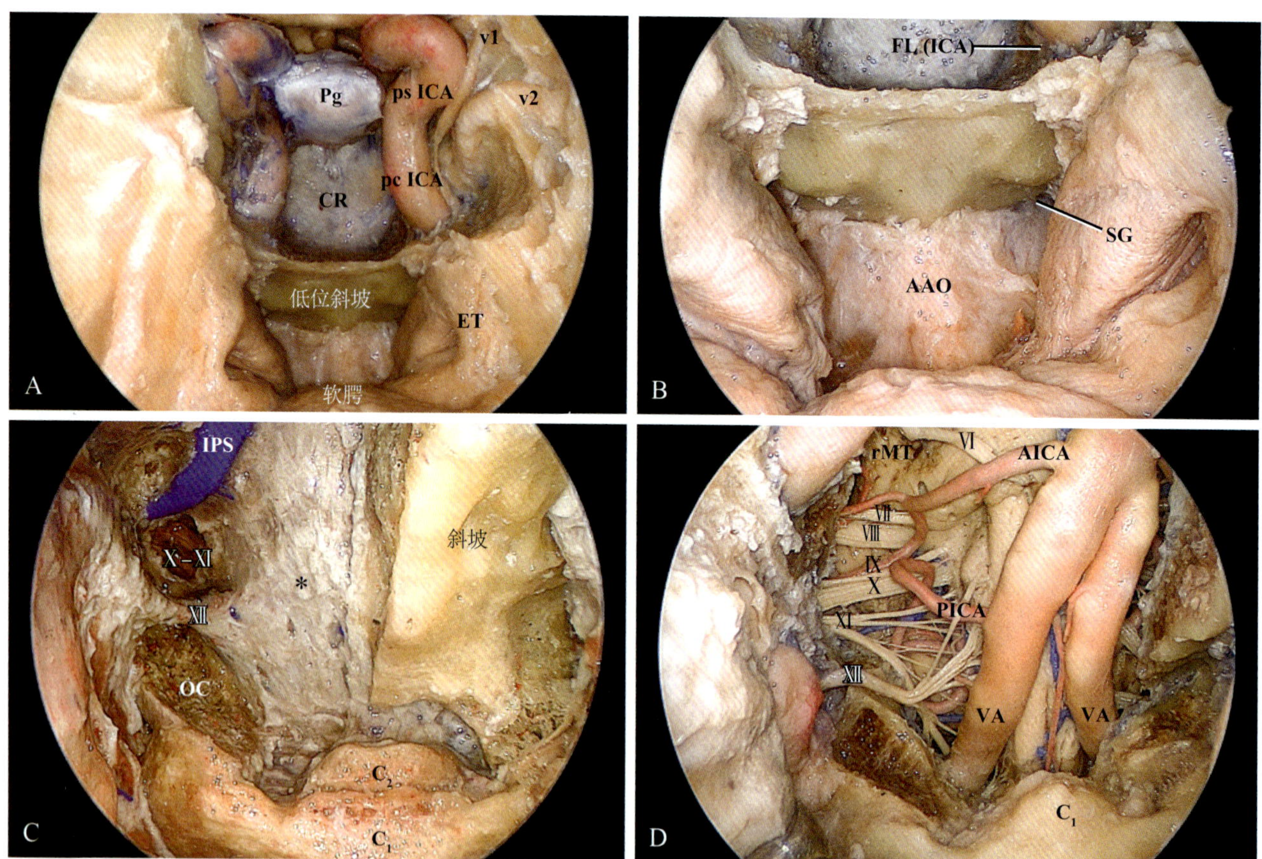

图 26-5 经鼻内镜通道至斜坡区的解剖。A. 内镜下照片显示去除鼻中隔、上颌窦及蝶窦内侧壁和上斜坡后的解剖参照，蝶窦后部的神经血管结构完全显露。蝶窦底面保留完整，为下斜坡、咽颅底筋膜和咽鼓管的上界。B. 钻孔前下斜坡的鼻内镜特写照。C. 右侧鼻内经斜坡远内侧入路，显露舌下神经管和颈静脉孔前部。在左侧，斜坡保留完整，用于了解斜坡骨质的整体，以及为显露硬脑膜而需要颅骨钻孔的深度。D. 鼻内镜下完整的经斜坡远内侧扩大入路照片。这种入路下硬脑膜内阶段会显露后组脑神经、脑桥及延髓前部和后循环。Pg：垂体；CR：斜坡凹陷；psICA：鞍旁 ICA；pcICA：斜坡旁 ICA；Ⅵ：第Ⅵ对脑神经（展神经）；v1、v2：三叉神经分支；ET：咽鼓管；FL（ICA）：破裂孔（颈内动脉）；AAO：寰椎 - 枕骨前膜；SG：髁上沟；IPS：岩下窦；Ⅸ～Ⅺ：舌咽、迷走、副神经；Ⅻ：舌下神经；OC：枕髁；C_1：寰椎前弓；C_2：枢椎齿突；*，斜坡右侧骨质被钻开，硬脑膜显露；rMT：中鼻甲根部；AICA：小脑前下动脉；Ⅶ：面神经；Ⅷ：耳蜗神经；PICA：小脑后下动脉；VA：椎动脉。*©.Arnau Benet 版权所有*

建由蛛网膜提供的阻隔作用。

- 将阔筋膜置入物填入颅骨开口处。从腹部或腿部（同一地方可以获得阔筋膜）获取脂肪组织，用于消除磨除骨质后遗留的无效腔。
- 在最初鼻内解剖期间，根据需要覆盖的缺损定位，获取鼻中隔黏膜瓣，覆盖骨质边缘使之与骨质接触。
- 仔细放置黏膜瓣，具有分泌功能的部分朝向外，并确保黏膜瓣不会翻转，否则病人会发生黏膜囊肿。
- 应用硬脑膜密封胶以减少置入物移位。
- 通常没有必要使用纤维蛋白胶，使置入物和黏膜瓣保持在原位。可以在黏膜瓣上逐层使用止血材料，随后用抗菌纱布填塞。

【经颅入路手术流程】

之前讨论过，一些斜坡脊索瘤需要开颅手术治疗。

- 开颅手术治疗斜坡脊索瘤的可选方式有：额下入路、扩大额下入路（经颅底）、颞下入路、经岩入路、经髁外侧入路（远外侧）（图 26-2）。
- 对于有或没有侵入海绵窦的上斜坡病灶，翼点入路（如果病灶位于 Dorello 管外侧，采用眶颧入路截骨术）可能最佳。
- 对于斜坡中上 1/3 的病灶，最好的选择是：
  - 颞下开颅切除岩骨前部（病灶在Ⅴ3以下、Ⅶ～Ⅷ之前）
  - 乙状窦后暴露幕上幕下（病灶在Ⅴ3、Ⅶ～Ⅷ之后）
- 对于斜坡下 1/3 的病灶，而且在第Ⅻ对脑对神经内侧、没有血管受累，远外侧或其另一种不同术式（极外侧经髁入路）最佳。
- 当病灶位于斜坡中下 1/3 并延伸至颅后窝后外侧区域时，首选远外侧联合乙状窦前迷路后入路。

- 当肿瘤影响整个斜坡下至枕骨大孔水平时，可使用远外侧联合幕上下外侧入路或岩骨切除术。
- 当肿瘤位于斜坡上 1/3、平台和蝶鞍区时，额下和额下扩大（经颅底）入路可以提供较好的手术路径。这种入路包括双额开颅和双侧眶额牵拉，特别是当肿瘤向上侵入到鞍上池。
- 对于病灶延伸至 C_2 以下、向后延伸至后组脑神经的斜坡脊索瘤，或者必须完全暴露小脑延髓池时，习惯上使用远外侧入路切除术。
- 内镜下经鼻入路需要在狭窄的鼻腔内较长的通道，而经颅入路为开颅手术提供了宽阔的视野且路径较短。另外，经鼻入路需要长期学习和灵巧的专业器械，因此，用于困难病例时必须权衡手术团队的能力。

【并发症预防】

- 向外侧延伸的斜坡肿瘤进行解剖时必须谨慎，因为重要的神经血管结构在这一区域走行。一定要在充分直视下切除病灶。
- 需要注意避免损伤从 Dorello 管进入海绵窦的第Ⅵ对脑神经（图 26-6）。几乎所有情况下，都建议通过在眼外直肌置入电极来监测此脑神经（Ⅵ）。根据肿瘤的位置，选择监测其他脑神经，如Ⅲ，Ⅴ以及后组脑神经（Ⅸ，Ⅹ，Ⅺ，Ⅻ）。
- 如果枕骨大孔打开并且超过 1/3 的枕骨髁被去除，术后可能需要头部外固定支撑。

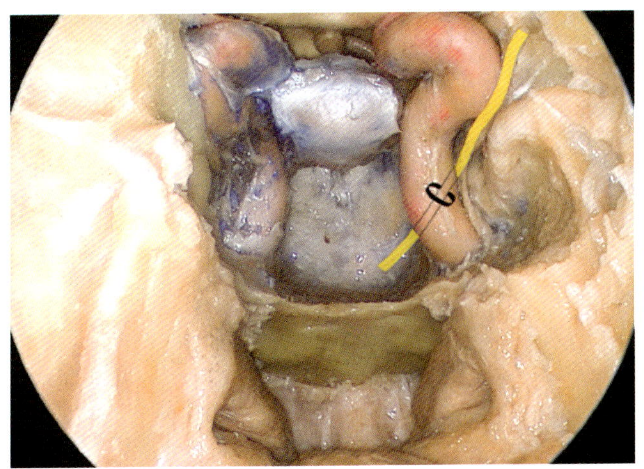

图 26-6　经蝶入路暴露颈内动脉后，鼻内镜下可见第Ⅵ脑神经。第Ⅵ脑神经进入海绵窦的部位，向上为蝶岩韧带（Gruber 韧带），其构成 Dorello 管，向下为岩尖和斜坡。*©.Arnau Benet 版权所有*

- 在脊索瘤切除术中，多普勒超声可用于识别颈内动脉、椎基底动脉的走行，特别是切除病灶向外侧和后部延伸（图 26-7）。
- 在硬脑膜被侵袭的情况下，成功完成多层颅底重建的能力是减少术后脑脊液漏的关键。

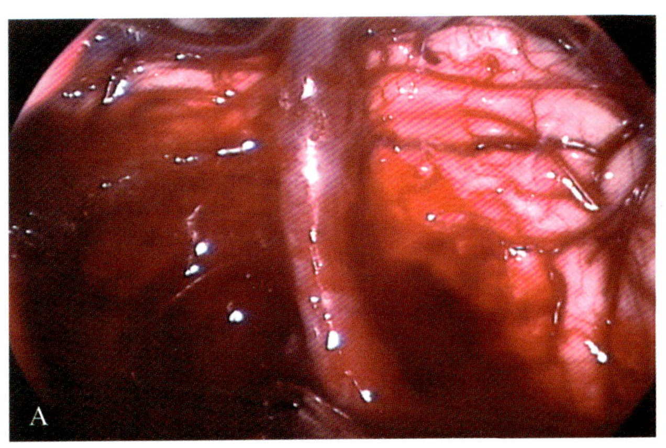

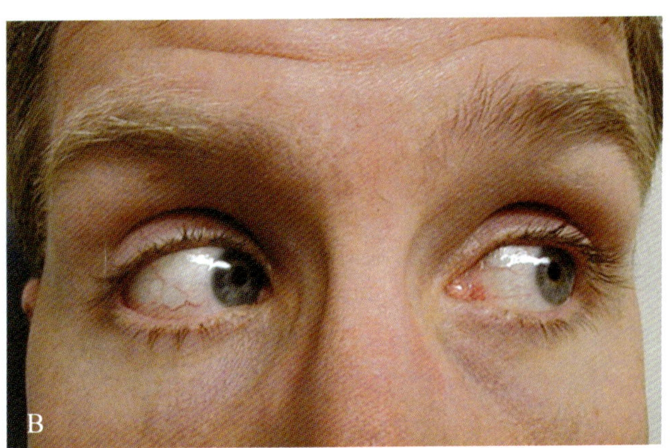

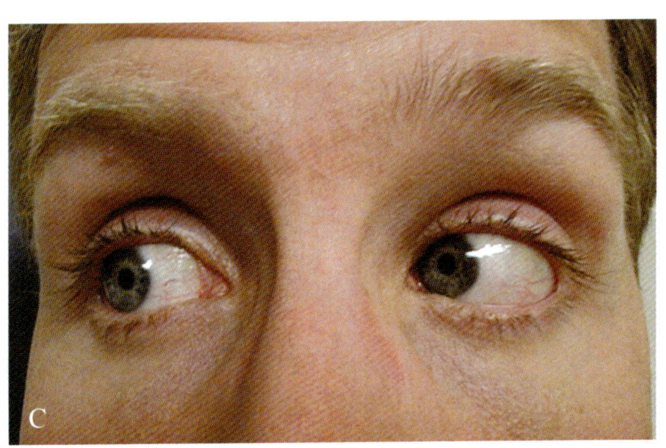

图 26-7　该图分 ABCD 共 4 张，D 图请见下一页。

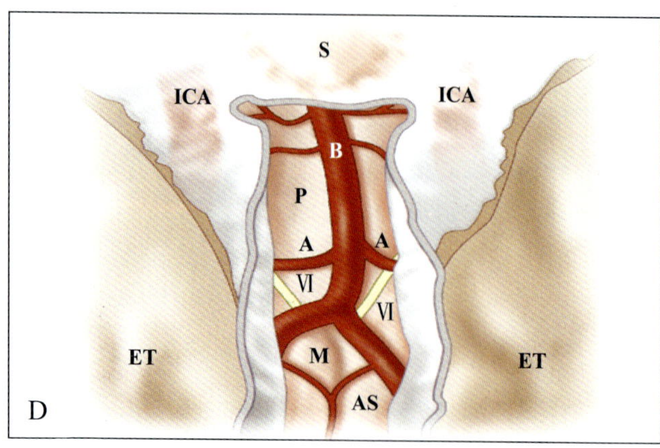

图 26-7 内镜下经鼻切除下斜坡脊索瘤相关的重要神经血管标志。A. 鼻内经斜坡入路斜坡脊索瘤切除后的术中照片。保持清晰的解剖界面，以及围绕基底动脉和第Ⅵ脑神经仔细解剖，是防止展神经麻痹的基础。B、C. 内镜下经鼻入路切除斜坡脊索瘤术后第Ⅵ脑神经功能评估。D. 模式图显示硬脑膜中线切开后显露后循环和第Ⅵ脑神经：图中 A，小脑前下动脉；AS，脊髓前动脉；B，基底动脉；ET，咽鼓管；M，延髓；ICA，颈内动脉；P，脑桥；S。图 A～C 经 Jho, D.H. Jho,D.H., Jho, H-D.，惠允使用其 Endoscopic endonasal pituitary and skull base surgery 绘图，引自 Quiñones-Hinojosa, A. 主编的 Schmidek & Sweet: Operative Neurosurgical Techniques: Indications, Methods and Results 一书，第 6 版，2012 年 Elsevier 公司出版（Saunders, 费城）。D 图经 Fraser, J.F., Anand, V.K., Schwartz, T.H. 惠允使用其 Endoscopic transsphenoidal approach 绘图，引自 Jandial,R., McCormick, P., Black, P. 编写的 *Core Techniques in Operative Neurosurgery* 一书，2011 年 Elsevier 公司出版（Saunders，费城）

【要点总结】

- 颅底解剖及其常见解剖学变异方面的知识对成功完成内镜下斜坡脊索瘤切除术至关重要。
- 手术目标是尽可能切除肿瘤，并保护第Ⅵ对脑神经、后组脑神经、穿支和脑干。
- 成功完成这些手术需要一个多学科、经验丰富的团队。
- 上斜坡脊索瘤可能向后床突和鞍背延伸。在这种情况下，为了达到肿瘤全切，建议磨除鞍底，显露并将垂体移位。
- 斜坡处的病灶累及颈内动脉海绵窦段和海绵窦内侧壁时，可以通过鼻内镜下经翼点入路接近病灶，但仅仅只是先前更容易的内镜下经鼻入路后的尝试。
- 脊索瘤向外侧延伸超过岩骨的范围时，内镜下入路受限制。同样，鼻内镜也不适合位于颅后窝后外侧的病灶。在此情况下，可以采用经颅外侧（翼点、颧眶、颞下）入路。

推荐阅读

Benet, A., Prevedello, D.M., Carrau, R.L., et al. 2014. Comparative analysis of the transcranial “far lateral” and endoscopic endonasal “far medial” approaches: surgical anatomy and clinical illustration. World Neurosurg. 81(2), 385-396.

Fatemi, N., Dusick, J.R., Gorgulho, A.A., et al. 2008. Endonasal microscopic removal of clival chordomas. Surg. Neurol. 69(4), 331-338.

Hug, E.B., Loredo, L.N., Slater, J.D., et al. 1999. Proton radiation therapy for chordomas and chondrosarcomas of the skull base. J. Neurosurg. 91, 432-439.

Kassam, A.B., Gardner, P., Snyderman, C., Mintz, A., Carrau, R., 2005. Expanded endonasal approach: fully endoscopic, completely transnasal approach to the middle third of the clivus, petrous bone, middle cranial fossa, and infratemporal fossa. Neurosurg. Focus 19(1), E6.

Koutourousiou, M., Snyderman, C.H., Fernandez-Miranda, J., Gardner, P.A., 2011. Skull base chordomas. Otolaryngol. Clin. North Am. 44(5), 1155-1171.

Llorente, J.L., Obeso, S., Rial, J.C., Sanchez-Fernandez, R., Suarez, C., 2010. Surgical treatment of clival chordomas. Acta Otorrinolaringol. Esp. 61(2), 135-144.

Maira, G., Doglietio, G., Pallini, R., 2012. Surgical management of clival chordomas. In Quiñones-Hinojosa, A. (Ed.), Schmidek & Sweet: Operative Neurosurgical Techniques: Indications, Methods and Results, sixth ed. Saunders, Elsevier Inc., Philadelphia, vol. 1, pp. 486-500.

Maira, G., Pallini, R., Anile, C., Fernandez, E., Salvinelli, F., La Rocca, L.M., Rossi, G.F., 1996. Surgical treatment of clival chordomas: the transsphenoidal approach revisited. J. Neurosurg. 85(5), 784-792.

Stippler, M., Gardner, P.A., Snyderman, C.H., Carrau, R.L., Prevedello, D.M., Kassam, A.B., 2009. Endoscopic endonasal approach for clival chordomas. Neurosurgery 64(2), 268-277.

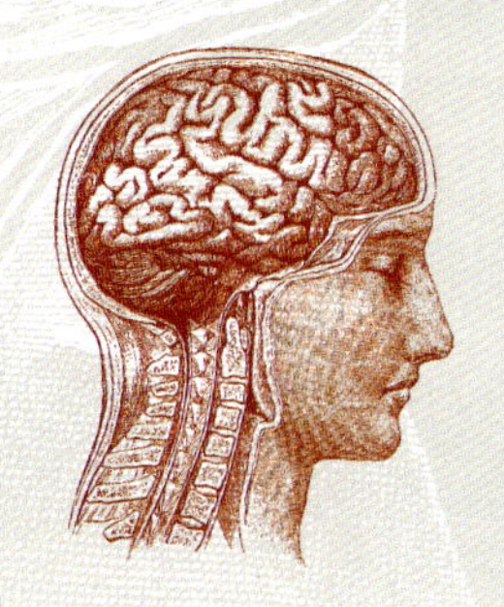
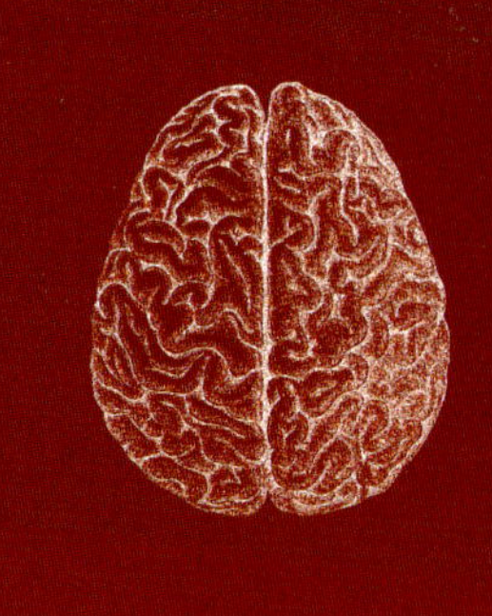

第 27 章　内镜下颅底重建技术

Jordina Rincon-Torroella, João Paulo Almeida,
Alfredo Quiñones-Hinojosa

参看 video27，请访问 expertconsult.com 

【适应证和术前注意事项】

- 术后脑脊液漏是内镜下颅底手术最主要的并发症之一。
- 颅底重建技术有助于内镜下颅底手术的发展。在过去 10 年间，对新的技术、方法和材料进行了持续的研究，以改善其临床疗效。
- 目前，在大多数前颅底修复和脑脊液漏的病例中，内镜下经鼻入路为首选方案。
- 多个临床研究已经证实，内镜下颅底修补术比开颅手术创伤小，脑脊液漏治愈率可达 90% 以上。
- 颅底修补材料包括以下几种。
  - 自体组织：阔筋膜、脂肪和颅骨骨膜移植物。
  - 合成材料：胶原基质、人工硬脑膜。
  - 骨瓣。
  - 黏膜瓣：转移黏膜瓣、鼻甲黏膜瓣、鼻黏膜软骨膜和黏膜骨膜瓣。
- 带血管蒂的鼻中隔瓣或鼻黏膜软骨膜 - 黏膜骨膜（HB）瓣是内镜外科发展的一项最重要的技术之一。其可延伸至颅前、颅中、颅后窝，对于减少颅底缺损术后脑脊液漏的风险（低于 5%）具有重要意义。
- 使用带蒂瓣的优势：
  - 促进快速康复。
  - 提供对抗脑脊液漏的有效屏障。
  - 大范围的转移：外科医师能够使皮瓣转移到从额窦到下斜坡的缺损处。
- 可用于鞍底重建的技术有多种，包括脂肪植入、生物胶密闭补片封堵和多层重建技术。
- 外科医师设计颅底重建的依据：
  - 颅底缺损的病因。
  - 如果是肿瘤切除术后造成的缺损，重要的是要考虑病理结果、病变的位置，以及病变是否需要进一步手术。
  - 预期和（或）观察到术中脑脊液漏（如鞍上组织切除时）。

【手术流程】

- 通过病灶的特点选择不同的手术方案。
- 对于鞍内肿瘤和向鞍上延伸的极小（<1cm）病变的手术（图 27-1）：
  - 通常不需要行腰大池引流和获取鼻中隔黏膜瓣。
  - 对于术中没有脑脊液漏的病例：使用可吸收止血材料填塞，最后一层用生物胶密封以封闭鞍底。
  - 对于术中少量渗漏的病例，可以植入脂肪组织封闭。脂肪植入物可以从腹部、脐周或腰部获取。显露皮下脂肪组织，通常 1～2cm 的皮肤切口即可。使用单极电凝获取植入物，使用可吸收缝线皮内缝合皮肤切口使之愈合美观。此步骤可以在手术开始，当耳鼻喉科医师或主刀医师开始经鼻入路进行鼻内操作时，由神经外科

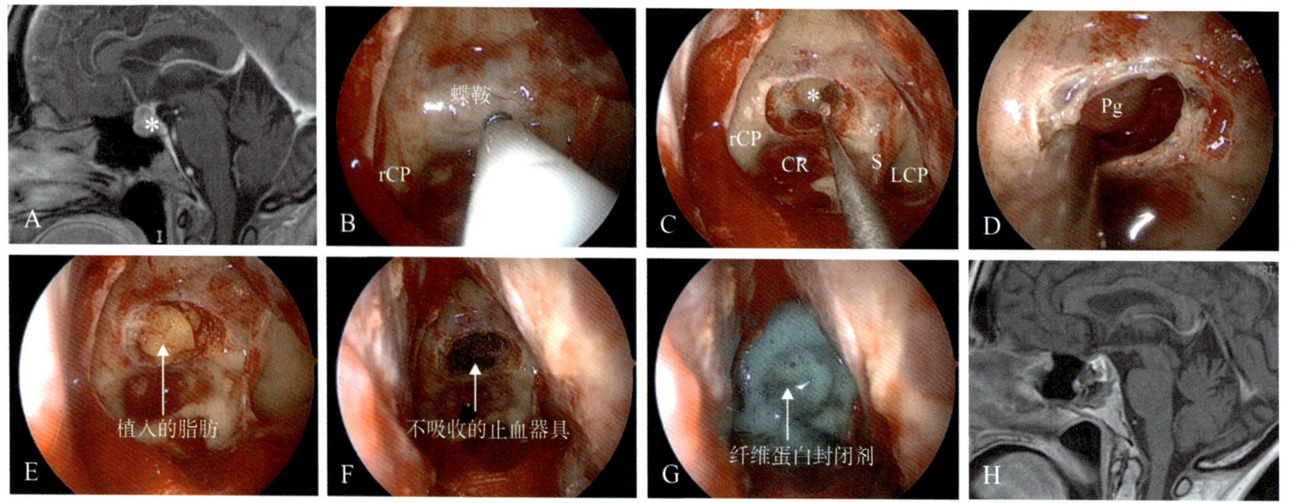

图 27-1 向鞍上延伸的极小的垂体瘤。A. 69 岁女性，表现为闭经、溢乳、头痛和进行性的视力减退及泌乳素升高。病灶持续生长，除非大剂量抗泌乳素药物替代治疗。术前磁共振 T_1 像显示垂体病变处增强，为一例垂体腺瘤（泌乳素瘤），明显影响视神经。B. 考虑到症状进行性加重、视力下降、药物治疗反应差，建议手术治疗。采用经蝶入路。蝶窦打开，鞍底钻孔，肿瘤显露。C. 鞍底开放后，使用垂体刮匙取出垂体腺瘤组织。D. 待病灶完全去除后，可见正常垂体，予以保护。鞍部骨缺损最小化，术中没有脑脊液漏。E. 脂肪植入，一层止血材料覆盖，鞍底重建。F. 使用可吸收止血材料覆盖在植入的脂肪上。G. 纤维材料封闭。H. 术后增强磁共振 T_1 像显示病灶完全切除，视神经减压。患者症状恢复。在微腺瘤术中没有脑脊液漏，通常没有必要移植脂肪组织。*：垂体腺瘤；rCP：右侧颈动脉隆起；CR：斜坡凹陷；S：分隔；LCP：左侧颈动脉隆起；Pg：脑垂体。*©A. Quiñones-Hinojosa 版权所有*

医师或助手进行鞍内病变明显向鞍上侵袭的手术（图 27-2）。

- 建议放置腰大池引流并且采用鼻中隔黏膜瓣修补，这些病人可能发生明显的脑脊液渗漏

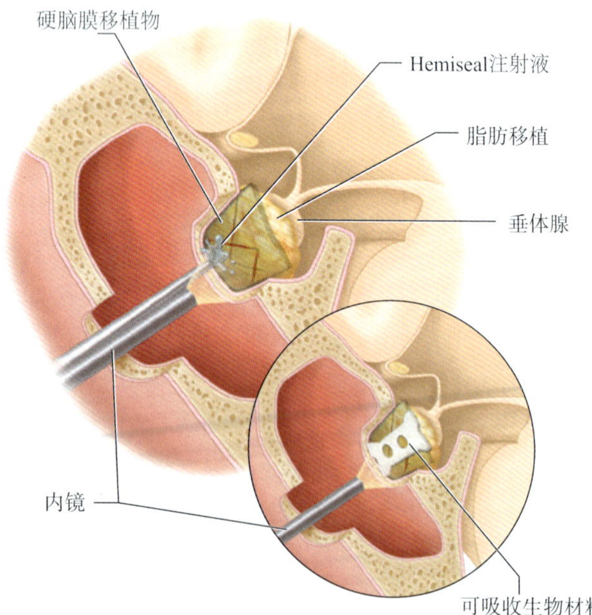

图 27-2 大腺瘤切除术中出现脑脊液漏，切除后的空腔用从腹部或腿上获取的脂肪组织填塞。使用硬脑膜补片（一种可吸收生物材料），以及肌肉和阔筋膜，重建蝶鞍前壁。如果必要，外层可覆盖纤维蛋白黏合剂。经 Chaichana, K.L., Quiñones-Hinojosa A. 惠允使用其 Transnasal transsphenoidal approach to sellar and suprasellar lesions. 绘图，引自 Jandial,R., McCormick, P., Black, P. 编写的 *Core Techniques in Operative Neurosurgery* 一书，2011 年 Elsevier 公司出版（Saunders，费城）

（图 27-3）。

- 进行颅底重建时，置入一层明胶海绵，接着在蝶窦内填入脂肪瓣，以及带血管蒂的鼻中隔黏膜瓣。条件允许时，最后考虑喷入一层生物胶。
- 如果术中未见患者脑脊液渗漏。可置入明胶海绵，无须脂肪瓣。由于在经鼻操作开始时可留取充足的带血管蒂的组织瓣，这些组织瓣可最后用于封闭颅底。如果术前已留置腰大池引流，观察颅底密闭良好时，术后即可拔除腰大池引流。

- 硬脑膜外病变较少出现脑脊液漏：这些病人可以采用明胶海绵以止血和封闭硬脑膜。
  - 如果观察到少量脑脊液渗漏，可用明胶海绵和

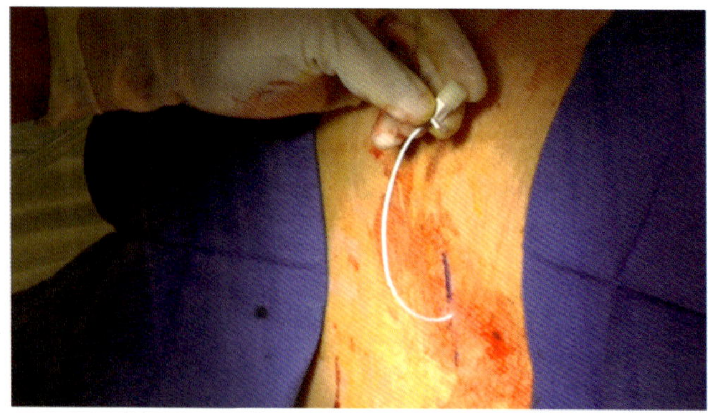

图 27-3 术中观察脑脊液渗漏明显的患者，手术结束时可放置腰大池引流降低颅内压，促进颅底愈合，降低术后脑脊液漏的风险。*©A.Quiñones-Hinojosa 版权所有*

自体脂肪重建颅底。

- 建议术后 24h 采用头高 30° 卧位。
- 非鞍区的硬脑膜下病变，如蝶骨平面脑膜瘤和垂体柄后方的颅咽管瘤，术后很可能出现明显脑脊液渗漏。这些大范围的颅底缺损可采用多层重建技术（三明治技术）：
  - 于硬脑膜下腔置入硬脑膜瓣，形成与术前蛛网膜界面相同的阻力。
  - 脂肪瓣填充颅底骨质磨除后的空腔。在置入脂肪瓣前，去除颅底骨面上的黏膜，显露骨质。术后一段时间，脂肪瓣将发生液化，流向患者的鼻后部，形成黄色渗出液，应与脑脊液漏进行鉴别。
  - 带血管蒂的鼻中隔瓣（HB 瓣）最后置入，覆盖硬脑膜和骨质缺损。
  - 最后喷入生物胶。
  - 可采用 MedPore 或 Foley 球囊导管以减少组织瓣置入。也可以采用填入止血棉的无菌指套。填充物压力过大时会压迫垂体柄和视神经，导致垂体功能低下和视野缺损（尤其采用 Foley 球囊时）。
- 对于自发或外伤后脑脊液漏，有可能形成经骨质小缺损而明显脑脊液渗漏患者的处理：
  - 置入硬脑膜瓣，之后填入脂肪瓣，封闭骨缺损。
  - 最后置入血管蒂的鼻中隔黏膜瓣。采用生物胶加固。
  - 由于脑脊液漏修补后的病人合并颅脑高压，建议留置腰大池引流 3d。
- 内镜扩大入路的颅底重建通常采用垫片密闭技术和 HB 瓣（图 27-4）：

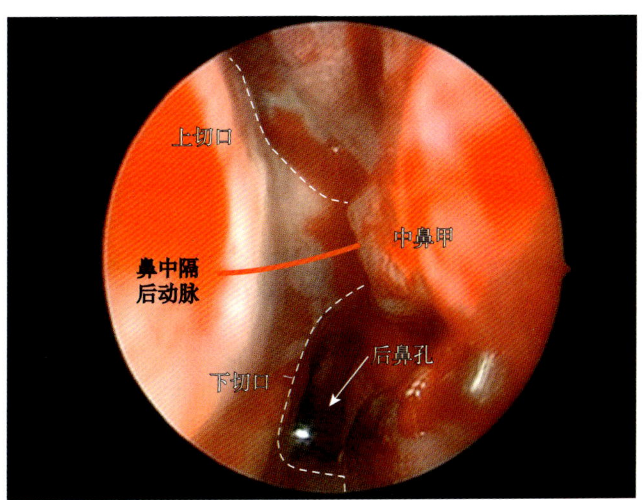

图 27-4　左侧鼻腔内充足的鼻中隔组织瓣。© *A. Quiñones-Hinojosa 版权所有*

- 垫片密闭技术：
  - 首先，置入自体脂肪瓣消除无效腔避免脑脊液潴留。矛盾的是，当第三脑室开放时，硬脑膜下置入组织瓣可能导致患者梗阻性脑积水。
  - 采用阔筋膜围绕骨质缺损形成“垫片密闭”。组织瓣范围应大于骨质缺损范围 1cm，以便完全覆盖。
  - 犁骨和 Porex 人工骨（Porex 公司，Newgan，GA）作为硬组织置入物。这些硬组织成分填入骨质缺损，围绕这些骨质缺损形成密闭的垫片。
  - 喷入生物胶以避免置入物移位。
- Hadad-Bassagasteguy（HB）瓣：该组织瓣由鼻中隔后动脉供血，即带血管蒂的鼻中隔黏膜瓣。在手术开始时应准备足够的该组织瓣，以免手术过程中颅内和鞍区操作损伤组织瓣的血供（图 27-7）。
  - 采用血管收缩剂消除鼻腔充血，鼻中隔进行局部浸润麻醉。
  - 下鼻甲和中鼻甲推向外侧，辨别鼻底筛板处的鼻中隔，切除中鼻甲便于单侧操作。
  - 单极电凝做 2 个平行切口：
    - 上方切口向鼻中隔前内侧延伸，位于鼻中隔上端（嗅沟）下方 1～2cm 处。
    - 下方切口始于上颌嵴。
  - 上方切口向外侧延伸，于蝶窦开口水平避开蝶嘴。
  - 下方切口沿着鼻中隔后缘向上延伸，接着向外侧经过后鼻孔。向内侧沿着鼻中隔后缘呈弧形，前方转向鼻底和鼻中隔连接部。
  - 接着，在鼻孔皮肤黏膜交界处，切口向前垂直切开。
  - 前后方向掀起组织瓣，钝性剥离子保护后外侧神经血管蒂。
  - 在颅底重建阶段，组织瓣保留于后鼻孔。
- 在内镜下难治性脑脊液漏的病人中，采用经颅修补：
  - 双额开颅常用于治疗前颅底严重缺损。切开皮肤后，充足的带血管蒂骨膜瓣可用于硬脑膜成形，覆盖整个前颅底（图 27-5）。
  - 多层骨膜硬脑膜用于颅底巨大缺损或外伤的修补，所形成的结构美观良好。
  - 采用骨膜或硬脑膜补片进行硬脑膜修补。
  - 骨质缺损采用等颅盖骨成形技术进行自体骨瓣修补（图 27-6）。

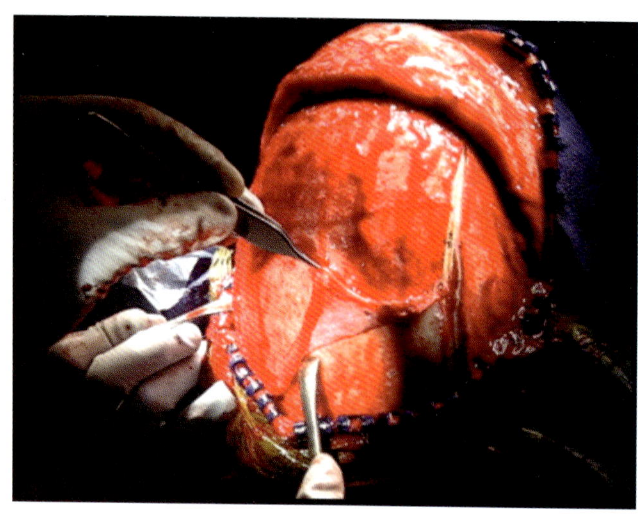

图 27-5　使用颅骨周围的皮瓣修复颅骨前部的巨大缺损。通过冠状切口获取颅周皮瓣。© *A. Quiñones-Hinojosa* 版权所有

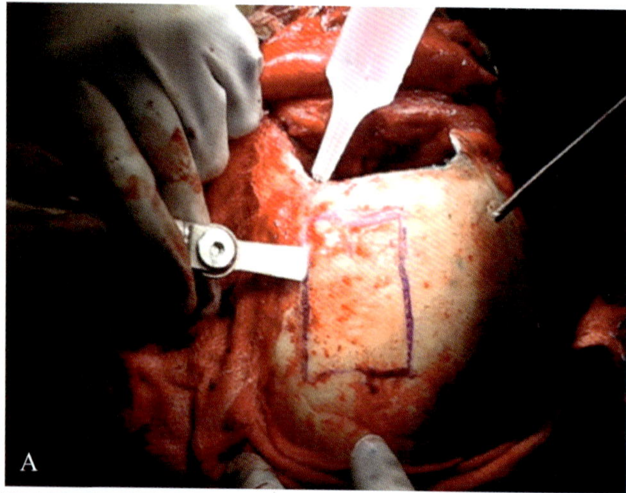

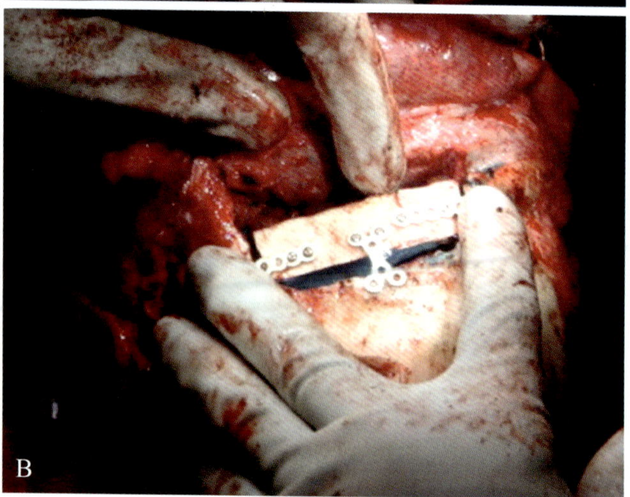

图 27-6　颅盖骨成形技术用于颅前窝巨大缺损重建。A. 颅盖的外层骨皮质瓣充足。左侧是内侧骨皮质瓣。B. 骨瓣用于前颅底重建，同时采用钛板固定。骨膜瓣通常用于覆盖重建的骨质。© *A. Quiñones-Hinojosa* 版权所有

- 带蒂骨膜瓣由前方置入骨质和硬脑膜之间，覆盖整个前颅底进行修补。带血管蒂的骨膜瓣与滑车上和眶上血管形成血供联系。
- 经额硬脑膜外入路中，颅底骨膜从额窦剥离时，可采用硬脑膜、筋膜瓣或帽状腱膜进行修补。
- 显微镜下，前颅底硬脑膜从骨质剥离，获取帽状腱膜 - 骨膜瓣。该组织瓣由前方覆盖颅底缺损，采用纤维蛋白胶封闭。
- 游离组织瓣可以封闭颅内和颅外沟通的腔隙。这些组织瓣也可以用于修复颅底肿瘤切除后的医源性颅面部缺损。

【并发症预防】

- HB 瓣的上方切口在鼻中隔最上方以下 1～2cm，保护嗅上皮（图 27-7）。
- 切除鼻中隔后部并且磨除蝶骨需要谨慎。这两种操作会损伤鼻中隔黏膜瓣的血管蒂。
- 术后脑脊液漏是颅底重建不理想的表现。当采用带血管蒂的鼻中隔黏膜瓣时，需要注意：
  - 磨除骨棘和蝶窦分隔形成易填充的骨质表面。
  - 保持组织瓣填充良好，黏膜面向外并且避开骨质和硬脑膜，以免形成包裹性黏液囊肿。
  - 组织瓣覆盖整个骨质缺损，固定于组织瓣周围的骨质（组织瓣未固定于骨质的区域可能发生明显萎缩，导致缺损重新暴露）。
  - 避免损伤血管蒂，以免组织瓣缺血。
- 术后处理：
  - 针对大的缺损，至少在 2 周内，病人引起颅内压

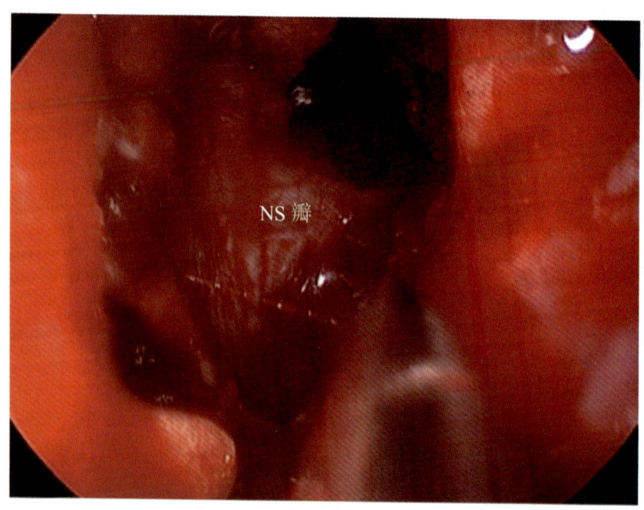

图 27-7　术中经过右鼻孔的内镜下照片显示扩大经鼻入路。组织瓣翻向蝶窦，覆盖大的骨质缺损。重要的是组织瓣全长平铺固定于缺损，以免回缩和迟发性脑脊液漏。© *A. Quiñones- Hinojosa* 版权所有

增高的活动必须避免（如擤鼻涕，身体前倾，提起超过 7kg 的重物，吸吮饮料）。建议通便和张口打喷嚏。小的颅底缺损无须覆盖大片脂肪瓣。

- 填充鼻腔时，给予病人第三代头孢菌素，直至取出鼻腔填充物。
- 建议鼻腔滴入生理盐水，保持清洁，去除鼻腔结痂。
- 术后 24h 建议复查头颅 MRI 或 CT，明确颅内出血，脑组织损伤，或者张力性气颅，并且适时评估肿瘤切除程度。
- 复杂病人建议耳鼻喉科随访以评估和治疗鼻窦干痂。这种情况常见于扩大经鼻入路，以及使用较多带血管蒂组织瓣时。
- 切取修补组织的腹部切口感染不常见。这种感染往往在术后随访检查时发生。

- 精心设计的多层颅底重建足以预防脑脊液漏。可采用腰大池引流预防脑脊液漏，但由于其造成低颅压、气颅和脑疝等风险，不作为常规方法。

【要点总结】

- 鞘内注射荧光有助于术中明确硬脑膜缺损，降低术后脑脊液漏发生率。
- 联合带血管蒂的鼻中隔黏膜瓣（蝶腭动脉分支）和前方血管蒂组织瓣（由鼻中隔前方和鼻腔侧壁供血），可覆盖内镜颅底入路的所有范围。
- 腰大池引流可用于防治颅底术后脑脊液漏。
  - 如果术中发现脑脊液明显渗漏，可放置引流，留置 48～72h，确认无术后脑脊液漏发生后可以拔除。
  - 如果术后出现脑脊液漏，采用手术进行颅底修补（如鼻中隔组织瓣）之前，可以尝试药物治疗，卧床体位和留置腰大池引流 48～72h。
- 硬脑膜补片可以加强颅底重建的强度，形成在内镜下经鼻修补脑脊液漏的密闭重建。

推荐阅读

Chin, C.J., et al. 2010. Use of DuraSeal in repair of cerebrospinal fluid leaks. J. Otolaryngol. Head Neck Surg. 39(5), 594-599.

Hadad, G., et al. 2006. A novel reconstructive technique after endoscopic expanded endonasal approaches: vascular pedicle nasoseptal flap. Laryngoscope 116(10), 1882-1886.

Kaplan, M., et al. 2011. Use of antibiotic DuraGen® to reduce the risk of infection in dura repair: an in vitro study. Central Eur. Neurosurg. 72(2), 75-77.

Laufer, I., Anand,V.K., Schwartz,T.H., 2007. Endoscopic, endonasal extended transsphenoidal, transplanum transtuberculum approach for resection of suprasellar lesions. J. Neurosurg. 106(3), 400-406.

Leng, L.Z., et al. 2008. "Gasket-seal" watertight closure in minimalaccess endoscopic cranial base surgery. Neurosurgery 62(5 Suppl 2), ONSE342-343; discussion ONSE343.

McCoul, E.D., et al. 2012. Endoscopic skull base surgery and its impact on sinonasal-related quality of life. Int. Forum Allergy Rhinol. 2(2), 174-181.

Meier, J.C., Bleier, B.S., 2013. Anteriorly based pedicled flaps for skull base reconstruction. Adv. Otorhinolaryngol. 74, 64-70.

Nyquist, G.G., et al. 2010. Endoscopic endonasal repair of anterior skull base non-traumatic cerebrospinal fluid leaks, meningoceles, and encephaloceles. J. Neurosurg. 113(5), 961-966.

Patel, K.S., et al. 2013. Case-specific protocol to reduce cerebrospinal fluid leakage after endonasal endoscopic surgery. J. Neurosurg. 119(3), 661-668.

Pinheiro-Neto, C.D., Snyderman, C.H., 2013. Nasoseptal flap. Adv. Otorhinolaryngol. 74, 42-55.

Sanders-Taylor, C., et al. 2015. Sellar reconstruction and rates of delayed cerebrospinal fluid leak after endoscopic pituitary surgery. J. Neurol. Surg. B Skull Base 76(4), 281-285.

Tamasauskas, A., et al. 2008. Management of cerebrospinal fluid leak after surgical removal of pituitary adenomas. Medicina (Kaunas), 44(4), 302-307.

Zhang, X., et al. 2015. Anatomy of the posterior septal artery with surgical implications on the vascularized pedicled nasoseptal flap. Head Neck 37(10), 1470-1476.

第六部分

颅底病变的联合通路

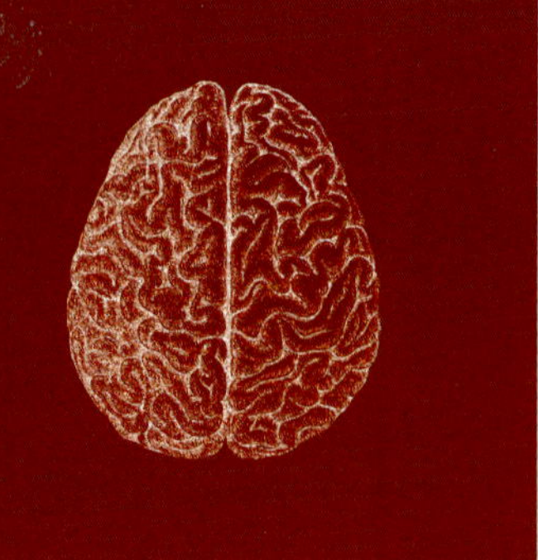

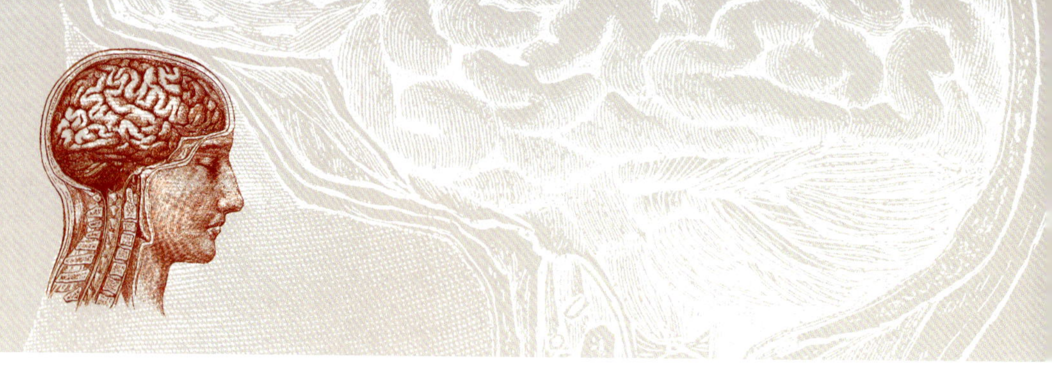

第 28 章 联合经额 - 经鼻入路

Karim Refaey, Jordina Rincon-Torroella, Alfredo Quiñones-Hinojosa

参看 video27，请访问 expertconsult.com

【适应证】

- 此入路的最大优势在于最小的脑牵拉下实现前颅底的广泛显露。
- 此入路可以方便地显露前颅底，特别是前颅底中线区域的结构，包括眼眶、蝶骨平面、蝶窦、蝶筛及斜坡区域，以及对鼻腔、鼻旁间隙等邻近关键结构的直视。
- 此联合入路应用于蝶窦、鞍旁区域并扩展到前颅底。内镜下经鼻入路提供了对筛房、蝶窦、额窦的额外通路，并提供了可视性及可操作性。
- 前颅底骨折、缺损及先天畸形的治疗。
- 脑脊液漏修补。
- 轴外疾病，包括脊索瘤、脑膜瘤、传染性和感染性疾病的治疗。

【禁忌证】

- 通过经鼻或额下入路中的一种入路可以切除的病变。
- 若病人由于身体状况不能耐受外科手术，如伴有基础疾病的高龄病人、曾经放射治疗的病人、进展性糖尿病的病人等，治疗过程可能造成损伤。
- 视交叉后部或下部病变需侧方入路。

【手术流程】

1. 体位

- 仰卧位，上身轻度抬高，头部 Mayfield 头架固定，轻度后仰并向对侧旋转约 30°，使额叶受重力作用。这种 30° 的旋转使眶缘处于水平位、上颌骨位于最高位。
- 仔细的摆放体位，以便于神经外科医师和耳鼻喉科医师合作；神经外科医师进行额下入路，耳鼻喉医师进行经鼻入路。

2. 皮肤切开

- 发际线后剃去 1～2cm 宽的头发，以便皮肤切开及放置无菌巾。
- 额下入路采用冠状切口。切口始于颧弓水平、耳屏前 1cm，延伸至对侧。小心保护面神经及其分支。
- 将皮瓣从颅骨游离至双侧眶上缘，保留骨膜。
- 小心切开冠状切口的下方边界（耳屏前方），保护经过此区域的颞浅动脉。损伤此动脉可能造成大量失血。
- 眶颧入路，皮瓣成型时在颞窝采用筋膜下分离以保护走行在脂肪垫中的面神经分支。
- 一些病人经基底入路时需要单侧或双侧眶骨切除。在这些病例中，暴露颧弓并游离部分颞肌。如果计划进行单侧眶切除，上述操作可以局限在一侧进行。
- 如计划眶切除，眶骨膜从眶顶骨质上游离，避免撕裂眶骨膜。
- 为避免损伤眶上神经，需要扩大眶上切迹，如果神经走行于眶上孔，用骨凿游离此骨孔。
- 从颅骨完整的分离带蒂帽状腱膜瓣和骨膜瓣，翻向额侧。

3. 开颅

- 额下入路的开颅包括：
  - 单侧额下入路或双侧额下入路：额骨鳞部和顶骨前部，包括或者不包括眶。
  - 经基底入路：包括眶缘，鼻根和筛骨前方。可以扩展到眶顶，必要时到侧方游离部分颧弓。

（1）钻骨孔（图 28-1）

- 额下开颅必需的骨孔：一个位于上矢状窦中前 1/3 处的中线上；或此处中线旁，一侧一个。
- 如果计划进行双侧眶切除，双侧的关键孔（Mac-Carty keyhole）需要钻开。

（2）颅骨切开（图 28-2）

- 如视频演示，理想状态的开颅，是在铣刀硬脑膜保护鞘保护下进行以避免损伤深部结构。
- 单侧或双侧开颅：
  - 后方切开：从上矢状窦骨孔切开连到关键孔。
  - 前方切开：关键孔相互之间的切开连接，注意保护鞘尽量靠近眶缘基底部。
- 眶骨切开：
  - 额颧骨切开：将铣刀头放在眶内，然后向后切开骨质直到 Mac-Carty 孔，切开眶侧壁。
  - 眶骨切除：横断眶顶。由于双侧额骨瓣被移去，此处可以将铣刀头在颅骨内板下，从一侧 Mac - Carty 孔铣到对侧。此处的铣开位于鸡冠的前方。
  - 鼻额骨切除：鼻额缝上方水平切开，断开与眶上横行骨瓣的连接。注意确保内眦韧带和泪管的完整性。这种切割可以用摆锯或超声侧切刀完成。
- 所有这些骨切除术都可以根据解剖学和肿瘤的位置进行调整。
- 在眼球牵拉过程中采取预防措施，首先眼眶内的牵拉应用一种灵活的牵开器并小心放置，同时麻醉小组负责监测任何心动过缓的迹象。
- 用钻头和电凝进行广泛的额窦颅骨化（去黏膜），以避免术后形成黏液囊肿。

4. 硬脑膜切开

- 结扎上矢状窦最前方，横行切开硬脑膜。

5. 颅内分离

- 依据肿瘤的病理进行分离。
- 手术显微镜的配合下，获得对肿瘤的清晰视野、精细的解剖结构。

6. 鼻内分离

- 在开颅同时用 0°、30° 硬质 4mm 内镜进行鼻内操作。
- 向后生长到蝶窦、筛骨；向下生长到斜坡的部分肿瘤可以经联合鼻内入路切除；这些部位经额下入路通常难以到达，因为眼眶阻碍了这些结构的显露。在经鼻入路应用之前，显露这些区域需要面部大切口的额外的颅面入路。

鼻额截骨术
眶骨截骨术
额颧截骨术
开颅
皮肤切口
A

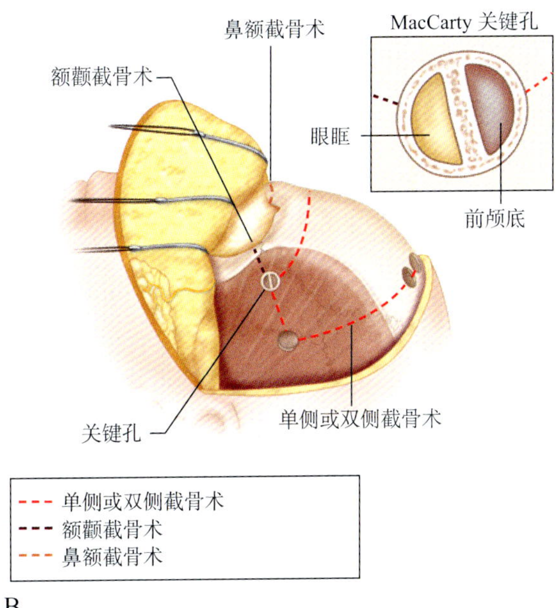

图 28-1　A、B. 钻孔位置。本图经 Sughrue, M.E., Parsa, A.T. 惠允使用其 Subfrontal and bifrontal craniotomies with or without orbital steotomy 绘图，引自 Jandial,R., McCormick, P., Black, P. 编写的 *Core Techniques in Operative Neurosurgery* 一书，97-103 页，2011 年 Elsevier 公司出版（Saunders，费城）

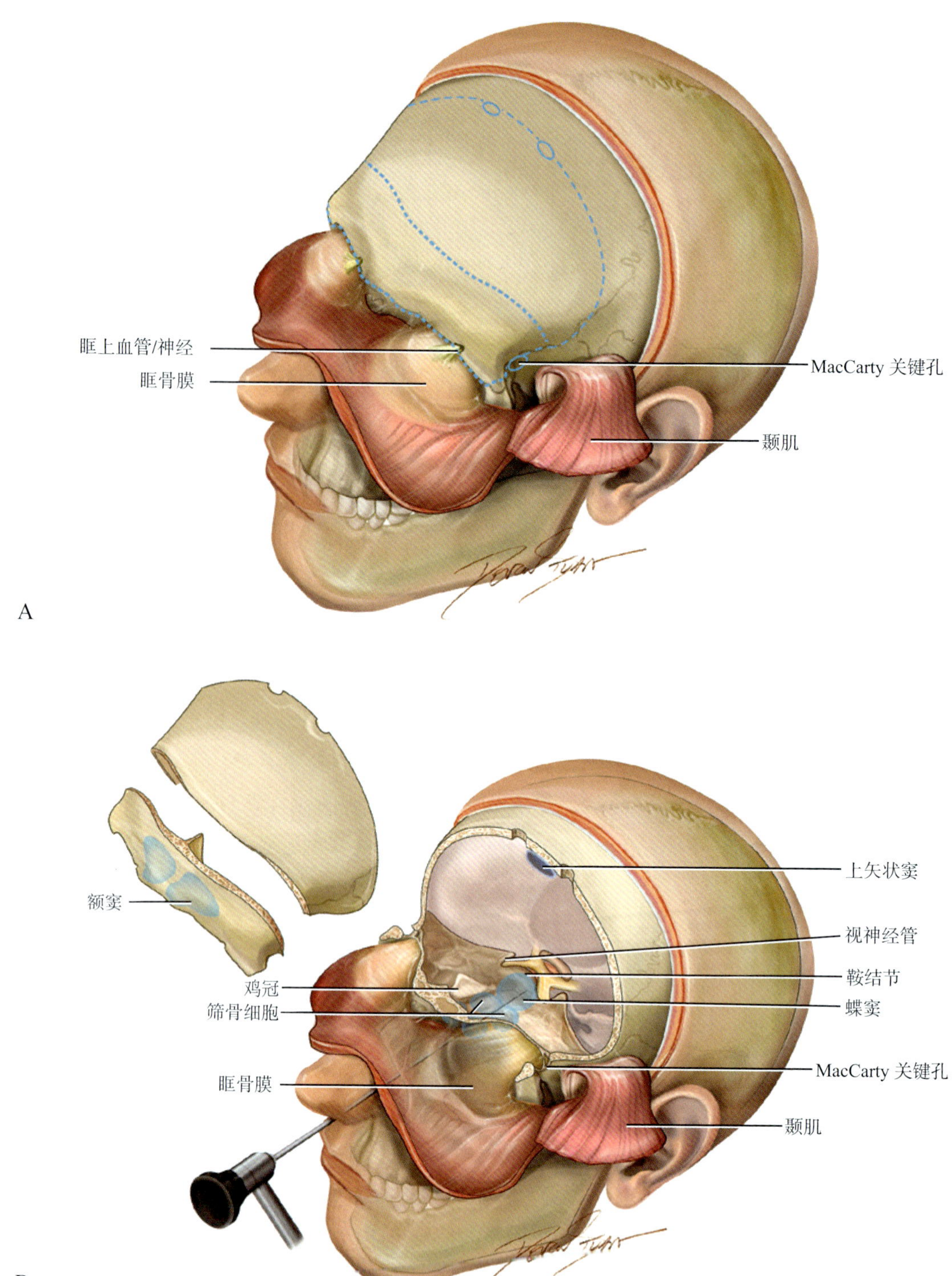

图 28-2 颅骨切开及骨瓣游离。清晰显示内镜经鼻入路，提供到达基底部的通路弥补双侧额下入路

- 联合鼻内入路可以显露并切除额窦和筛房内的部分肿瘤。30°镜指向上方可以直视这些结构（图 28-3）。

7. 关颅

- 硬脑膜水密缝合。为预防硬脑膜缺损，可以预先取一张阔筋膜备修补用。如果硬脑膜缺损较少，建议选用颞肌筋膜或骨膜。最后可以用纤维蛋白胶。额窦可以外化为鼻腔，允许后来的额窦的黏膜化和共鸣。
- 颅骨用肽连接片或可吸收连接片及螺钉进行解剖复位。
- 取决于解剖和额窦的去除，血管化的骨膜瓣可以用来重建、覆盖、保护自然结构，引流额窦、隔离脑组织、密闭额窦以避免远期并发症，如黏液囊肿。
- 术后 48h 行 MRI 扫描。
- 所有病人术后送 ICU 观察 24h（图 28-4）。

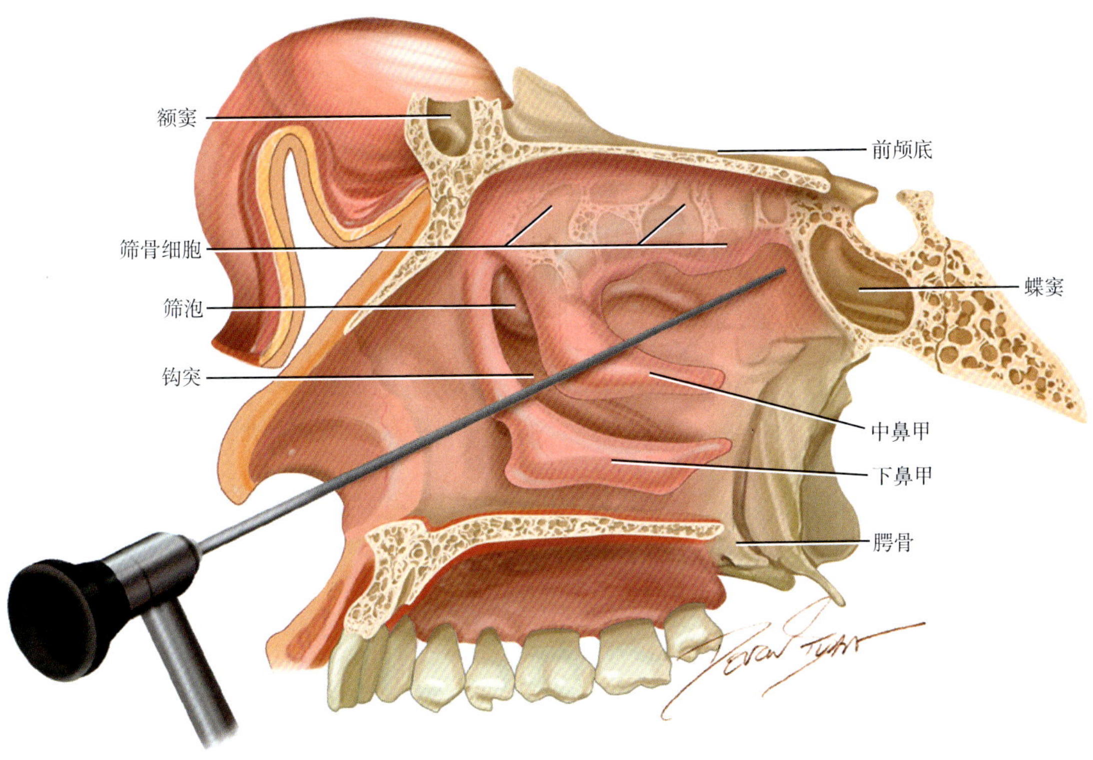

图 28-3　矢状图中显示两种经鼻入路方法的组合。内镜经鼻入路和额下入路结合，为颅底的基底区域，如筛房和鞍旁区域提供了通路、可视性和可操作性

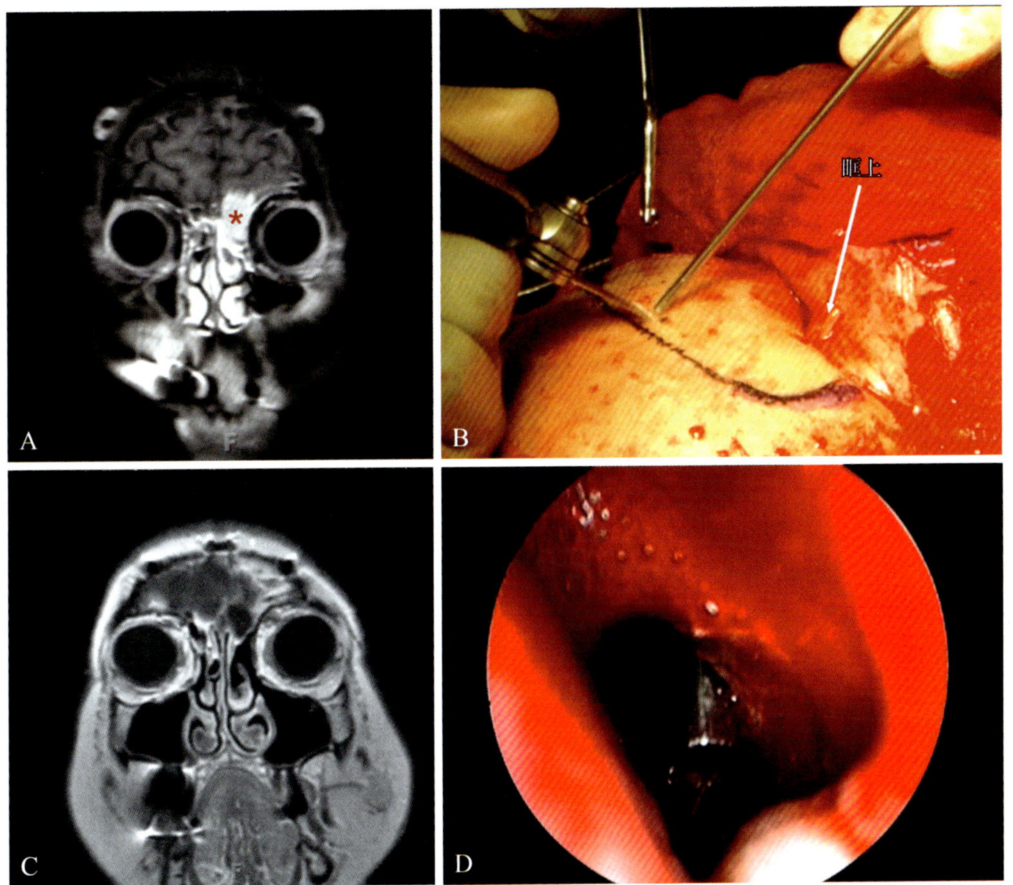

图 28-4　一名有脑膜炎病史的 71 岁妇女案例展示。A. 磁共振冠状增强 T_1 像显示了一种增强的、轴外的肿块，侵蚀额窦到筛窦的施耐德乳头状瘤。黏液囊肿和鼻窦癌是有差异的。这个病变是用颅骨下方和内镜经鼻联合入路来治疗的。B. 颅骨下方入路用于切除额窦内的肿瘤。开颅的术中图片显示用骨锯来形成骨瓣。C. 术后冠状增强 T_1 MRI 显示病变完全切除。D. 乳头状瘤已通过颅底侵蚀到鼻腔，成为脑膜炎的来源。鼻内入路被用来切除任何剩余的肿瘤，并使用一个大的鼻中隔黏膜瓣关闭颅底。可以看到的吸引器尖端显示了第二个外科医师是如何同时通过颅骨下方入路同时进行手术的。* Schneiderian 乳头状瘤。*@ A. Quiñones-Hinojosa 版权所有*

【并发症预防】

- 尽量靠前结扎上矢状窦，以避免静脉充血和可能的静脉出血。
- 嗅觉丧失是在去除筛板时，或是额下入路时嗅神经被离断。
- 通常需要在经鼻内入路中切除后部鼻中隔，可并发持续的鼻痂形成。
- 脑脊液渗漏不常见，一般来说，如果不能用卧床休息和时间来解决，则通常会进行非手术或内镜下的治疗。
- 对鼻窦的仔细重建和血管化骨膜瓣的保护是避免黏膜远期形成黏液囊肿的关键。

【要点总结】

- 在皮瓣翻开过程中保护面神经和颞浅动脉是至关重要的。
- 在眼球牵拉过程中监测心动过缓是非常重要的。
- 如果额窦开放，高度推荐将其颅骨化。
- 正确的关颅对降低脑脊液漏至关重要。

推荐阅读

Ducic, Y., Coimbra, C., 2010. The subfrontal approach to the anterior skull base. Oper. Techn. Otolaryngol. 21, 9-18.

Ducic, Y., Coimbra, C., 2011. Minimally invasive transfrontal sinus approach to resection of large tumors of the subfrontal skull base. Laryngoscope 121(11), 2290-2294.

Feiz-Erfan, I., Spetzler, R.F., Horn, E.M., Porter, R.W., Beals, S.P., Lettieri, S.C., et al. 2008. Proposed classification for the transbasal approach and its modifications. Skull Base 18(1), 29-47.

Mortini, P., Roberti, F., Kalavakonda, C., Nadel, A., Sekhar, L.N., 2003. Endoscopic and microscopic extended subfrontal approach to the clivus: a comparative anatomical study. Skull Base 13(3), 139-147.

Raza, S.M., Conway, J.E., Li, K.W., Attenello, F., Boahene, K., Subramanian, P., et al. 2010. A modified frontal-nasal-orbital approach to midline lesions of the anterior cranial fossa and skull base: technical note with case illustrations. Neurosurg. Rev. 33(1), 63-70.

Shohet, M.R., Laedrach, K., Guzman, R., Raveh, J., 2008. Advances in approaches to the cranial base: minimizing morbidity. Facial Plast. Surg. 24(1), 129-134.

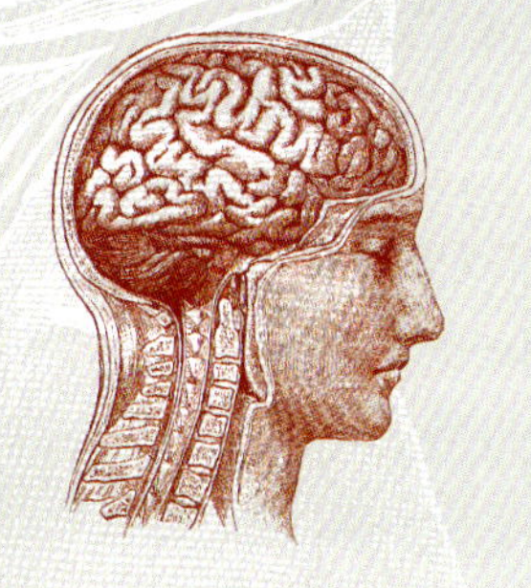
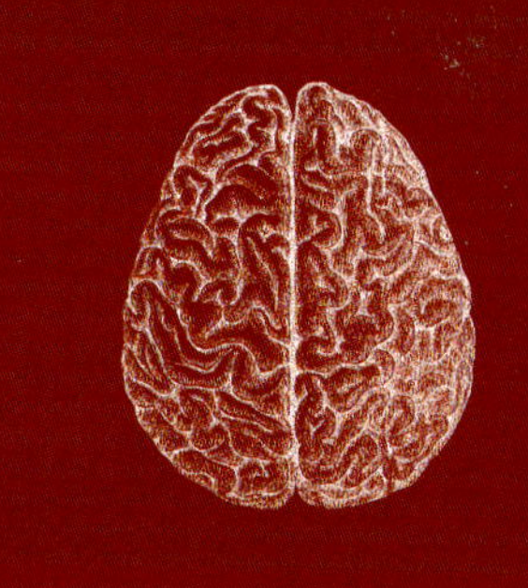

第 29 章 联合经眶结膜 - 经鼻入路

Brian Hwang, Danilo Tueme, Jordina Rincon-Torroella, Alfredo Quiñones-Hinojosa

参看 video29，请访问 expertconsult.com 

【概要】

- 经眶结膜入路和经鼻入路能够直接到达前颅底，可用于各种疾病的手术治疗。
- 联合经眶结膜 - 经鼻入路，是一项“双人四手”技术，以微创手术方式同时经颅、经鼻途径从四周进入颅前窝。
- 联合入路可改善前颅底病变的手术术野、操作空间和操作角度，使医师克服单一入路的局限。2 个微创入路的联合，可降低手术的总体死亡率和复发率。
- 对于处理位于颅前窝前部中线位置上并向眶顶上方两侧生长的病变，联合入路非常理想。

【适应证】

- 涉及鼻腔和（或）鼻旁窦的颅前窝中线区肿瘤。
- 累及眶顶或眶内的颅前窝肿瘤。
- 由筛骨小凹或蝶骨平面缺损导致的脑脊液漏。
- 眶底的爆裂骨折。
- 眼眶肿瘤。
- 视神经肿瘤。

【禁忌证】

- 重症蝶窦炎。
- 走行到中线区的颈内动脉。
- 前房积血（眼球）。
- 眼球破裂或同侧失明。
- 小蝶鞍或不对称蝶鞍（相对禁忌）。
- 肿瘤质地坚硬（相对禁忌）。
- 先前经鼻手术失败导致正常解剖结构重大改变。
- 眼科手术未满 6 个月，眶内炎症、充血或感染。

【术前注意事项】

- 详细回顾病史和体格检查是鉴别诊断、筛选病例和制订手术计划的关键。
- 术前 CT 用于评估鼻窦和颅前窝的骨性解剖特点。
- 术前 MRI 平扫或增强，可明确鞍区解剖，以及病变与周围结构的关系，如视交叉、海绵窦、颈内动脉。在 T_2 像，病变的强度可能与肿瘤的质地相关（即高信号病变可能是软而低或等信号提示病变可能是质地硬和纤维化）。此外，MRI 为病变的术前诊断提供帮助。
- 术中可以使用影像导航系统。

【手术流程】

1. 病人体位

- 诱导麻醉后，May-field 头架固定，头部轻度后仰 15°～20°，以便更好地显露颅前窝。
- 病人的头部旋转，保证外科医师的工作角度与地面垂直，使内镜的插入角度约为 25°。
- 病人的头部要高于心脏的水平，使海绵窦静脉保持较低压力，从而减少静脉出血。
- 在经鼻入路中，为增强局部麻醉和止血效果，建议使用长的鼻内镜来观察，并使用 0.25% 利多卡因和肾上腺素（1:200 000）浸润鼻黏膜。

- 同时准备经眶结膜入路：
  - 放置角膜防护罩，鼻部面部常规消毒。
  - 上睑和内眦区域的结膜浸润麻醉，泪腺用探针加以保护。

2. 皮肤切口

（1）经眶结膜入路

- 切口位于结膜泪阜内侧（图 29-1），用 10 号刀片切开，向上方、下方延伸，沿内眦肌腱后肢到达泪后嵴（图 29-2）。
- 避开了泪腺系统。
- 在进行涉及眼球操作之前，要告知麻醉师警惕任何潜在的迷走神经反应。
- 在内眦韧带位于泪后嵴附着点之后的骨膜（眶骨膜）上做垂直切口。然后用吸引器和牵开器将骨膜由眼眶内侧壁（筛骨纸样板）向外侧剥离。

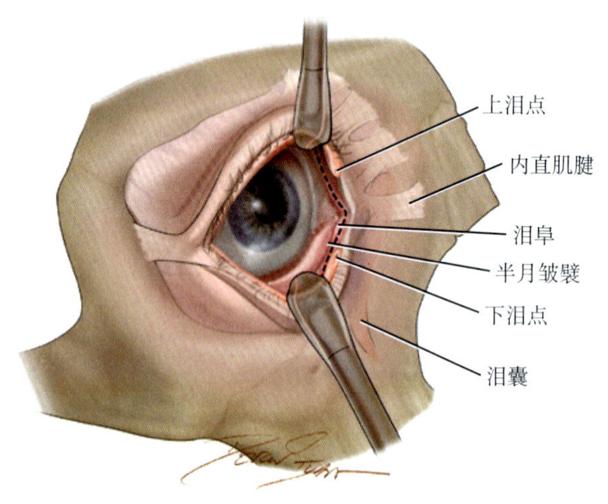

图 29-1 结膜切口从泪阜和半月皱襞之间的结膜处开始，至少延伸至上泪点以远

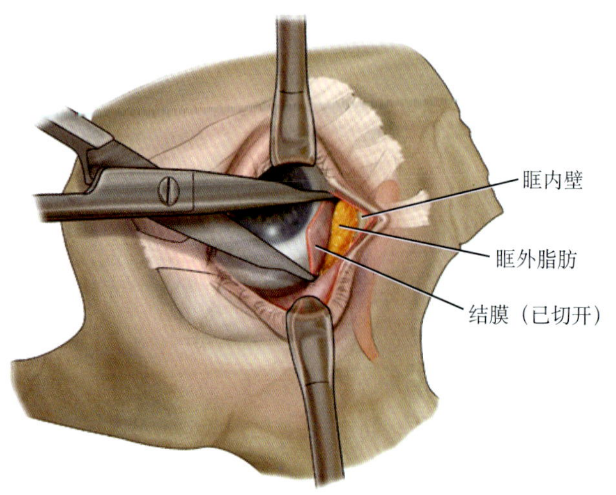

图 29-2 骨膜下剥离，暴露眶上壁和内侧壁

- 识别和结扎筛前动脉和筛后动脉，有助于止血、获取更大的显露范围，允许眶内容向下外侧推拉。筛动脉作为颅前窝底的标志（颅前窝底位于筛动脉上方）（图 29-3）。
- 额筛缝是另一骨性标志，同筛动脉和视神经管位于同一平面，可以作为颅前窝下缘的标志。
- 视神经位置深在，位于眶内侧壁最后方。
- 如果需要沿眶顶向外侧和后侧暴露，滑车神经可以在骨膜下解剖、分离，用以增加骨显露；然而，这可能导致术后上斜肌的功能障碍。

（2）经鼻内镜入路

- 经鼻中隔或中鼻道均可以达到前颅底。
- 中鼻甲向外侧移位，鼻中隔后部黏膜直切口。
- 离断鼻中隔并推至对侧。
- 由开放蝶窦前壁进入蝶窦。

3. 开颅 / 骨瓣成型（图 29-4）

（1）经结膜入路

- 沿眶的上内侧做小骨瓣，以显露颅前窝底和额极硬脑膜。
- 使用导航探针确定病变的位置、范围和眶壁骨窗大小，确保骨窗能够提供足够的视野和操作空间。
- 额筛缝、筛前动脉、筛后动脉有助于确定骨窗的上下范围。经这些标志上方开颅可达颅前窝底和颅内，而经这些结构下方，可进入鼻腔，进而可达后方的蝶窦及蝶鞍。

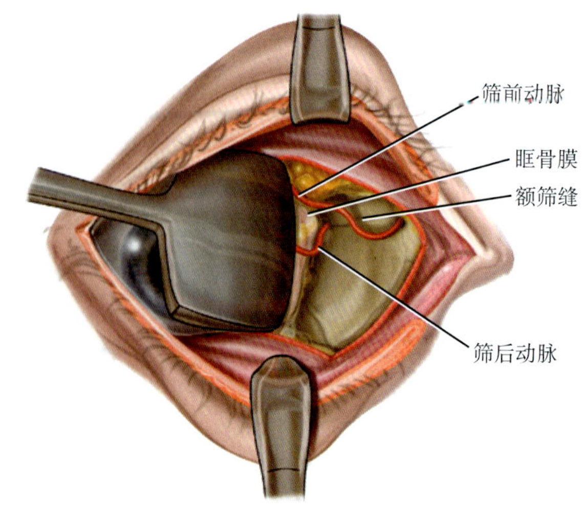

图 29-3 识别筛前和筛后动脉后结扎止血，筛骨动脉和额筛缝是定位颅前窝（上）和鼻窝（下）的标志

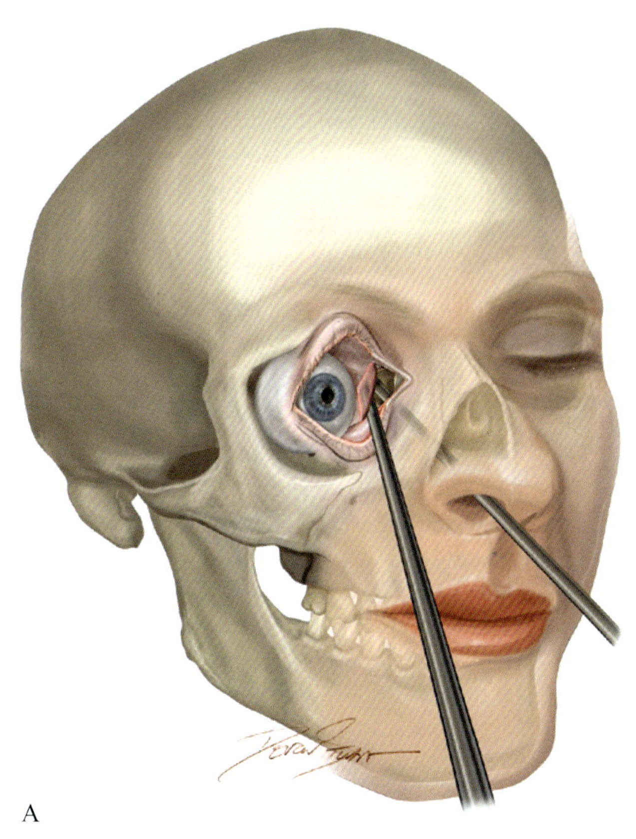

A

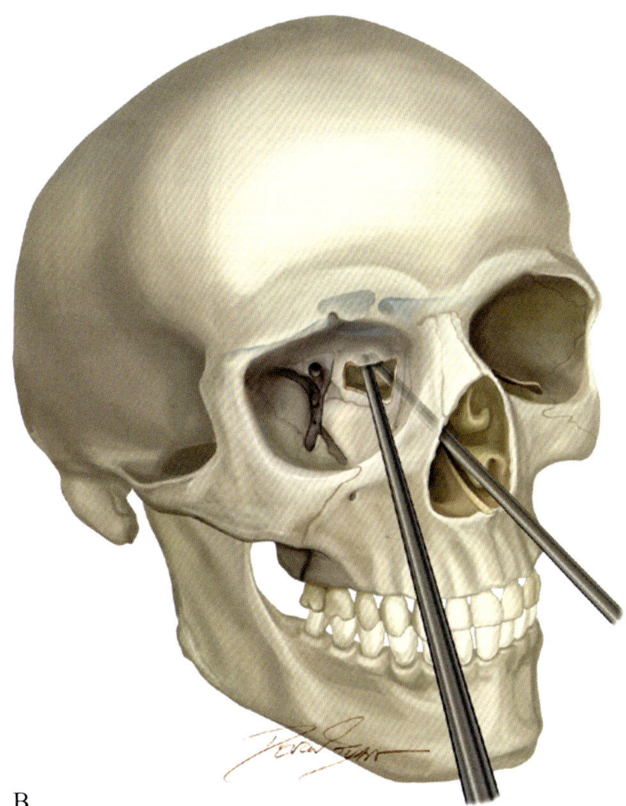

B

图 29-4 联合经泪阜（眶结膜）- 内镜经鼻入路。这两种方法的结合增加了蝶鞍和鞍旁结构，以及筛窦小房的微创操作能力和术野

（2）经鼻内镜入路

- 在蝶骨的口端用高速金刚石钻头钻到硬脑膜。

注意：骨瓣成型后，余下的手术根据病变的病理特点（采取相应的手术方式）。颅内手术视野可由内镜或显微镜提供照明。

这种联合入路需要“双人四手”技术，在颅前窝、颅中窝和其周围结构的病变手术时，可获得更大的视野和操控性；由于更大的操控性，当病变延伸到鼻腔和前颅底缺损时，它是单一传统方法的重要替代入路（图 29-5）。

4. 关颅

- 通过腹部脂肪片和大的硬脑膜在硬脑膜内重叠覆盖边缘的方式，重建颅底。
- 硬脑膜切口可用缝线缝合或钛夹封闭。
- 如果需要加强重建，阔筋膜片可以通过微骨窗修补小缺损；或通过眶部骨窗，用骨膜片修复颅前窝底。
- 重建后，根据病理或缺损的大小，腰穿引流可以放置 24～48h。

【并发症预防】

- 脑脊液漏可发生在术中或术后，因此，适当的颅底重建技术是必不可少的。脑脊液漏的识别和及时修补是预防严重并发症（如脑膜炎）的重要手段。
- 仔细电凝和分离筛动脉是预防术后鼻出血的重要措施。

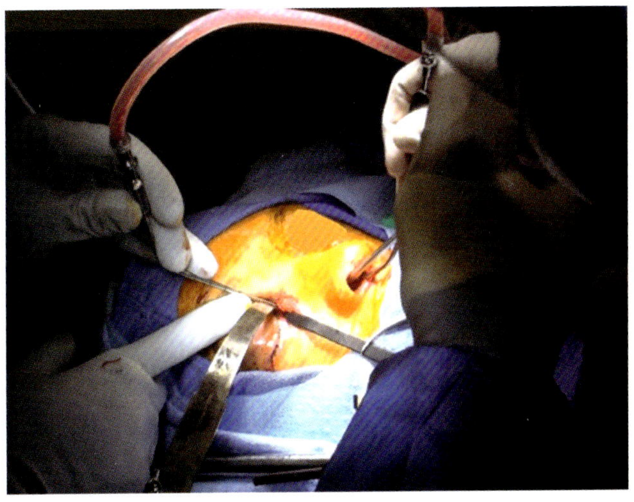

图 29-5 联合眶结膜 - 经鼻内镜入路术中的图片。注意在同一步骤中，这两种方法是如何组合的，2 个外科医师可以同时操作，以微侵袭方式进入前颅底，获得 2 个不同程度的手术自由度和可操作性。*©A. Quiñones-Hinojosa 版权所有*

- 泪道探针放置于泪小管内小管可避免损伤。
- 轻柔操作防止眼眶内容物的损伤。

【要点总结】

- 联合结膜入路和经鼻入路是一种微创技术，是处理向鼻窦或眼眶扩展的前颅底病变的安全选择。
- 回顾医疗/外科手术史，术前CT和MRI评价对病人的治疗选择十分重要。其他方法，包括开放性显微手术，适用于有医学禁忌证，解剖复杂或广泛病变的病人。
- 在经结膜入路中，筛前动脉、筛后动脉为颅前窝可靠的标志，额筛缝可用作前颅底的标志。
- 精细的颅底重建是避免术后脑脊液漏的关键。

推荐阅读：

Ciporen, J.N., Moe, K.S., Ramanathan, D., et al. 2010. Multiportal endoscopic approaches to the central skull base: a cadaveric study. World Neurosurg. 73 (6), 705-712.

Moe, K.S., Bergeron, C.M., Ellenbogen, R.G., 2010. Transorbital neuroendoscopic surgery. Neurosurgery 67 (3 Suppl Operative), ONS16-ONS28.

Nakaji, P., Maughan, P.H., White, W.L., King, W.A., Teo, C., 2005. Endoscopic-assisted transsphenoidal surgery: operative techniques. Operative Techniques in Neurosurgery 8 (4), 193-197.

Quiñones-Hinojosa, A., 2012. Schmidek & Sweet Operative Neurosurgical Techniques: Indications, Methods, and Results, sixth ed. Elsevier, Philadelphia.

Raza, S.M., Quiñones-Hinojosa, A., Lim, M., Boahene, K.D., 2012. The transconjunctival transorbital approach: a keyhole approach to the midline anterior skull base. World Neurosurg. 80 (6), 864-871.

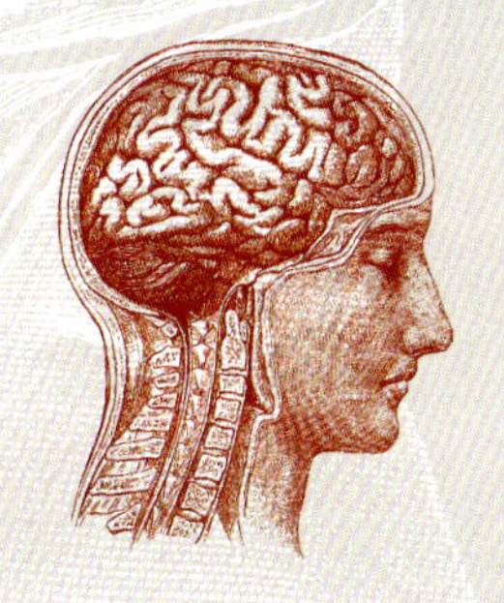
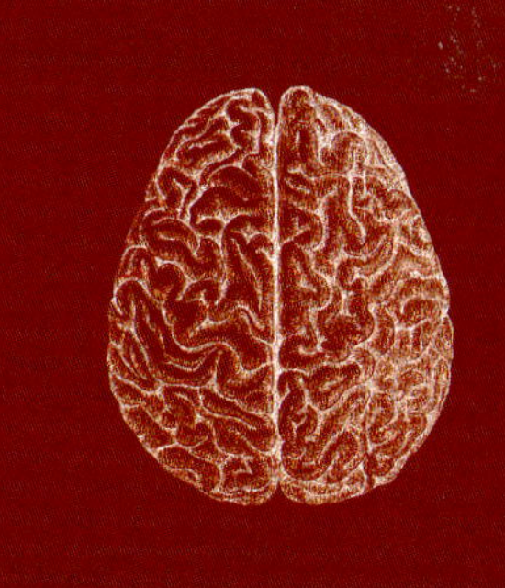

第 30 章　联合经上颌窦 - 额下入路

Eva F. Pamias-Portalatín, Tito Vivas-Buitrago, Jordina Rincon-Torroella,
Arnau Benet, Alfredo Quiñones-Hinojosa

参看 video30，请访问 expertconsult.com 

【适应证】

- 额下入路主要是用于显露颅前窝底、中线前部鞍旁结构，如鞍结节、前交通动脉、视交叉，眶后部和眶尖。
- 单侧额下入路能充分显露大多数偏向一侧的眼眶病变和中线病变。
- 双侧额下入路可提供经过中线的直接的宽阔的视野，是处理巨大或中线区域病变较好的手术方式。
- 联合经上颌窦 - 额下入路，可使外科医师能够到达鼻腔、上颌窦、翼腭窝、翼板、筛窦、眶内下壁、蝶窦、鼻咽、斜坡、颞下窝和咬肌间隙内侧。联合经上颌窦 - 额下入路是处理侵犯这些区域的肿瘤的最佳选择。
- 适合这种入路处置的肿瘤包括：鼻腔神经胶质瘤，鳞状细胞癌，鼻窦腺癌，嗅沟脑膜瘤，脊索瘤，软骨肉瘤与神经节细胞瘤。

【潜在的禁忌证】

- 病变范围小，可以通过单纯内镜微创处置，从而避免（联合手术造成的）面部外观缺陷。
- 活动性鼻窦感染。

【术前注意事项】

- 应考虑其他较小的微创方式。经鼻入路可以提供到达颅底的直接路径，能减少软组织损伤或脑牵拉；然而，切除靠近关键神经血管结构（如视神经和颈动脉）的广泛的病变，经鼻途径是有局限性的。
- 早期病变常无症状或与常见的良性疾病如慢性鼻窦炎、过敏或鼻息肉相混淆。
- 侵袭性肿瘤可能产生面部肿胀、口腔溃疡或腭黏膜下肿块、中耳积液。脑神经可能被侵犯，如累及三叉神经，可表现为嗅觉丧失，视物模糊，复视或感觉减退。
- 导航可以提高肿瘤切除的安全性和准确性。
- 术前可通过普通或增强 CT 和 MRI 评价肿瘤在颅前窝的扩展情况，以及肿瘤与血管、神经的关系，以及对侵犯颅骨的情况。
- 需要一个多学科组成的团队，包括神经外科医师、眼科和具有重建经验的耳鼻科医师，共同规划手术方案。
- 当制订手术计划时，要着重考虑理想的重建所需的皮瓣和合适的美容假体或颞肌瓣。

【相关外科解剖】

1. 上颌窦（图 30-1）

- 内侧壁：由鼻腔外侧壁及中、下鼻甲根部（前方）和腭骨垂直板（后方）形成。
- 后壁：翼腭窝（内侧）和翼上颌裂（外侧）。
- 底：由上颌骨牙槽突形成。
- 外侧壁：咬肌间隙。

- 顶：包含眶下神经和眶底结构。
- 上颌窦开口经外侧壁的半月裂孔最下方引流到鼻腔。

2. 额窦

- 前界——前额软组织。
- 下界——眶。
- 后界——颅前窝。
- 双侧额窦之间有一个间隔，常偏离中线一侧。
- 内衬呼吸道上皮。
- 额窦通过鼻额管引流入中鼻道的前部。

3. 颅前窝（图 30-2）

- 底：由额骨眶板、筛板、筛骨的鸡冠和蝶骨小翼组成。
- 中线结构：包括额脊，大脑镰附着的鸡冠，以及鸡冠两侧嗅沟，其中包含嗅球和穿行筛板的嗅神经。
- 筛前动脉在眶内起自眼动脉，然后向内侧与鼻睫神经伴行，通过筛前管到达前、中组筛窦（在经鼻入路中可见）。
- 筛后动脉，作为眼动脉另一分支，在内直肌上缘和上斜肌上缘之间进入筛后管，随后进入鼻腔，供应

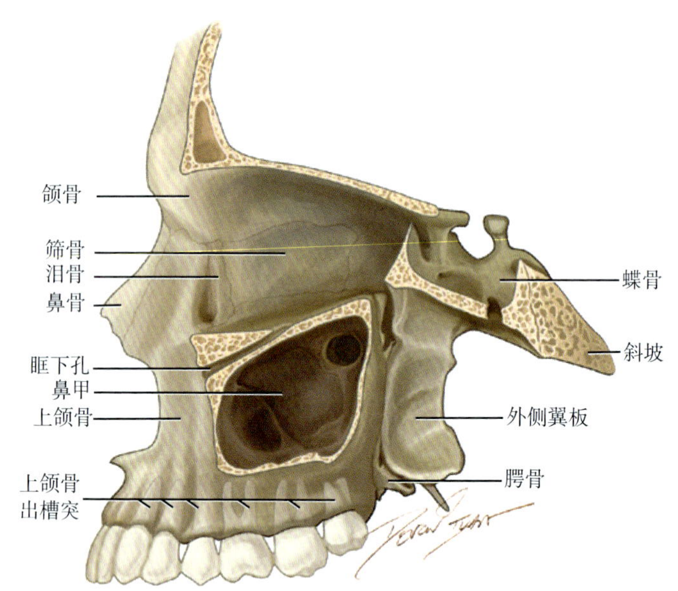

图 30-1 上颌窦重要结构的侧视图

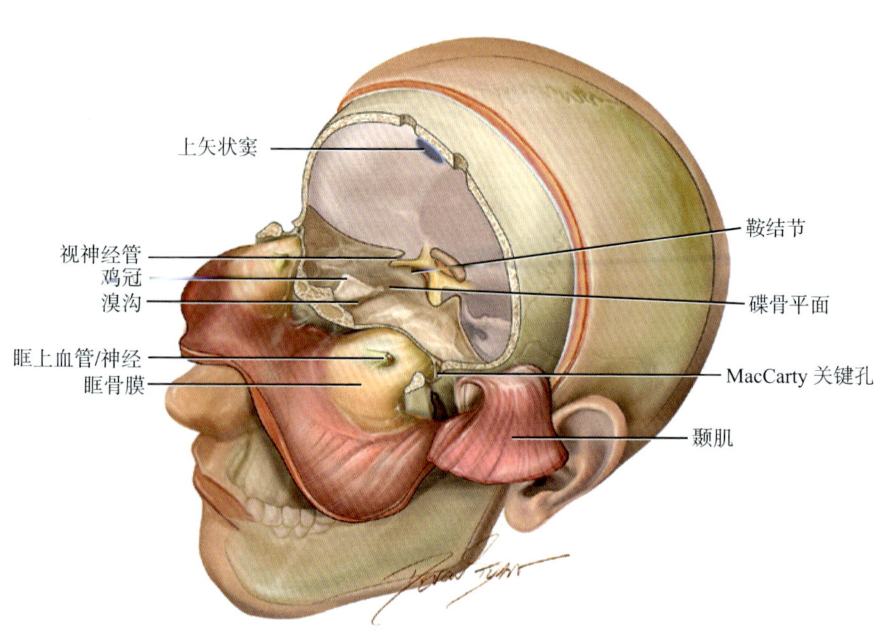

图 30-2 颅前窝结构。显示筛板、嗅沟、鸡冠、蝶骨平面、鞍结节、视神经管和 McCarty 钻孔

后组筛窦和鼻中隔。

- 蝶骨平面和蝶骨缘构成蝶窦的顶壁和视交叉沟前缘。

【手术流程】

1. 病人体位（图 30-3）

- 可考虑安置腰大池引流，使脑组织松弛，促进额叶回缩。
- 病人仰卧位，预先选择一个植皮区域（通常是腹直肌或背阔肌），以备必要时进行重建。
- 三钉头架固定病人头部。
- 随后，使用神经导航开始注册。

2. 皮肤切口

（1）额下入路

- 经额开颅，选用头皮冠状切口，向后到冠矢点，向两侧延伸至颧骨根部（图 30-4）。
- 在颞区，术者可以从颞深筋膜的浅层开始，仔细深入推进，保护面神经额支。
- 皮瓣翻开至眶上缘水平，以保护眶上神经和眶上动脉。
- 颅骨骨膜瓣保留足够长度和良好的血管供应十分重要，因为它可以用于颅底缺损重建（图 30-5）。

（2）上颌骨切除术

- 鼻侧切口或 Weber-Fergusson 切口，可为上颌骨切除术提供充分的暴露（图 30-6）。
- 连接以下几个点：①鼻根和内眦的中点。②鼻翼皱褶的起点。③鼻柱的根部。④全上颌骨切除而需

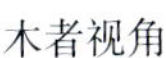

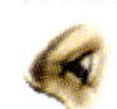

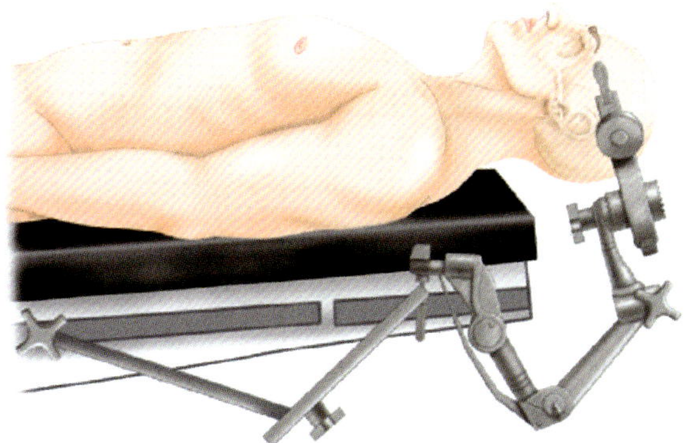

图 30-3 病人体位。本图经 Sughrue, M.E., Parsa, A.T. 惠允使用其 Subfrontal and bifrontal craniotomies with or without orbital steotomy 绘图，引自 Jandial,R., McCormick, P., Black, P. 编写的 *Core Techniques in Operative Neurosurgery* 一书，97-103 页，2011 年 Elsevier 公司出版（Saunders，费城）

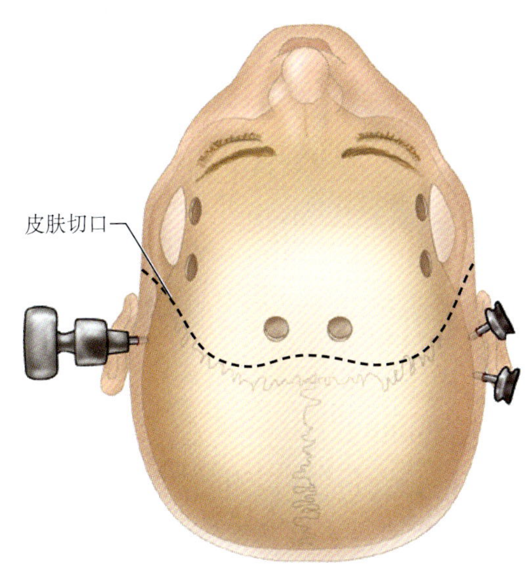

图 30-4 前囟后部延伸到两侧颧骨根部的双冠状切口。本图经 Sughrue, M.E., Parsa, A.T. 惠允使用其 Subfrontal and bifrontal craniotomies with or without orbital steotomy 绘图，引自 Jandial,R., McCormick, P., Black, P. 编写的 *Core Techniques in Operative Neurosurgery* 一书，97-103 页，2011 年 Elsevier 公司出版（Saunders，费城）

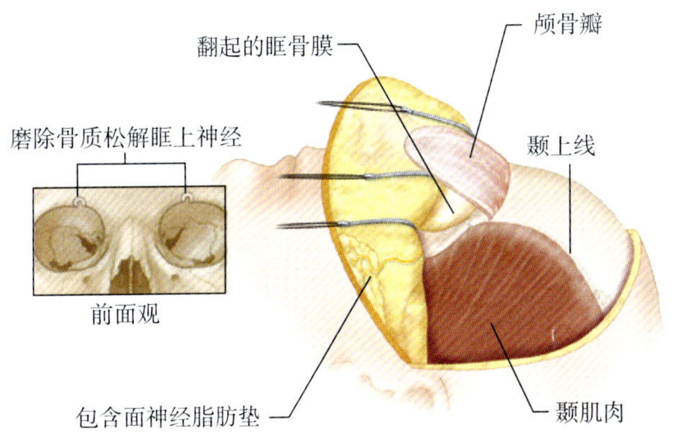

图 30-5 额下开颅术显示的颅周瓣应保持足够长度和良好的血管供应，用于重建颅底缺损。本图经 Sughrue, M.E., Parsa, A.T. 惠允使用其 Subfrontal and bifrontal craniotomies with or without orbital steotomy 绘图，引自 Jandial,R., McCormick, P., Black, P. 编写的 *Core Techniques in Operative Neurosurgery* 一书，97-103 页，2011 年 Elsevier 公司出版（Saunders，费城）

要足够的暴露时，可以采用“Lynch”式延伸切口。即沿经人中，连接唇下切口，向外侧切开，使面部皮瓣更多地显露外侧区域。⑤注意：下方可以添加颊龈和腭部切口。可以从唇分离切口开始，并向外侧延伸到第一磨牙，越过上颌结节的外侧面。

- 临时缝合睑缘可以保护同侧眼球。

3. 开颅

（1）额下入路（图 30-7）

- 考虑到前额骨缺损影响外观，采用额瓣。

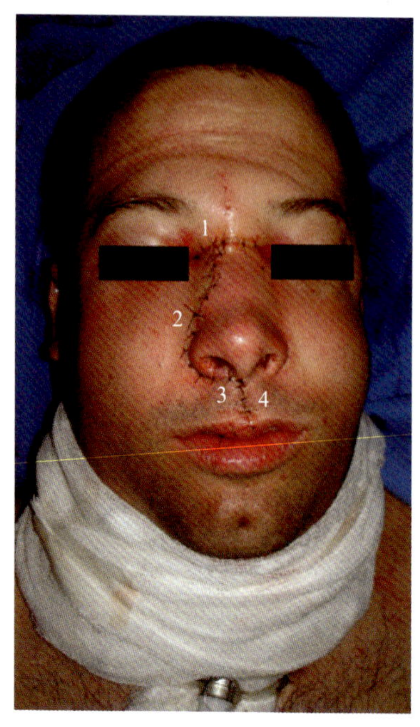

图 30-6 术后立即进行外侧鼻切开术或 Weber-Fergusson 上颌骨切开术。连接各点如下：1. 鼻和内眦之间的中点；2. 鼻翼下皱褶的起点；3. 鼻柱的根部；4. 唇下切口的"Lynch"延伸，用于面部皮瓣更多地向外侧显露 *© A. Quiñones-Hinojosa. 版权所有*

- 根据肿瘤的大小和范围，通常在前颞线末端以下，选用多点钻孔，关键孔在双侧翼点上方和皮肤切口前方矢状窦两侧。
- 如果需要切除眶缘，可以增加双侧或单侧 McCarty 钻孔。
- 建议切除额窦黏膜，随后磨除相应的额窦壁，扩展颅腔（额窦颅化）。

（2）经上颌骨入路

- 切开鼻外侧皮肤后，扩宽切口，骨膜下分离软组织，暴露上颌骨和眶下缘。
- 操作中一定要避免损伤眶下神经。
- 皮瓣上抬，显露眶部，分离眶骨膜至眶内侧壁，显露泪嵴、筛骨眶板、额筛缝。
- 继续眶内解剖，额筛缝作为前颅底的标志，可定位视神经、筛前动脉和筛后动脉。这些动脉可以电凝离断，避免过多出血。
- 显露上颌骨并与眶内组织分离后，可选择经上颌骨内侧、下方入路或全上颌骨切除入路，到达病变。
- 行全上颌骨切除时，延伸鼻侧切口，沿中线劈开上唇，以便向外侧抬起面部皮瓣。硬腭上方正中或旁正中切开，向后沿至软腭、硬腭结合部，并向外与龈颊切口汇合。
- 全上颌窦切除范围包括上颌骨、腭骨和眶底。可显露切牙窝和翼板，进而显露经卵圆孔到达 Meckel

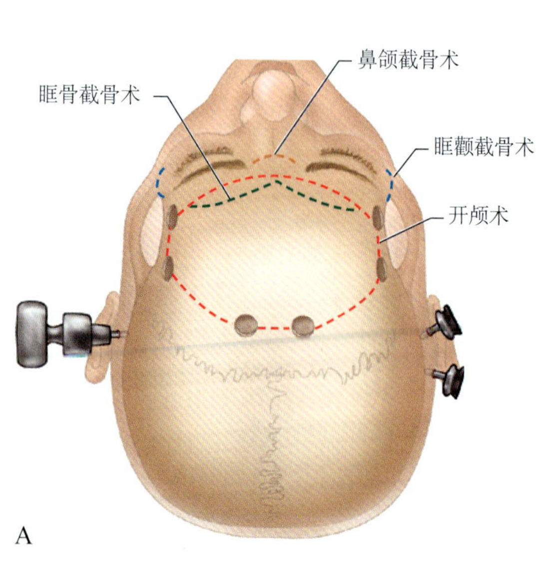

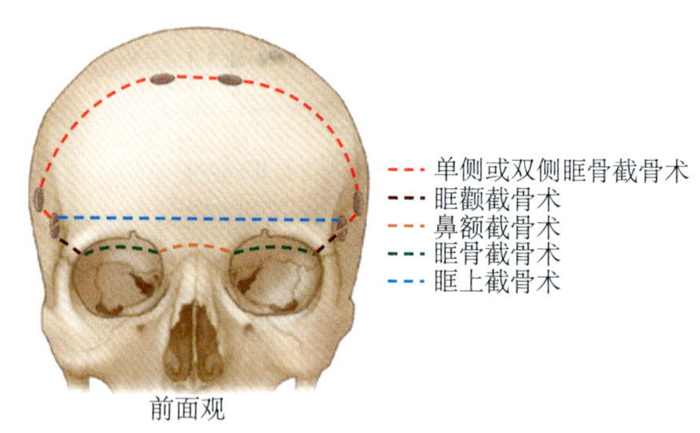

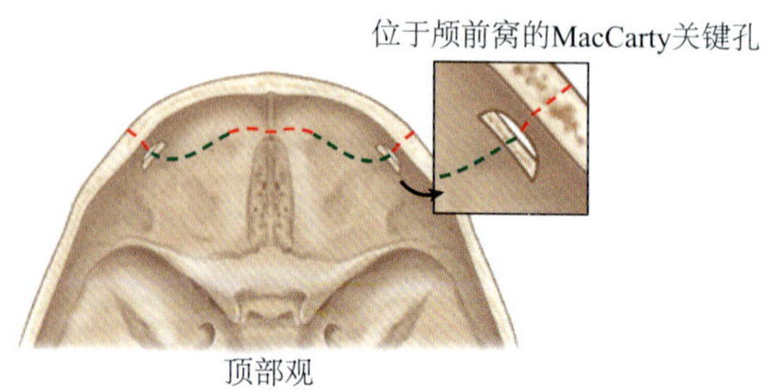

图 30-7 额下开颅术。A. 在前颞线末端下方可见多个毛刺孔。锁孔可以在翼点区域上方两侧和皮肤切口前矢状窦的每一侧进行。B. 为了去除眼眶边缘，双侧或单侧 McCarty 毛刺孔可以加到开颅瓣上。本图经 Sughrue, M.E., Parsa, A.T. 惠允使用其 Subfrontal and bifrontal craniotomies with or without orbital steotomy 绘图，引自 Jandial,R., McCormick, P., Black, P. 编写的 *Core Techniques in Operative Neurosurgery* 一书，97-103 页，2011 年 Elsevier 公司出版（Saunders，费城）

腔的下颌神经（V2）。全上颌骨切除术包括（图 30-8）：①经过眶下缘沿眶底进入：保护好眶内结构后，向后经眶底和窦顶达眶下裂。②经过上颌骨前突和泪骨：向额筛缝方向形成骨瓣。③通过筛骨纸样板和前筛窦：需要谨慎向外侧牵拉眶内组织，在额筛缝水平与筛前孔下面操作，避免筛板的骨折。④腭骨截骨：通过上牙槽和硬腭的垂直切口可以根据肿瘤的范围进行调整。牙齿可以被移除，以通过牙槽放置骨凿。切除范围可以延伸到硬腭后边缘（腭骨水平板）（图 30-9）。⑤如果腭骨截骨经过中线，需要平行于鼻腔的底，行鼻中隔截骨术。⑥为了完成最终的截骨，骨凿沿上颌结节和翼外板之间的沟行进，最终到达翼上颌裂。

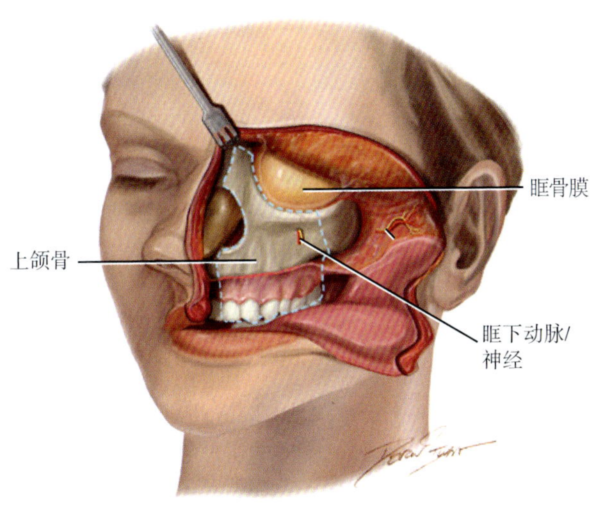

图 30-8 Weber-Fergusson 切口（侧鼻切开术）后上颌全口截骨的推荐轮廓

- 注意：上颌内动脉与翼外肌伴行，进入翼腭窝，在截骨操作区域的外侧可以遇到，可夹闭后离断。
- 上述提到的骨切除可视具体病变的范围而定。
- 上颌骨切除术最适用于侵及鼻腔鼻外侧壁和上颌窦内侧的肿瘤，术中要切除这些结构。
- 低位上颌骨切除术可用于侵犯上颌骨的牙槽突，并向上颌窦或硬腭扩散的肿瘤。

4. 硬脑膜开放与肿瘤切除

- 在颅前窝底，额叶底部对应区域切开硬脑膜，并根据肿瘤的范围向后延伸切口。
- 在额叶辨认嗅球，在被覆硬脑膜处切断，随后修补硬脑膜避免脑脊液漏。
- 此时可以暴露筛板。
- 为了更好地处理额叶，广泛开放脑池且脑脊液可通过预置的腰池引流释放，使脑组织松弛。
- 充分评估静脉引流后，可结扎矢状窦前 1/3。术前影像可用于此目的，以避免静脉梗阻和相关的并发症。
- 在颅底，肿瘤的硬脑膜内部分可以与硬脑膜外部分离断。
- 切除肿瘤的颅内部分，必要时可同时切除被累及的硬脑膜，以达到全切。
- 部分鼻腔和（或）鼻窦肿瘤可以采用上述经上颌窦入路切除。
- 上述两种方法都提供了整个表面的大视野。额下开颅数量的增加使术者可以广泛接触到颅前窝的内容物，这一点在肿瘤浸润脑膜的手术特别有用（图 30-10，图 30-11）。

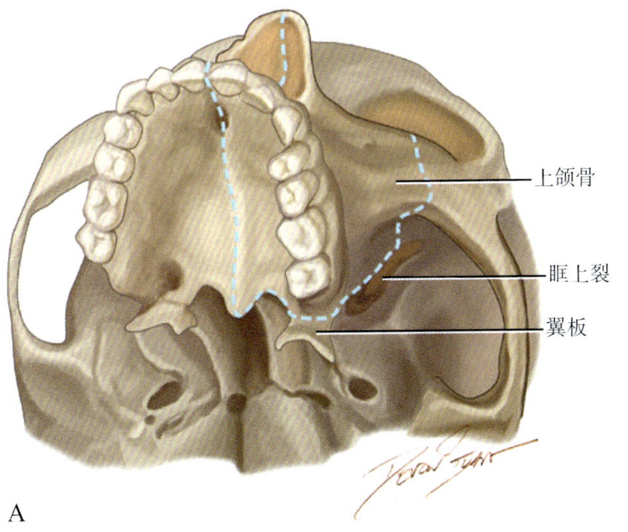

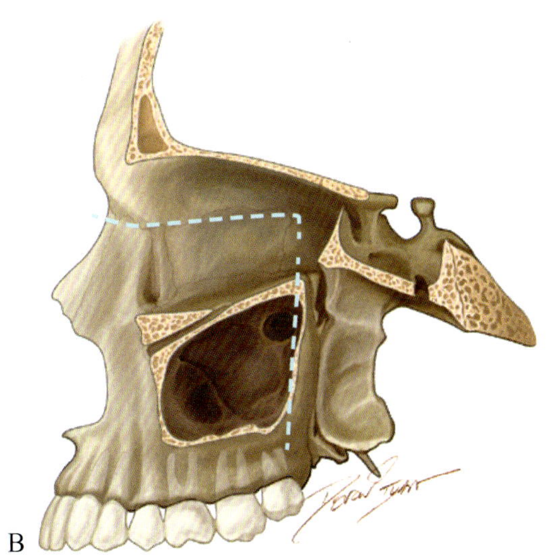

图 30-9 从上牙槽开始的上腭骨切除术，一直延伸到硬腭的后缘。A. 底面观。B. 侧面观

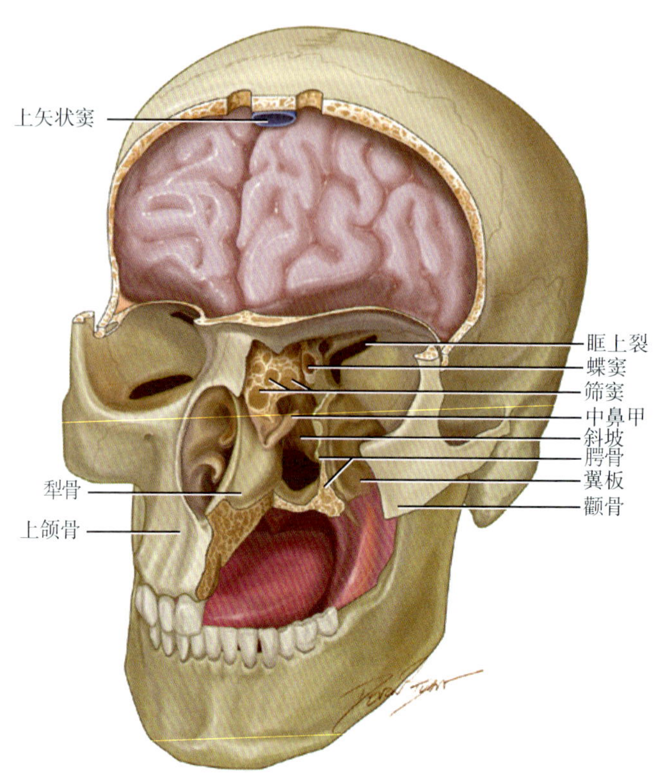

图 30-10 额下经上颌联合入路技术。注意：为完成额下入路，下列结构已经被切除：额骨、双侧眶周及眶顶。通过经上颌入路下列结构已经被切除：上颌骨、硬腭、眼眶内侧壁与眶底、蝶窦及筛窦，接近斜坡、翼腭窝及颞下窝

5. 关颅

（1）关闭硬脑膜

- 本区域肿瘤切除可能留下破损的硬脑膜。它可以通过预先准备好的带血供的骨膜瓣、筋膜或（和）骨及硬脑膜替代品来修补，随后用生物蛋白胶固定。
- 对于向后方生长的病变，骨膜瓣也可以被放置在颅前窝并缝合在额叶硬脑膜的下方，朝向蝶骨平面。

（2）骨性重建

- 颅前窝底重建可以采用劈开的自体颅盖骨瓣。当骨瓣不能使用时，可使用后方区域的颅骨。
- 颅盖骨移植物可以放置在预先缝合好的颅骨膜的上方，覆盖颅前窝底与蝶骨平面之间的骨缺损。
- 颅周瓣可以折起以覆盖颅骨的移植物，从而使其成为一层具有血管化的组织。
- 颅骨移植物的放置使额叶通过筛板缺损处疝出的风险最小化。
- 骨瓣可以通过不可吸收的缝线和钛板来固定，为了美观效果，确保应用颅骨修补材料填充钻孔区。
- 如果估计骨缺损的范围较大，可以预先计划定制骨瓣。此外，定制骨瓣对于重建上颌骨、眼眶和上腭很有用。

（3）皮下组织重建与皮肤缝合

- 创口关闭之前放置皮下引流。
- 对于需进行扩大骨切除的肿瘤，可能需要从肩胛旁肌或颞肌取肌肉瓣。充足的肌肉大小及肌肉瓣的长度非常重要，可以避免在愈合过程中肌肉自然萎缩和回缩后因重建不完全而遗留大的缺损。
- 上颌骨全切除术遗留的上腭缺损能够通过应用术前设计好的假体填塞器进行有效封闭。
- 应用外科填塞器能够支撑用于固定皮瓣转移而置于面颊下的外科填充物，并能使早期术后并发症的发生率最小化，包括对肠内营养的需求。
- 面部皮肤缺损能够应用与面部缺损匹配的适当厚度及色泽的皮瓣来重建。
- 更大的面部缺损可能需要微血管游离皮瓣，但美观效果可能欠佳。

【并发症预防】

- 如果预期存在颅前窝底缺损，在某些病例中可以通过腰大池引流来预防脑脊液漏。
- 为避免硬脑膜撕裂及出血过多，可以在中线旁靠近上矢状窦处钻孔。为了更佳的美观效果，应在发际后钻孔。

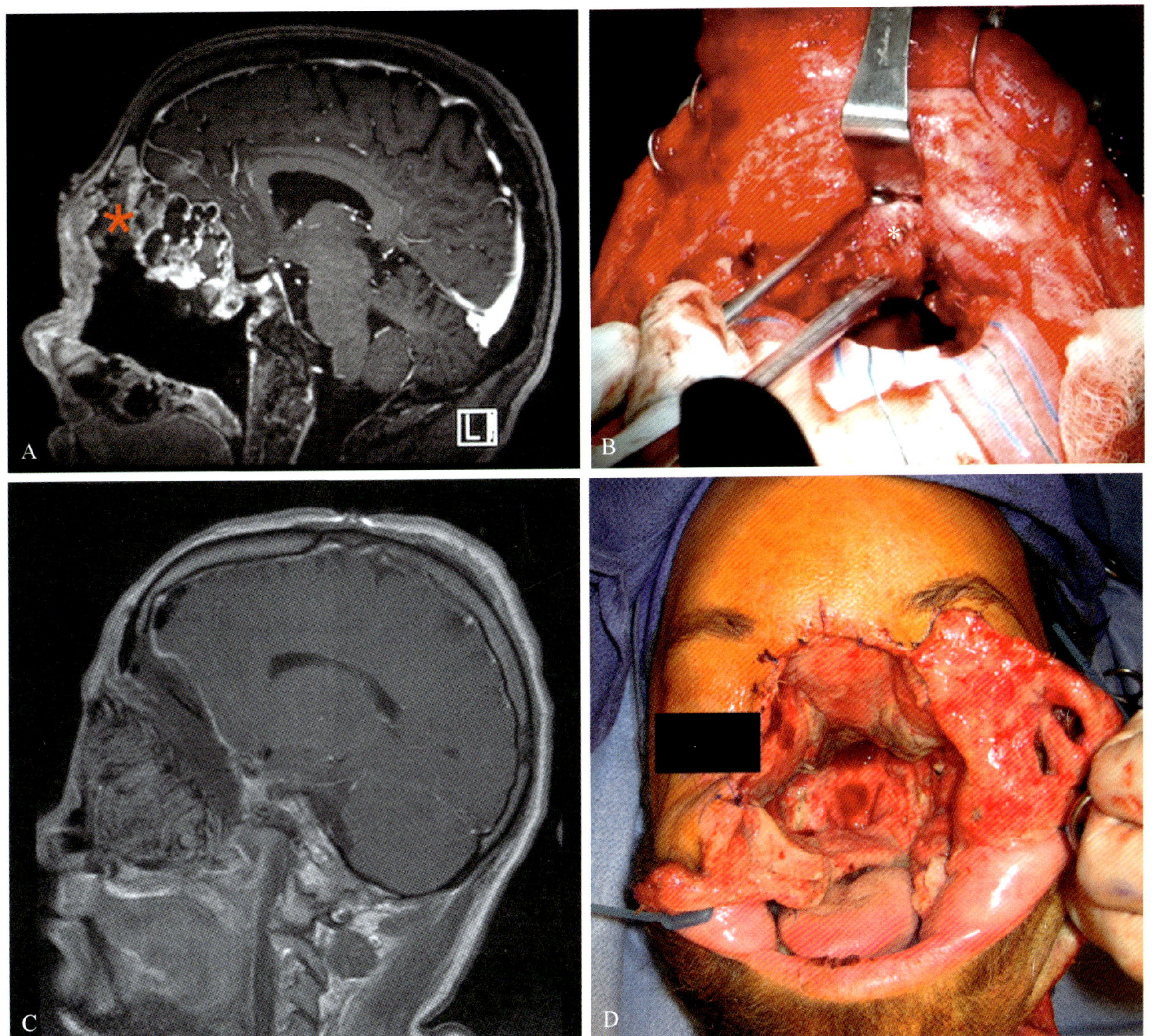

图 30-11 一名 34 岁软骨肉瘤病人经数次鼻内镜手术后状态。病人表现出面部不对称、气道梗阻、复视、突眼及左眼全盲。A. 矢状位 T_1 加权对比增强成像显示一对比增强的、多叶状的轴外包块，侵袭鼻旁窦、鞍区、前颅底，并向额部硬脑膜延伸。通过额下上颌联合入路接近肿瘤。B. 通过额下入路暴露肿瘤。翻起皮瓣，抬起额下，见肿瘤与软组织粘连紧密。C. 术后矢状位 T_1 加权对比增强成像显示病变全切，额叶得到减压。D. 额下入路后，可以通过 Weber-Fergusson 切口实施经上颌入路，切除浸润面中部结构的肿瘤。图 D 为术中图片，颅前窝、眼眶内侧壁、鼻咽及口咽、右腭已经暴露。在此病例，只有通过扩大性的开放颅底入路才可能全切软骨肉瘤。* 软骨肉瘤 *©A.Quiñones-Hinojosa 版权所有*

- 如果遇到上颌动脉，可以夹闭和切断以避免出血。

【要点总结】

- 如果计划切除眶上缘，眼睛准备划入术区，铺巾位置位于眼球下方以促使眶上缘上方头皮向前翻转。
- 为了充分暴露，推荐涵盖整个面上部及面中部，铺巾位置在上唇。
- 沿着眼眶中部区域解剖，可以发现筛前动脉通过筛板出眶。
- 如果预计对额叶有显著的牵拉，通常去除眼缘是明智之举。
- 多学科交流合作至关重要。推荐头颈外科专家和神经外科医师就可能的上颌缺损进行充分沟通，以获得最佳的手术效果。

推荐阅读

Hanna, E.Y., Kupferman, M., DeMonte, F., 2009. Surgical

management of tumors of the nasal cavity, paranasal sinuses, orbit, and anterior skull base. In Hanna, E., DeMonte, F. (Eds.), Comprehensive Management of Skull Base Tumors. Informa, New York, ch. 16.

Kirsch, M., Krex, D., Schackert, G., 2012. Surgical management of midline anterior skull bases meningiomas. In Quiñones-Hinojosa, A. (Ed.), Schmidek & Sweet: Operative Neurosurgical Techniques: Indications, Methods and Results, sixth ed. Saunders, Elsevier Inc., Philadelphia, pp. 419-423.

Koos, W.T., Spetzler, R.F., Lang, J., 1993. Tumors of the anterior skull base. In Color Atlas of Microneurosurgery. Thieme, New York, vol. 1, pp.199-223.

Nakamura, M., Stöver, T.T., Rodt, O., et al. 2009. Neuronavigational guidance in craniofacial approaches for large (para) nasal tumors involving the anterior skull base and upper clival lesions, Eur. J. Surg. Oncol. 35, 666-672.

Pendleton, C., Raza, S.M., Boahene, K.D., Quiñones-Hinojosa, A., 2011. Transfacial approaches to the skull base: the early contributions of Harvey Cushing. Skull Base 21(4), 207-214.

Raza, S.M., Garzon-Muvdi, T., Gallia, G., Tamargo, R.J., 2012. Craniofacial resection of midline anterior skull base malignancies: a reassessment of outcomes in the modern era. World Neurosurg. 78(1-2), 128-136.

第七部分

颅底肿瘤

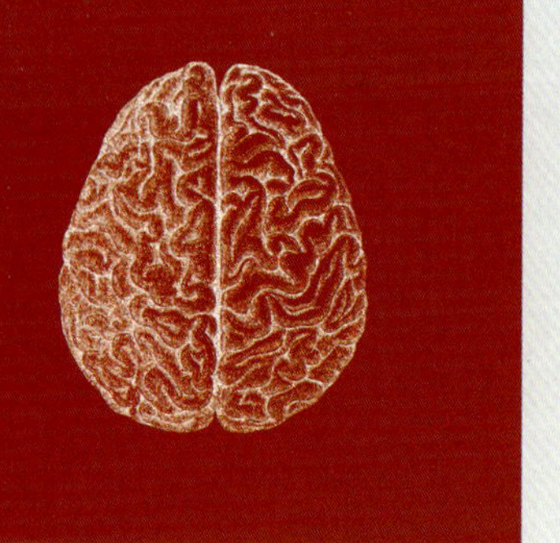
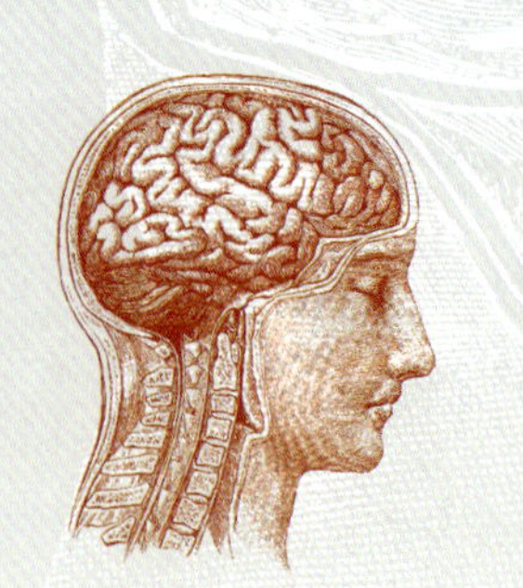

第31章 前颅底中线区脑膜瘤

Omar Antonio Pérez-Morales, Jordina Rincon-Torroella,
João Paulo Almeida, Alfredo Quiñones-Hinojosa

参看 video31，请访问 expertconsult.com

【适应证与术前注意事项】

- 脑膜瘤占全部原发性颅底脑肿瘤的 34%，起源于脑和脊髓的蛛网膜细胞，在组织学上属于良性病变。
- 根据位置（图 31-1），前颅底中线区脑膜瘤可被分为三种不同类型：
  - 嗅沟脑膜瘤
  - 蝶骨平面脑膜瘤
  - 鞍结节脑膜瘤
- 嗅沟脑膜瘤起源于上颌骨筛板，占所有颅底脑膜瘤的 22%。可在鸡冠周围对称性生长或主要延伸至一侧。
- 蝶骨平面和鞍结节脑膜瘤起源于蝶窦顶部及视神经之间的鞍结节。
- 嗅神经被推挤至一侧，或粘连压迫于肿瘤包膜内。蝶骨平面脑膜瘤常向背侧或尾部推挤视神经，而鞍结节脑膜瘤导致视神经和视交叉向上抬升（图 31-2）。
- 眼动脉分支、筛前动脉和小脑膜动脉提供了前颅底中线区脑膜瘤的绝大部分血供。
- 症状：
  - 人格改变，如冷漠和运动不能；继发于额叶基底部受压。
  - 嗅觉失常：多达 7.1% 的病人可能表现为嗅觉缺失，并且在嗅沟脑膜瘤中更常见。嗅觉缺失不是常见的临床主诉，但可能在神经系统检查中诊断。病人经常诉味觉改变。
  - Foster-Kennedy 综合征，嗅沟脑膜瘤的典型表现，现今临床并不常见。表现为因肿瘤直接压迫视神经而导致的单侧视神经萎缩与颅内压增高引起的对侧视盘水肿，以及嗅觉丧失。
  - 其他症状可能包括头痛、癫痫及视力下降。

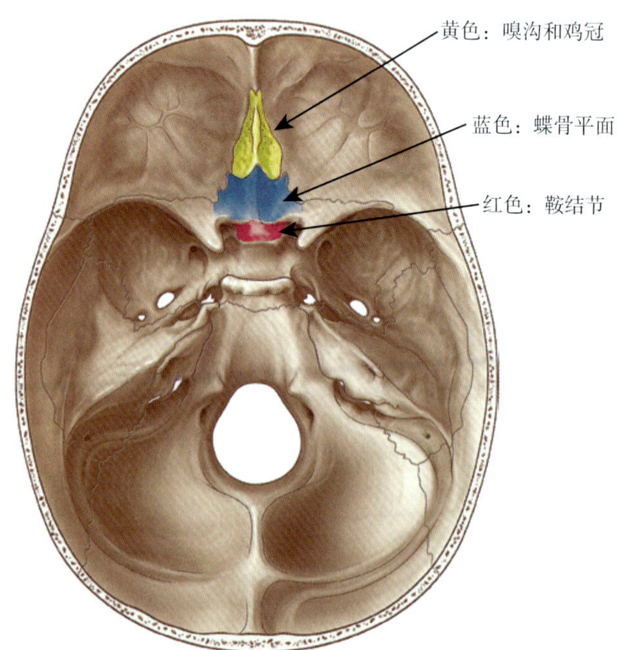

图 31-1 前颅底中线区脑膜瘤分型。黄色：嗅沟和鸡冠；蓝色：蝶骨平面；红色：鞍结节。本图经 Drake, R.L. 修改使用，引自 2008.*Gray's Atlas of Anatomy*, Churchill Livingstone,Elsevier 出版（爱丁堡）

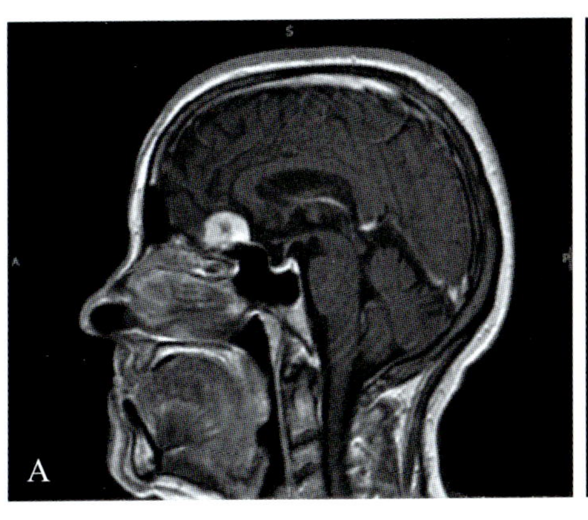
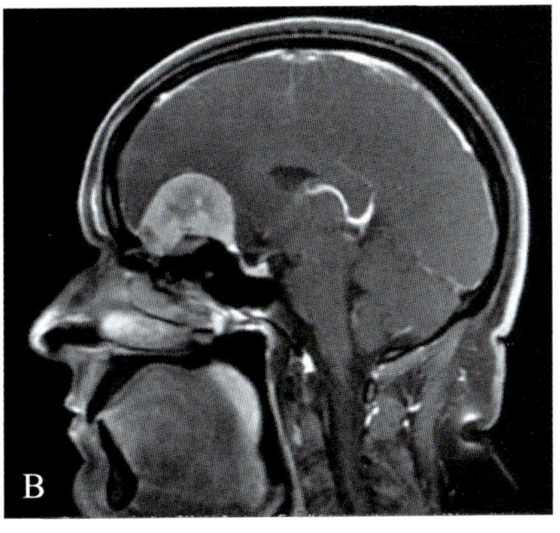
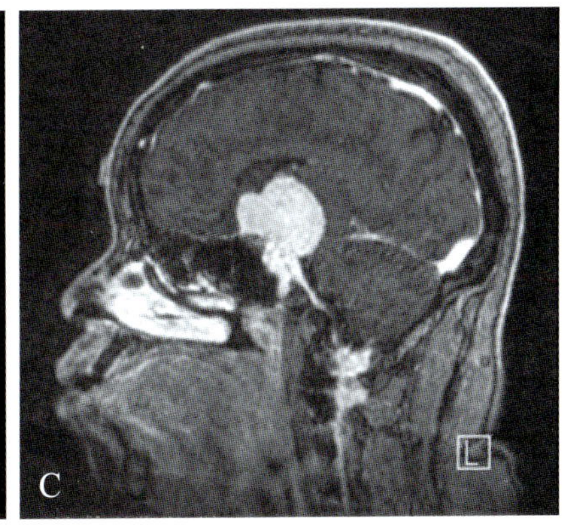

图 31-2　前颅底中线区脑膜瘤定位。A. 嗅沟脑膜瘤。B. 蝶骨平面脑膜瘤（视神经常向背侧或尾部推挤）。C. 鞍结节脑膜瘤（视神经常向上推挤）

- 术前影像评估（图 31-3）：
  - CT 扫描用于分析骨性结构（骨质增生）和病变与蝶骨平面、鞍结节、蝶骨翼内侧及鞍底之间的关系。
  - MRI 评估肿瘤大小、位置和病变与视神经、视交叉的关系，以及与颈内动脉及其分支、额叶基底部之间的关系。
  - CT 血管成像、磁共振动静脉成像（MRA/MRV）和常规血管成像对动脉血供和周围引流静脉的术前评估有帮助。
  - 尽管有争议，术前栓塞可能对大型病变（>5 cm）的病例有帮助，目的是在外科手术前减少肿瘤的动脉血供。
- 颅前窝中线区脑膜瘤的管理包括临床随访、手术和放射外科 / 放射治疗。
  - 手术适用于下列病人：
    - 与先前影像相比病变明显增大。
    - 神经系统症状进展。
    - 存在显著周围血管性水肿。
  - 病变小、无水肿的无症状病人可通过行常规 MRI 扫描进行临床观察。
  - 放射外科 / 放射治疗考虑用于复发性病变的治疗，以及Ⅱ级和Ⅲ级脑膜瘤的辅助治疗。

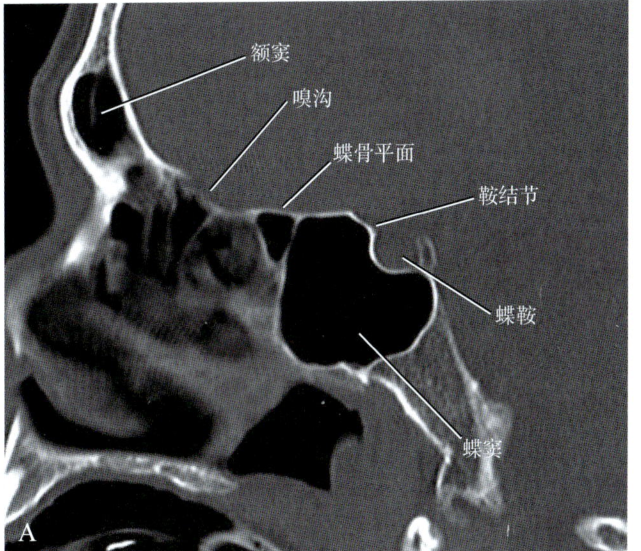

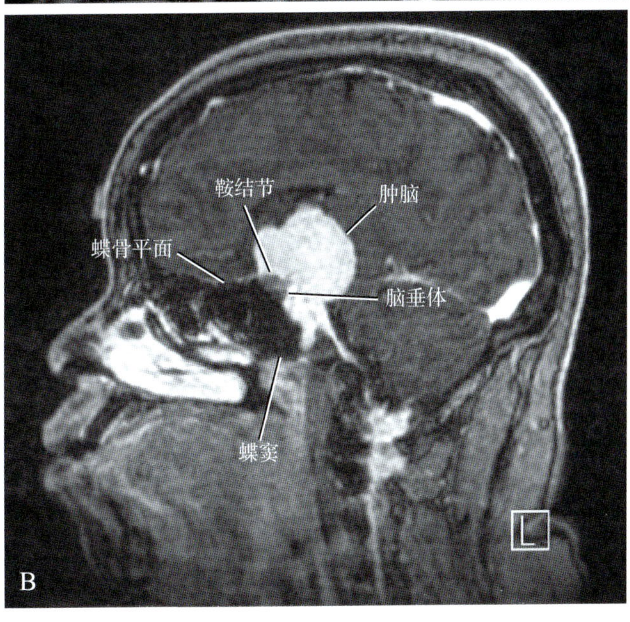

图 31-3　A. 头部 CT 矢状观显示正常的区域解剖。B. 肿瘤相关解剖观。

【手术流程】

- 翼点、眶颧、双额和眶上入路对前颅底中线区脑膜瘤的切除有帮助。

1. 翼点 / 眶颧入路（图 31-4）

- 小型或中型鞍结节和蝶骨平面脑膜瘤可考虑采用单侧入路切除，尤其适用于肿瘤主要单侧生长并且不

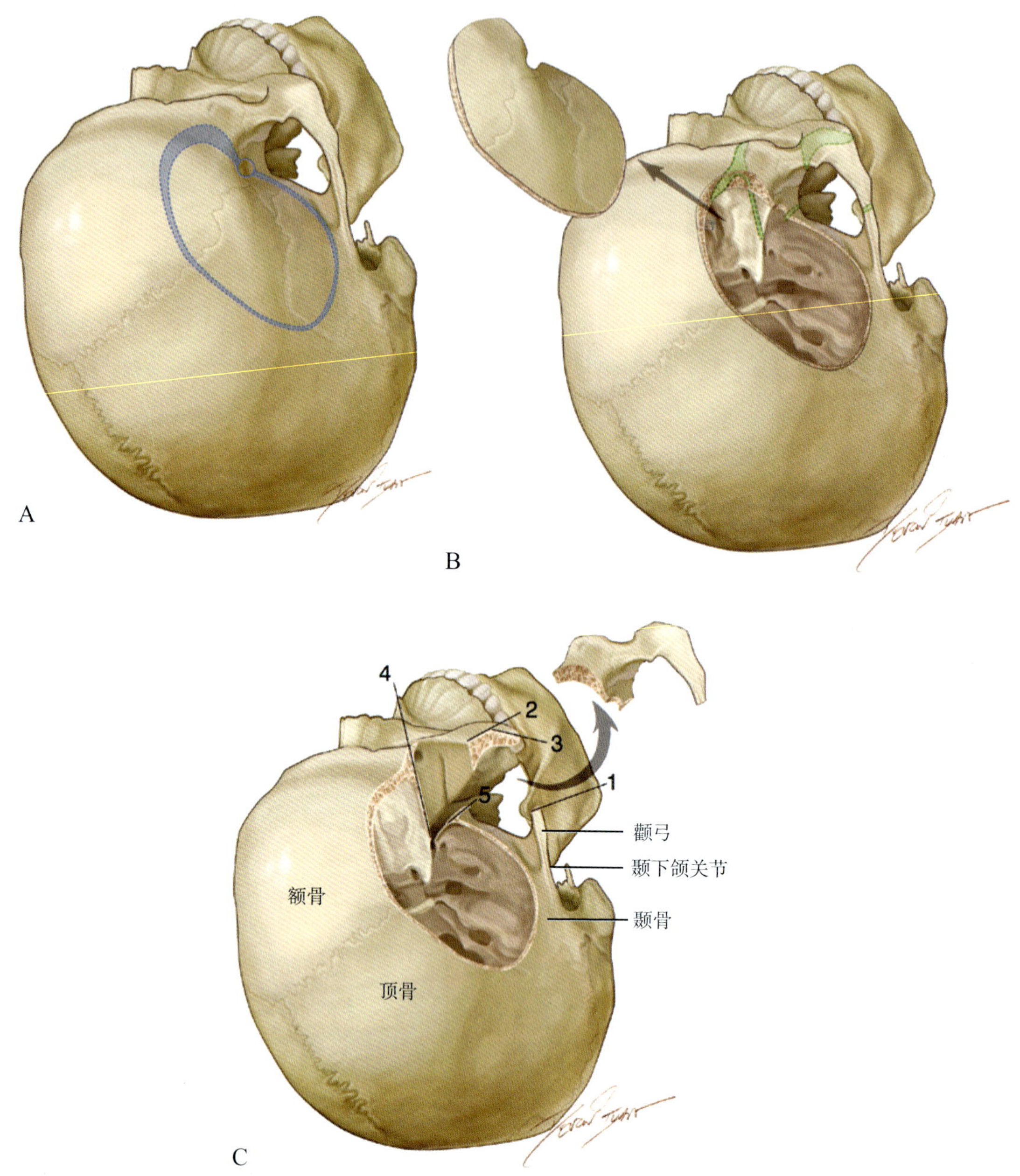

图 31-4 翼点与眶颧入路展示。A. 眶颧入路开始于标准翼点或额颞开颅术。MacCarty 孔可被用来进入颅内和眶内，以便更好地处置眶颧开颅的两部分。B. 翼点开颅术能够到达额顶盖、外侧裂、蝶骨翼、鞍上区域、视神经和视交叉、同侧颈内动脉。C. 图示的 1～5 个点用于实施眶颧开颅术。准确布置上述 5 点可以预防为了更佳的视觉而钻骨孔，这样做可能导致美观效果不达标。眶颧入路可视化增强并在不需要牵拉脑组织的情况下到达鞍上区、眶部及前外侧区

存在对侧硬脑膜广泛粘连，或对侧嗅神经有望存在清晰的分离界面的肿瘤。

- 定位、皮肤切口和开颅手术根据其他章节中的描述实施（查看第 18 章和第 19 章）。

硬脑膜内解剖与肿瘤切除

- 打开外侧裂和基底池（视神经、颈内动脉、视交叉上），目的是释放脑脊液使脑组织松弛。
- 在手术起始通过侧裂和额下外侧入路暴露肿瘤侧方的同侧视神经和颈内动脉（图 31-4）。追踪同侧颈内动脉，可以确认大脑前动脉、前交通动脉及对侧大脑前动脉 A1 段。早期识别主要神经血管结构是此路的主要优势之一。
- 利用双极电凝使肿瘤表面凝结并收缩，获取组织用于诊断，并（或）开始阻断位于颅底的肿瘤血供。
- 电凝肿瘤基底及基部供养动脉，阻断肿瘤血供，减少术中出血，出血使术区模糊。
- 利用吸引器、剥离器、超声吸引器进行瘤内减容。这样做减少了肿瘤体积，有利于对病变进行操作，

而且减少了对脑组织的操作及对脑组织的牵拉。在这一步骤中，主要的局限性在于广泛出血的风险，但通过一开始的血供阻断可以降低出血风险。

- 在高倍显微镜视野下利用显微剥离器和显微剪刀沿肿瘤边界仔细分离与其粘连的对侧视神经和嗅神经。对视器进行操作和电凝时必须小心，尤其当视神经萎缩或被肿瘤挤压变薄时。对神经进行操作或电凝可能同时供养神经与肿瘤的小血管可能导致术后视力下降（暂时的或永久的）。
- 温和地牵拉病变，暴露病变与额叶底部交界处，有利于病变的逐步连续切除。
- 动脉通常被增厚的蛛网膜包绕。反复地评估肿瘤周围分离界面对于避免血管损伤非常重要。
- 一旦肿瘤从包绕它的神经血管结构中被游离出来，切除或电凝硬脑膜附着处，可能的情况下整体切除肿瘤。

2. 双额入路（图 31-5）

- 双额入路对于大型颅前窝肿瘤的病人尤其适用。在对脑组织最小或无牵拉情况下，暴露颅前窝和肿瘤主要供血动脉，并提供到达肿瘤前方和侧方的路径。另外，必要时可以磨除筛板区、蝶骨平面和鞍结节突出的骨质，以及去除视神经管上壁。
- 该入路缺点：额窦通常会开放，肿胀的脑组织从骨窗疝出、打开硬脑膜时结扎和离断上矢状窦前部有可能增加静脉损伤并可能因此发生脑水肿（图 31-6）。另外，重要结构如视神经和颈内动脉仅在切除部分肿瘤之后才能暴露出来。

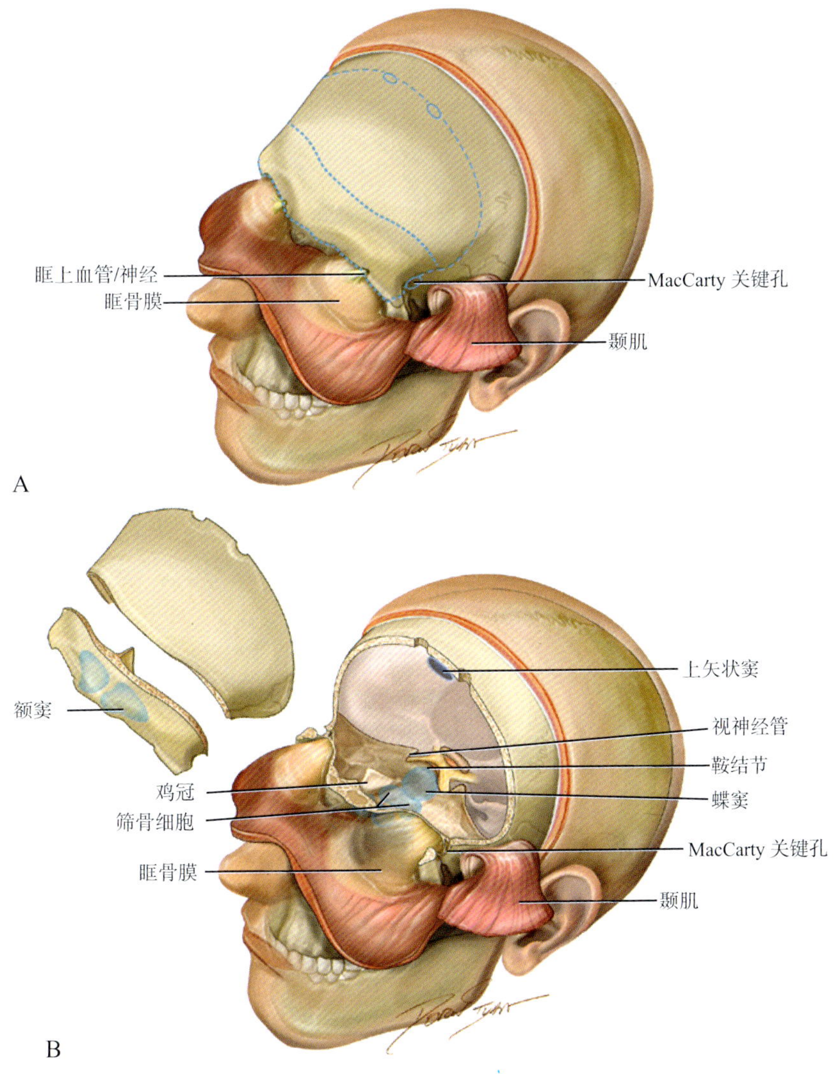

图 31-5 额下开颅并眼眶截骨术展示。A. 虚线标注扩大额下开颅的两部分。注意怎样应用 MacCarty 孔同时达到眼眶和颅前窝。B. 一旦双额骨瓣及眼眶截骨被去除，外科医师就会到达前颅底和所标注的结构

- 定位、皮肤切口和开颅手术根据其他章节中的描述实施（查看第 20 章）。

硬脑膜内解剖与肿瘤切除

- 打开基底池并释放脑脊液使脑组织松弛（图 31-7）。
- 如果脑组织饱满（尤其年轻病人），应该考虑应用甘露醇、类固醇、呋塞米和打开脑池来避免对额叶的牵拉。如果需要，去除双侧眶缘，最大限度去除骨质以获得对脑组织的牵拉最小化。轻柔地向上和向后移动额叶，暴露肿瘤的前面和上面。如果入路足够低，就没有必要牵拉额叶，因为牵拉额叶可能导致进一步损伤和（或）静脉阻塞和静脉性卒中。

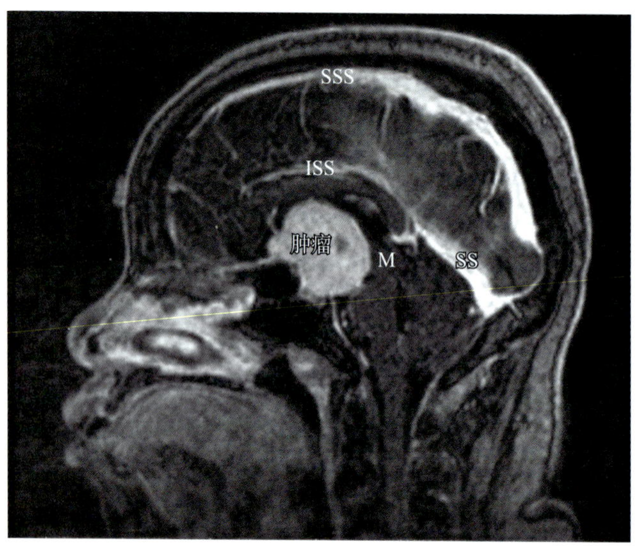

图 31-6 为避免可能的动静脉损伤，牢记血管解剖十分重要。SSS，上矢状窦。ISS，下矢状窦。SS，直窦。M，中脑。*©A.Quiñones-Hinojosa 版权所有*

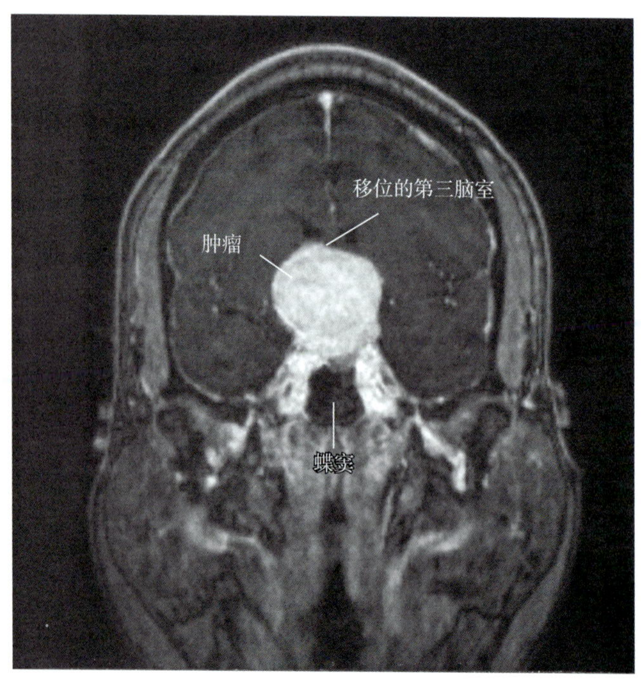

图 31-7 MRI T_1 对比增强冠状位显示嗅沟脑膜瘤对周围结构的占位效应。*©A.Quiñones-Hinojosa 版权所有*

- 暴露病变后，可以确定蛛网膜与肿瘤包膜之间的分离界面。薄棉片可以用来保持解剖方位并保护脑表面免受器械传递误伤。
- 从颅底阻断肿瘤血供，仔细定位筛动脉的分支并烧灼阻断其对病变的血液供应。肿瘤血供减少就可以进行切除和减瘤。
- 从肿瘤的上方和前方开始利用双极电灼肿瘤表面。然后，将肿瘤向前和向侧方牵拉，并利用双极电凝电灼肿瘤基底面。
- 一旦肿瘤动脉血供得到控制，利用超声吸引器和显微剪刀进行中心减容。沿肿瘤基底分离与内部减压交替进行逐步暴露脑膜瘤的后极和下极（图 31-8）。
- 术中神经导航有助于指导方向和解剖，并从中获益。
- 我们推荐应用显微镜高倍视野，清晰辨认颅底、血管、神经和脑组织。
- 应用显微剪刀，将病变的后界和下界与视神经、颈内动脉及穿通支分离。
- 因为与大脑前动脉复合体及视神经、视交叉、漏斗联系紧密，并且有时深部可能与下丘脑和脑桥前部粘连，脑膜瘤后部的分离是最具有挑战性的一步。大脑前动脉复合体可能邻近于肿瘤囊甚至被包绕其中。如果与病变粘连紧密，粘连处肿瘤可能会残余。在高倍显微镜和良好照明下进行训练至关重要。
- 肿瘤切除包括切除颅前窝硬脑膜附着处。电灼附着

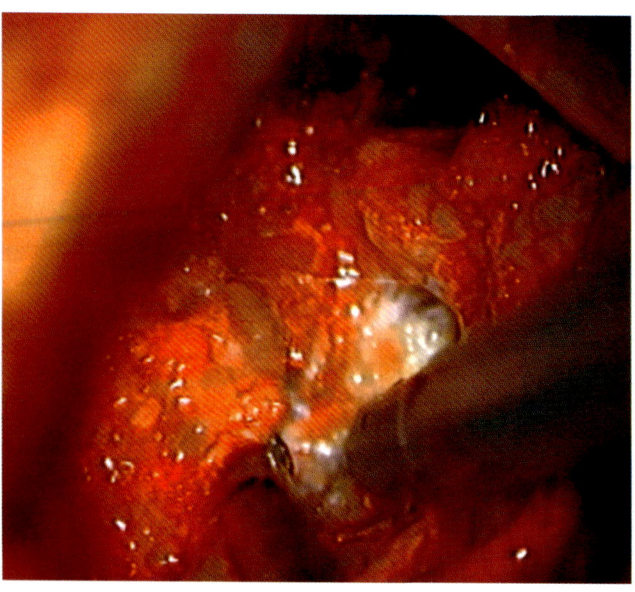

图 31-8 肿瘤中心减容使得外科医师能够松动肿瘤囊，进而减少了潜在牵拉神经血管结构的风险。*©A.Quiñones-Hinojosa 版权所有*

处硬脑膜并优先切除受侵犯硬脑膜。

- 受浸润的增生骨质可通过高速金刚砂钻头磨除。

3. 经眼睑入路（图 31-9，图 31-10）

在选择的病例中，当脑膜瘤比较小且位于一侧时，眶上开颅经眼睑入路作为一种微侵袭入路可替代额下入路。

- 经眼睑入路到达颅前窝底，选择上眼睑皮肤皱褶切口。沿着自然的上眼睑皱褶，从内眦到外眦。为了不影响外观，需要在病人术前清醒时标记切口。另一种选择是眉弓切口（图 31-10A，图 31-10B）。
- 切口的长度、位置和开颅的大小取决于病变的类型。根据解剖学标志和神经导航来计划开颅的入路和骨窗轮廓。沿着眼轮匝肌的肌纤维方向小心的钝性分离直至眶隔，眶隔能帮助定位眶外解剖平面。
- 开始开颅时，在颞窝位置钻 MacCarty 关键孔，应用摆锯锯骨。
- 为了切除额骨和眶上缘并作为一块骨取下，应用下述切除方法，推荐如下可行策略：
  - 截骨第一步：从关键孔颅内部分开始，沿额骨向上向前尽可能靠近眉弓，止于眶上神经外侧。然后使用摆锯切开眶上缘止于眶顶。
  - 截骨第二步：从关建孔眶内部分开始，使用摆锯向前切割到眶外侧缘的颧骨部。
  - 截骨第三步：使用骨凿在眶内将第一条切割线和第二条切割线连接起来，也可以用脑压板仔细保护好眶内容物后使用摆锯完成第三步。
- 额骨的骨质打开得足够高，确保手术有足够的空间非常重要。在大多数病例中，开颅位于额窦的外侧，偶尔也会打开额窦。在这些病例里，保持额窦流出道通畅能保持术后黏液引流。2cm × 2cm 骨瓣对于进入内镜，多个设备，显微镜辅助下显微解剖已经足够，内镜提供了一个广泛的外科操作视野（图 31-10C～图 31-10F），对位于后部的病变，开颅范围包括部分眶顶和眶缘可以直接到达颅前窝底。
- 对位于前颅底后方的病变，从鸡冠到蝶骨平面的硬脑膜可以被安全地抬起。对于单侧病变可以仅仅剥离病变侧硬脑膜，有可能保留嗅觉。
- 对于轴内病变，硬脑膜基底位于下方，半圆形剪开硬脑膜形成硬脑膜瓣。
- 重建包括三部分：硬脑膜修补，颅骨重建，眼睑切口的美容缝合（图 31-10G）。
- 从眼睑的间隙分离，保留了眼睑结构的正常功能，减少了术后并发症。
- 和眉毛内切口微创开颅手术入路相比，眼睑入路应用自然的眼睑褶皱，减少了面神经分支的损伤，保护了前额的感觉神经，并可以把眶和额骨形成一整块骨瓣取下。
- 牵开器的应用增加了经眼睑 / 眼眉手术带来的表浅皮肤破损的危险。用纱布把牵开器和软组织隔开可以防止发生皮肤破损。一旦发生皮肤破损要保持局部清洁湿润，有利于上皮生长（图 31-10H）。

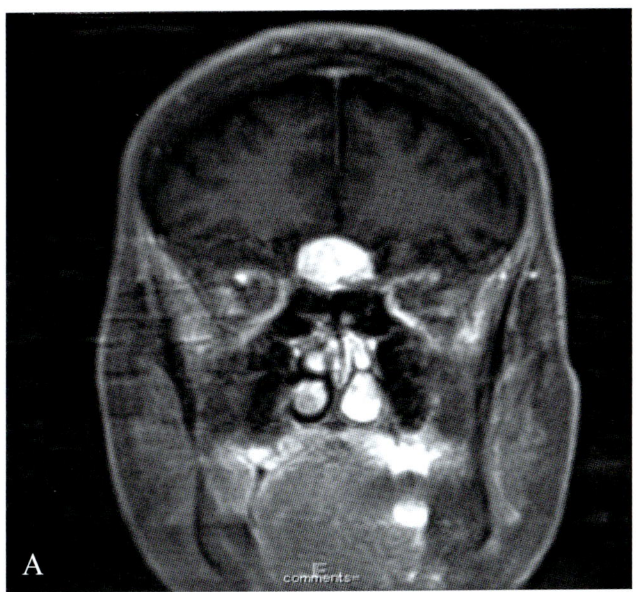

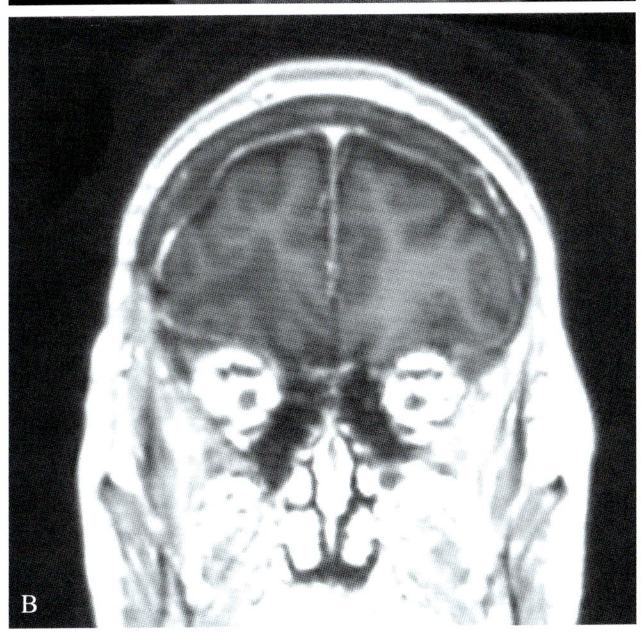

图 31-9　小型前颅底脑膜瘤经眼睑入路病例展示。术前 A 图及术后 B 图的 MRI 比较显示肿瘤全切。*©A.Quiñones-Hinojosa 版权所有*

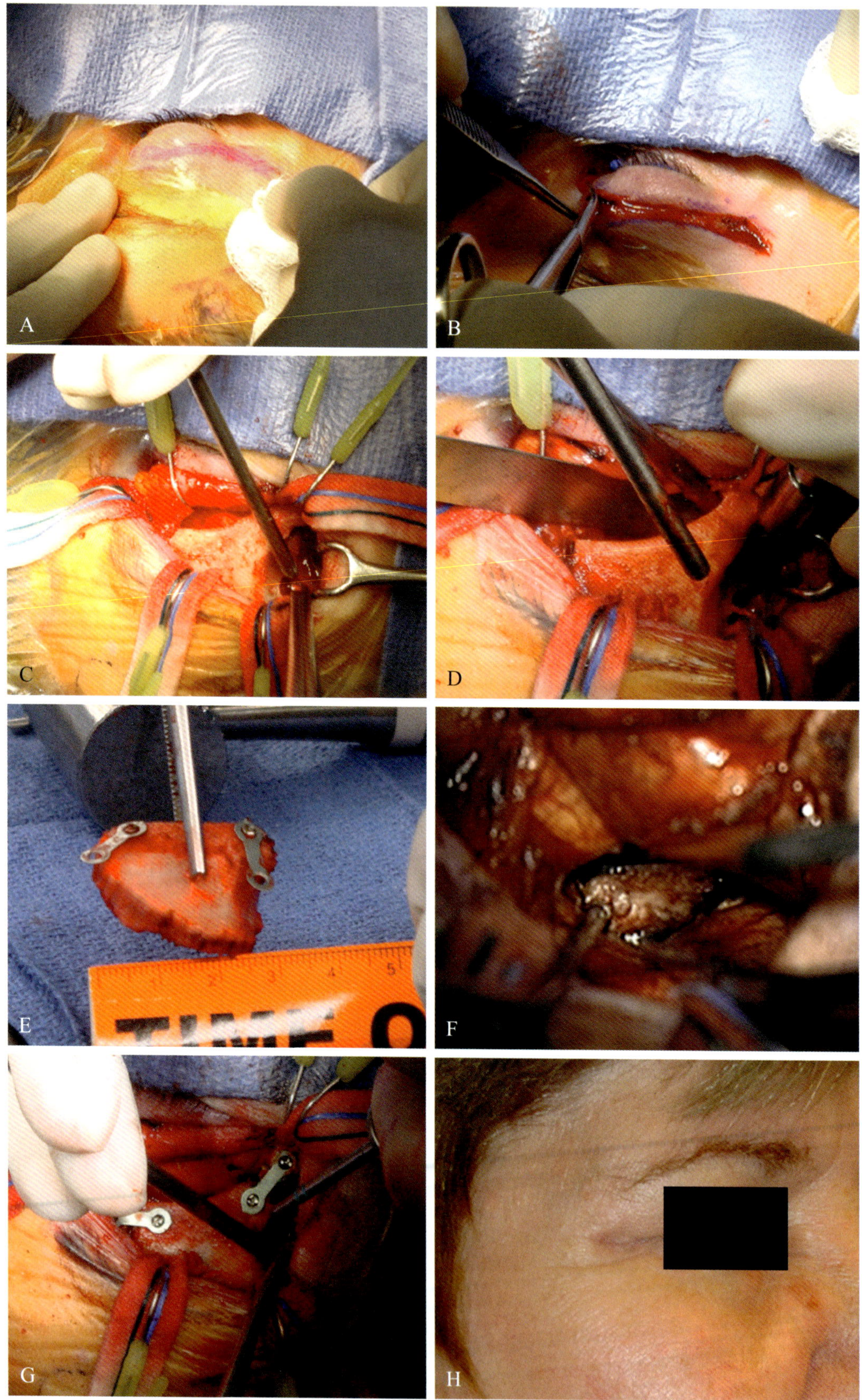

图 31-10 经眼睑入路。A. 术前病人清醒时标注眼睑切口。B. 解剖暴露眶周。C. 眶上切迹、额骨和颞窝广泛暴露。通过纱布和翻转保护软组织。眶上神经被保留并可以在眉部脂肪中移动以便额外暴露。D、E. 个体化设计迷你开颅术，在小锁孔的帮助下进行。应用儿科开颅器械使得骨缺失最小化。F. 肿瘤切除上面观。G、H. 重建及术后效果。眼球运动得到保留。*©A.Quiñones-Hinojosa 版权所有*

【并发症预防】

- 双额入路如果额窦开放，建议额窦颅骨化，用单极电灼额窦黏膜并清除，随后磨除额窦内壁，填塞脂肪或肌肉并用生物胶消灭窦腔，最后用带血供的颅骨骨膜覆盖已开放的窦，并与额部硬脑膜缝合。
- 当向两侧颅底扩展的巨大肿瘤实施双额开颅术时，为了暴露额下区域需要结扎离断上矢状窦。在硬脑膜打开后，在上矢状窦前 1/3 缝合 2 根丝线（尽量靠前结扎，减少支流静脉回流淤血）。在两个缝线之间切断上矢状窦。同时要避免桥静脉不必要的牺牲。
- 肿瘤切除：
  - 小心使用双极电凝避免损伤视神经、嗅神经及其血供。在解剖重要结构邻近部位时使用棉片保护这些结构。
  - 理论上脑膜瘤附着的基底硬脑膜需要切除。建议广泛切除被肿瘤侵犯的硬脑膜和增生骨质，但切除后需要细致的颅底重建。
- 硬脑膜重建：为避免脑脊液漏，实施分层关颅。硬脑膜缺损区覆盖一片硬脑膜，选择有血供的骨膜补片或阔筋膜覆盖缺损。沿硬脑膜边缘仔细缝合补片，并用纤维蛋白胶密封。最后再附一层明胶海绵和纤维蛋白胶。

【要点总结】

- 适当的体位，开放基底池，放腰大池引流脑脊液避免术中过度牵拉额叶。过度牵拉额叶可导致脑组织损伤，出现术后认知和行为障碍。
- 首先阻断血供是大多数肿瘤的手术策略。轻柔地向前方和侧方牵拉肿瘤暴露其基底面，双极电凝阻断供血动脉。
- 较大的肿瘤在显露基底面前需要广泛的瘤内切除减瘤。在这些病例中，大的出血限制了肿瘤的切除，术前栓塞对于减少术中出血是有益的。
- 重要的血管神经结构，如视交叉、颈内动脉、前交通复合体经常被肿瘤推向后方。肿瘤如果与这些结构粘连，需要用显微剪刀和剥离子小心分离。肿瘤发展与穿支血管粘连紧密，为了避免可能出现的术后功能障碍，肿瘤可能会残留。

推荐阅读

Amin, B.A., Ryu, S., Rock, J.P., 2012. Surgical management of posterior fossa meningiomas. In Quiñones-Hinojosa, A. (Ed.), Schmidek & Sweet: Operative Neurosurgical Techniques: Indications, Methods and Results, sixth ed. Saunders, Elsevier Inc., Philadelphia, vol. 1, pp. 501-516.

Boaehene, K., Lim, M., Chu, E., Quiñones-Hinojosa, A., 2010. Transpalpebral orbitofrontal craniotomy: a minimally invasive approach to anterior cranial vault lesions. Skull Base 20, 237-244.

Chu, E.A., Quiñones-Hinojosa, A., Boahene, K.D., 2010. Transblepharoplasty orbitofrontal craniotomy for repair of lateral and posterior frontal sinus cerebrospinal fluid leak. Otolaryngol. Head Neck Surg. 142, 906-908.

Ojemann, R.G., 1991. Olfactory groove meningiomas. In: Al-Mefty O. (Ed.), Meningiomas. Raven Press, New York.

Ramos-Zúñiga, R., 1999. The trans-supraorbital approach. Minim. Invas. Neurosurg. 42, 133-136.

Raza, M., Quiñones-Hinojosa, A., Lim, M., Kofi, D., Boahene, O., 2013. The transconjunctival transorbital approach: a keyhole approach to the midline anterior skull base. World Neurosurgery 80(6), 864-871.

Refaat, M., Eissa, E., Ali, M., 2015. Surgical management of midline anterior skull base meningiomas: experience of 30 cases. Turk. Neurosurg. 25(3), 432-437.

Simpson, D., 1957. The recurrence of intracranial meningiomas after surgical treatment. J. Neurol. Neurosurg. Psychiatry 20(1), 22-39.

Yasargil, M.G., 1995. Microneurosurgery: Microsurgery of CNS Tumors, vol. IVB. Thieme, Stuttgart.

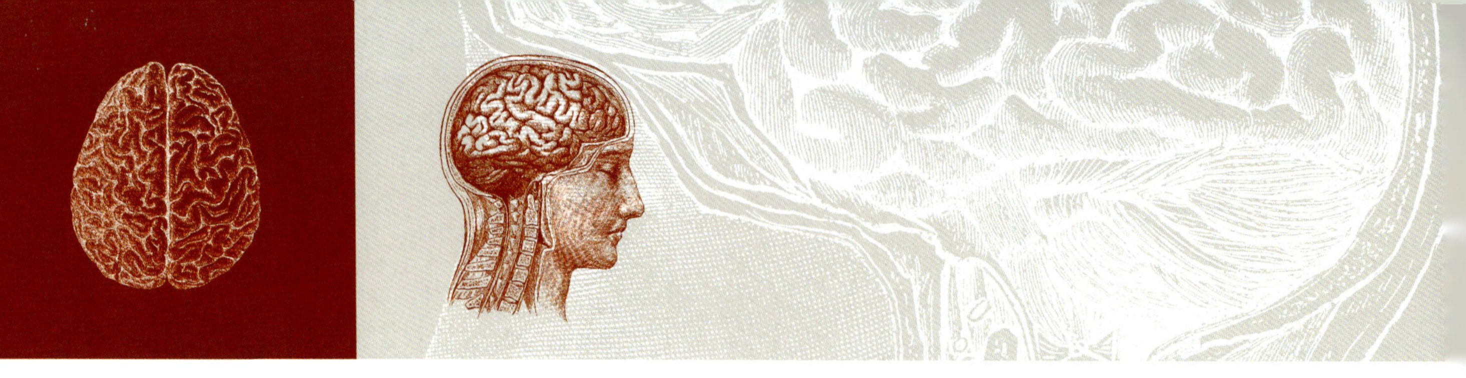

第 32 章 蝶骨嵴脑膜瘤

Jordina Rincon-Torroella, Kaisorn L. Chaichana,
Alfredo Quiñones-Hinojosa

参看 video32，请访问 expertconsult.com

【适应证与术前注意事项】

- 脑膜瘤是发病率最高的颅底原发性肿瘤之一。蝶骨嵴脑膜瘤占颅内脑膜瘤的 18%。肿瘤发源于蝶骨嵴—蝶骨大翼和小翼形成的骨性凸起。蝶骨嵴内侧脑膜瘤在解剖上邻近许多重要的神经及血管结构，因此有较高的发病率和死亡率。蝶骨嵴内侧脑膜瘤引起占位效应，包裹并经常侵袭血管神经结构。这些结构包括视神经、海绵窦、颈内动脉及其分支和大脑中动脉（图 32-1）。
- 视力丧失是蝶骨嵴脑膜瘤的主要临床表现之一，发生于 20%～35% 的病人。
- 蝶骨嵴内侧脑膜瘤常伴随骨质增生、脑水肿、囊变和钙化斑块状成分，使脑膜瘤切除困难。
- 反应性骨质增生，侵袭眶内和（或）静脉充血常引起美容问题，如突眼症。复视也不少见，特别是肿瘤组织侵犯眶上裂，海绵窦或眼眶，可导致脑神经麻痹或眼外肌受限。更大的肿瘤侵犯大脑凸面可能导致偏瘫和失语。
- 术前影像学检查包括钆喷酸增强的 MRI 和 CT 扫

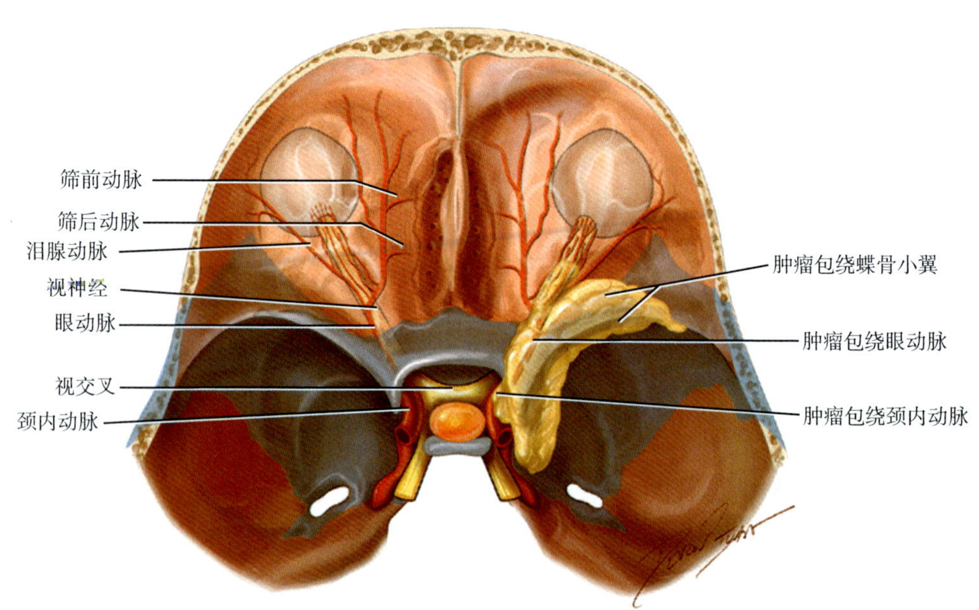

图 32-1 颅骨的上斜位观，典型的蝶骨嵴内侧脑膜瘤表现，蝶骨以蓝色标记，肿瘤包裹视神经、海绵窦、颈内动脉

描，查看骨质增生、骨侵袭和环绕肿瘤的动脉和静脉都是必要的（图 32-2）。如果侵犯血管，要进行血管造影，对于鉴别是否是血管外皮细胞瘤是有意义的，可能需要术前栓塞。

- 术前药物准备，除抗生素之外，还包括甘露醇（切皮前静脉滴注 0.5～1g/kg），地塞米松 10mg/4h，抗癫痫药（左乙拉西坦和苯妥英钠）。

【手术流程】

1. 病人体位

- 通过扩大翼点入路切除此类肿瘤，该入路能到达颅中窝和眶顶。此入路有多种变化，如额颞眶颧入路和眶上翼点入路，具体选择何种入路取决于肿瘤的大小和位置。
- 在第一次手术时若全切肿瘤，则肿瘤的复发率较低，10 年的复发率为 9%～15%。但是据报道侵犯眶壁的病例复发风险是 30%～50%。手术的目的是尽可能全切肿瘤，包括肿瘤侵袭的硬脑膜和骨质。
- 病人仰卧位。Mayfield 头架固定，头部过伸，后仰，向病变对侧旋转 30°，可以使视野垂直方向对着蝶骨嵴。在手术中合适的体位可以避免牵拉脑组织。

2. 皮肤切口

- 标准的弧形切口，从耳屏前 0.5cm 至对侧瞳孔中线。
- 双冠切口对于肿瘤向前侵袭，需要眶切除的病人是有益的。
- 耳屏前更低的切口，需要小心保护颞浅动脉和面神经额颞支。因此，用钝性剪刀代替手术刀扩大切口，从脂肪垫内剥离包裹的颞浅动脉，直到完全可见和游离。
- 肌皮瓣或皮肤瓣肌肉瓣经常被采用。然而，采用眶颧入路的病例，为了保留面神经的分支，把颞筋膜和脂肪垫一起翻开。为了术后颞肌复位，沿颞线下方 1cm 切开颞肌并在骨膜下解剖分离。

3. 开颅

- 据报道蝶骨嵴内侧肿瘤采用改良的翼点入路。脑膜瘤侵犯颅前窝、眶上裂和眶壁需要增加眶壁切除术或改良眶颧开颅。向侧方和后方扩展的肿瘤，传统额颞蝶骨嵴入路加完全的眶颧切除术或颧弓切除术可以获得更多的手术视野的暴露，外科操作更自由（图 32-3A）。
- 受肿瘤侵犯的颅骨需要从硬脑膜外磨除，如果需要，蝶骨小翼可以磨除直到前床突。肿瘤在前床突包裹视神经。
- 如果需要进入颞下窝，需要切除颅中窝底到圆孔、卵圆孔、棘孔。
- 在切除骨质的过程中避免暴露鼻旁窦非常重要。
- 如果肿瘤和颅骨粘连紧密，颅骨骨瓣掀起后肿瘤可能导致凶猛出血。

4. 打开硬脑膜，硬脑膜下切除

- 外科手术的目的是全切肿瘤，附着的硬脑膜（边缘超过 1cm）和增生的骨质。在切除广泛的骨质侵袭和海绵窦侵袭的肿瘤时，很多肿瘤全切是

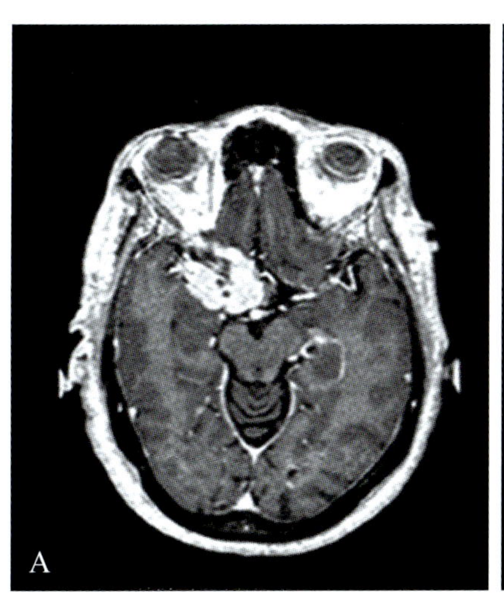

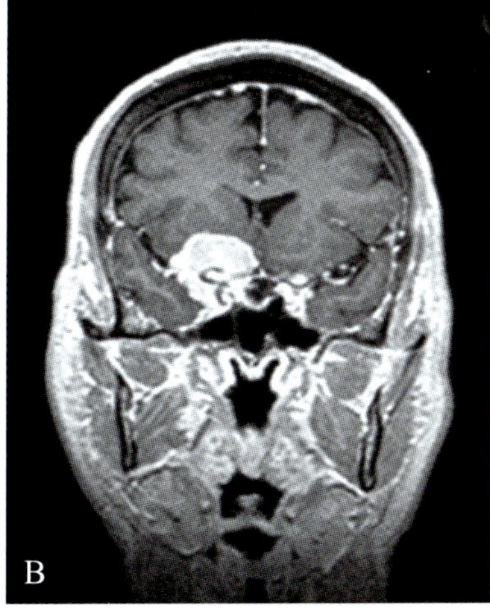

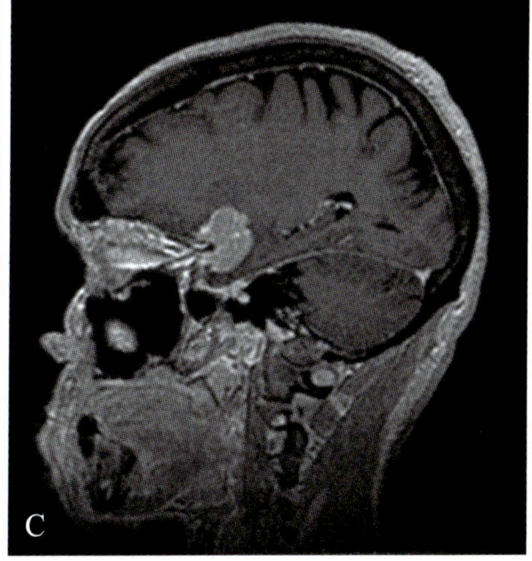

图 32-2 蝶骨嵴内侧脑膜瘤影像学表现。右侧蝶骨嵴可见肿物强化，包绕神经血管结构。A. T_1W 轴位。B. T_1W 冠状位。C. T_1W 矢状位。本图经 Chaichana, K.L., Jackson, C., Patel, A., Quiñones-Hinojosa, A. 惠允使用其 Predictors of visual outcome following surgical resection of medial sphenoid wing meningiomas 中的绘图，引自 *J. Neurol. Surg.*2012；B73, 321-326

不安全的，残余肿瘤需要辅助放疗（图 32-3B，图 32-3C）。

- 侧裂池开放，分离蛛网膜直到暴露肿瘤的外侧。大脑中动脉的分支需要仔细从肿瘤上解剖游离，从远端分支一直解剖到颈内动脉（图 32-4A）。
- 如果蝶骨嵴的脑膜瘤硬脑膜边缘可以看到，需要手术早期应用双极电凝阻断其血供，使肿瘤收缩，从硬脑膜附着点分离肿瘤。
- 一旦暴露颈内动脉，要特别注意保护其分支，特别是脉络膜前动脉和后交通动脉，它们经常被肿瘤包裹，不容易被发现（图 32-4B）。
- 在切除肿瘤前半部分的同时，从视神经管向视交叉解剖视神经。
- 如果肿瘤生长到鞍区，要利用视神经 - 颈内动脉间隙和视神经间的间隙切除肿瘤的中间部分（图 32-5）。
- 对于大的脑膜瘤，瘤内减压是必要的。超声吸引（CUSA）可以用来减低瘤内中心部分的压力。当肿瘤的中间部分减压后，周围及囊壁塌陷，有利于剥离。残留的附着在视神经、颈内动脉和硬脑膜上的肿瘤，可以被发现并用显微剪刀、双极电凝和吸

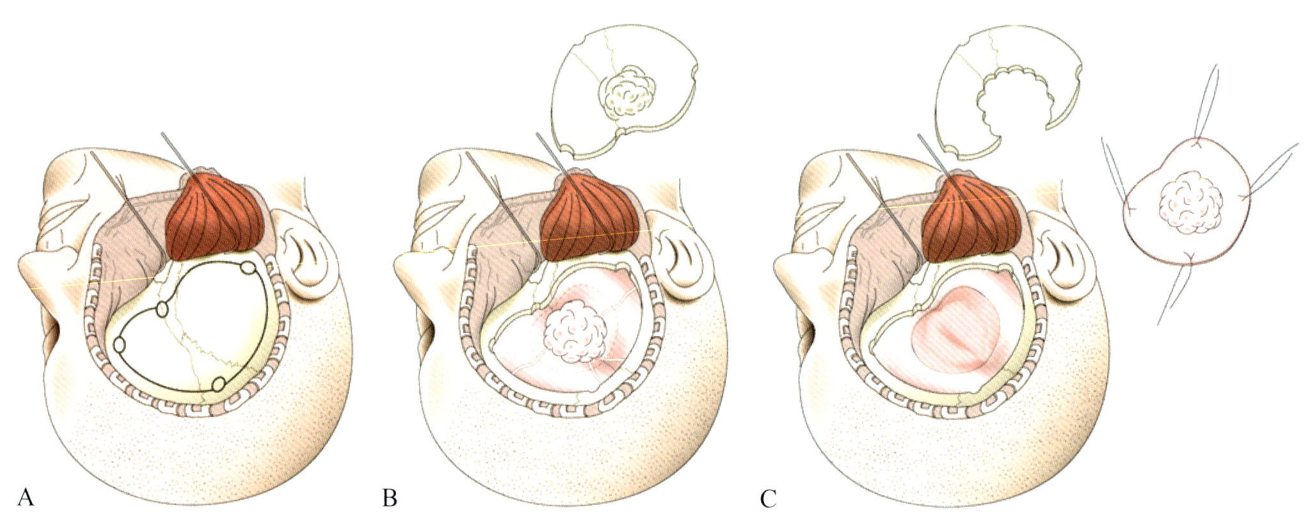

图 32-3 右侧蝶骨嵴脑膜瘤切除术。A. 右侧翼点开颅，皮肤肌肉瓣翻起，颅骨钻孔的位置及锯掉骨瓣。B. 去除骨瓣后，肿瘤常导致骨质增生及硬脑膜侵犯。C. 肿瘤切除后，被侵犯的硬脑膜需要切除，增生的骨质也需要周围钻孔并切除。本图经 Guinto, G. 惠允使用其 Surgical management of sphenoid wing meningiomas 绘图，引自 Quiñones-Hinojosa, A. 主编的 *Schmidek & Sweet: Operative Neurosurgical Techniques: Indications, Methods and Results* 一书，第 6 版，2012 年 Elsevier 公司出版（Saunders, 费城）

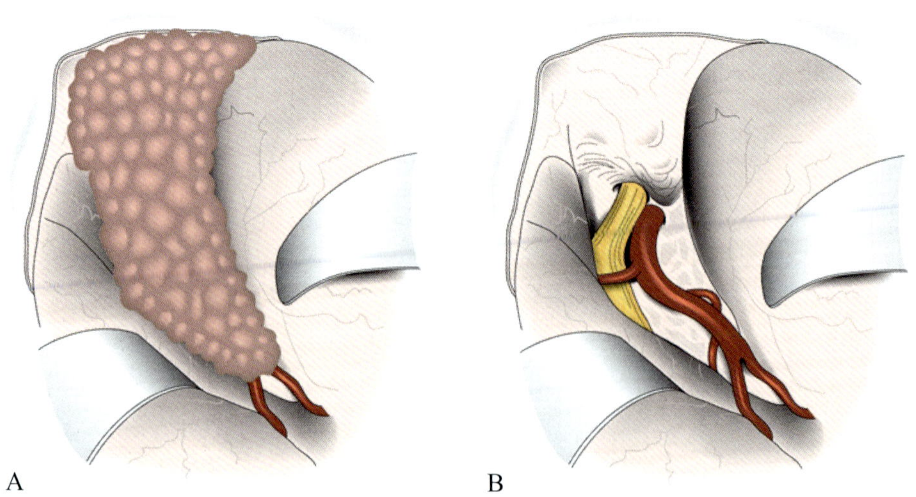

图 32-4 蝶骨嵴内侧脑膜瘤手术术野。A. 在外侧沟的外侧裂中发现肿瘤。可以看到大脑中动脉的末梢分支，并沿着分支找到主干。大的肿瘤需要先瘤内减压，为了能有足够的空间辨别周围的神经血管。充分分离外侧裂是必要的。其他情况肿瘤会形成自己的通道。B. 蝶骨嵴内侧脑膜瘤经常包绕视神经、视交叉、同侧颈内动脉和大脑中动脉。图为同样位置在没有肿瘤情况下的手术视野。本图经 Guinto, G. 惠允使用其 Surgical management of sphenoid wing meningiomas 绘图，引自 Quiñones-Hinojosa, A. 主编的 *Schmidek & Sweet: Operative Neurosurgical Techniques: Indications, Methods and Results* 一书，第 6 版，2012 年 Elsevier 公司出版（Saunders, 费城）

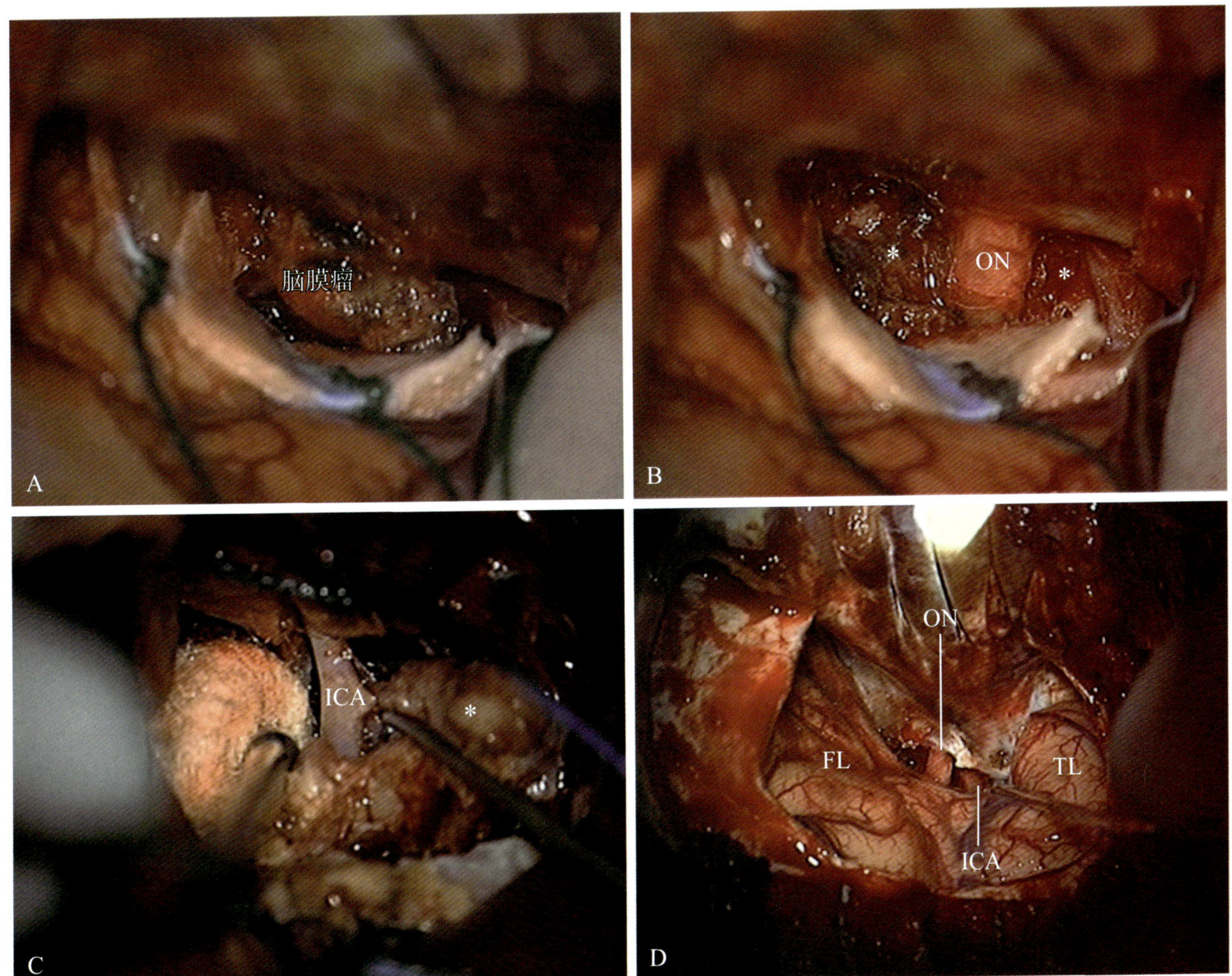

图 32-5 图 32-2 病人的术中图片。A. 右侧翼点入路经额下可见蝶骨嵴脑膜瘤。B. 分块切除脑膜瘤侧面的部分后，暴露右侧的视神经，并可以看到肿瘤中间的部分。C. 蝶骨嵴脑膜瘤和颈内动脉及其分支粘连比较牢固。小心轻柔地将颈内动脉和肿瘤分离，避免血管损伤、术中出血及术后出血。D. 纵观肿瘤切除后的术区。翼点入路可以直达蝶骨嵴，使额叶、颞叶、视神经、颈内动脉得到最佳显露。在这个病例中视神经管需要打开，为了切除长入视神经管内的那部分肿瘤。ON，视神经；ICA 颈内动脉，FL，额叶；TL，颞叶；* 脑膜瘤。*©A.Quiñones-Hinojosa 版权所有*

引器剥离切除。

- 被侵犯的硬脑膜可以切除或电凝。

5. 关颅

- 当硬脑膜被侵犯时，需要应用补片，包括帽状腱膜、颅骨骨膜、颞筋膜、阔筋膜和生物合成材料，如人工硬脑膜。
- 如果在肿瘤和颅骨切除过程中鼻旁窦暴露，为了避免术后的脑脊液漏，需要应用游离瓣或带血管肌肉瓣和生物密封剂进行重建。
- 根据选择的手术入路常规关闭软组织和颅骨。如果额窦开放，需要去除窦内容物，应用骨水泥改善外观，肌肉复位防止肌肉下垂、萎缩。

【并发症预防】

- 蝶骨嵴内侧脑膜瘤有侵袭重要的血管神经的倾向，手术切除会有较高的致死致残率。
- 宽基底附着于硬脑膜及硬脑膜切除会增加术后脑脊液漏和术后血肿的风险。

1. 视神经受损和术后视力下降的预测因素

- 根据先前的研究，术后视力下降的主要因素是术前的视力损害、次全切除、复发后的二次手术。在第一次手术或放疗后，瘢痕、肿瘤纤维化和蛛网膜间隙的消失，使得二次手术安全切除难度很大。
- 其他导致肿瘤切除术后视力下降的因素是肿瘤复

发，术后放疗，男性，吸烟史，海绵窦被侵犯、眼球突出。

- 为了最大限度地保留视力，肿瘤、硬脑膜及被侵袭的颅骨要广泛切除（图 32-6）。因此，病人可以从早期的彻底手术中获益，避免二次手术、放疗及手术复发。

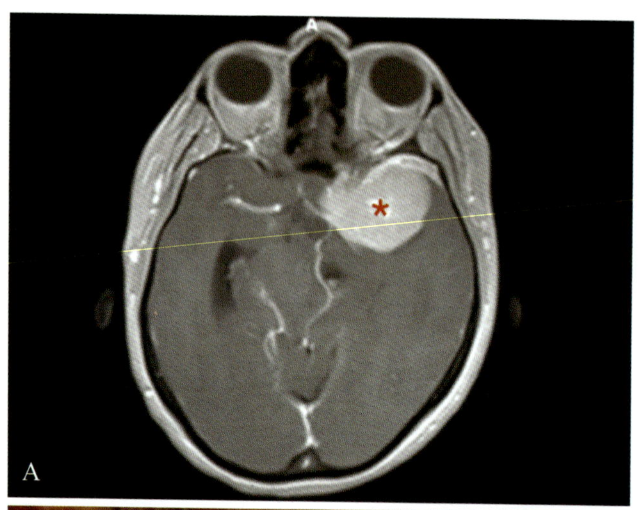

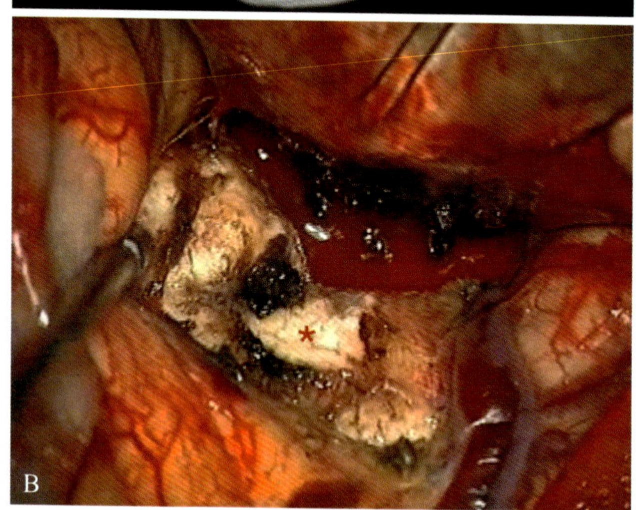

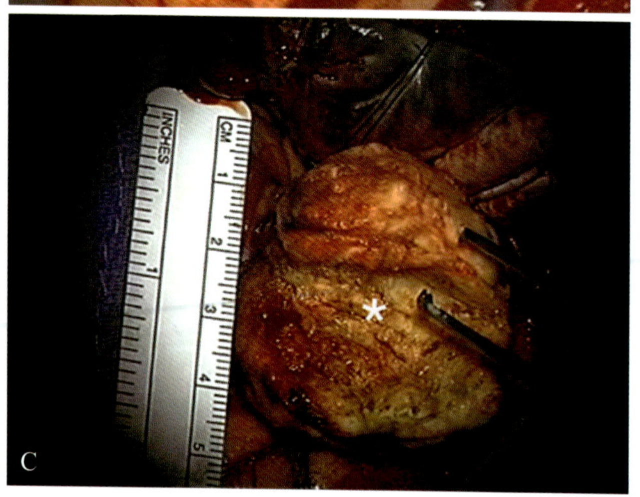

图 32-6 图示一例巨大蝶骨嵴脑膜瘤全切手术。55 岁女性，主诉偏头痛和进行性记忆力下降。A. 轴位增强 T_1 MRI 显示左侧蝶骨嵴中央强化肿块，左侧颈内动脉和左侧大脑中动脉受压移位。可见硬脑膜增厚，沿蝶骨嵴强化。B. 左侧翼点开颅外科显微镜下术中视野，可见巨大的脑膜瘤从颅底分离。一旦肿瘤从蝶骨嵴和颅前窝底分离下来，其可从额叶和颞叶分离。C. 肿瘤整块切除。* 脑膜瘤 ©*A.Quiñones-Hinojosa 版权所有*

- 在打开视神经管时大量冲水是必要的，避免对视神经的热损伤。这个过程中避免蝶窦、筛窦的开放。

2. 颈内动脉分支的破裂

- 大的肿瘤会侵犯和包裹颈内动脉和前循环血管。在这些病例里，上述血管隐藏在肿瘤中，直到大部分肿瘤被切除后才可见。残留的肿瘤必须小心地和血管分离，避免过度牵拉血管造成潜在的出血，颈内动脉损伤或术后假性动脉瘤。在肿瘤的切除过程中，要始终保持颈内动脉的近端在控制之内。

3. 脑膜瘤侵袭眶壁

- 避免眶内的神经和眼外肌损伤。为了避免术后出现复视，即使不能全切肿瘤，也要保持这些结构的完整和功能的良好。

4. 脑膜瘤侵袭海绵窦

- 如果海绵窦的侧壁被肿瘤侵袭，那么它的外层硬脑膜必须被切除。然而这个过程的成功经验有限，可能导致动眼神经、滑车神经、三叉神经和展神经的不可逆损伤，甚至不能完全切除。不完全的切除术后放疗和严密的随访是这种肿瘤比较好的选择。

【要点总结】

- 在蝶骨棘内侧型脑膜瘤中，硬脑膜外切除前床突并且去除视神经管顶壁可能有利于防止额外损伤视神经。为了让视神经有更大的活动度，可以打开镰状韧带，开放视神经管骨性入口。用薄刀片切开硬脑膜，翻起后，暴露眶顶，可以应用咬骨钳或金刚砂钻去除视神经管骨质，最后纵行切开包绕视神经的硬脑膜鞘和镰状韧带。切除视柱或打开眼眶可以获得更大程度的减压效果。
- 通常情况，当肿瘤广泛地在骨质内增长或侵犯海绵窦时，全切肿瘤几乎不可能。外科手术的目的是瘤体减压，视神经减压，功能和外观的改善。辅助放疗和放射外科在这些病例中对控制复发起重要作用。

推荐阅读

Chaichana, K.L., Jackson, C., Patel, A., Miller, N., Subramanian, P., Lim, M., et al. 2012. Predictors of visual outcome following surgical resection of medial sphenoid wing meningiomas. J. Neurol. Surg. 73(5), 321-326.

Guinto, G., 2012. Surgical management of sphenoid wing meningiomas. In Quiñones-Hinojosa, A. (Ed.), Schmidek & Sweet: Operative Neurosurgical Techniques: Indications, Methods and Results, sixth ed. Saunders, Elsevier Inc., Philadelphia, vol. 1, pp. 435-443.

Langevin, C.J., Hanasono, M.M., Riina, H.A., Stieg, P.E., Spinelli, H.M., 2010. Lateral transzygomatic approach to sphenoid wing meningiomas. Neurosurgery 67(2 Suppl Operative), 377-384.

Russell, S.M., Benjamin, V., 2008. Medial sphenoid ridge meningiomas: classification, microsurgical anatomy, operative nuances, and long-term surgical outcome in 35 consecutive patients. Neurosurgery 62(6 Suppl 3), 1169-1181.

Stacy, R.C., Jakobiec, F.A., Lessell, S., Cestari, D.M., 2010. Monocular nasal hemianopia from atypical sphenoid wing meningioma. J. Neuroophthalmol. 30(2), 160-163.

Westendorff, C., Kaminsky, J., Ernemann, U., Reinert, S., Hoffmann, J., 2007. Image-guided sphenoid wing meningioma resection and simultaneous computer-assisted cranio-orbital reconstruction: technical case report. Neurosurgery 60(2 Suppl 1), ONSE173-4; discussion ONSE174.

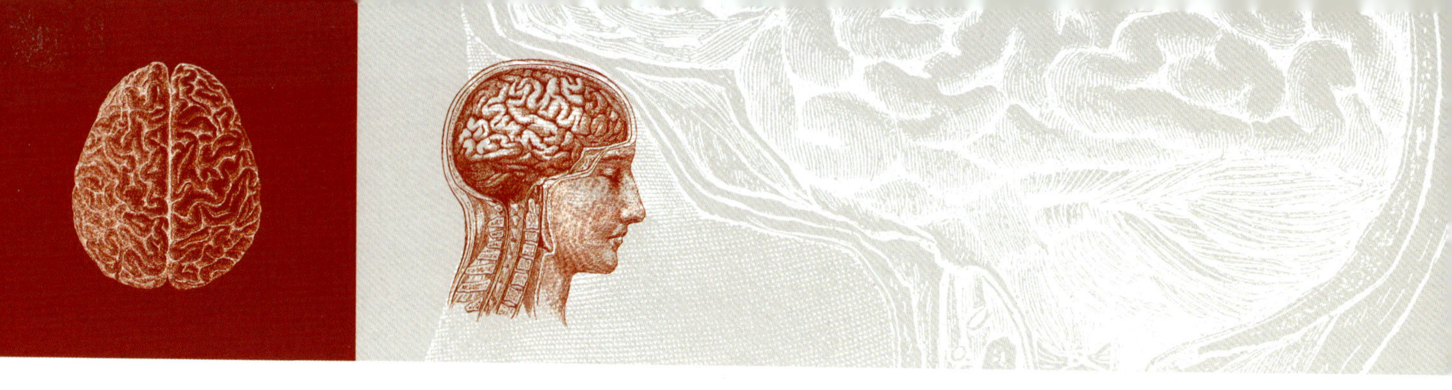

第33章　鞍旁肿瘤

Christina Jackson, Jordina Rincon-Torroella, Alfredo Quiñones-Hinojosa

参看video33，请访问expertconsult.com

【术前注意事项】

- 鞍旁是一个广泛的区域，包括环绕蝶鞍的结构。它的侧方是海绵窦的硬脑膜壁，下方以蝶骨为界，上方是鞍膈，鞍上的蛛网膜下腔包括视神经、视交叉、Willis环、下丘脑、灰结节及第三脑室的前部（图33-1）。
- 不同类型的病变影响该区域，通常涉及第Ⅱ～Ⅵ对脑神经和颈内动脉。上述区域最常见的肿瘤是脑膜瘤、垂体大腺瘤和三叉神经鞘瘤，其他罕见的肿瘤包括脊索瘤、软骨瘤/软骨肉瘤、颅咽管瘤、视神经胶质瘤、血管外皮细胞瘤、鳞状细胞癌和腺癌。
- 该区域肿瘤相关的症状：
  - 头痛，恶心呕吐：颅内高压的继发症状。
  - 视力下降：与视觉传导通路结构受压有关。
  - 脑神经损伤：海绵窦内的第Ⅲ、Ⅳ、Ⅴ、Ⅵ对脑神经受压。
  - 激素异常：病变内侧部分可能压迫垂体和垂体

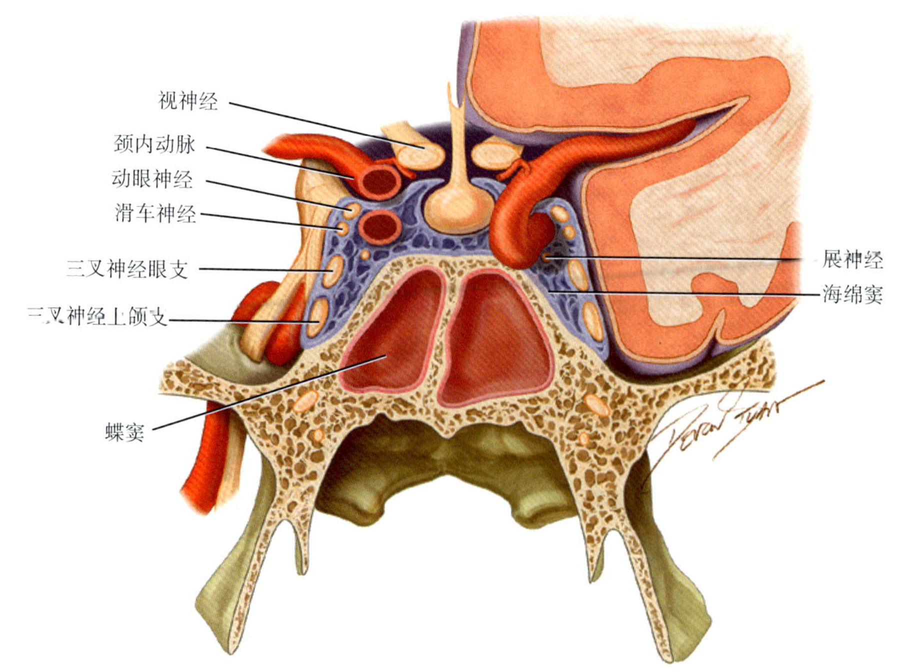

图33-1　蝶鞍和鞍旁区域的解剖

柄，引起激素水平紊乱，如糖尿病、尿崩症、性腺功能减退、高泌乳素血症。

影像学表现

- 头 CT：
  - 骨窗对于判断骨质损坏和骨质增生的范围是有意义的。
  - 薄层 CT 可以用于研究蝶骨、颅中窝底和岩骨的解剖，这对于术前手术预案是有意义的（图 33-2A）。
- 颅脑 MRI（图 33-2B～图 33-2D）：
  - MRI 肿瘤信号的特点有助于判断肿瘤类型及肿瘤位置和生长方式，可以帮助术前诊断。
  - 增强和流空能帮助发现邻近结构的关系。
  - MRI 静脉成像可以评估此区域内的静脉解剖及肿瘤和颅底静脉窦的关系，尤其在鞍旁大的脑膜瘤比较有价值，这样的肿瘤潜在地侵袭了蝶顶窦，改变了颅中窝底和颞叶静脉引流。
- CTA 或 MRA（图 33-2E）
  - 能判断肿瘤的血液供应。
  - 能进一步评估颈内动脉的受侵犯程度，并且如果需要切除颈内动脉，它可以为栓塞或球囊闭塞实验提供依据。

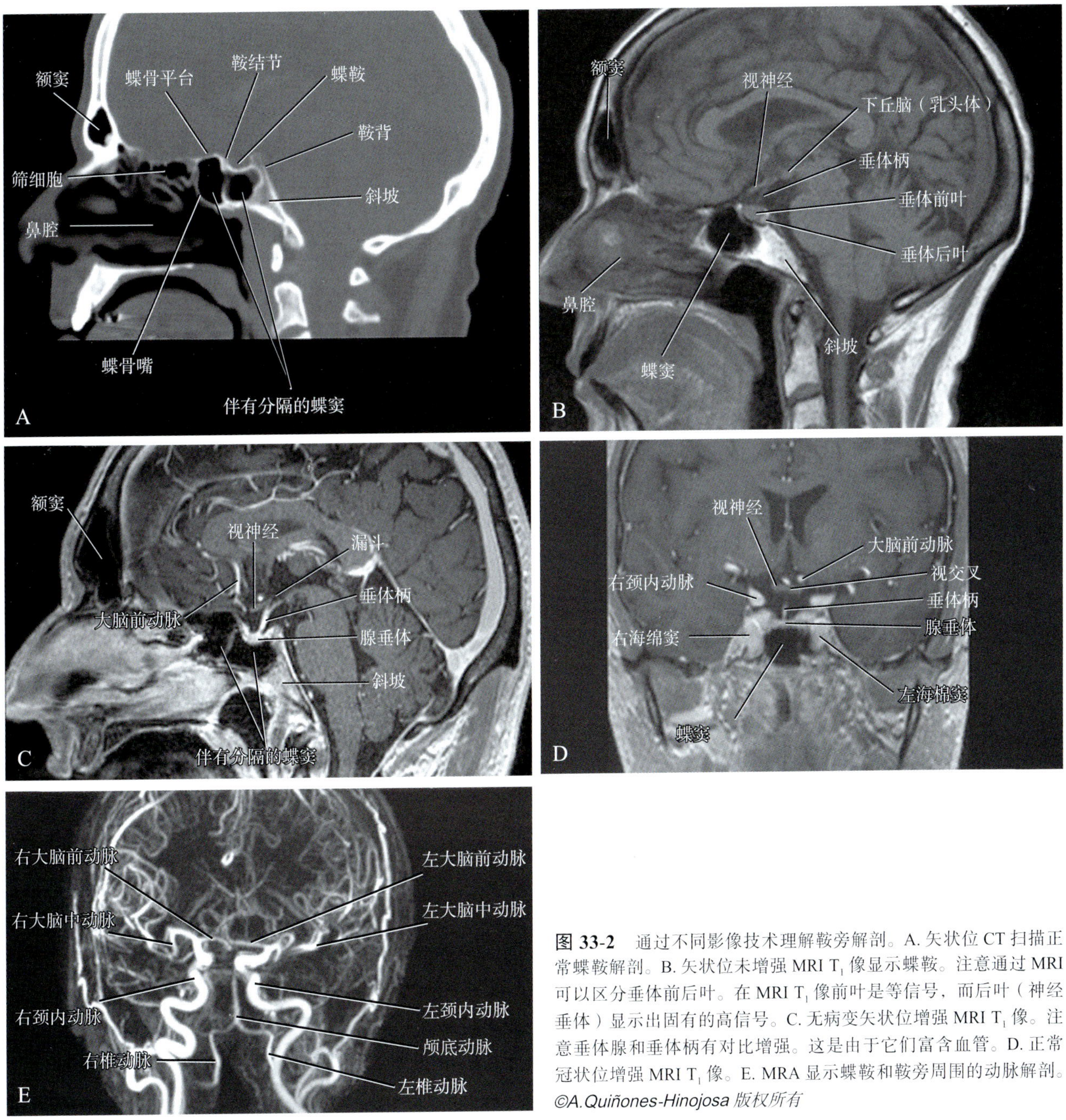

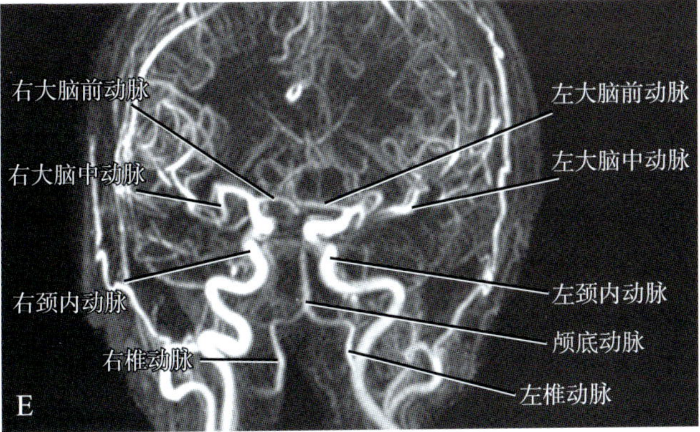

图 33-2　通过不同影像技术理解鞍旁解剖。A. 矢状位 CT 扫描正常蝶鞍解剖。B. 矢状位未增强 MRI T_1 像显示蝶鞍。注意通过 MRI 可以区分垂体前后叶。在 MRI T_1 像前叶是等信号，而后叶（神经垂体）显示出固有的高信号。C. 无病变矢状位增强 MRI T_1 像。注意垂体腺和垂体柄有对比增强。这是由于它们富含血管。D. 正常冠状位增强 MRI T_1 像。E. MRA 显示蝶鞍和鞍旁周围的动脉解剖。*©A.Quiñones-Hinojosa 版权所有*

【外科治疗适应证】

- 治疗的选择包括非手术治疗，早期放疗和手术治疗。
- 鞍旁肿瘤手术的目的：
  - 留取组织病理诊断。
  - 安全前提下最大范围切除肿瘤。
  - 保留和修复神经功能。
- 鞍旁肿瘤手术的指征：
  - 肿瘤进展或者进行性出血或坏死导致：
    - 占位效应导致进行性视力障碍。
    - 脑神经功能障碍进行性恶化。
    - 急性肾上腺皮质功能不全和其他激素水平异常。

肿瘤的特异性考虑

- 良性肿瘤
  - 脑膜瘤在动态影像复查中进行性增大，脑神经受损进行性加重，要考虑外科手术治疗。肿瘤经常发源于海绵窦的外侧壁，随后侵入海绵窦内，这样的肿瘤比那些发源于海绵窦内的肿瘤更容易全切除。
  - 其他良性肿瘤（三叉神经鞘瘤、表皮样囊肿、垂体瘤、海绵状血管瘤）比脑膜瘤更容易切除，因为它们经常把颈内动脉推移而不是包裹，并且经常比较容易地将颈内动脉和肿瘤剥离开来。
- 恶性肿瘤
  - 脊索瘤/软骨肉瘤不经常侵袭海绵窦。肿瘤和神经血管结构的解剖界面容易辨认，很容易把脑神经、颈内动脉和肿瘤剥离开，甚至是双侧海绵窦侵犯也是这样。
  - 其他恶性肿瘤如果为了延长生存期应尽量全切。如果颈内动脉海绵窦段被切除，需要用静脉移植物替代。

合适的手术入路的选择取决于邻近结构的范围和特点。一些肿瘤局限性生长，仅需要直接剥离，另一些为了切除肿瘤需要两种或更多手术入路，这增加了肿瘤全切的可能性。

【可选择的治疗方式】

- 考虑到该区域的重要结构，把需要手术暴露的病变及把特定结构置于不必要的风险和延长手术操作时间都是不可取的。
- 近年来，放射治疗已经成为治疗海绵窦病变的一种重要手段或者成为一种手术辅助治疗或独立治疗措施。尤其对于病变侵及海绵窦和无症状的病人，在讨论手术治疗这些病变时必须考虑到放射治疗这一治疗方式。

【手术入路】

- 手术入路应当根据肿瘤的类型和位置进行个体化选择。
- 可以经颅入路或经蝶入路到达鞍旁区域。
- 内镜下海绵窦入路最适合于侵犯海绵窦的垂体腺瘤，尤其侵犯了前外侧象限。其他类型的肿瘤如脑膜瘤和质地坚韧的纤维性肿瘤应用内镜技术切除将是挑战性的工作。
- 可行的经颅到达鞍旁区域入路包括：
  - 额颞入路—对暴露局限于海绵窦内病变有效。
  - 前外侧颞极经海绵窦入路—对于海绵窦后方病变有效。
  - 眶颧入路—适合位置高于鞍旁区域和脚间窝的病变。

【手术流程：鼻内镜入路】

可以通过鼻中隔旁、中鼻道或中鼻甲切除完成内镜经鼻或内镜辅助入路抵达蝶鞍。在这三种方式中鼻中隔旁入路是最微侵袭和最基本的方式。

1. 手术体位

- 病人仰卧位，上身抬高 15°～20°，头部位置高于心脏，前额和下颏连线平行于地面。

2. 内镜下蝶窦导航

- 当下鼻甲在视野中呈现时，中鼻甲的下缘位于后鼻道的前方可定位后鼻孔。中鼻甲和鼻中隔之间向后的空隙可通过导航定位蝶窦开口。在烧灼蝶窦黏膜后，在中鼻甲的下缘做一长约 1.5cm 的垂直切口分离黏膜。抬起黏膜暴露蝶骨平面。
- 有时候很容易误入颅前窝底，因为上鼻甲和中鼻甲形态类似。因此，中鼻甲的定位必须参照后鼻孔的位置。蝶窦后动脉常需要电凝避免术中和术后鼻腔出血。

3. 打开蝶窦和鞍底（图 33-3）

- 打磨：先磨除犁状骨，当达到松解后将鼻中隔黏膜推向对侧。黏膜下的分离至蝶窦边缘，沿着蝶窦前壁继续磨除骨质，暴露双侧蝶窦黏膜。
- 咬骨钳：定位同侧的蝶窦腔。定位同侧蝶窦腔开口，垂直切开黏膜，在黏膜下分离并进一步暴露蝶窦开口。鼻中隔和犁状骨从蝶窦黏膜直接骨折离断，用剥离器推向对侧。Kerrison 咬骨钳可用于咬除同侧蝶窦腔骨质，从内侧到上方再到下方。蝶窦前壁用 Kerrison 咬骨钳咬开并移除蝶窦黏膜。
- 蝶窦黏膜被移除并烧灼。
- 蝶窦用磨钻或咬骨钳进行蛋壳样骨骼化分离。硬脑膜十字切开。

4. 切除肿瘤

- 垂体环形刮匙及 5 号和 7 号吸引器可用于质地较软的肿瘤切除。为了保护垂体柄和鞍上结构，切除肿瘤从肿瘤的下级开始，可使上方的肿瘤落入操作视野中。待鞍膈塌陷进入视野中，说明已到达鞍上部分的肿瘤。
- 特别注意不要损害海绵窦外侧壁以免引起动眼神经功能障碍。向内和向后切除时应注意保护颈动脉虹吸部。

5. 关颅

- 颈动脉海绵窦段用腹部脂肪填充，如有必要，蝶窦腔内填满额外的腹部脂肪填充物。在放置脂肪前蝶窦黏膜应该完整去除。

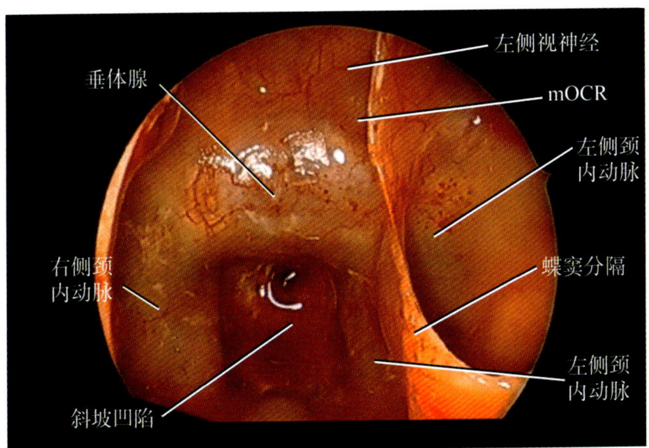

图 33-3 蝶窦内的术中照片。在内镜下观察鞍区及鞍旁的解剖，注意左侧蝶窦分隔通过左侧颈内动脉隆起。术中仔细研究鞍区的解剖是很有必要的。在用磨钻磨除分隔时应注意由于不仔细可能无意中造成的对颈内动脉的损伤。mOCR，内侧视神经 - 颈内动脉隐窝。©A.Quiñones-Hinojosa 版权所有

【手术流程：经颅入路】

1. 术中监测

- 体感诱发电位（SSEP）：
  - 几乎适用于所有的海绵窦肿瘤病人。
  - 当 SSEP 波形发生改变时及时将这种信息传达给手术团队，这时手术医师需要减少对脑组织的牵拉，麻醉医师要考虑是否提升血压。采取最佳手术入路提供的自然手术通道，注意脑压板放置在合适的位置，依靠脑组织自身重力的牵拉，这些都有助于减轻脑肿胀，从而减少 SSEP 改变的机会。
- 脑干听觉诱发反射（BAER）：
  - 作为反映脑干功能的指标来应用。
  - 通常用于涉及脑干和后循环的复杂大型海绵窦肿瘤的术中监测。
- 脑电图（EEG）：
  - 几乎用于所有海绵窦肿瘤病人。
  - 最有用的是需要在术中诱导爆发抑制的病例，如实施血管旁路手术时。

2. 病人体位

- 对于各种额颞开颅，病人处仰卧位，头钉固定头部。头部向对侧旋转 35° 使颧突处于最高点。
- 为病人准备手术和消毒铺单时，病人大腿外侧和下腹部要消毒，因为术中有可能需要取自体脂肪或筋膜用于重建。
- 对于眶颧颞下入路，病人仰卧位头转向病变对侧，这样可以使翼点处于手术野的最高点。

3. 皮肤切口

- 对于额颞开颅，通常做一个问号形状切口，起于耳屏前方和颧弓根下方的皮纹里，向前在发际内延伸到中线。
- 当硬脑膜外骨质切除范围最小时，应用单层切开的方法。切开颞肌和筋膜向前翻开，暴露额颧隐窝、颞鳞和颞窝。
- 颅骨骨膜随头皮一并翻起防止其干燥和损伤，直到手术重建阶段需要颅骨骨膜。
- 对于眶颧入路，需要做一个更大的问号切口以暴露

整个颧弓的外侧面和眶上缘及眶外侧缘，注意保护面神经额支、右侧眶上神经及面神经的颧支和颞支。头皮瓣分层翻起，见到颞浅筋膜脂肪垫后，在此处用筋膜间或筋膜下分离来保护面神经额颞支（图 33-4）。

- 应用钝性和锐性分离相结合的方法，暴露整个颧弓、颧突及眶外侧缘和眶上缘。

4. 开颅

- 额颞开颅首先在关键孔钻孔，关键孔后方颞上线下钻第二孔，可以选择在第二孔下方颅中窝底上方钻第三孔。如果额窦开放必须正确的处理，通过颅骨成形以及用有血供的组织 / 有血供的颅骨骨膜瓣覆盖开放的额窦，以防止发生脑脊液漏、黏液囊肿及感染。
- 眶颧入路是最常用的到达海绵窦的入路。要钻 2 个骨孔，一个位于关键孔，第二个在关键孔后 5cm 处、颞上线下方。
- 对于单骨瓣的眶颧入路，在颧弓根部平行于颞鳞表面切端，然后平行于颌颧缝上方数毫米切开眶外侧壁。接着在颞窝从颧骨和蝶骨结合处切开眶壁，然后继续额颞开颅，并离断眶顶使骨瓣作为一个整体被游离。
- 对于双骨瓣的眶颧入路，额颞开颅术可以分别通过 5 处切开，如此可以切下眶外侧壁和颧骨（图 33-5）。
- 硬脑膜外骨的磨除可以使脑的牵拉最小化，增加了

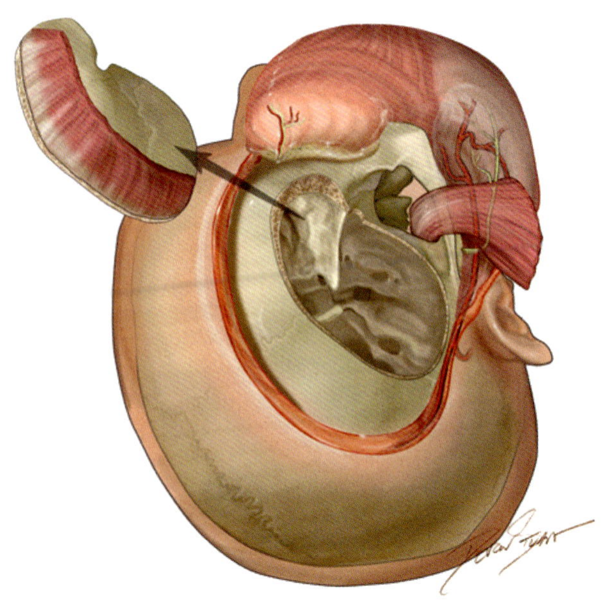

图 33-4 眶颧入路。额颞开颅软组织的解剖

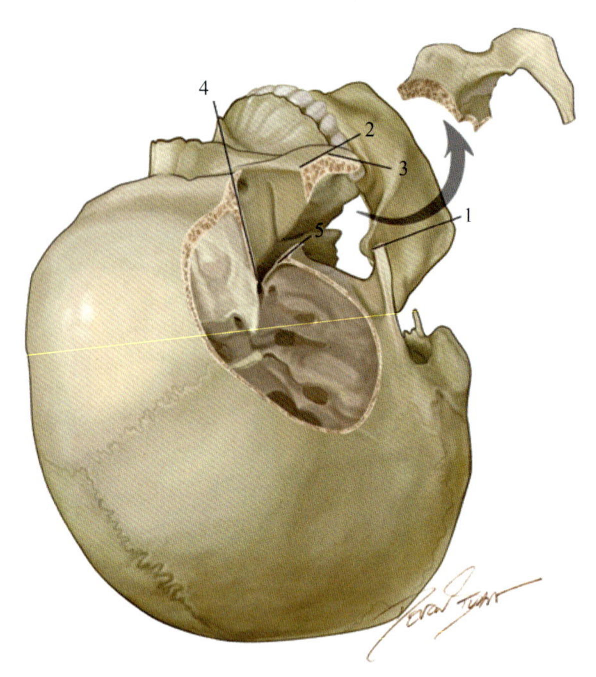

图 33-5 眶颧入路。显示眶颧骨切开。1：颧弓根切断。2、3：颧骨体切断。4：从眶后方沿着眶顶向眶上裂或 MacCarty 关键孔切骨。5：从眶下裂向最后切骨结束点或 MacCarty 关键孔切骨

周围结构的可移动性，提供一个宽阔的手术通道。

- 手术需要切除部分蝶骨嵴，磨除视神经管上壁和视柱，如果需要，最后还应切除前床突暴露视神经和床突段颈内动脉。这样允许视神经移动减少了肿瘤切除过程中神经和血管损伤的机会。为了降低损伤，按照切除肿瘤时暴露的需要可以个体化地仅切除部分前床突。视神经、颈内动脉和眶上裂内容物的位置必须在手术实施过程中不断被识别。
- 对于颞下入路，需要钻数个孔，包括在额骨上的关键孔，位于颧突后方，第二个孔在翼点，第三个孔在颧突根部上方的颞骨上，第四孔在颧弓上方 3cm 的颞鳞缝上，第五孔在颧弓上方 6cm 的冠状缝上，第六孔在眶嵴上方 3cm 的额骨上。然后把颧弓的前端和后端用摆锯切断翻向下方。蝶骨大翼和眶壁按照上文描述取下。

5. 硬脑膜切开

- 从海绵窦内向外生长的肿瘤需要在硬脑膜下暴露邻近结构。海绵窦可以通过内侧、上方和外侧三角“T”形切开，硬脑膜瓣用精细缝线向前牵拉。
- 对于前外侧颞极经海绵窦入路，牵拉颞叶硬脑膜和海绵窦外层硬脑膜的反折，“L”形切开覆盖外侧

裂的硬脑膜，通过视神经鞘硬脑膜延长切口，然后拐向中线过鞍结节 2～3cm。

- 对于颞下入路，额颞硬脑膜如早期描述那样半圆形切开或倒“T”字形切开。

6. 硬脑膜内切除

- 用于切除这些肿瘤的技巧取决于肿瘤的侵袭程度，以及与周围神经血管粘连的程度。全套解剖器械包括小型环状刮圈，棉条，吸力可控的吸引器头，这些器械在对精微结构周围进行操作时是很有价值的。
- 对于有完整包膜的肿瘤如三叉神经鞘瘤，通常能找出肿瘤包膜和血管神经之间的界面。打开肿瘤包膜，用双极电凝、显微剪及超声吸引器逐步分块肿瘤内切除，瘤内缩减肿瘤体积后从周围的血管神经结构上切除残留的肿瘤。
- 脑膜瘤通常从开始离断肿瘤血供做起。侵犯海绵窦内颈内动脉的病例为了全切肿瘤有可能需要进行血管旁路移植。在肿瘤全切的病例中，硬脑膜起源的和周围硬脑膜也需要一并切除。
- 从高位颈段颈内动脉到 C_3 段颈内动脉的血管旁路移植，或 C_3 和 C_6 段颈内动脉旁路移植可以用于需要牺牲海绵窦内颈内动脉的病例（图 33-6）。
- 侵入海绵窦内的肿瘤不需要根治性切除以免引起新的神经功能损害。仅累及海绵窦外侧壁和上壁的病例，窦壁可以剥离和仔细的电凝。如果残留肿瘤复发可以辅助放射治疗。
- 计划海绵窦内病变切除时，术者必须从海绵窦顶壁和外侧壁开始。切除肿瘤通常通过视神经、颈内动脉、动眼神经、三叉神经第一支和第二支之间的间隙进行（图 33-7）。

7. 关颅

- 神经血管结构周围的任何硬脑膜破损都要用脂肪覆盖，并通过纤维蛋白胶或严密缝合固定。
- 标准的硬脑膜缝合。
- 骨膜、阔筋膜或人工脑膜均可以用于硬脑膜的修复，防止脑脊液漏。
- 眶顶需要重建以防止迟发的眼球突出。
- 切断的颧弓需要重新准确对位并用钛板固定。用骨水泥和钛网进行颅骨成形术来重建颅骨缺损。
- 对术后美容而言颞肌复位很重要。

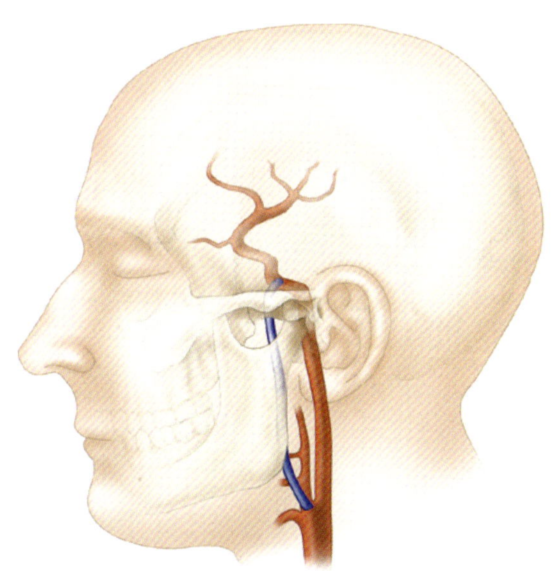

图 33-6　用静脉移植行颈外动脉 - 颈内动脉岩段 C_6 段吻合。本图引自 Jandial,R., McCormick, P., Black, P. 编写的 *Core Techniques in Operative Neurosurgery* 一书，227-238 页，2011 年 Elsevier 公司出版（Saunders，费城）

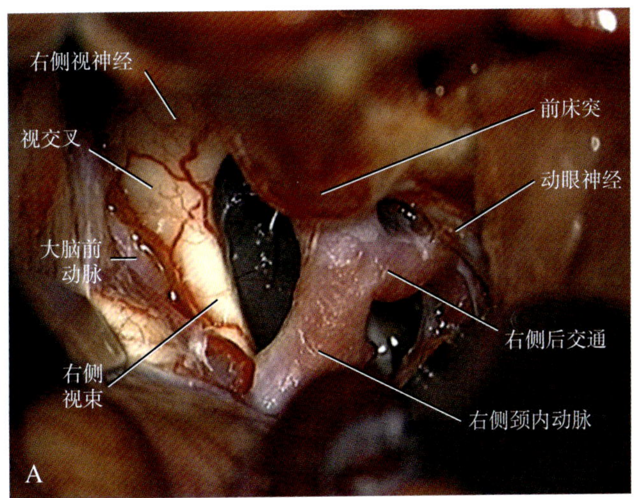

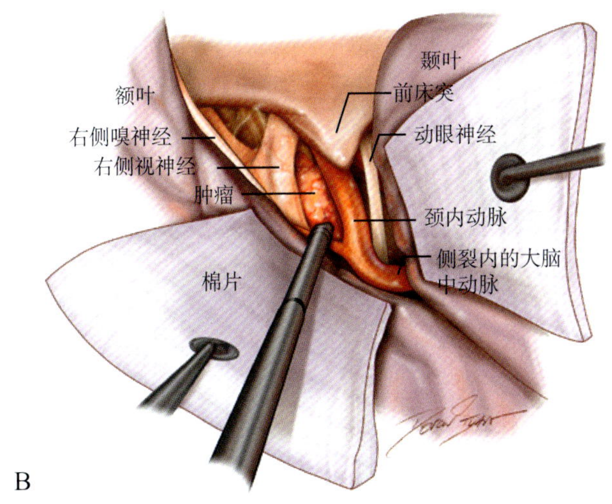

图 33-7　展示通过右侧眶颧入路到达鞍旁切除肿瘤的手术通道。A. 手术中所见；B. 相应绘制的示意图。*©A.Quiñones-Hinojosa 版权所有*

- 应用头部（加压）包扎可以减少术后皮瓣下积液。

【并发症预防】

- 海绵窦手术可能发生重大的术后并发症。无症状的海绵窦病变病人可以从其他治疗方案受益，如用放射治疗控制病变发展。
- 当肿瘤与颈内动脉缺乏明确的界线时，应考虑部分切除肿瘤，避免损伤颈内动脉。
- 为避免在切除前床突过程中损伤视神经，在骨质磨除后在原位留一层薄骨片，并且沿着视神经管长轴打开。然后，通过咬骨钳和小金刚砂磨钻去除前床突的皮质骨和视柱。
- 打开海绵窦壁时通常发生大的静脉出血，可以用生物胶控制出血。

【要点总结】

- 对于垂体瘤，硬脑膜“十”字形切开有利于操作。术中可以应用多普勒或影像导航，以避开海绵窦和外侧的颈动脉。切除肿瘤的下部，然后切除两侧，最后切除肿瘤的鞍上部分。为了避免不经意地损伤鞍旁结构，在该区域应当更多解剖而不只是使用刮圈刮除。
- 最小的牵开以获得最大的暴露适用于所有的病例。磨除或切除眶顶部可改善手术区域的暴露，并有助于接近向眶上裂和鞍上区域生长的病变。
- 对于切除这些肿瘤的手术技巧，取决于该肿瘤的侵袭程度，肿瘤和神经、血管结构粘连程度。
  - 对于侵袭性肿瘤，术后的复发率主要取决于外科医师的判断和经验。
  - 尝试将肿瘤从脑神经上剥离下来的操作方式通常导致术后新的神经功能损害。
- 在完全识别颈内动脉及其分支、视神经、视交叉和动眼神经之后，再切除肿瘤，可降低之后手术时神经血管损伤的概率。
- 脑膜瘤经常侵袭邻近的关键结构。这种情况下，为了把损伤和主要并发症减少到最小程度宁可部分切除肿瘤。

推荐阅读

Barkoudarian, G., Zada, G., Laws, E., 2014. Endoscopic endonasal surgery for nonadenomatous sellar/parasellar lesions. World Neurosurgery 82(6S), S138-S146.

Couldwell, W., 2004. Transsphenoidal and transcranial surgery for pituitary adenoma. J. Neuro-Oncol. 69, 237-256.

Frazier, J., Chaichana, K., Jallo, G., Quiñones-Hinojosa, A., 2008. Combined endoscopic and microscopic management of pediatric pituitary region tumors through one nostril: technical note with case illustrations. Childs Nervous Syst. 24(12), 1469-1478.

Guinto, G., Cohn, F., Perez de la Torre, R., Gallardo, M., 2006. Pituitary Macroadenomas: Transsphenoidal Approach. In Sekhar, L.M., Fessler, R.G. (Eds.), Atlas of Neurosurgical Techniques: Brain. New York, Thieme, pp. 670-686.

Recinos, P.F., Goodwin, C.R., Brem, H., Quiñones-Hinojosa A., 2012. Transcranial surgery for pituitary macroadenomas. In Quiñones- Hinojosa, A. (Ed.), Schmidek & Sweet: Operative Neurosurgical Techniques: Indications, Methods and Results, sixth ed. Saunders, Elsevier Inc., Philadelphia, pp. 280-291.

Vaughan, T.B., Blevens, L.S., Vaphiades, M.S., Wand, G.S., 2012. Multimodal assessment of pituitary and parasellar lesions. In Quiñones-Hinojosa, A. (Ed.), Schmidek & Sweet: Operative Neurosurgical Techniques: Indications, Methods and Results, sixth ed. Saunders, Elsevier Inc., Philadelphia, pp. 192-202.

Youssef, A., Agazzi, S., Van Loveren, H., 2005. Transcranial surgery for pituitary adenomas. Neurosurgery 57, 168-175.

Zada, G., Agarwalla, P., Mukundan, S., Dunn, I., Golby, A., Laws, E., 2011. The neurosurgical anatomy of the sphenoid sinus and sellar floor in endoscopic transsphenoidal surgery. J. Neurosurg. 114 (5), 1319-1330.

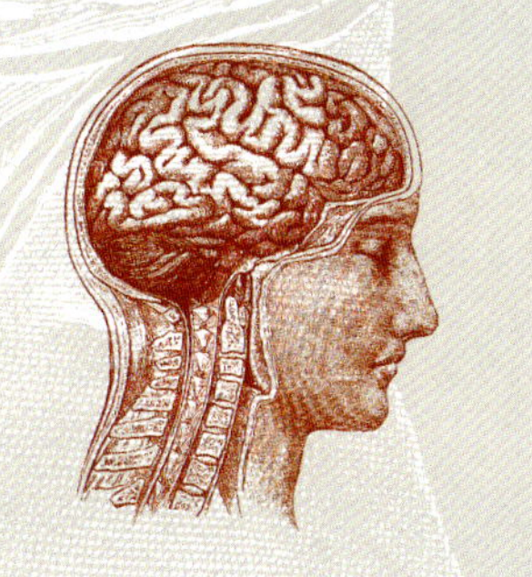

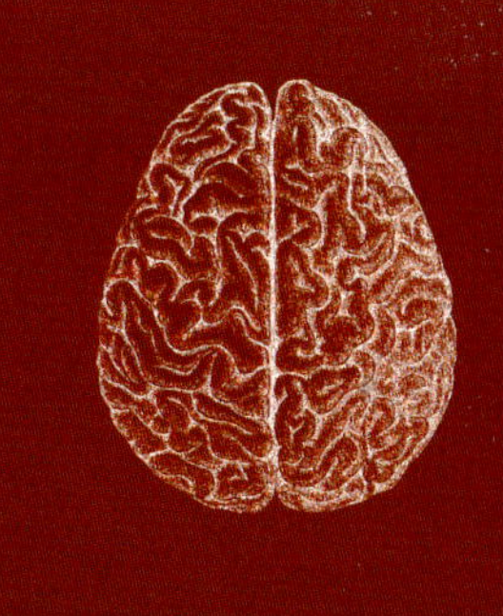

第34章 侵袭性垂体腺瘤

João Paulo Almeida, Martín A. Chacón Portillo, Jordina Rincon-Torroella, Kaisorn L. Chaichana, Alfredo Quiñones-Hinojosa

参看 video34，请访问 expertconsult.com 

【术前注意事项】

- 垂体腺瘤是起源于垂体腺的良性上皮肿瘤。缺乏肉眼可见的包膜，这些病变可以侵犯邻近组织结构，如海绵窦和蝶窦，硬脑膜和脑实质。这类肿瘤被认为是侵袭性垂体腺瘤。
- 侵袭性垂体腺瘤的特征在于对毗邻组织结构的压迫（如视神经和视交叉），以及引起体内激素平衡的紊乱。
- 视觉症状是最常见的临床表现，双颞侧偏盲是最典型的症状。其他症状包括头痛、复视和偶尔发生的脑脊液鼻漏。
- 激素紊乱可导致不同的综合征，最常见的是库欣综合征、肢端肥大症和高泌乳素血症。
- 治疗方案包括手术、药物治疗和放射治疗。治疗方案的选择取决于以下几个因素：
  - 蝶窦的大小和气化程度。
  - 颈动脉纡曲度和位置。
  - 颅内肿瘤扩展情况。
  - 肿瘤的病理性质不确定。
  - 病人的既往治疗史。

【适应证】

- 当推迟手术、存在手术禁忌或手术失败时，通常需要进行药物治疗。
  - 药物治疗对泌乳素腺瘤非常有效，其中多巴胺受体激动剂对控制激素水平和缩小肿瘤体积非常有效。
  - 肢端肥大症病人术后辅助使用生长抑素类似药物，以达到控制疾病的目的。
  - 通过手术或药物治疗不能控制的病人可以考虑放射治疗。
- 外科手术适应证
  - 视路结构受压迫导致继发性视觉障碍。
  - 海绵窦受侵犯导致脑神经损害。
  - 肿瘤卒中。
  - 药物治疗无效的巨大泌乳激素腺瘤。
  - 生长激素或促肾上腺皮质激素分泌腺瘤。
- 手术治疗目标
  - 切除肿瘤。
  - 视路结构减压。
  - 改善内分泌紊乱症状。
  - 明确病变的病理诊断。
  - 实现较大侵袭性垂体腺瘤（明显侵犯海绵窦）的完整切除，无论采用何种手术方式，均具有挑战性。
- 经颅手术方式尤其适用于治疗下列侵袭性垂体腺瘤：
  - 明显延伸到颅前、中、后窝；以及肿瘤向外侧生长越过大脑中动脉和（或）包绕大脑前动脉的肿瘤。

- 可疑肿瘤主要由纤维成分构成。
- 蝶窦小或气化不良。
- 肿瘤的病理不确定（即可能是脑膜瘤）。
- 经蝶手术失败。

- 治疗侵袭性垂体腺瘤的可行性方法：
  - 经蝶窦入路（和经蝶窦入路分期手术）。
  - 额下、双额或双额扩大、经颅底入路——适用于向上方、下方或侧方发展的鞍上肿瘤。
  - 眶上入路——用于局限于蝶鞍区域的腺瘤，向一侧鞍旁轻度扩展。
  - 翼点入路——适用于视交叉前置且肿瘤无明显扩展。
  - 眶颧入路——适用于肿瘤明显向鞍上、鞍旁扩展或侵入海绵窦或脚间池时。
- 经验丰富的外科医师推荐内镜下扩大入路切除巨大侵袭性垂体腺瘤（请参阅第5章有关内镜下切除颅底肿瘤）。该手术在以下情况下尤其适用：
  - 不能耐受经颅手术的病人。
  - 长期的视交叉损害（不能耐受经颅入路所致额外的创伤，如术中需要推移视交叉）。
  - 姑息性肿瘤部分切除减容。
- 大量病例证实另一个有效方案是联合入路（分期或非分期）或内镜辅助显微神经外科手术。
- 外科医师、内分泌专家和肿瘤放疗专家之间的密切合作对侵袭性垂体腺瘤的治疗至关重要，因为联合治疗可能是控制肿瘤发展的关键。
- 术前评估
  - 神经影像学：MRI序列描述肿瘤的大小、位置以及肿瘤与中枢神经系统结构的关系。当需要进一步了解颅骨解剖，特别是病人之前经历开颅手术时，CT扫描有参考价值。
  - 内分泌检查以评估体内激素分泌过多或缺乏。特别注意甲状腺激素和皮质醇的水平。
  - 神经眼科评估。

【手术流程】

- 本小节的目的是描述对于向鞍上或鞍旁明显扩展的侵袭性垂体腺瘤经蝶入路最常见的替代方案，或通过经蝶入路肿瘤部分切除之后的入路选择：翼点、眶颧和双额叶手术入路。内镜手术操作请参阅第23、24、25章。

1. 病人体位

- 病人仰卧位。头部稍高于心脏水平，以利于静脉回流。
- 由于手术本身可能损害垂体-肾上腺轴，因此手术期间通常监测病人皮质类固醇激素水平。
- 不同的手术技术用以达到这些病变部位：
  - 额下入路：病人颈部上抬置于正中位置，使用Mayfield或Sugita头架固定。
  - 翼点或眶颧入路：推荐从右侧进入，除非病变向左侧有较多发展。将病人头部置于三钉头架固定，向左侧旋转20°，轻微过伸。头部的旋转和过伸幅度取决于肿瘤的大小及生长方向。

2. 皮肤切口

- 双额入路皮肤切口：
  - 双额冠状瓣切口（从一侧颞区至对侧颞区），发际线后2～3cm。
- 翼点入路需做一个弧形皮肤切口。切口下端从耳屏前方1cm处开始。切口上端根据病人的发际线高低而不同。切口上端可以在中线或对侧瞳孔中线上。
- 眶颧入路
  - 头皮切口和翼点入路相似。
  - 暴露颧弓之前，需要采取筋膜下或筋膜间分层解剖以保护面神经。
  - 需要把颞肌分离暴露以便进行颧弓截断。
  - 颞肌在额骨颧突后方2cm切开，在颞上线下方向后切开至颞上线后1cm。向下成角止于颧弓根部。颞肌瓣向下翻开直到显露眶下裂。

3. 开颅

- 双额入路（图34-1）
  - 分离解剖鸡冠后方的硬脑膜可能损害嗅神经。
  - 在扩大双额入路开颅手术中，用脚踢控制的长铣刀或骨锯分5步完成眼眶截骨。这种情况下，额窦黏膜需完整切除以防止将来发生黏膜囊肿。黏膜可用单极灼烧，然后用金刚砂磨头磨除额窦内壁。为了减少术后脑脊液漏，可以预留骨膜瓣用于颅底重建。
  - 嗅神经在解剖期间需要覆盖保护，以防止其损伤。主要向鞍内和（或）鞍旁生长的肿瘤手术时需要额外更多切除颅底骨质。在这些病人中，保留嗅神经几乎不可能。

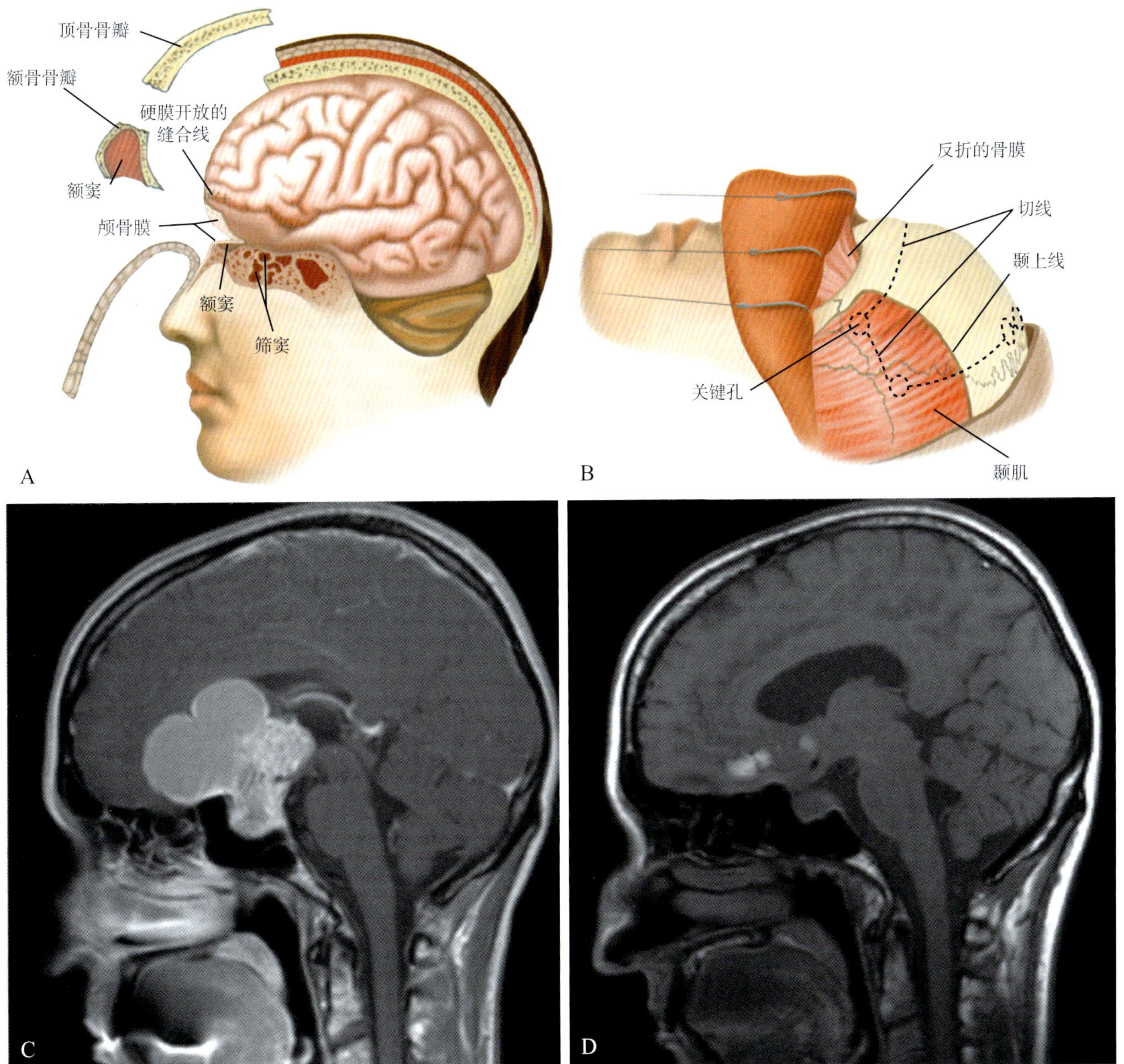

图 34-1 A. 双额入路或经颅底入路开颅手术中各部分解剖结构。扩大开颅可以充分地到达鞍区和鞍区旁位置区域而不过多牵拉脑组织。B. 皮瓣翻开、颅骨钻孔和开颅示意图。C. 术前 MRI T_1 增强扫描显示明显向鞍上和前方发展的垂体腺瘤。D. 术后 MRI T_1 像示双额入路垂体腺瘤完全切除。图 A～B. 由 Michael McDermott 医学博士修改自 Recinos, P.F., et al. 的 Transcranial surgery for pituitary macroadenomas 绘图，引自 Quiñones-Hinojosa, A. 主编的 *Schmidek & Sweet: Operative Neurosurgical Techniques: Indications, Methods and Results* 一书，第 6 版，2012 年 Elsevier 公司出版（Saunders, 费城）。图 C～D 经 Recinos, P.F., et al. 惠允使用其 Transcranial surgery for pituitary macroadenomas 绘图，引自 Quiñones-Hinojosa, A. 主编的 *Schmidek & Sweet: Operative Neurosurgical Techniques: Indications, Methods and Results* 一书，第 6 版，2012 年 Elsevier 公司出版（Saunders, 费城）

- 翼点入路：翼点开颅手术，可以通过颅骨钻孔和标准的脚控铣刀或 Gigli 锯完成。推荐钻 2 个孔，一个位于翼点，第二个位于颧骨突起后方向上的颞骨鳞部。
- 眶颧入路：此入路开颅最初部分如翼点所述。用脚踏板控制的长铣刀做 5 次切骨把上方眶顶、眶外侧壁和颧骨截取下来（图 34-2）。
- 若是肿瘤在鞍旁的扩张范围较广或侵犯海绵窦，则需要增加暴露范围以较少对颞叶的牵拉，颞下入路可以暴露圆孔及卵圆孔，可能适合应用于此类病灶。

4. 打开硬脑膜

- 将棉片摆放于硬脑膜边缘，有利于表浅部位止血，从而获得干净的术野，半圆形或“C”形剪开硬脑

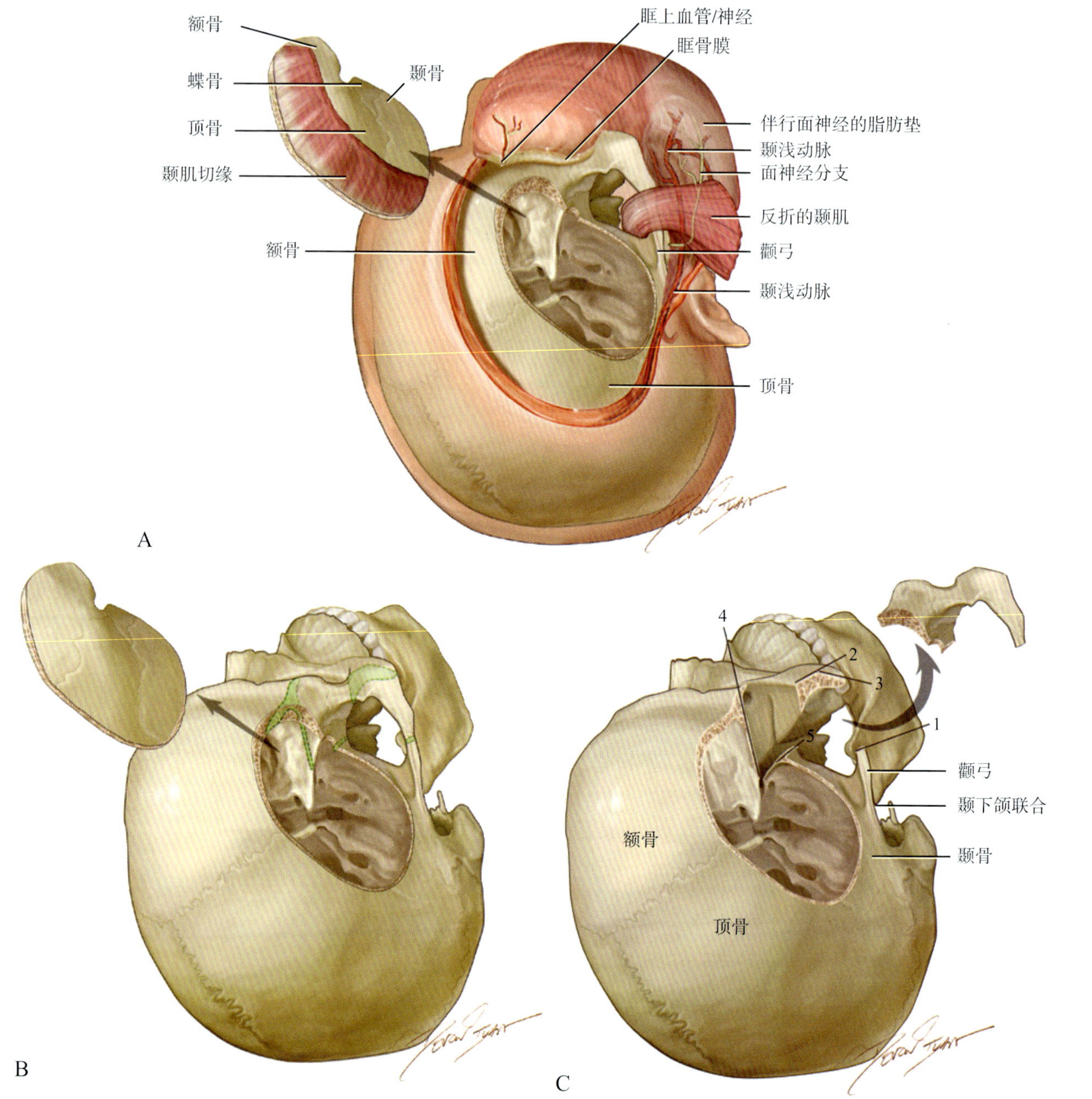

图 34-2 A. 额颞入路开颅解剖与颅骨切开。B，C. 眶颧入路颅骨切开时必须分离眶顶、眶底和颧骨。1～5 数字代表的意义请参见前面图 33-5

膜，并向前翻。

- 如果选择额下入路，在硬脑膜打开前结扎上矢状窦前部。
- 打开硬脑膜时要考虑硬脑膜如何保持最佳状态以利于最后缝合，硬脑膜翻开时要无皱褶地覆盖于颅骨的表面。
- 在解剖锚定的硬脑膜上桥接静脉和其他结构粘连时要特别注意。

5. 硬脑膜内的解剖及肿瘤切除（图 34-3）

- 如果术者想避免使用牵开器则需充分松弛脑组织，包括以下方法：使用渗透性利尿药和释放脑脊液，脑脊液释放通常通过腰大池引流或直接打开基底池。
- 为了暴露肿瘤，术中需要打开外侧裂或经额下通路解剖，分离的范围则需根据肿瘤的大小及扩张范围而定。
  - 自持牵开器可以用来改善肿瘤的暴露，然而，应该避免过度或持久性牵拉，可以将 Telfa 棉片放置于牵开部位脑组织的表面，不断调整牵开部位，从而保护脑组织。
- 通过翼点及眶颧入路能够抵达视交叉 - 颈动脉，可

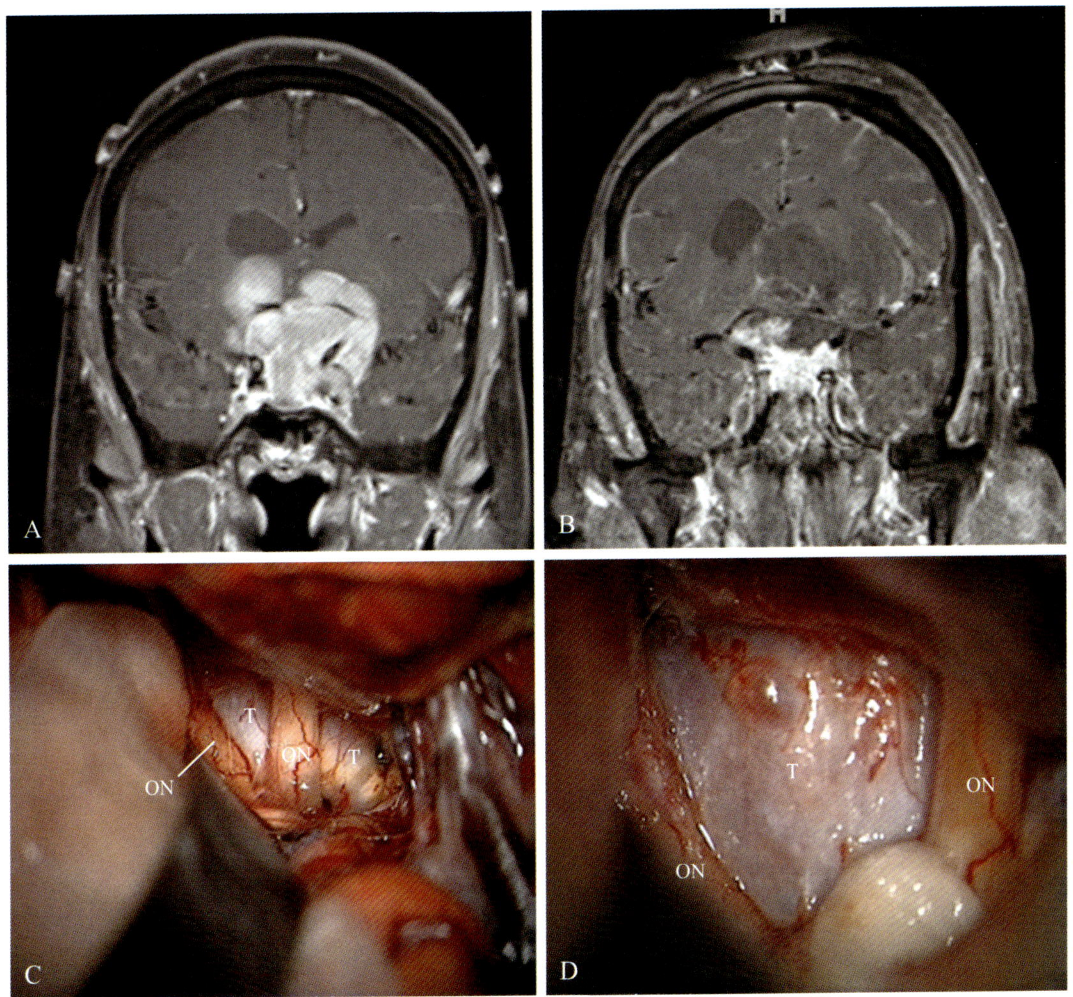

图 34-3　A. 术前 MRI T_1 增强提示垂体腺瘤在鞍上扩张范围较大，压迫视交叉及第三脑室。B. 术后 MRI T_1 增强显示肿瘤已切除。C. 术中发现肿瘤压迫视交叉。D. 高倍镜下显示了肿瘤与视交叉的位置关系。T：肿瘤；ON：视神经。图片已获授权，本图引自 Recinos, P.F., et al., 2012. Transcranial surgery for pituitary macroadenomas. In Quiñones-Hinojosa, A. (Ed.), Schmidek& Sweet: Operative Neurosurgical Techniques: Indications, Methods and Results, sixth ed. Saunders, Elsevier Inc.,Philadelphia.

以在视神经的外侧及颈动脉三角之间辨认出垂体柄，视神经、视交叉，以及肿瘤的包囊之间联系紧密，因为它们由相同的血管供血。视神经 - 颈内动和动脉眼神经三角能够减少术后垂体功能减退及视觉缺损的发生概率。

- 对于视交叉前置的病人，当腺瘤向鞍上扩展超过视交叉时，通过显微镜侧方观察可以辨别病灶位于视交叉的下部，可以通过视神经 - 颈动脉 - 动眼神经三角进行病灶切除。
- 通过视神经 - 颈动脉 - 动眼神经三角并使用环形刮圈结合吸引器瘤内切除肿瘤，通过分块切除将肿瘤切碎，从而减小肿瘤的体积，在移除视神经附近的肿瘤组织时，避免使用超声吸引器。
- 肿瘤的边缘及包囊需要通过双极电凝、显微剪及吸引器进行合理分离。
- 在保护好视神经、视交叉、颈内动脉及其分支的前提下移除病灶。
- 当鞍上病灶扩张至第三脑室时候，需要使用显微剪及显微剥离子仔细打开视交叉后方的终板。
- 使用环形刮圈仔细切除剩余病变，避免损伤第三脑室的侧壁，因其损伤后可能导致术后下丘脑功能紊乱。

6. 关颅

- 可以使用颅骨膜、阔筋膜、帽状腱膜及人工合成材料对硬脑膜进行修复。
- 对于术后颅骨缺损的重建，可以通过骨孔连接片连接骨瓣与颅骨。开颅导致的颅骨缺损可以使用骨水泥（如 CranioFix2）进行填补或使用钛板进行修补。

- 若是翼点或眶颧入路，颞肌复位需要缝合肌筋膜，按照常规方法缝合帽状腱膜及皮瓣。

【并发症预防】

- 额叶损伤是额下入路最常见的并发症，建议尽可能减少术中对脑组织的牵拉，同时，使用棉片对脑组织的表面进行保护。尽量避免使用脑压板。
- 术中最易受损的神经是同侧视神经，需要对视神经的供血动脉进行谨慎操作。
- 若术中无法做到肿瘤全切，剩余肿瘤组织则容易发生出血，此为可能会导致神经功能恶化的神经急症，需要再次手术。
- 切除肿瘤需要保留蝶鞍附近的神经血管结构，若术中无法保留，则需要考虑其他治疗方式。
- 推荐术后复查激素水平。
- 尿崩症也是术后常见的并发症之一，术后早期需要严格监测出入量。
- 在扩大经蝶鞍入路中，对蝶鞍进行重建有助于避免术后发生脑脊液漏（详见第 27 章）。

【要点总结】

- 掌握颅底的解剖结构是处理侵袭性垂体腺瘤的基础。
- 当肿瘤扩张突破海绵窦侧壁进入颅中窝时，建议采用经颅入路。
- 处理纤维侵袭性腺瘤时，可以通过使用超声吸引瘤内切除，肿瘤体积缩小后更容易解剖蝶鞍及鞍旁的神经血管结构。
- 分块切除是大多数侵袭性垂体腺瘤的首选切除策略，不建议整体切除，因为术中可能损伤颈内动脉的穿支血管及视神经。
- 结合内镜 - 经颅入路或综合治疗（如手术联合放疗）是治疗侵袭性垂体腺瘤的有效策略，这样能够最大程度地控制肿瘤并减少并发症，同时保留神经功能，以及保证病人的生活质量。

推荐阅读

Agazzi, S., Youssef, A.S., Van Loveren, H.R., 2010. The anterolateral approach for the transcranial resection of pituitary adenomas: technical note. Skull Base 20(3), 143-148.

Alleyne, C.H., Jr., Barrow, D.L., Oyesiku, N.M., 2002. Combined transsphenoidal and pterional craniotomy approach to giant pituitary tumors. Surg. Neurol. 57(6), 380-390.

Jane, J.A., Jr., Thapar, K., Laws, E.R., Jr., 2011. Pituitary tumors: functioning and nonfunctioning. In Winn, H.R. (Ed.), Youman's Neurological Surgery, sixth ed. Philadelphia, Elsevier, pp. 1476-1510.

Powell, M.P., Pollock, J.R., 1995. Transcranial surgey. In Powell, M.P., Lightman, S.L., Laws, E.R., Jr. (Eds.), Management of Pituitary Tumors, second ed. Humana Press, Totowa, NJ, pp. 147-160.

Recinos, P.F., Goodwin, C.R., Brem, H., Quiñones-Hinojosa, A., 2012. Transcranial surgery for pituitary macroadenomas. In Quiñones-Hinojosa, A. (Ed.), Schmidek & Sweet: Operative Neurosurgical Techniques: Indications, Methods and Results, sixth ed. Saunders, Elsevier Inc., Philadelphia, pp. 280-291.

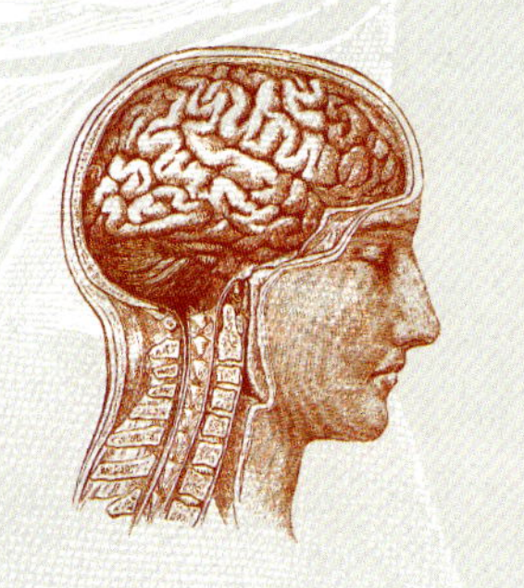
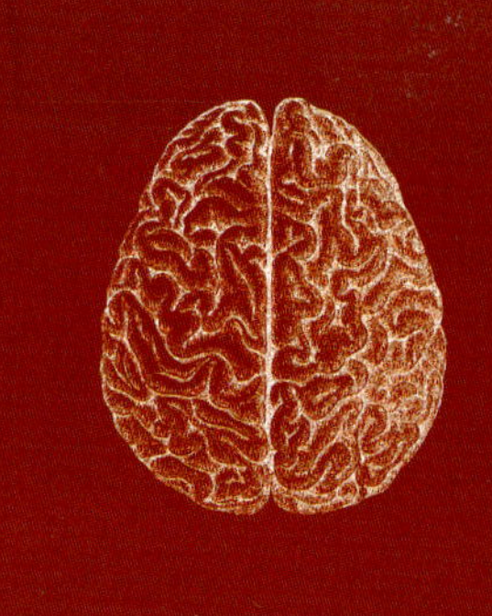

第35章 颞骨入路：基本原则

Eva F. Pamias-Portalatín, Tito Vivas-Buitrago, Arnau Benet,
Jordina Rincon-Torroella, Alfredo Quiñones-Hinojosa

参看 video35，请访问 expertconsult.com 

本章将介绍3个颞骨相关入路的解剖及几个关键步骤，这3个经典的入路分别是颞下入路、颅中窝入路、经迷路和耳蜗入路。

【颅中窝或颞下入路】

- 有利于保留听力，不需要通过迷路切除就能够直接抵达内听道，同时脑脊液漏的风险明显减少。
- 切除前后的岩锥可以提供更大的操作空间，使该入路应用更广泛。
- 术中通常需要牵拉颞叶，可能增加 Labbé 静脉损伤风险并造成颞叶缺血。
- 能够勉强抵达脑桥小脑三角。

1. 适应证

- 向脑桥小脑三角生长的小于 1cm 的小肿瘤。
- 向脑桥小脑三角生长的岩斜区肿瘤。
- 岩尖肉芽肿。

2. 禁忌证

- 起源于脑桥小脑三角的肿瘤。

【颅中窝颞下入路的手术流程】

1. 病人体位（图 35-1）

- 病人取仰卧位。
- 建议放置一个肩垫于同侧肩下。
- 用 Mayfield 三钉头架固定头部，头部与垂直面成 90°，与地面成 20°，使颧弓位于术区最高点。
- 这种体位能够利用重力对颞叶进行牵拉，并且能够直视小脑幕。
- 下颏与锁骨要留有足够的空间，避免对侧颈静脉受压。
- 这一阶段，建议进行导航注册来帮助规划手术路径。

2. 皮肤切口

- 推荐行马蹄形切口，向前起自颧弓根部，向上延伸至颞上线，向后终止于星点（图 35-2）。
- 切口深度抵达颞肌筋膜，建议保留颞浅动脉及其分支。

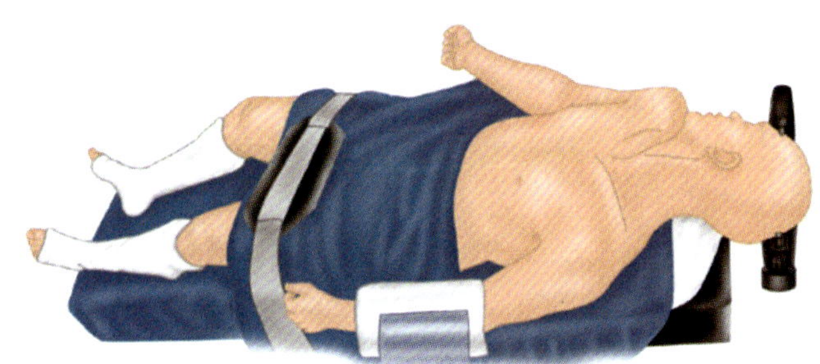

图 35-1 病人取仰卧位，建议放置一个肩垫于对侧肩下，经旋转后，头部与垂直面成 90°，与地面成 20°，将颧弓放置于术野的最高点，这种体位能够利用重力对颞叶进行牵拉，直接观察到小脑幕。本图经 Raza, S.M., Woodworth, G.F., Quiñones-Hinojosa A. 惠允使用其 Subtemporal (intradural and extradural) craniotomy 绘图，引自 Jandial,R., McCormick, P., Black, P. 编写的 *Core Techniques in Operative Neurosurgery* 一书，2011 年 Elsevier 公司出版（Saunders，费城）

3. 开颅

- 钻孔点选择在颞骨鳞部、颧弓根部、颞上线、星点及 Labbé 静脉汇入至横窦的汇入点的上方 / 后方。
- 用铣刀切开骨瓣，为了得到更好的手术操作通道，建议在尽可能靠近颅中窝底部的位置进行钻孔，另外，可以通过向下扩大以保证颞骨岩部的暴露。接近 2/3 的开颅范围位于外耳道的前方（图 35-3）。

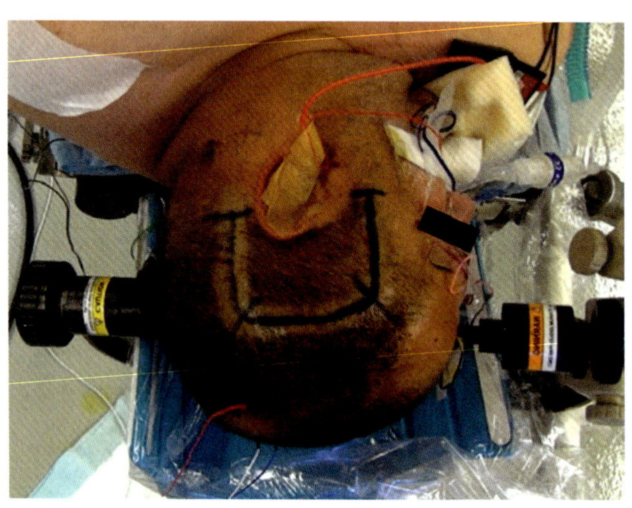

图 35-2 马蹄形切口标志，切口向前起自颧弓根部，向上延伸至颞上线，向后终止于星点区域。*©A.Quiñones-Hinojosa 版权所有*

4. 打开硬脑膜

- 按“U”形剪开脑膜，基底位于下方，避免损伤 Labbé 静脉（图 35-4）。
- 术中通常都会遇到颞叶底部的静脉及横窦，这些静脉结构与 Labbé 静脉常存在往返式流动，颞叶下方静脉在充分控制的情况下可以被牺牲。
- 此入路可以抵达包括卵圆孔、弓状隆起、岩浅大神经及颞叶等颅中窝结构。
- 硬脑膜外入路，可以将颅中窝的硬脑膜抬起，从颞窝的颅骨进行分离，并且仔细分离岩浅大神经（图 35-5）。
- 若从硬脑膜外入路，此时可以将颅中窝的硬脑膜抬起，从颞窝的颅骨上分离硬脑膜，有必要从棘孔处结扎脑膜中动脉，从而使得脑膜充分抬起。
- 随后将显微镜移至术野，根据肿瘤的特点进行常规切除。

【并发症预防】

- 考虑到存在静脉损伤的风险，不建议优势半球病变应用颞下入路。
- 术中为了防止损伤面神经避免牵拉岩浅大神经。
- 磨除岩尖的侧方和前方需谨慎操作，因其存在进入耳蜗或损伤颈动脉岩部的风险。

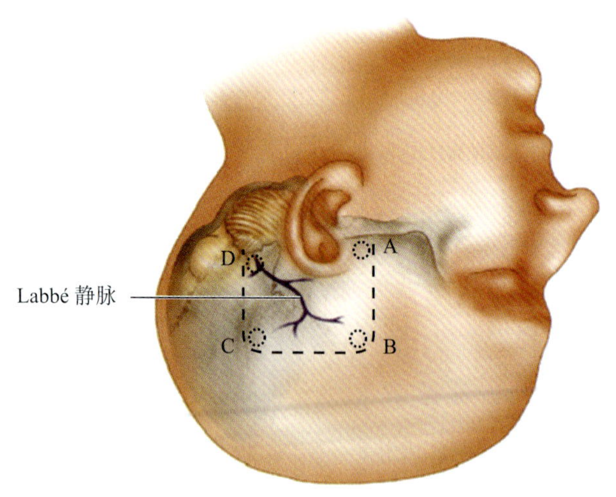

图 35-3 颞下开颅的钻孔取点位置：图中所示 A 在颞骨鳞部的颧弓根部；B 颞上线；C 星点（在颅中窝水平）；D 为 Labbé 静脉汇入至横窦的汇入点的后方。本图经 Raza, S.M., Woodworth, G.F., Quiñones-Hinojosa A. 惠允使用其 Subtemporal (intradural and extradural) craniotomy 绘图，引自 Jandial,R., McCormick, P., Black, P. 编写的 *Core Techniques in Operative Neurosurgery* 一书，2011 年 Elsevier 公司出版（Saunders，费城）

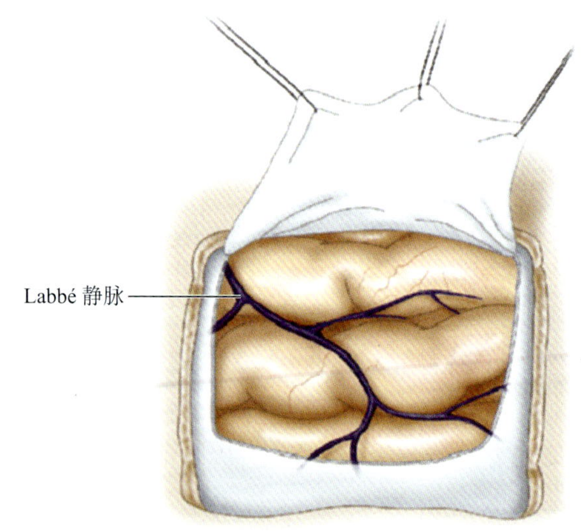

图 35-4 在颅底的底面行“U”形硬脑膜切口，基底位于颅底，硬脑膜瓣翻开后可见 Labbé 静脉，本图经 Raza, S.M., Woodworth, G.F., Quiñones-Hinojosa A. 惠允使用其 Subtemporal (intradural and extradural) craniotomy 绘图，引自 Jandial,R., McCormick, P., Black, P. 编写的 *Core Techniques in Operative Neurosurgery* 一书，2011 年 Elsevier 公司出版（Saunders，费城）

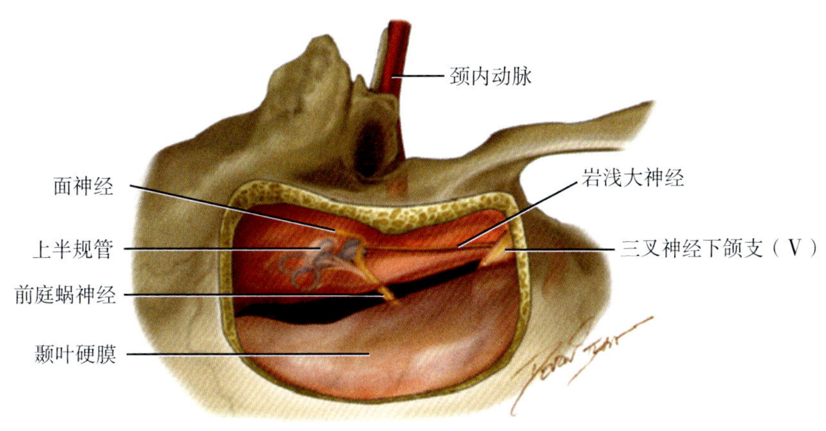

图 35-5 在颞骨岩部，可以沿着弓状隆起的长轴及岩浅大神经的成角进行钻孔，以暴露内耳道

【要点总结】

- 此入路的主要风险是对静脉结构的损伤（如 Labbé 静脉、颞叶底部静脉、岩上静脉及岩上窦），可能导致脑组织或脑干水肿、颞叶梗死，建议术前行 MRV 确定 Labbé 静脉走行，指导手术计划。
- 脑组织松弛有助于减轻术中颞叶牵拉并有利于肿瘤切除，如果脑组织没有达到足够的松弛程度，对位于非优势侧颞叶内侧或幕切迹中间的病变可以通过经皮质入路切除，需要切除部分颞下回。经皮质入路也可以避免 Labbé 静脉的损伤。

【经迷路入路】

1. 术前注意事项

- 迷路入路在乙状窦（后）及耳蜗（前）之间为手术提供了一个窗口（图 35-6）。
- 牺牲迷路结构可直接抵达内听道及脑桥小脑三角，同时最低程度地牵拉小脑及脑干。
- 迷路入路可以早期识别面神经在脑干的发出位置。
- 提供了一条直接抵达内听道内肿瘤中心的路径，有利于肿瘤切除。

2 适应证

- 肿瘤体积大于 2cm，伴听力丧失。
- 肿瘤扩张至内听道基底部。
- 恶性病变扩张侵犯颅后窝的外侧部。
- 恶性肿瘤复发。

3. 禁忌证

- 相对禁忌证为同侧慢性中耳炎。
- 肿瘤影响到听力仅存的一侧。
- 病变向前发展至桥前池。

4. 手术相关解剖

- 乳突气房通过鼓室窦连接中耳。

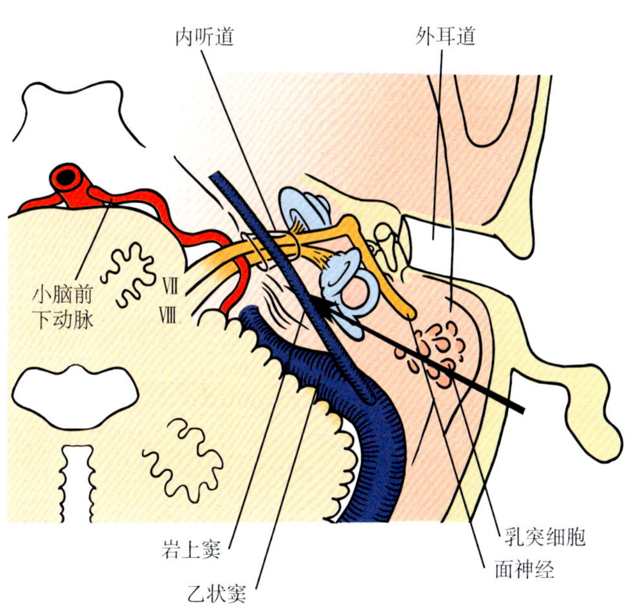

图 35-6 乙状窦位于颞骨的乙状窦沟，在脑桥小脑三角入路中，当通过乳突及迷路入路时可以显露乙状窦，图中Ⅶ为面神经（Ⅶ）；Ⅷ为耳蜗神经（Ⅷ）。本图经 Poulsgaard, L. 惠允使用其 Translabyrinthine approach to vestibular schwannomas 绘图，引自 Quiñones-Hinojosa, A. 主编的 *Schmidek & Sweet: Operative Neurosurgical Techniques: Indications, Methods and Results* 一书，第 6 版，卷 1，2012 年 Elsevier 公司出版（Saunders, 费城）

- 中耳的边界：
  - 上方：鼓室盖。
  - 后方：前庭、外半规管、耳蜗。
  - 外侧：鼓膜。
  - 前方：咽鼓管及颈内动脉。
  - 内侧：内听道及耳蜗。
- 乙状窦位于颞骨的乙状窦沟中。
- 面神经走行于耳蜗神经上方，第Ⅶ对脑神经在内听道的底部穿过并且位于耳蜗神经上方、前庭上神经的前方，延伸至面神经岩骨段。岩骨段包括膝状神经节及岩浅大神经。在岩骨走行一小段后，第Ⅶ对脑神经靠近外侧半规管的下部，随后向下穿行（乳突段），第Ⅶ对脑神经的乳突段包含鼓索，第Ⅶ对脑神经最终通过茎乳孔出颅底抵达面部。
- 岩上窦从海绵窦发出，途经岩嵴抵达乙状窦，并且组成了窦脑膜角（Citelli 角）。
- 早期识别外侧半规管有助于定位全部三个半规管。
- 内听道的神经分布（图 35-7）
  - 前上象限：面神经。
  - 前下象限：耳蜗神经。
  - 后上象限：前庭上神经。
  - 后下象限：前庭下神经。
- 脑桥小脑三角神经和血管：
  - 第Ⅴ对脑神经：位于脑桥表面上外侧，靠近小脑。
  - 第Ⅵ，Ⅶ与Ⅷ对脑神经：邻近桥延沟垂直走行。
  - 第Ⅶ～Ⅷ对脑神经：位于绒球的前内侧。
  - 展神经位于桥延沟靠近橄榄前沟。
- 可以通过此入路看到小脑后下动脉颅袢位于第Ⅷ与Ⅸ对脑神经水平。
- 小脑前下动脉形成一个袢突向内听道，迷路动脉与弓状动脉在内听道的水平从小脑前下动脉的袢发出。

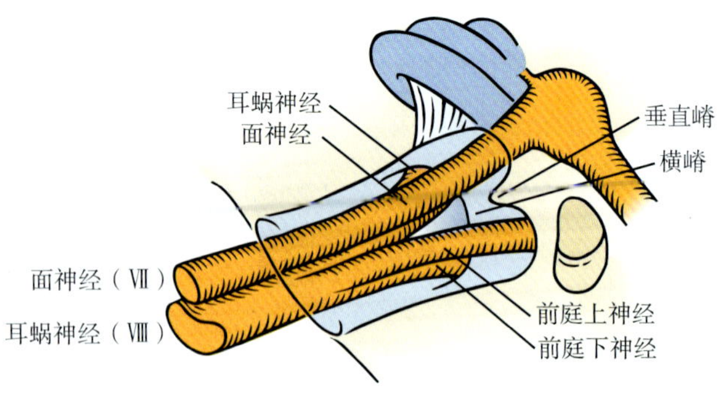

图 35-7 内听道的结构示意图显示 Bill 嵴将面神经与上前庭神经隔开，横嵴将面神经、上前庭神经与下前庭神经、耳蜗神经隔开，本图经 Poulsgaard, L. 惠允使用其 Translabyrinthine approach to vestibular schwannomas 绘图，引自 Quiñones-Hinojosa, A. 主编的 *Schmidek & Sweet: Operative Neurosurgical Techniques: Indications, Methods and Results* 一书，第 6 版，卷 1，2012 年 Elsevier 公司出版（Saunders，费城）

【经迷路入路手术流程】（图 35-8）

1. 病人体位（图 35-9）

- 病人仰卧位。
- 建议将病人头部向对侧旋转 30°。
- 同侧肩下垫肩垫以抬高同侧肩部，并且可以通过旋转手术床避免头部的过度旋转，这对于老年病人或患有颈椎病变的病人尤为重要。
- 头架可以用来固定头部，条件允许时，可以选择三钉头架。
- 腹部消毒准备，关颅时可能需要取腹部脂肪。
- 此阶段可以准备术中监测仪器。
- 双极面神经监测电极常规放置于口轮匝肌和眼轮匝肌。
- 另一个电极放置于咀嚼肌来监测三叉神经功能。
- 术中还可监测听觉脑干诱发电位。

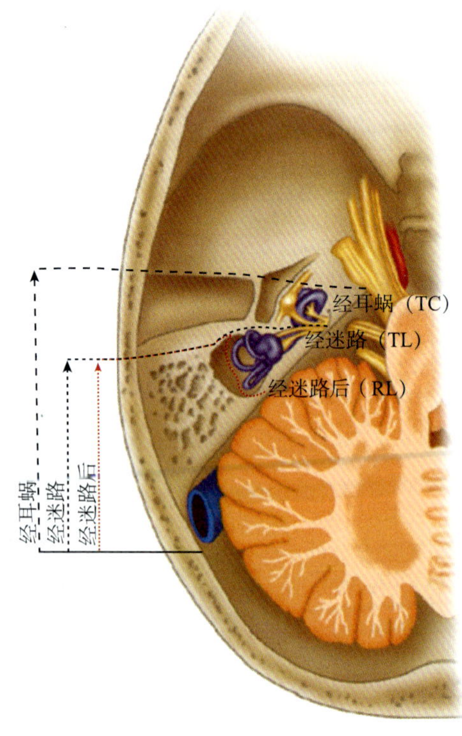

图 35-8 迷路后、经迷路、经耳蜗入路的差别示意图。本图经 Rivas, A., Francis,H.W. 惠允使用其 Presigmoid approaches to the posterior fossa: translabyrinthine and transcochlear 绘图，引自 Jandial,R., McCormick, P., Black, P. 编写的 *Core Techniques in Operative Neurosurgery* 一书，2011 年 Elsevier 公司出版（Saunders，费城）

2. 皮肤切口

- 肿瘤同侧耳郭后做弧形切口，起至耳郭上缘，颞线上、向后下方 4～5cm，终止于乳突尖前方（图 35-10）。
- 建议逐层切开皮肤，从皮肤表层开始，随后切开肌肉、筋膜、骨膜，如此操作可以在手术结尾逐层严密缝合皮肤，避免产生脑脊液漏。
- 可以抬高肌皮瓣并向前翻至外耳郭上方。

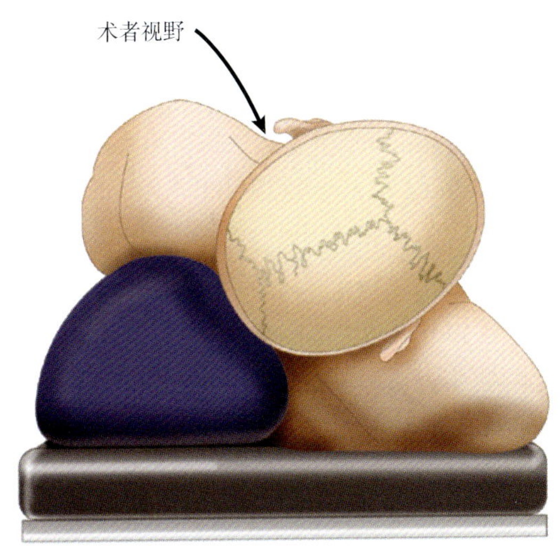

图 35-9　病人取仰卧位，头部向对侧旋转 30°，同侧肩部下方垫一块肩垫以抬高同侧肩部。本图经 Rivas, A., Francis,H.W. 惠允使用其 Presigmoid approaches to the posterior fossa: translabyrinthine and transcochlear 绘图，引自 Jandial,R., McCormick, P., Black, P. 编写的 *Core Techniques in Operative Neurosurgery* 一书，2011 年 Elsevier 公司出版（Saunders，费城）

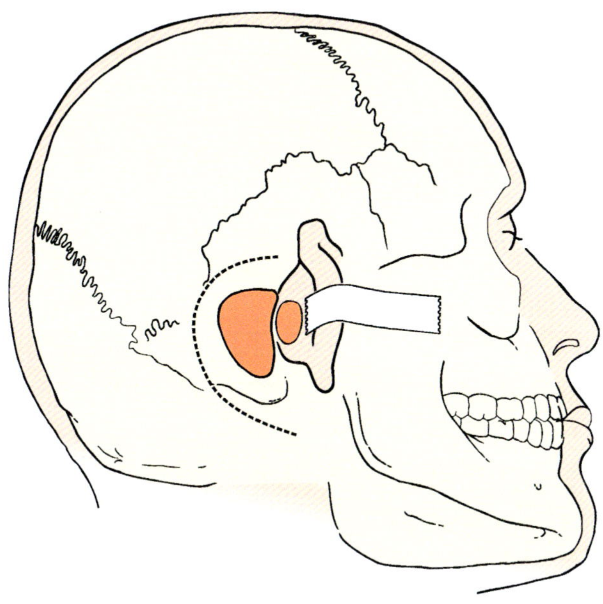

图 35-10　皮肤切口位于肿瘤同侧耳后，起至耳廓上缘，颞线上、向后下方 4～5cm，终止于乳突尖前部。乳突切开范围已经用橙色标出。本图经 Poulsgaard, L. 惠允使用其 Translabyrinthine approach to vestibular schwannomas 绘图，引自 Quiñones-Hinojosa, A. 主编的 *Schmidek & Sweet: Operative Neurosurgical Techniques: Indications, Methods and Results* 一书，第 6 版，卷 1，2012 年 Elsevier 公司出版（Saunders，费城）

3. 开颅

（1）乳突处理

- 使用一个切割钻头，磨除乳突表面的骨皮质，从乳突前缘开始至外耳道后方。
- 暴露颅中窝硬脑膜或鼓室盖尤为重要，能够更好地抵达乳突小房和鼓室上区域，此区域的暴露能够方便解剖窦脑膜角，以便于观察内听道（图 35-11）。
- 使用动力钻向后扩大磨除范围，移除覆盖于乙状窦上方的颅骨，向上抵达颅中窝。
- 在某些病例，移除骨性结构后，可以观察到一根粗大的乳突导静脉向乙状窦的后方引流，使用双极电凝及骨蜡止血，可以避免过多的静脉出血。
- 建议使用大的金刚砂钻头对乙状窦进行骨架化，覆盖于静脉窦的骨膜，可以作为一个屏障避免其受损。
- 颅中、后窝与乙状窦相邻的硬脑膜可以直接从颅骨分离。倘若乙状窦的位置靠前，或存在巨大肿瘤，则覆盖于颅后窝乙状窦后部的颅骨均可切除。

（2）迷路切除

- 在此阶段，可以将显微镜移至术野。
- 可以在内听道旁辨认出面神经，一般位于水平半规管的下方稍内侧，在迷路切除之前，建议早期辨认出面神经。
- 可以暴露颅中窝硬脑膜并打开乳突小房，从而暴露砧骨，乳突小房一般位于颞骨最深部，在 Henle 棘

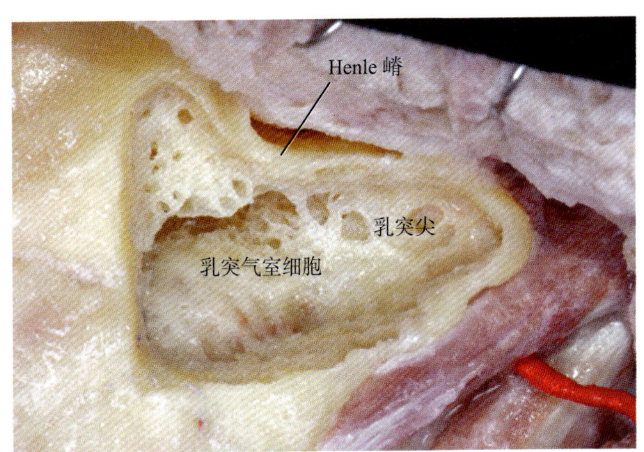

图 35-11　乳突切除中显示颅中窝（鼓室盖）已抵达乳突小房及上鼓室区域，该图显示出了乳突尖、后管壁及窦脑膜角的位置。*© Amau Benet 版权所有*

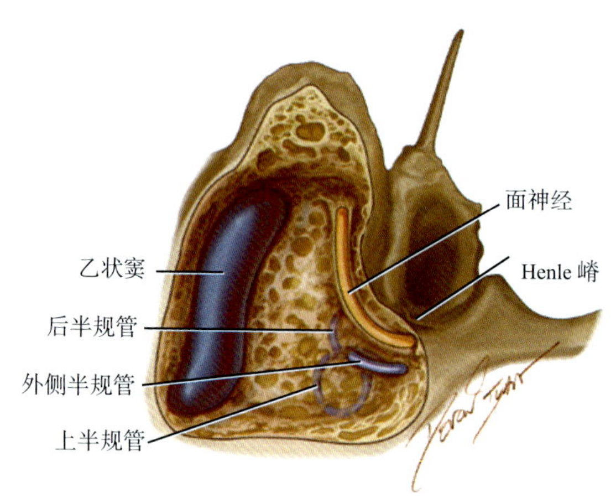

图 35-12 在迷路结构中，可以观察到面神经、乙状窦及外侧半规管的上端深部（图 35-12）。

- 移除覆盖于窦脑膜角上方的颅骨后，找到上半规管后即可抵达岩上窦。
- 一般而言，移除乳突小房后可暴露外半规管。随后，辨认出后、上半规管并可以切除，随后暴露前庭并完成完整的迷路切除。
- 可以将面神经骨骼化并且通过神经监测系统来确认面神经的功能。
- 可以从颅后窝硬脑膜上的前庭水管切除内淋巴囊。

（3）内听道

- 使用锐利的剥离子剥离内听道处的硬脑膜。
- 内听道周围的骨质用金刚砂磨钻轻柔磨除，建议尽可能多地移除内听道口的骨质以抵达肿瘤的上下边界。
- 避免打开内听道内的神经及肿瘤周围的硬脑膜，如果不小心损伤硬脑膜，可以通过刺激辨认面神经，从而避免其损伤。神经一般位于内听道前上部的硬脑膜下。
- 可以去除内听道与颈静脉球之间的骨质，部分病例高位颈静脉球突进内听道，阻挡手术通道。
- 耳蜗导水管可以作为确认靠近颈静脉孔的第Ⅸ，第Ⅹ及第Ⅺ对脑神经的标志。将颅骨切除范围限制于前庭水管的上方区域有助于避免神经损伤。
- 可以在内听道的上部辨认出 Bill 嵴。
- 一旦找到内听道的基底，便可辨认出以下结构：
  - 内听道。
  - Bill 嵴。
  - 面神经。
  - 前庭上、下神经。
  - 岩上窦。
  - 前庭水管。
  - 第Ⅸ对脑神经（靠近颈静脉孔）。

4. 打开硬脑膜

- 硬脑膜切口一般起于窦脑膜角靠近乙状窦的上方并持续向下直到内耳门。
- 术中可以使用一个小钩向外侧牵拉硬脑膜，增大小脑与硬脑膜之间的操作空间，避免损伤岩静脉，该静脉一般起源于小脑并且引流至靠近内听道的岩上窦。
- 硬脑膜可以形成一个附着于肿瘤的压缩环，并且包含了许多供应肿瘤的小血管。
- 在此阶段中，可以将显微镜移至术野中，可以根据肿瘤的特征进行常规切除。

5. 经耳蜗扩大入路

- 经迷路入路可以通过磨除后上部外耳道并牺牲中耳结构、耳蜗来进行扩大，使其成为经耳蜗入路。
- 在面神经上方磨除骨质时需仔细轻柔操作并大量冲水，磨钻产生的热损伤有可能导致暂时或永久性面神经功能损伤。
- 耳蜗入路适用于向前方生长的脑桥小脑肿瘤、伴有听力丧失的前庭或耳蜗病变。
- 建议应用于广泛侵袭岩尖、面神经的肿瘤，向脑干腹侧发展的岩斜区占位，以及发展至颅后窝的斜坡占位。
- 既往患同侧慢性中耳炎且病变位于保留听力的一侧为相对禁忌证。

经耳蜗扩大入路的手术流程

- 这是一个经迷路的扩大入路，行乳突扩大切除，并且去除覆盖于乙状窦及颅后窝的部分颅骨，辨认面神经（图 35-13），外耳道皮肤从骨性结构上分离并缝合为盲袋相区分。磨除外耳道后上部分骨质，随后移除鼓膜及听小骨，完成经迷路切除后，按照上述步骤对内听道进行骨骼化处理。

【并发症预防】

- 打开前庭时应该小心避免损伤面神经，因其位于外侧（术者遇到的最表浅的神经）。

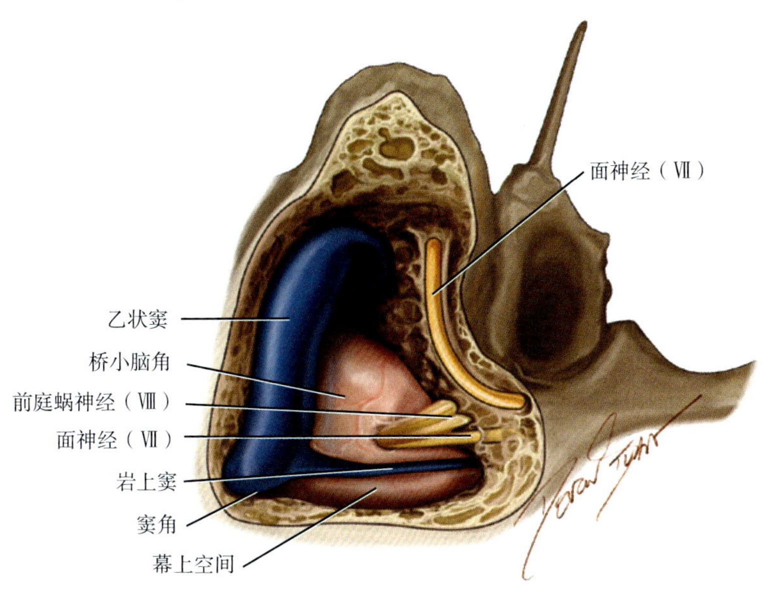

图 35-13　完成乳突切除术并开放内听道从而辨认出面神经。暴露出脑桥小脑三角区的硬脑膜

【要点总结】

- 采用这种入路，可以轻柔地牵开乙状窦并且完成颅后窝结构的轮廓化。
- 一旦颅后窝和颅中窝骨质被移除，由内向外牵拉硬脑膜可以改善手术的视野。

推荐阅读

Baaj, A.A., Siviero, A., van Loveren, H.R., 2009. Tumors of the middle cranial fossa. In Hanna, E.Y., DeMonte, F. (Eds.), Comprehensive Managament of Skull Base Tumors. Informa Healthcare, New York, pp. 367-374.

Liu, J.K., Gupta, G., Christiano, L.D., Fukushima, T., 2012. Surgical management of tumors of the jugular foramen. In Quiñones- Hinojosa, A. (Ed.), Schmidek & Sweet: Operative Neurosurgical Techniques: Indications, Methods and Results, sixth ed. Saunders, Elsevier Inc., Philadelphia, pp. 529-545.

Matthies, C., 2014. Functional microsurgery of vestibular schwannomas. In Ramina, R., Pires de Aguiar, P.H., Tatagiba, M. (Eds.), Samii' s Essentials in Neurosurgery, second ed. Springer, Berlin, pp. 285-300.

Nelson, R.A., 2006. Temporal Bone Surgical Dissection Manual, third ed. House Ear Institute and House Clinic, Los Angeles.

Poulsgaard, L., 2012. Translabyrinthine approach to vestibular schwannomas. In Quiñones-Hinojosa, A. (Ed.), Schmidek & Sweet: Operative Neurosurgical Techniques: Indications, Methods and Results, sixth ed. Saunders, Elsevier Inc., Philadelphia, vol. 1, pp. 555-564.

Pyle, M., Moftakhar, R., Badie, B., 2006. Surgical approaches to vestibular schwannomas. In Badie, B. (Ed.), Neuro-Oncology (Neurosurgical Operative Atlas). Thieme, New York, pp. 222-229.

Raza, S.M., Woodworth, G.F., Quiñones-Hinojosa, A., 2011. Subtemporal (intradural and extradural) craniotomy. In Jandial, R., McCormick, P., Black, P. (Eds.), Core Techniques in Operative Neurosurgery. Saunders, Elsevier Inc., Philadelphia, pp. 21-25.

Samii, M., 2009. Vestibular schwannomas. In Sindou, M. (Ed.), Practical Handbook of Neurosurgey, vol. 1. Springer, Berlin, pp. 333-348.

Saylam, C., Ucerler, H., Orhan, M., Cagli, S., Zileli, M., 2007. The relationship of the posterior inferior cerebellar artery to cranial nerves Ⅶ～Ⅻ. Clin. Anat. 20(8), 886-891.

Tubbs, R.S., Nguyen, H.S., Shoja, M.M., Benninger, B., Loukas, M., Cohen-Gadol, A., 2011. The medial tentorial artery of Bernasconi-Cassinari: a comprehensive review of its anatomy and neurosurgical importance. Acta Neurochir. 153(12), 2485-2490.

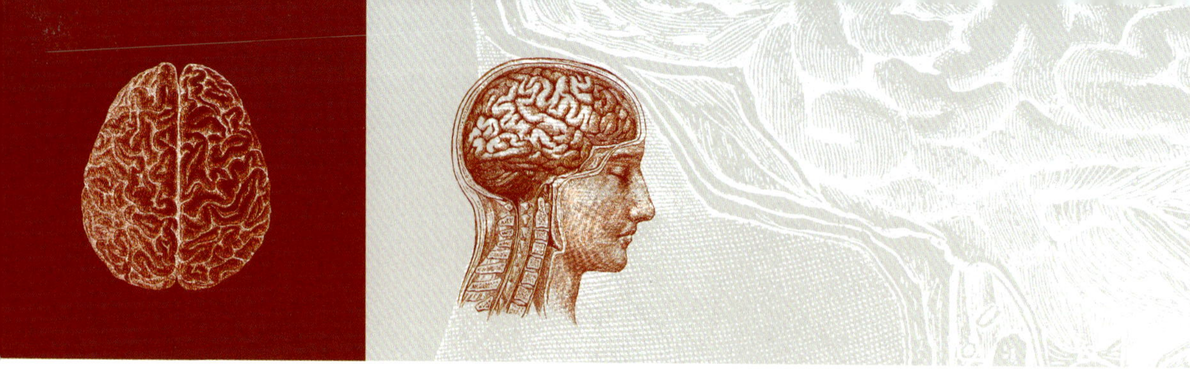

第 36 章　眼眶入路

Elizabeth Ogando-Rivas, Jordina Rincon-Torroella, Alfredo Quiñones-Hinojosa

参看 video36，请访问 expertconsult.com

眼眶是神经外科医师在处理眼眶颅内沟通肿瘤时可能需要触及的区域，或者作为到达颅前窝的一个通道。眼眶的入路可以经眶（眼眶内或经过眼眶）、经鼻、经颅或联合入路。常需多学科合作，与耳鼻喉科和（或）眼科合作。

本章我们介绍经眼和鼻到达眼眶及眶周区域的入路，以便行肿瘤切除、脑脊液漏修补、脓肿引流和眼眶或视神经减压。

【术前注意事项】

- 解剖经验：眼眶的形状可以比作一个四边的金字塔，尖端指向后基底位于前方。
- 采用以眼眶为中心薄层扫描的特殊 CT 和 MRI 序列对研究眼眶很有帮助，并且能更好地辨别任何病灶。MRI 抑脂序列可以降低眼眶脂肪的高密度，从而更好地显示眼眶结构（图 36-1，图 36-2）。
- 视野和眼底检查是术前重要的检查项目，可以根据视神经功能选择更合适的手术入路。

【适应证】

- 眼眶病变。
- 合并侵犯颅内或鼻腔的眼眶病变。
- 血管瘤、错构瘤、神经纤维瘤、骨瘤、软骨瘤、视神经胶质瘤、脑膜瘤、黏液囊肿和淋巴瘤。
- 推荐采用经眶入路进行广泛的眼眶和视神经管减压。
- 对于 Graves 病（突眼）推荐采用经内镜入路视神经减压。

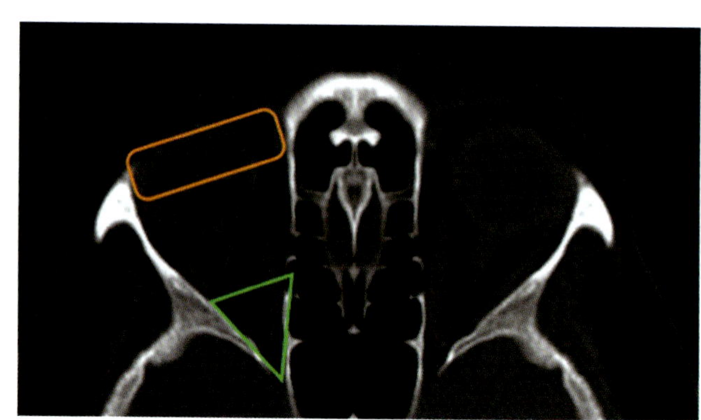

图 36-1　骨窗位眼眶轴位高分辨 CT 薄层扫描。眼眶的形状可以比作一个四面的金字塔形结构，尖部朝后（绿色三角形）和基底朝前（橙色长方形）

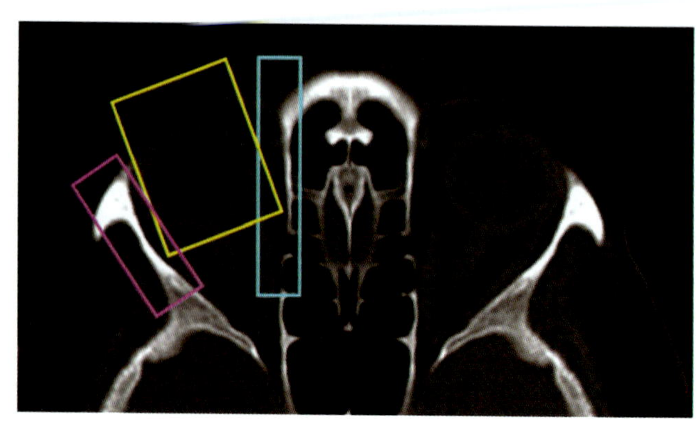

图 36-2　经眶入路被分为向前（黄色），内侧（蓝色）和外侧（粉红色）

【禁忌证】

- 处理眶尖病灶不建议采用经眶入路，因为在抵达眶尖病灶时可能损伤脑神经，引起医源性的眶尖综合征或蝶骨裂隙综合征。
- 避免采用眶外侧壁切开术来处理延伸到视神经管内的肿瘤，因为它可能引起外直肌麻痹、上睑下垂及眼眶出血。
- 避免采用经鼻经眶入路处理外侧超越眼眶中部或视神经轴的病变。
- 对于单眼病人，在选择入路上要特别小心。如果要经过视力残存的一侧，需要和病人讨论残存视力丧失的可能性。

【手术流程】

到达眼眶最好的手术入路应根据病灶定位（表 36-1）。本章将选择出对神经外科医师最有帮助的经眶入路。在微创时代，眼眶作为在特定的病人中到达颅前窝深部区域的自然通路，从而避免采用大的切口和开颅术。了解这些入路非常重要，因为它们的适应证和应用在不断扩展（图 36-3）。

- 眶上入路（见 19 章）：采用过去经常由眼科或整形科医师使用的眼睑和眉毛切口到达颅前窝、眶顶和额窦，同时可以改善美容效果（图 36-4）。
- 经颅 / 泪阜入路：这一入路可以提供到达颅前窝、鼻窝和眶内侧壁的通路。
- 经鼻内镜入路（经蝶和经眶）：蝶鞍入路向矢状位和冠状位的扩展提供了到达视神经、视交叉和眶内侧壁的通路，可以处理扩展至这些区域的病变或视神经减压。
- 经鼻窦内镜入路：虽然这种入路更多地被五官科医师采用，但重要的是需要了解其在单独使用或在联合入路中可以处理延伸至上颌窦和眶底的病变。

表 36-1 眼眶的手术入路选择

手术入路	适应证
经眼眶入路（参见表 36-2，表 36-4）	
前方	
眼睑褶皱	基底在上方的病灶（同眉毛切口相比美容效果更好）
眉毛	基底在上方的病灶
结膜穹窿	眼眶下方的病灶
内侧	
经结膜穹窿	病灶在眶腔的顶部或底部
经泪阜	眶内侧壁，眶尖和肌锥外肿瘤
外侧	
外侧眶壁切开	球后病变 很好限定在眶周和圆锥内的病灶（视神经的背侧，基底和侧方） 泪腺病灶 眶尖和视神经内侧病灶不应通过此入路手术
联合入路	眶尖和视神经内侧
眶外经颅入路	
眶颧入路（见第 18 章）	眶顶和眶壁外侧 + 前外和（或）内侧窝
双额入路（见第 20 章）	双侧或中线病灶（颅前窝） 眶顶和（或）眶壁内侧或外侧
眶上入路（标准的或眼睑或眉毛切口）（见第 19 章）	单侧病灶（颅前窝） 颅前窝和眶顶
翼点入路 + 截骨术（改良眶颧入路）（见第 18 章）	眶顶上方和（或）眶壁外侧 + 前外侧颅窝和（或）中外侧颅窝
眶外内镜入路	
内镜鼻内入路 内镜鼻内经蝶入路 内镜鼻内经眶入路 鼻内镜入路（经上颌窦）	 视交叉视神经减压 病灶位于眶壁内侧 病灶位于眶壁下方

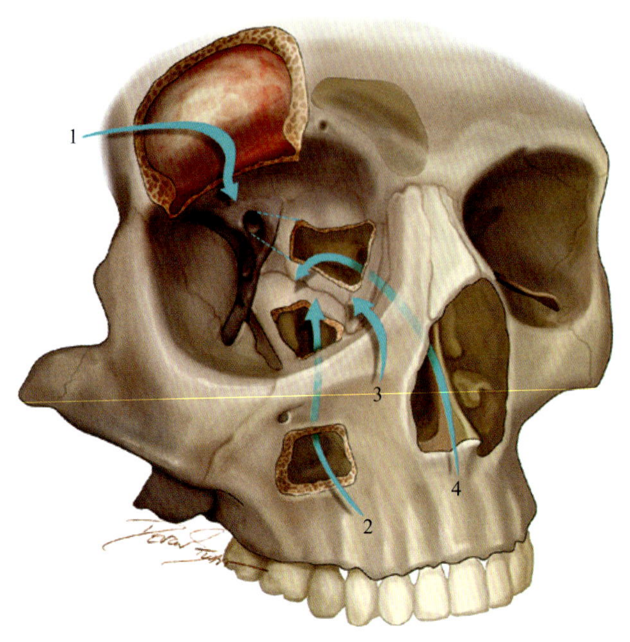

图 36-3 眼眶和眶周区域的入路。1：眶；2：经上颌骨；3：经泪阜；4：鼻内经眼眶

【经泪阜入路】

1. 适应证

- 脑脊液漏。
- 嗅神经母细胞瘤。
- 脑膨出。
- 肌锥外肿瘤，如脑膜瘤、血管瘤。
- 筛窦囊肿伴有或不伴有扩展至眶壁。

2. 病人体位和眼球注意事项

- 头部轻度过伸（10°）并向病灶的对侧旋转，从而使眼球与地面平行，术者垂直于地面工作。
- 建议使用角膜罩以避免角膜和结膜的失水和磨损。

3. 结膜切口

- 应用利多卡因滴眼液局部麻醉结膜，并且上眼睑和内眦采用利多卡因浸润麻醉。
- 在半月皱襞和泪阜之间做泪阜前切口，可以延伸至穹窿的上方和下方，避免损伤泪腺系统（图 36-5）。

4. 局部解剖（图 36-6）

- 用小剪刀分离内眦肌腱深部的疏松蜂窝组织。为了维持结构的完整性，更喜欢采用精细微创的解剖。
- 暴露眶内侧壁和眶顶上方的骨质定位额筛缝。
- 为了更深地暴露，可以找出并且结扎筛前动脉和筛后动脉。
- 为了增加侧方和后方的暴露，可以从骨上分离滑车。这一操作可能引起第Ⅳ对脑神经麻痹。

【解剖要点总结】

- 一些标记对外科医师定位很有帮助。
  - 筛动脉在眼眶的内侧壁。
  - 额筛窦位于眼眶的内侧壁和视神经管。
  - 视神经管位置。
- 颅前窝位于眼眶结构的上方。
- 鼻窝位于眼眶结构的内侧和下方。
- 蝶窦和蝶鞍位于眼眶结构的后方。

5. 开颅（图 36-7）

- 如果这一病灶位于颅内或侵犯到颅内，可以沿着眼眶上内侧钻孔行小的微型开颅术来暴露颅前窝基底

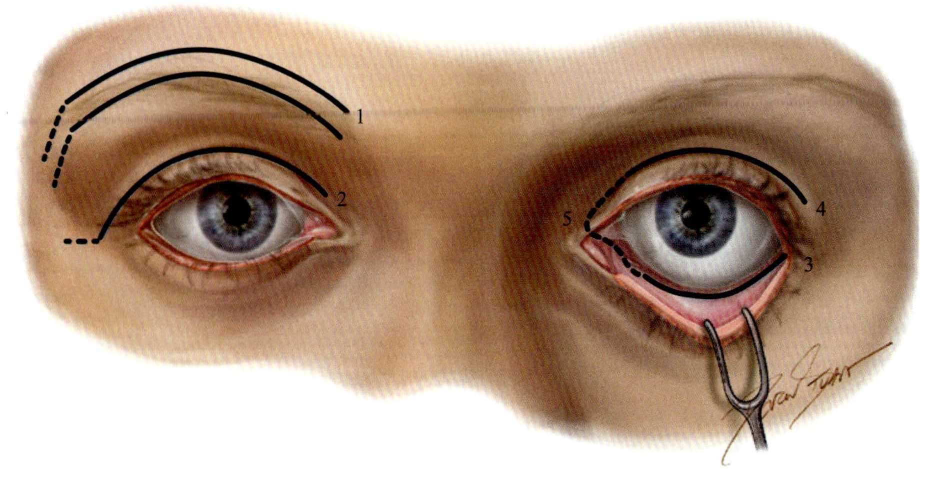

图 36-4 到达眼眶的切口 1：眉毛；2：眼睑；3：经下结膜；4：经上结膜；5：泪阜前

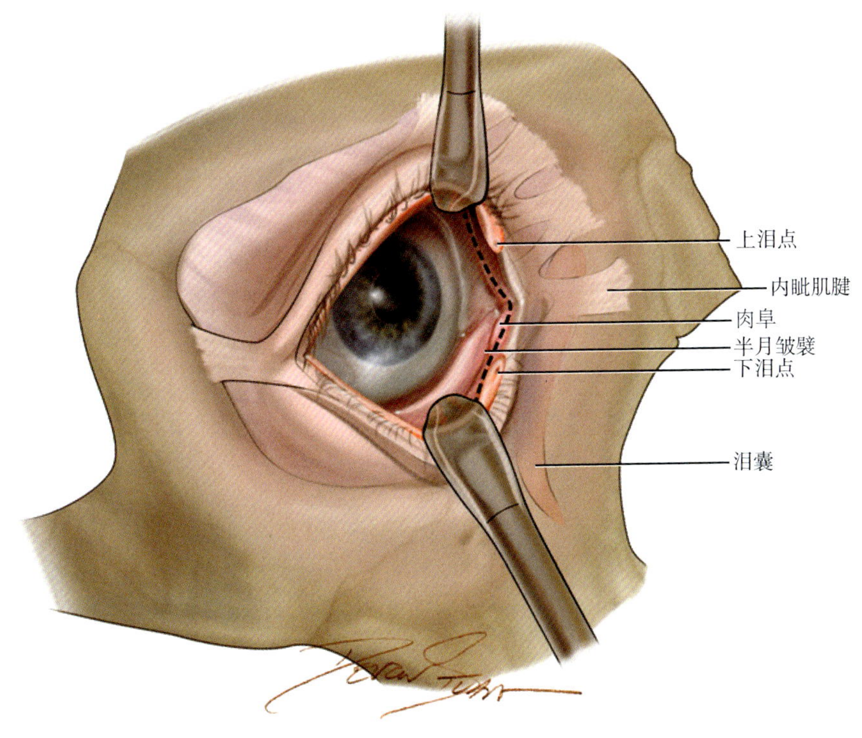

图 36-5　右眼内侧面显示泪阜前切口。这一切口位于泪阜和半月皱襞之间。这一切口可以至少延伸至上下泪点水平。泪管系统采用一探针做保护

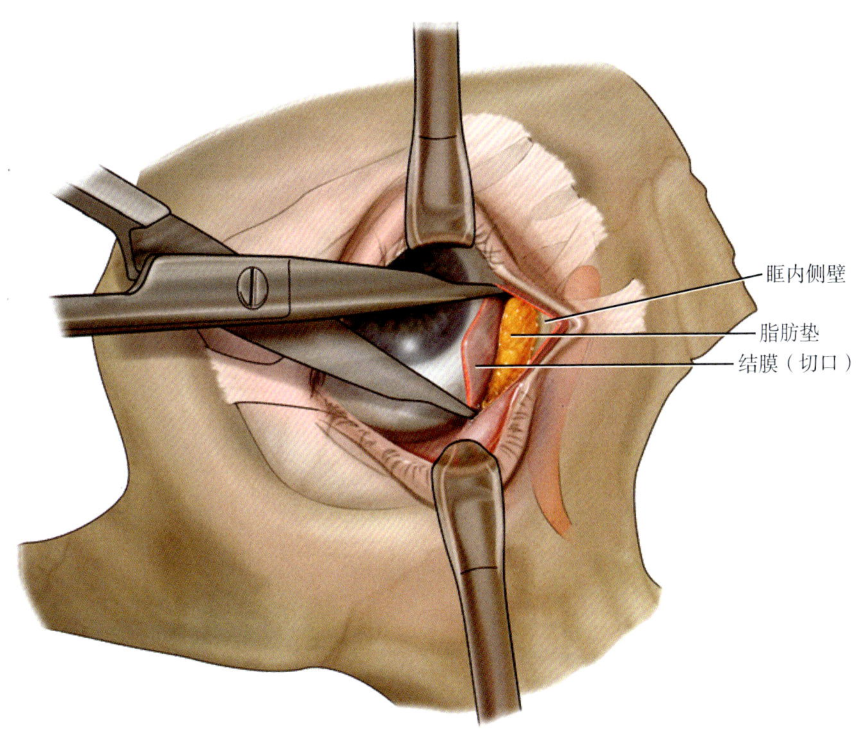

图 36-6　此步骤是在 Horner 肌的后表面和眶膈之间用小剪刀操作的。但到达骨后，通过剪刀尖端的开合分开

硬脑膜从而达到病灶。为了到达颅前窝，应该在筛动脉上方或在额筛窦缝上方钻开（图 36-8）。

6. 关闭路径

- 脑膜切口主要用直接缝合进行关闭。

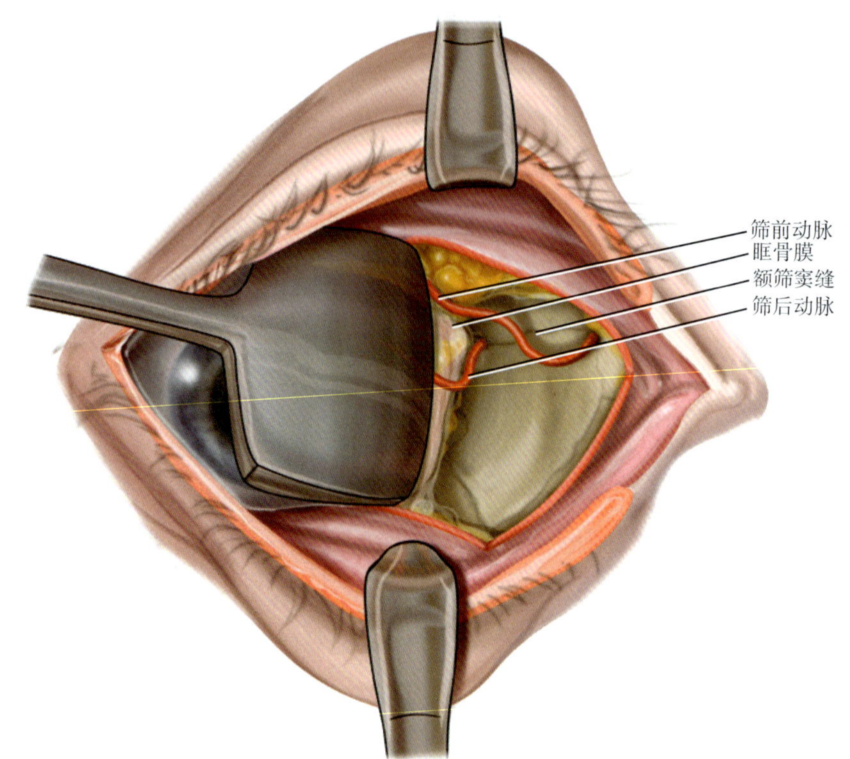

图 36-7 一个小的眼睑拉钩放置在中间，眼球用牵开器保护。眶内侧脂肪向外牵拉从而到达眶内侧壁。切开眶骨膜并用骨膜剥离子或 Penfield 2 号剥离子剥离眶骨膜。这一步骤完成后，所有的分离都在眶骨膜外进行

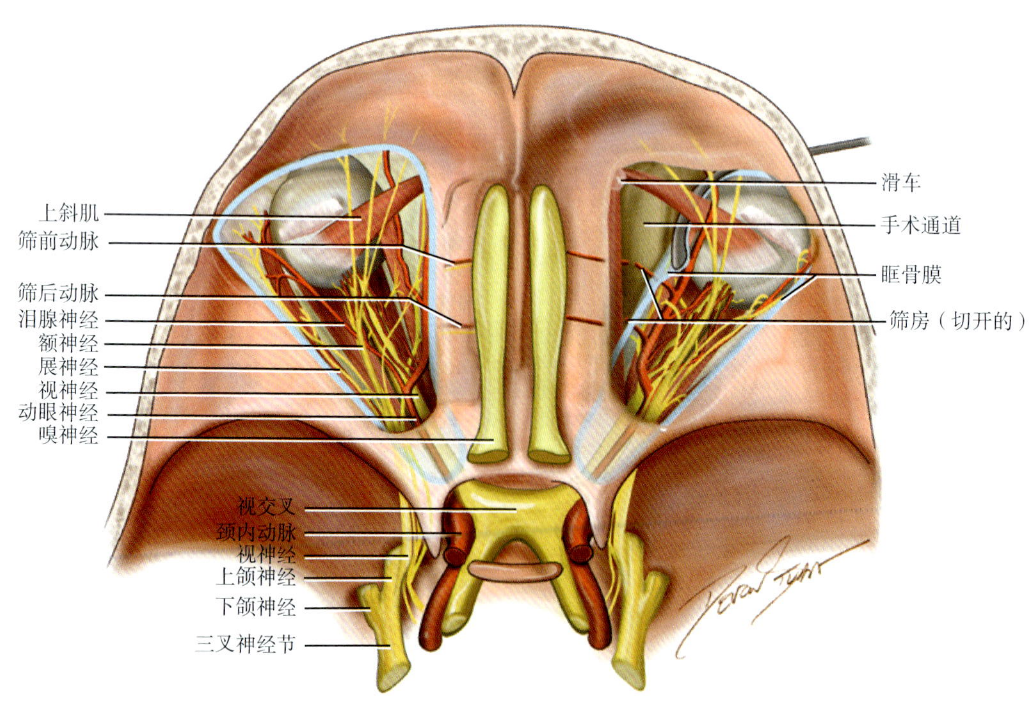

图 36-8 眶内容物的解剖。经泪阜入路向外牵拉眶内容物到达眶内侧壁。观察眶骨膜是如何保护眶内容物的。保持眶骨膜的完整性并且通过骨膜下分离，将其从骨质上分开从而保护眶内容物，避免眶内容物通过骨窗卡压和疝出。筛前和筛后动脉是眼动脉的分支。可以电凝切断从而能够向外侧牵拉眶内容物，扩大手术通道

- 在缝合硬脑膜过程中可根据缺损的大小或脑脊液漏的状况采用阔筋膜或骨膜瓣修补。
- 结膜用可吸收线缝合。
- 检查眼以发现任何病变或擦伤。如果存在任何病变

或擦伤，可采用暂时性的眼睑缝合术（将眼睑部分缝合在一起）。

【要点总结】

- 在手术过程中必须放置角膜防护。
- 为了增加侧方及深部的暴露，在经眶前入路时分离滑车骨质，这一操作可能导致第Ⅳ脑神经麻痹。

【经鼻内镜入路】

1. 手术前注意事项

- 这是一个可以到达视神经和眶内侧壁的微创入路。
- 术前需要计划避免过多去除骨质及细致地重建防止术后脑脊液漏或眶内容物疝出。
- 这一入路可以分为：
  - 内镜下经鼻蝶入路以暴露颅内和管内段视神经。
  - 内镜下经鼻经眶入路以暴露眶内和眼内段视神经。

2. 适应证

- 转移或侵犯眶内侧壁的鼻腔病变（如嗅神经母细胞瘤、横纹肌肉瘤、鳞状细胞癌）。
- Graves 病。
- 甲状腺眼病的视神经管减压和对类固醇治疗无反应的外伤性视神经病变。
- 选择性的眶内肿瘤：位于眼眶内下象限而没有向外上象限扩展的良性软组织肿块（血管瘤或淋巴瘤）。
- 位于眶壁上方，内侧和下方的眶外病变。
- 内侧眶壁爆裂骨折。
- 这一入路的优点是可以直接到达眶内侧部分。眶外侧或经颅入路需要很大程度地移位眶内容物才能到达相同的区域。

3. 禁忌证

- 向外侧发展超过视神经或眼动脉的病变采用经鼻入路是禁忌（除非其为联合入路的一部分）。
- 位于眶外侧壁的眶外和眶内病灶。
- 位于眼眶外上象限的眶内病灶。

4. 病人体位

- 用长度 18cm 和 30cm 的 0° 和 30° 的内镜。
- 病人仰卧位，颈部轻度后仰（10°～20°）并且头部转向术者 5°～15°，从而有更好的人体工程学体位（右侧）并且朝对侧（左侧）倾斜。
- 鼻腔内用浸润利多卡因 / 肾上腺素的棉片减轻充血。
- 腹部准备，如果术中脑脊液漏可以取脂肪封闭漏口。阔筋膜和脂肪组织也可以从大腿下部外侧面获得。

如果采取扩大入路预计残留骨质缺损也可以准备好由大腿取阔筋膜。

5. 内镜经鼻蝶入路（图 36-9）

- 中鼻甲向外侧移位以扩大经鼻通道。暴露同侧的蝶窦开口。在鼻黏膜上做垂直切口暴露鼻中隔后部（最好给予电凝）。翻开黏膜瓣后，将鼻中隔向对侧折断推移，或用咬骨钳咬除鼻中隔后部。暴露对侧的蝶窦开口。随后用咬骨钳或磨钻去除犁骨。向外侧扩大开放蝶窦，磨除蝶窦内分隔暴露蝶窦内的视神经和颈内动脉骨性压迹。有时这些结构在蝶窦内。因此在蝶窦气化不佳需要广泛磨除骨质时神经导航会非常有价值。
- 眶尖的内侧部分可以向蝶窦外侧隐窝方向辨别。可以磨除或用 Kerrison 骨凿切除筛骨复合体（筛房前部和后部）从而进一步暴露筛骨纸板（眶内侧壁）。Onodi 小房（蝶筛气房）有时可能位于视神经或颈内动脉上方。在暴露视神经管时，需仔细识别并且磨除这些气房，避免不经意损伤视神经。
- 经蝶入路的视神经管减压由远及近完成。从筛板开始向鞍结节进展。筛板通常很薄，可以用小的刮勺

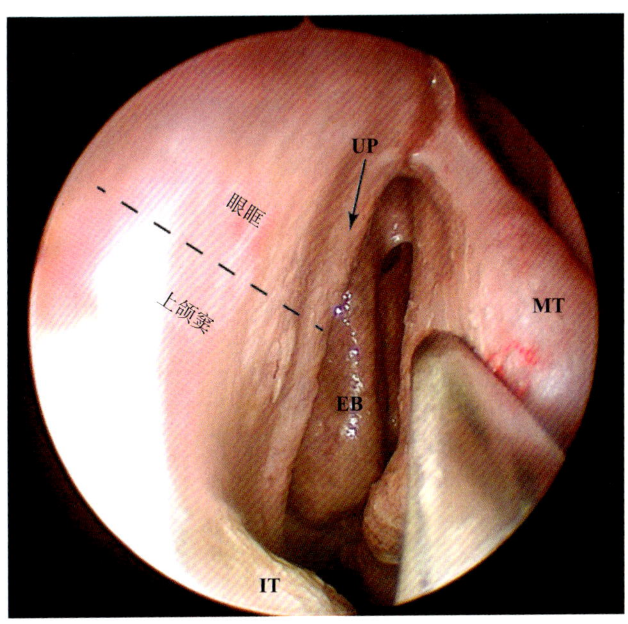

图 36-9　右侧鼻孔内向中线牵拉中鼻甲指暴露钩突和筛泡。UP，钩突；EB，筛泡；MT，中鼻甲；IT，下鼻甲。*© Amau Benet 版权所有*

切除。小心操作保持眶骨膜的完整。轻柔磨除视神经管并且大量冲水，避免对视神经的热损伤（可以用超声骨刀或 Kerrison 咬骨钳结合神经导航的辅助下完成）。一旦骨质变得很薄，可以用小铲或刮匙移除。为了取得良好的减压效果，视神经管的开放应该尽可能大。减压范围上界为蝶骨平面，下界为颈内动脉隆起。视神经的搏动提示良好的减压效果。是否打开视神经鞘是有争议的，因为它可能增加脑脊液漏和视神经 / 眼动脉损害的风险。

6. 内镜下经鼻经眶入路（图 36-10）

- 中鼻甲需要被切除以到达眶内侧壁。单纯的内镜下经鼻经眶入路开始时采用前部和后部的筛骨切除术以暴露眼眶内侧壁而不像之前那样打开蝶窦。可以用 30° 内镜结合铲刀或 Kerrison 咬骨钳去除筛板。通过筛板进入眶内应该在筛孔水平以下，为了避免对筛动脉造成不可逆的损伤并且减少球后出血和失明的风险。如果需要，这一入路可以扩展到眶内。对于眶内下内侧病灶，在内直肌和下直肌之间解剖。采用水平切开眶骨膜。双极烧灼减少眶外脂肪，并且识别和分离直肌。

7. 关闭路径

- 骨质缺损可以用鼻中隔黏膜瓣，一片中鼻甲黏膜瓣或脂肪组织覆盖。
- 鼻腔可以用可吸收止血材料轻轻填塞。避免过度填塞很关键，以免增加眶内压力。

【内镜经鼻窦入路】

微创内镜下经上颌窦入路可以通过唇下切口利用上颌窦作为外科通道到达眶底（图 36-11）。主要针对内下方的病灶：

1. 适应证

- 邻近上颌窦的基底病变（眶底）。
- 眶底爆裂骨折。
- 眶内和眶外下方的病灶。
- 这一入路可以达到上颌窦并且可以单独或联合经颅入路到达侵犯鼻旁窦和眶内的肿瘤，可达眶底。

2. 手术流程

- 这一入路可以与耳鼻喉科医师一起操作。
- 局部浸润麻醉后，在尖牙到第二颗磨牙之间的龈颊沟内行唇下切口到达同侧病灶。
- 掀起上颌窦内前壁的口腔黏膜。
- 磨开上颌窦前壁。选择眶下神经孔下方并保护眶下神经。
- 可以用 Kerrison 咬骨钳扩大骨质切除范围直到暴露

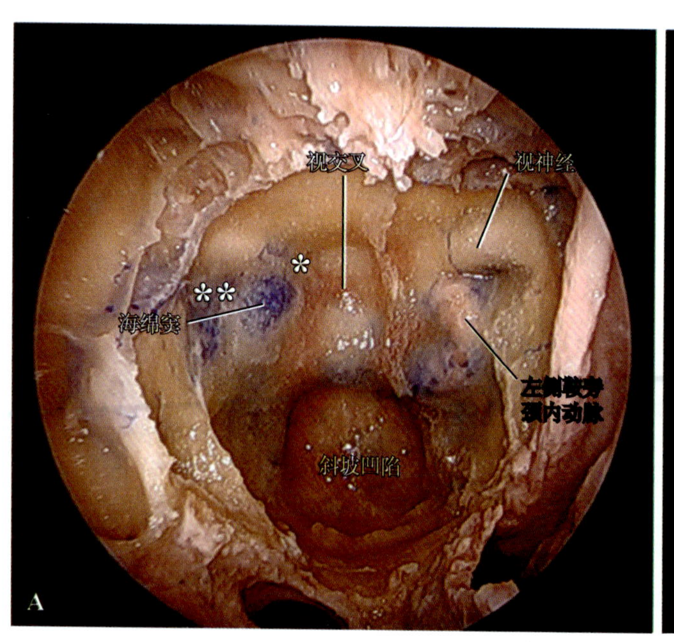

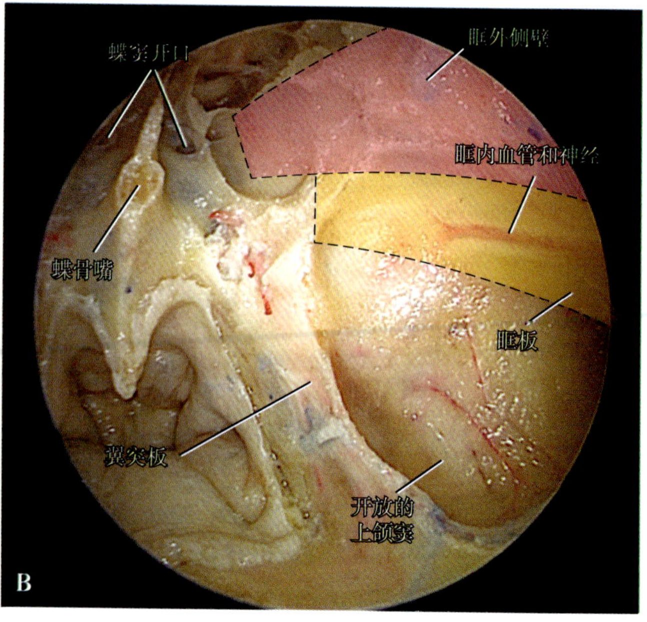

图 36-10 内镜下经鼻入路到达眼眶的解剖。A. 内镜下经鼻入路到达蝶鞍。开放蝶窦。是视神经减压的理想入路。B. 通过 30° 内镜暴露左侧上颌窦、眶底、眶内侧壁、眶下神经和动脉，以及翼突。注意眶顶和眶内侧壁的定位，以及它们同上颌窦、蝶窦之间的关系。* 内侧视神经 - 颈动脉隐窝，** 外侧视神经 - 颈动脉隐窝。*© Amau Benet 版权所有*

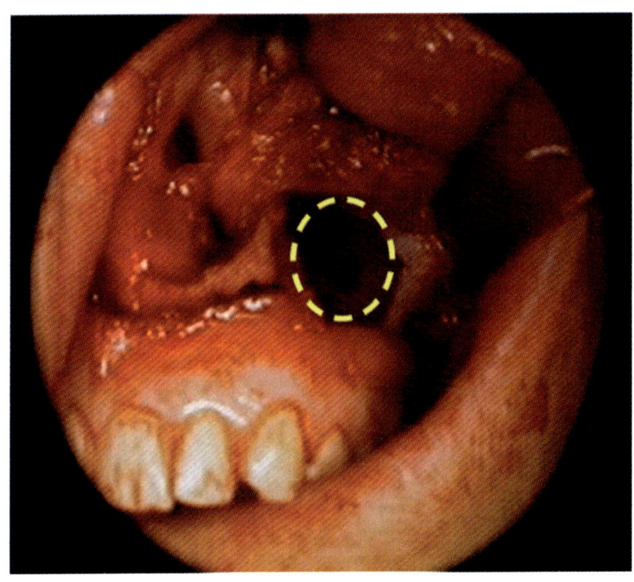

图 36-11 左侧内镜下经上颌窦入路到达眶底。在眶下神经下方可以磨除一个小的骨窗（黄色虚线）。© *Amau Benet 版权所有*

上颌窦。有些病例中骨质切除范围可以向上延伸到眶缘或眶内侧壁。

- 从上颌窦内去除上颌窦黏膜。
- 此时，可以采用内镜通过小的骨孔来识别上颌窦内的结构。采用 45° 内镜可能视野更好。
- 磨开上颌窦顶壁可以到达眶底。上颌窦的后内侧壁可以到达翼腭窝。上颌窦的内侧壁可以到达鼻腔窝。眶下神经可能限制内侧方向以阻止到达鼻腔窝（如果没有必要到达那里）。眶下神经可以向后追溯到达三叉神经 V 2 段。
- 如果病灶位于眶内，从后向前水平切开眶骨膜。
- 解剖眶周脂肪暴露下直肌。在下直肌上方，可以见到动眼神经的下支。可以在外侧找到外直肌。
- 可以在外直肌和下直肌之间找到视神经和睫状短神经。

3. 关闭路径

- 眶底的切除导致眼球丧失骨性支持，眶底缺损的骨性重建可采用：
  - 自体骨移植，如脱钙和储存的骨移植物，可以做成各种形状和大小。
  - 异体置入物如钛网，微型夹板，骨水泥及多孔聚乙烯。
- 在大多数自体骨移植中，无论采用哪种方法进行骨质重建，必须充分覆盖血供丰富的软组织。
- 上颌窦黏膜需要充分切除以避免感染和黏液囊肿。
- 上颌窦前壁骨质用微型夹板代替并固定。
- 龈颊沟切口用可吸收缝线连续缝合。

4. 切除或剜除

- 如果眼睛有浸润性的恶性肿瘤（如软骨肉瘤、癌）粘连或侵犯眼球，且不能够分离时，神经外科医师会考虑这些程序。在这些病例中，眼睛残留的视力可能被牺牲以获得最大限度切除从而增加长期存活的机会。摘除术是把整个眼球切除，而取出术则保留巩膜和眼外肌。

【并发症预防】

- 一旦眼眶内侧壁打开，应将鼻腔轻轻填塞，避免眼眶内压力升高。
- 复杂的蝶窦分隔或蝶窦气化不良，可致手术显露困难，费时且磨骨的风险增加。
- 一定要细心打开蝶上筛房，避免损伤视神经。
- 在打开视神经管下部时，要保持 C_5 段颈内动脉管骨质完好，降低损伤颈内动脉的风险。
- 如果病变需要活检或切除，术者需要知道眼动脉可能从视神经管的内侧或下方发出。

【要点总结】

- 视神经出现搏动，则可以证明其已得到解压。
- 术前要回顾分析蝶上筛房和视神经，以及与颈动脉的关系，避免磨骨时损伤。

推荐阅读

Berhouma, M., Jacquesson, T., Abouaf, L., et al. 2014. Endoscopic endonasal optic nerve and orbital apex decompression for nontraumatic optic neuropathy: surgical nuances and review of the literature. Neurosurg. Focus 37 (4), E19.

Jacquesson, T., Abouaf, L., Berhouma, M., et al. 2014. How I do it: the endsocopic endonasal optic nerve and orbital apex decompression. Acta Neurochir. 156, 1891-1896.

Koutourousiou, M., Gardner, P.A., Stefko, S.T., 2012. Combined endoscopic endonasal transorbital approach with transconjunctival-medial orbitotomy for excision biopsy of the optic nerve: technical note. J. Neural Surg. Rep. 73(1), 52-56.

Little, S.A., Nakaji, P., Milligan, J., 2013. Endoscopic endonasal transmaxillary approach and endoscopic sublabial transmaxillary approach: surgical decision-making and implications of the nasolacrimal duct. World Neurosurg. 80(5), 583-590.

Raza, S.M., Quiñones-Hinojosa, A., Lim, M., et al. 2013. The transconjunctival transorbital approach: a keyhole approach to the midline anterior skull base. World Neurosurg. 80 (6), 864-871.

Raza, S.M., Quiñones-Hinojosa, A., Subramanian, P.S., 2012. Multimodal treatment of orbital tumors. In Quiñones-Hinojosa, A. (Ed.), Schmidek & Sweet: Operative Neurosurgical Techniques: Indications, Methods and Results, sixth ed. Saunders, Elsevier Inc., Philadelphia, pp. 597-602.

Schick, U., Unterberg, A., 2012. Surgical approaches to the orbit. In Quiñones-Hinojosa, A. (Ed.), Schmidek & Sweet: Operative Neurosurgical Techniques: Indications, Methods and Results, sixth ed. Saunders, Elsevier Inc., Philadelphia, pp. 603-612.

Sieskiewicz, A., Piszczatowski, B., Olszewska, E., et al. 2014. Minimally invasive transnasal medial maxillectomy for treatment of maxillary sinus and orbital pathologies. Acta Oto-Laryngologica 134(3), 290-295.

Van Rampey, J., Bush, C., Solares, C.A., 2014. Anatomic analysis specific for the endoscopic approac to the inferior, medial and lateral orbit. Orbit 33(2), 115-123.

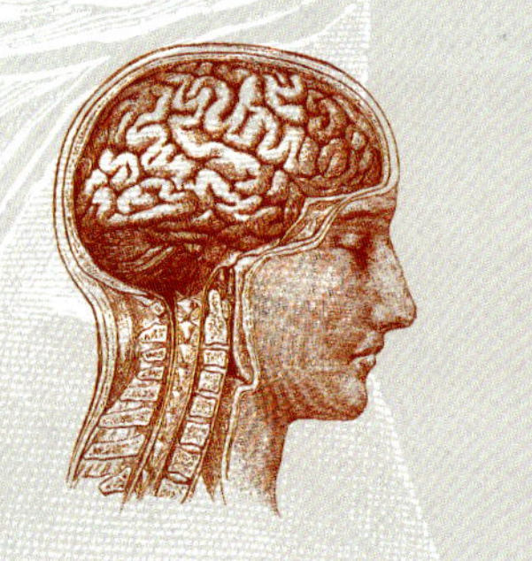
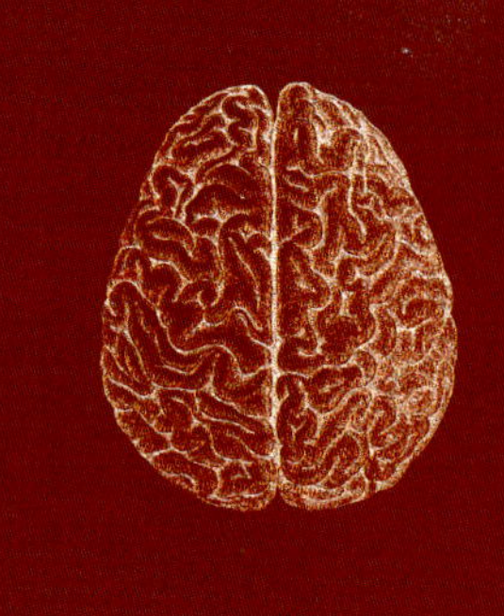

第 37 章　前庭神经鞘瘤

Eva F. Pamias-Portalatín, Tito Vivas-Buitrago, Jordina Rincon-Torroella,
Alfredo Quiñones-Hinojosa

参看 video37，请访问 expertconsult.com 

【术前注意事项】

- 前庭神经鞘瘤（vestibular schwannomas，VS）或听神经瘤起源于构成前庭蜗神经鞘的施万细胞，大部分 VS 从前庭神经的上部发出（位于内听道），靠近内耳门。
- 双侧 VS 是 2 型神经纤维瘤病的诊断标准之一。
- 在脑桥小脑三角区，有其他性质和生长模式不同的肿瘤，通常可引起脑神经的移位。
- 脑桥小脑三角区解剖复杂，包括第Ⅴ、第Ⅵ、第Ⅶ和第Ⅷ对脑神经，小脑上动脉（SCA），小脑前下动脉，从第四脑室外侧孔（Luschka 孔）出来的脉络丛，以及小脑绒球。
- 对脑桥小脑三角区病变进行定性诊断时，要考虑有 VS，脑膜瘤，表皮样囊肿和脂肪瘤。
- 根据脑桥小脑三角区 VS 生长程度，可分为四期：管内听道期、脑池期、脑干受压期及脑积水期（图 37-1）。
- Hannover 分级根据脑桥小脑三角区扩张程度来，包括：
  - T_1- 只在内听道内。
  - T_2- 内听道内或外。
  - T_3A- 填充脑桥小脑三角区脑池。
  - T_3B- 延伸至脑干。
  - T_4A- 脑干受压。
  - T_4B- 脑干和第四脑室受压移位。
- 治疗方案

  依据肿瘤分期不同而不同，颅区要考虑神经、脑干及小脑受压程度，包括脑积水与否，所以病人的神经系统症状多种多样。病人主诉包括耳鸣、听力丧失（大多高频音）、辨词不清，和（或）平衡障碍，并有面部的麻木、无力和抽搐等症状。
- 病人的听力测试结果常为高频神经性耳聋和辨词障碍。
- 新的 Hannover 分级纳入了听力功能、听力评估和言语辨识能力评分。
- 如果言语辨识力在 50% 以上，纯音平均丧失少于 50dB，建议采取保留听力的手术入路（如经颅中窝、颞下和乙状窦后入路）。
- 脑 MRI 可以充分评估脑桥小脑三角区肿瘤，T_1 加权像可为等信号或稍低信号，T_2 加权像可以等信号或高信号。高分辨率骨窗的头 CT 扫描能够观察骨性改变、内听道的侵蚀状况，对于制订手术计划非常重要。
- 合理的治疗策略，要综合考虑以下因素，包括年龄、医疗条件、听力状况和肿瘤的影像学解剖。

【治疗选择】

- 治疗选择包括密切观察的非手术治疗（没有神经损害的情况下）、放射外科、分次放射治疗及外科手术（图 37-2）。

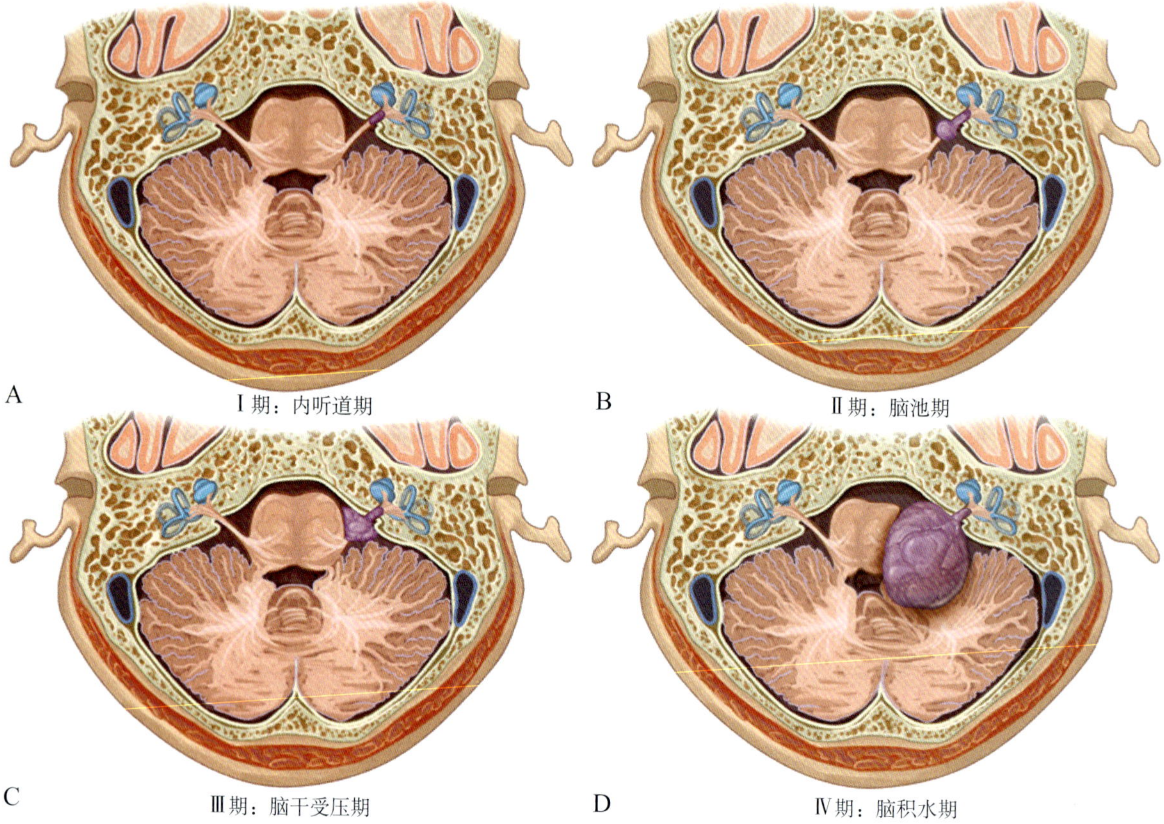

A

Ⅰ期：内听道期

B

Ⅱ期：脑池期

C

Ⅲ期：脑干受压期

D

Ⅳ期：脑积水期

图 37-1 根据扩张程度将前庭神经鞘瘤分为 4 个生长期。A.Ⅰ期：内听道期；B. Ⅱ期：脑池期；C. Ⅲ期：脑干受压期；D. Ⅳ期：脑积水期

听神经瘤治疗方案

肿瘤大小及脑功能受压情况

- 耳蜗管内肿瘤 → 年龄，身体状况
  - >75岁 → 观察 → 记录肿瘤生长情况 → 放射外科治疗
  - <75岁 → 观察 → 记录肿瘤生长情况 → 放射外科治疗 / 显微手术治疗
- 肿瘤直径<3cm 脑干没有或轻度受压 → 治疗回顾，目的 病人选择
  - 放射外科治疗 → 肿瘤残留或复发 → 放射外科治疗
  - 显微手术治疗 → 记录肿瘤生长情况 → 放射外科治疗 / 显微手术治疗
- 肿瘤直径>3cm 脑干受压引起症状 → 显微手术
  - 残余肿瘤 → 显微手术治疗 → 记录肿瘤生长情况 → 放射外科治疗 / 显微手术治疗
  - 完全切除

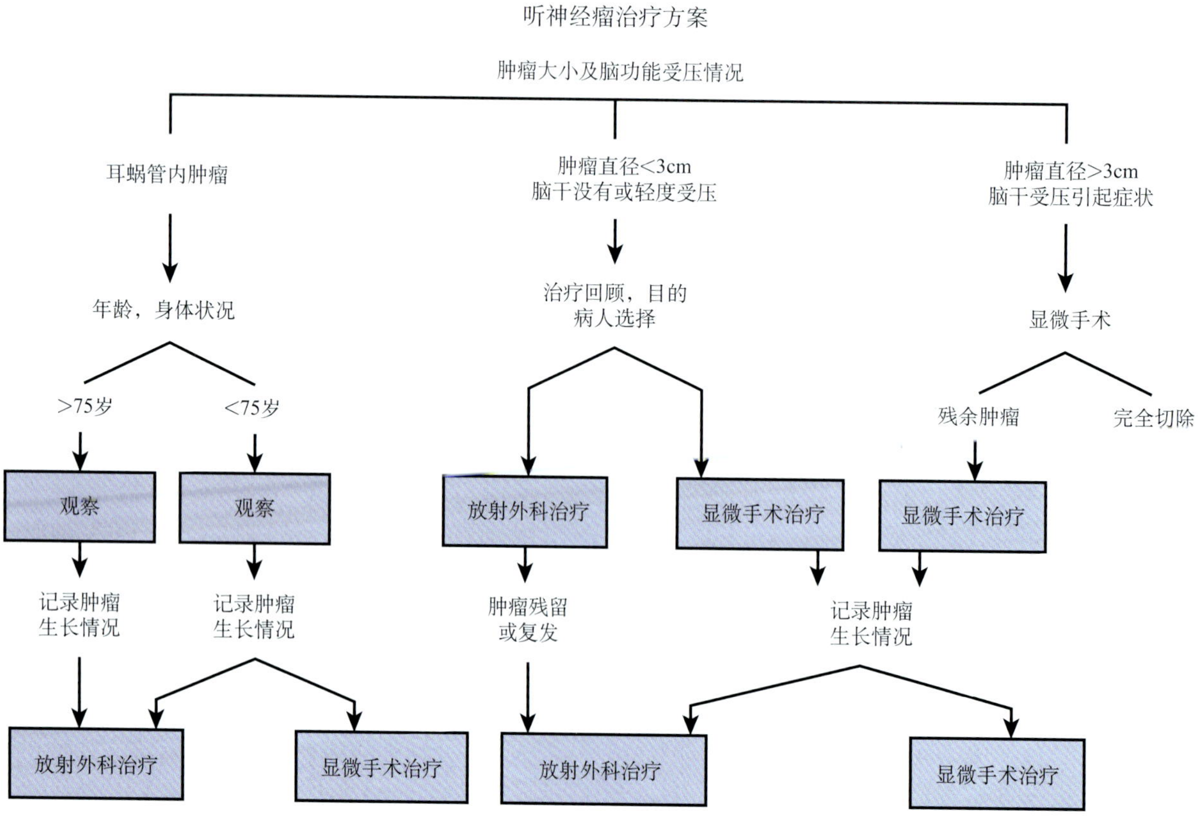

图 37-2 前庭神经鞘瘤的治疗方案，要考虑年龄、医疗条件、听力状况及肿瘤影像解剖等因素

- 对有些病人，次全切肿瘤后，对残余部分进行放射外科治疗，可能是一种更好的选择。
- 对于存在极高手术风险的病人，包括全身状况差，偶发的小肿瘤，特别是位于内听道内，很小且没有症状者，建议非手术治疗，采取观察病情和定期影像检查。也要根据病人的选择，考虑治疗方案。
- 对于新诊断的病例、显微手术后残余肿瘤、以及复发的 VS，可以考虑放射外科治疗。位于内听道内的、没有压迫脑干的小型肿瘤，也可以放射治疗。
- 尽管没有确切的一级证据，但接受放射治疗的病人，估计有超过 5% 的失败率，表现为肿瘤继续生长。另外，放射治疗后的肿瘤再进行手术切除，结果并不满意。

【适应证】

- 手术治疗适用于：压迫脑干或较大的囊状病变；<50 岁；有前庭神经症状；双侧肿瘤的 2 型神经纤维瘤病（neurofibromatosis 2，NF2）；病人根据症状，自己所做的选择。
- 手术的最终目标是获得有效的脑干减压，改善受损的面神经功能，保留其他脑神经，防止听力的进一步丧失。建议术中行面听神经监测，避免其损伤。
- 此部位病变的主要手术入路包括经迷路入路、经颅中窝 / 颞下入路、或经枕下 / 乙状窦后入路（图 37-3）。

【重要解剖】

- 脑桥小脑三角区标志：
  - 前外侧 - 延髓锥体。
  - 上方 - 小脑幕。
  - 内侧 - 脑桥。
  - 背内侧 - 小脑。
- 内听道内（internal acoustic canal，IAC）神经分布解剖（图 37-4）：
  - 前上象限 - 面神经。
  - 前下象限 - 耳蜗神经。
  - 后上象限 - 前庭上神经。
  - 后下象限 - 前庭下神经。
- 面神经：从脑干桥延沟处发出，其脑池段走行于前庭蜗神经内侧，进入 IAC 的前上部。

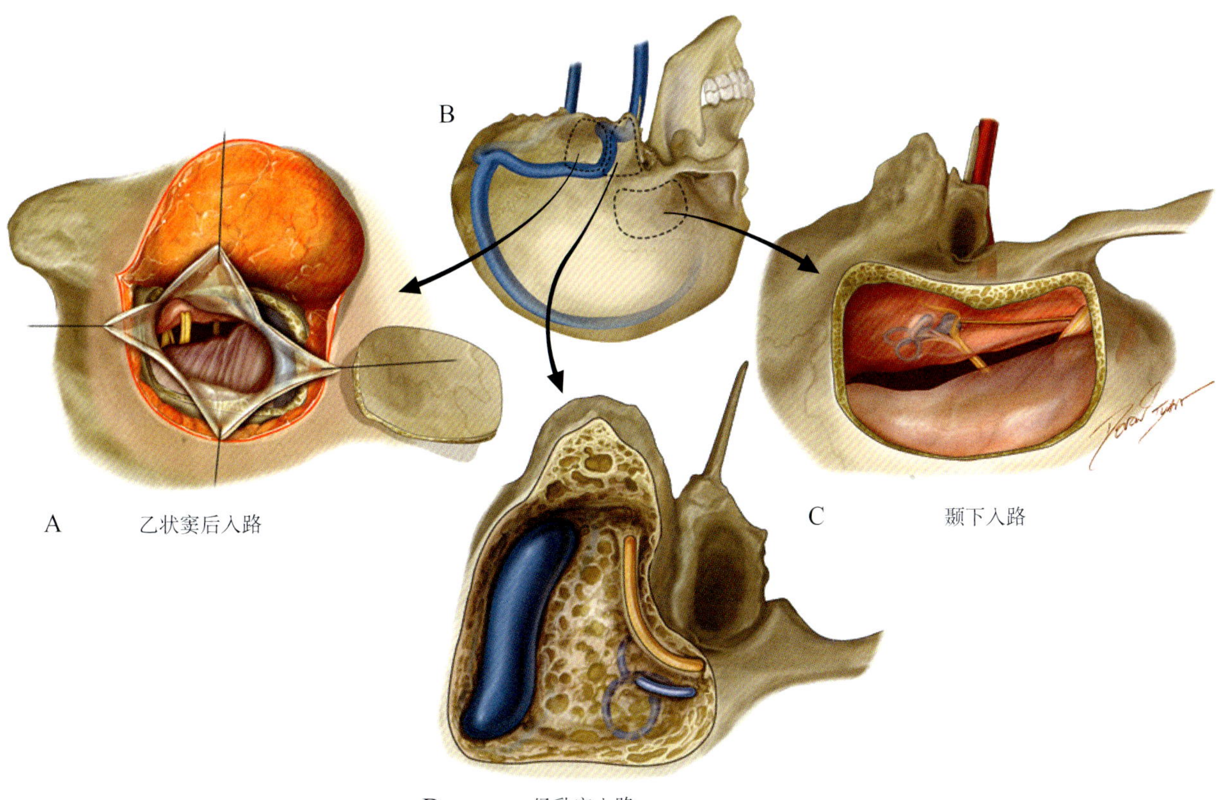

图 37-3 A～D. 听神经瘤三种手术入路（经乙状窦后 / 枕下入路、经迷路入路和经颅中窝入路）的常用解剖标志

- 第Ⅸ、Ⅹ和Ⅺ对脑神经位于脑桥小脑三角区下部，从延髓后外侧沟（橄榄后沟）发出，进入颈静脉孔。

【手术流程】

- 建议进行合适的神经监测，如果需要保留听力，术前完成耳蜗电图描记和听觉脑干反应（auditory brainstem response，ABR）测试作为基线，通过眼震电流描记（electronystagmography，ENG）监测前庭功能。
- 建议对面神经功能进行连续的电生理监测，监测电极放置于额肌、眼轮匝肌和口轮匝肌。
- 此部位三种主要手术入路包括经迷路入路、颅中窝/颞下入路或枕下/乙状窦后入路（参考第21章的乙状窦后入路及第35章的经迷路入路）。

【经迷路手术入路切除前庭神经鞘瘤】

- 此入路可抵达位于乙状窦和迷路之间，乙状窦前的颅后窝硬脑膜。
- 用此入路直接抵达脑桥小脑三角区，对小脑牵拉轻，减少实施于脑干的压力。但是，为直接到达内听道和脑桥小脑三角区，虽不用牵拉小脑，但牺牲了迷路。
- 此入路适用于术前听力已经丧失的患者。
- 如果肿瘤直径超过2cm，保留听力的希望则很渺茫。
- 暴露内听道的最外侧，可以早期辨识面神经，这样可以保留面神经的同时，大范围切除肿瘤（图37-5）。

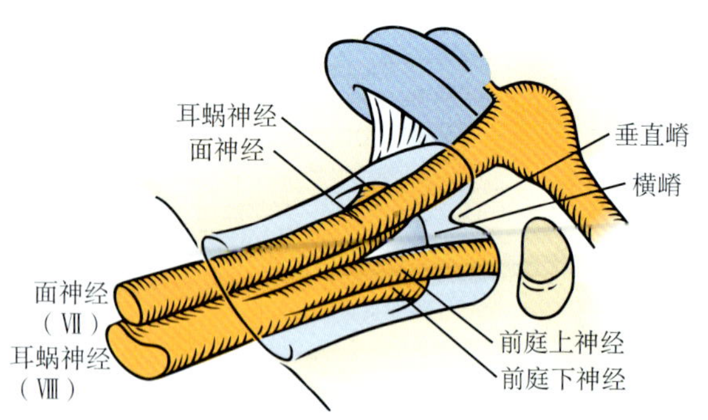

图37-4 内听道内显示垂直嵴，其分隔开面神经和前庭上神经；横嵴把面神经和前庭上神经，从前庭下神经和耳蜗神经分隔开来。图片经Poulsgaard, L.等允许后复制，本图经Poulsgaard, L.惠允使用其Translabyrinthine approach to vestibular schwannomas绘图，引自Quiñones-Hinojosa, A.主编的*Schmidek & Sweet: Operative Neurosurgical Techniques: Indications, Methods and Results*一书，第6版，2012年Elsevier公司出版（Saunders，费城）

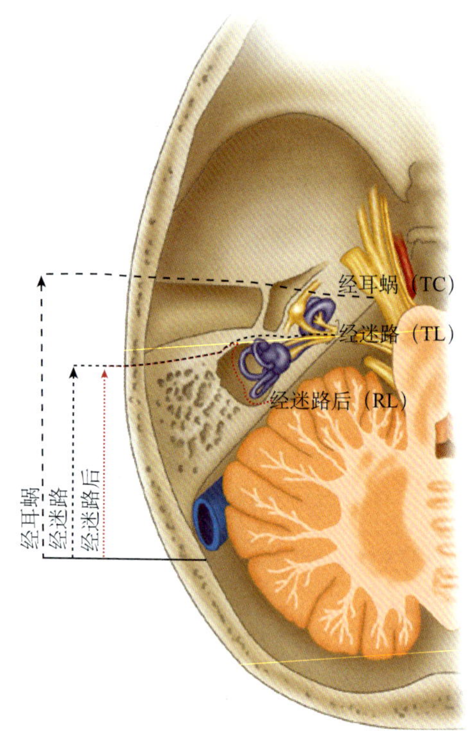

图37-5 经迷路后（RL）入路可以抵达颅后窝的乙状窦前，位于乙状窦和迷路之间。经迷路（TL）入路牺牲了迷路结构，直接到达内听道和脑桥小脑三角区，不用牵开小脑。经耳蜗（TC）入路是经迷路入路的向前扩展，要牺牲整个内耳，并且要把面神经牵开，以抵达脑桥小脑三角区前、岩骨尖和脑干腹侧。本图得到允许修改自Jackler, R.K.发表在*Atlas of Skull Base Surgery and Neurotology*一书中的绘图，第2版，2008年Thieme出版社出版（纽约）

- 考虑到中心减瘤，该入路的优势在于能直接抵达内呼道内肿瘤的中心，瘤壁塌陷后，周围解剖结构会进一步推挤肿瘤进入手术视野内，易于切除肿瘤。
- 前部延伸至脑桥池的病变为手术禁忌。
- 此入路手术相对禁忌证包括同侧慢性中耳炎，以及只有患侧存在听力。

1. 相关手术解剖

- 面神经走行于面神经管内，毗邻乳突内的鼓室。面神经膝位于外侧半规管下方，面神经在其下方继续走行，随后出茎乳孔。
- 脑桥小脑三角的神经和血管的常见位置如下：
  - 第Ⅴ对脑神经-位于靠近小脑的脑桥上外侧面。
  - 第Ⅶ和Ⅷ对脑神经-垂直位于桥延沟旁。
  - 第Ⅸ对脑神经-在脑桥前方走行，向上进入Dorello管。
- 此入路可见小脑后下动脉（PICA）在第Ⅷ和第Ⅸ对脑神经位置的水平成袢。

- 小脑前下动脉（AICA）成袢并突入内听道，在内听道位置水平，从此袢发出迷路动脉和弓下动脉。

2. 手术流程

注意：请参考第 35 章经迷路手术的全面介绍。

- 骨质完全磨除后，可辨识以下结构（图 37-6，图 37-7）：
  - 内听道。
  - 垂直嵴。
  - 面神经。
  - 前庭上和前庭下神经。
  - 岩上窦。
  - 迷路。
  - 半规管。
  - 耳蜗导水管。
  - 第Ⅸ、Ⅹ和Ⅺ对脑神经（近颈静脉孔）。

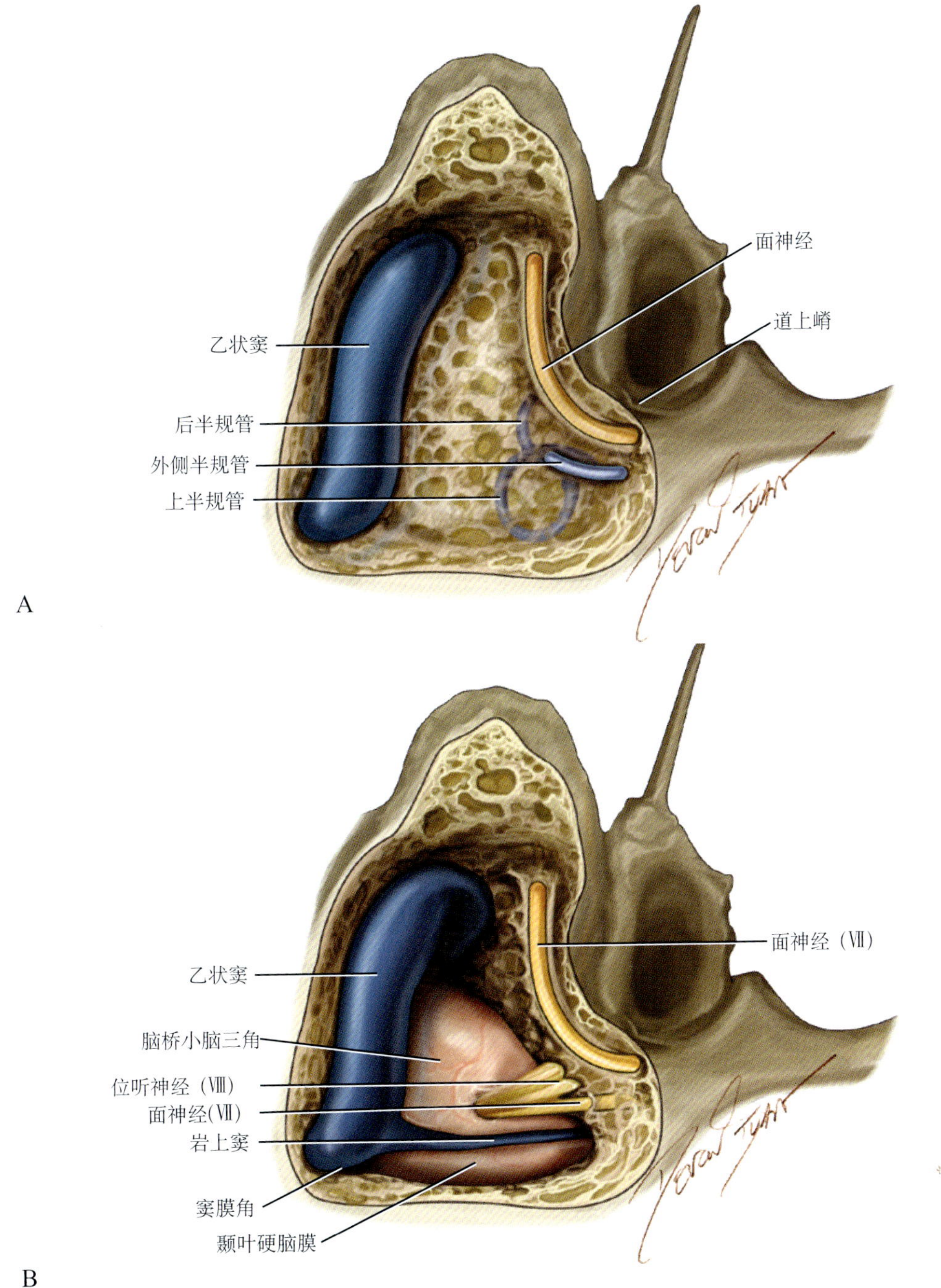

图 37-6 乳突切除术。A. 乳突切除的正是外耳道后的三角，道上嵴是重要标志，在外耳道的后上方，这是乳突窦的标志，其内有半规管和面神经。B. 经迷路入路，打开内听道，可见到第Ⅶ和第Ⅷ对脑神经，和已经骨化的乳突段面神经。本图得到允许修改自 Jackler, R.K. 发表在 *Atlas of Skull Base Surgery and Neurotology* 一书中的绘图，第 2 版，2008 年 Thieme 出版社出版（纽约）

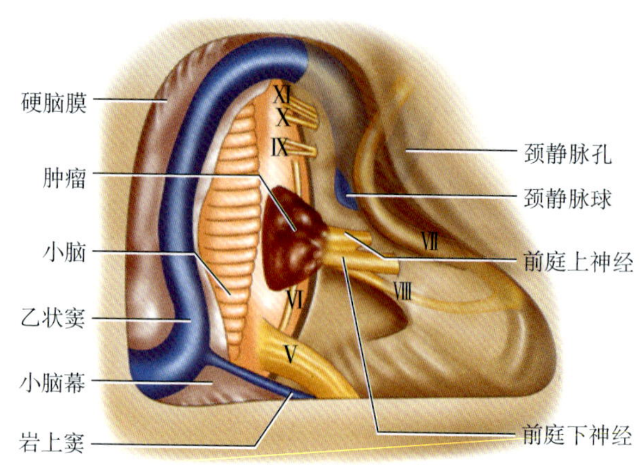

图 37-7 经迷路入路所见前庭神经鞘瘤的常见位置。观察肿瘤与面神经的关系，其向上生长，与第Ⅴ对脑神经及脑干根部起源的关系，以及肿瘤与前庭上、下神经及第Ⅸ、第Ⅹ和第Ⅺ对脑神经的关系。得到允许修改自 Jackler, R.K. 发表在 *Atlas of Skull Base Surgery and Neurotology* 一书中的绘图，第 2 版，2008 年 Thieme 出版社出版（纽约）

3. 打开硬脑膜

- 通常从靠近硬脑膜窦角处的乙状窦上方开始打开硬脑膜，继续朝向外耳孔位置向下切开。
- 用小钩把硬脑膜向侧面拉开可以扩大小脑和硬脑膜之间的手术空间，并且可避免损伤岩静脉。岩静脉起始于小脑，引流至内听道附近的岩上窦。
- 硬脑膜可形成收缩环，粘连于肿瘤，此环上常有小血管为肿瘤供血。

4. 肿瘤切除

- 硬脑膜打开，即显露肿瘤后部，建议仔细观察肿瘤表面，辨认神经束。
- 对较大肿瘤行囊内减压，可缩小肿瘤体积，这样解剖分离囊外各面时，可获得更好的工作空间。对肿瘤中央部减压，可以用超声吸引辅助手术。
- 对较小的肿瘤，解剖分离囊外的上下面则比较容易，可以完全切除肿瘤。
- 细心分离，可以解除硬脑膜和肿瘤之间的粘连。
- 从下、上、内、外 4 个面解剖分离肿瘤。
- 解剖肿瘤的下方，常可达小脑延髓池，释放脑脊液，扩大手术空间。此时，将第Ⅸ和第Ⅹ对脑神经局限在颈静脉球内侧的颈静脉孔处，从肿瘤上细心分离出来。干扰这些神经时，可能引起心率变化。
- 在肿瘤和蛛网膜之间的界面操作很重要。肿瘤较大时，可同时侵犯桥小脑池和小脑延髓池，造成蛛网膜分隔成多层，这些蛛网膜层面内含有走行在肿瘤下方的第Ⅸ、Ⅹ和Ⅺ对脑神经。
- 在肿瘤的下级可见到的血管结构是小脑后下动脉，其常位于面神经和前庭蜗神经的下方，需要细心分离并予以保留。继续解剖分离这些神经血管结构，直至抵达脑干界面。
- 在解剖分离肿瘤上极时，辨认面神经很重要，因其常从瘤顶跨过，为此，可以使用神经刺激探头。此区的其他结构包括岩静脉和第Ⅴ对脑神经要辨认出这些结构，并从肿瘤分离出来。继续解剖分离肿瘤上方结构，直至抵达脑桥，并可见三叉神经在脑干的起源（图 37-8）。
- 因容易损伤面神经和脑桥，分离肿瘤的内侧困难。建议对肿瘤后部囊内切除，然后小心提起粘连在小脑和脑桥上的肿瘤被膜，少部分肿瘤可能覆盖在此位置的脑干、面神经和耳蜗神经上。
- 在切除肿瘤时，在内听道内可以把面神经从肿瘤上分离。在此手术阶段时，神经监测非常重要，通过刺激可以定位面神经。在面神经得到完全确认后，可以用小钩或精细显微剪分开神经和肿瘤之间粘连的蛛网膜束带。
- 在同侧听力完全丧失的病人，可以牺牲前庭和耳蜗神经，也可以把它们从肿瘤上分离出来（图 37-7）。如果已经分离出这些神经，从内耳孔下方分离肿瘤时，则不用担心损伤神经（面神经已经上置）。
- 在内耳孔分离面神经非常困难，面神经严重损伤风险加大时，则可以考虑部分切除肿瘤。
- 要完全切除肿瘤，可以先切除肿瘤前部，再把剩余肿瘤从面神经和脑干上分离出来。
- 肿瘤一旦切除，可再次用电刺激重新评估面神经功能。

5. 关颅

- 关颅前要细致止血，用大量生理盐水冲洗手术创口。
- 由于此入路复杂，脑脊液可从中耳及咽鼓管内流出。在锤骨下方可见咽鼓管，用脂肪、肌肉或两者一起填塞，也建议用脂肪填塞中耳，阻止脑脊液从这些部位流出。
- 硬脑膜和乳突腔也可用之前从腹部取下的脂肪填塞，并在脂肪组织周围注射纤维蛋白胶，以得到更好的封闭。

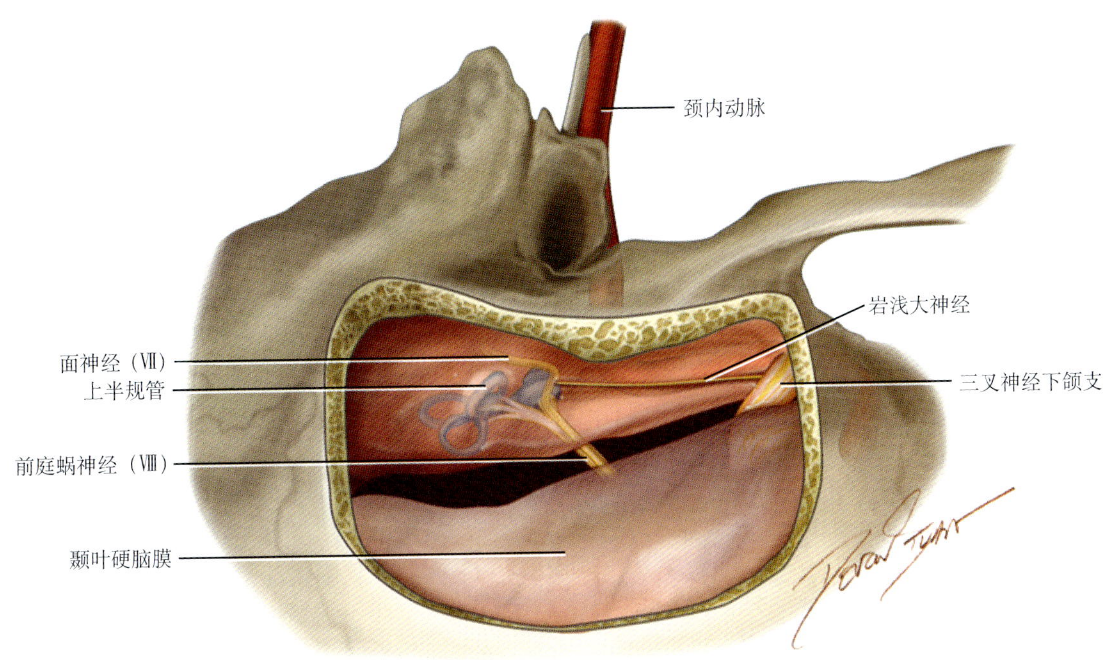

A

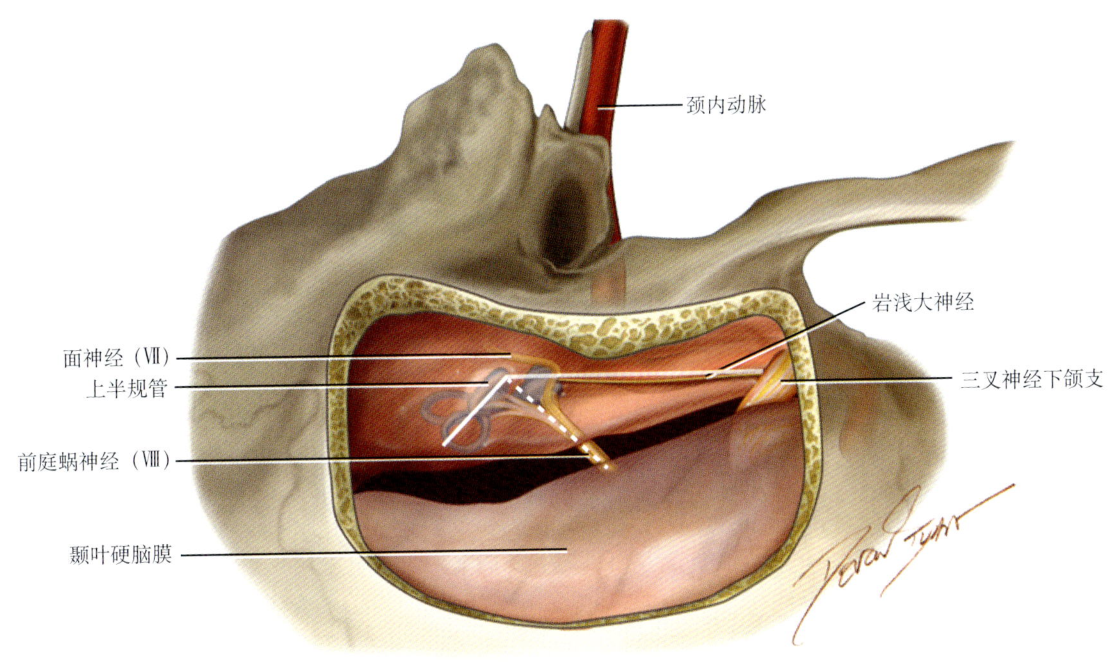

B

图 37-8 A. 颞下入路可见如下重要结构：弓状隆起、岩浅大神经（greater superficial petrosal nerve，GSPN）、三叉神经下颌支及颈动脉。B.GSPN 和弓状隆起（半规管）可用于推断内听道的位置。磨除 GSPN 和上半规管这两者夹角中线上的骨质可显露内听道

【颅中窝或颞下入路切除肿瘤】

- 由于不需要切除迷路可直接抵达内听道，此入路适合听力保留，而且，脑脊液漏的风险大为降低。
- 切除岩骨前部或岩骨后部，可以扩大手术空间，并使得此入路应用广泛。
- 颞叶回缩增加了 Labbé 静脉和颞叶缺血的风险。此入路适用于向脑桥小脑区扩展小于 1cm 的肿瘤。
- 此入路不能解决脑桥小脑三角区所有病变。

1. 手术入路

- 注意：颅中窝或颞下入路的详细介绍在第 35 章，请参考。

2. 硬脑膜打开和肿瘤切除

- 基底部在下方“U”形切开硬脑膜，避免损伤 Labbé 静脉。
- 最常规的，（硬脑膜打开后）会显露颞下静脉及横窦，它们常与 Labbe 静脉相互沟通，在有足够把握的情况下，可以牺牲颞下静脉。
- 对于硬脑膜外入路，抬起颅中窝硬脑膜，使之与颞窝颅骨分离。在棘孔处切断脑膜中动脉，可使得硬脑膜进一步抬升。
- 此区有重要的结构，如弓状隆起、岩浅大神经（greater superficial petrosal nerve，GSPN）、三叉神经下颌支及颈动脉（图 37-8）。
- 在辨识确认后，从 GSPN 的远端开始，从后向前将其从硬脑膜上分离下来，避免对 GSPN 和膝神经节的牵拉。这样可以预防术后面瘫。
- 如病变位于岩骨尖更靠前，可行岩骨前部切除增加手术操作空间。在磨除 GSPN 内侧的颞骨岩部时，需要辨认颈动脉岩骨部和三叉神经节，位于卵圆孔前和弓状隆起后之间的 Kawase 三角中部。磨除前部时会显露颅后窝硬脑膜，在磨除岩骨前部时，当见到岩下窦即终止继续磨除。
- 此时，继续行颞下分离，可用较为柔顺的脑牵开器抬起颞叶。用脑脊液引流、过度换气、和（或）利尿等方法，脑组织得到进一步松弛，有利于手术进行。经此，脑干及相关神经血管结构显现。
- 尽量靠内侧磨除耳道，以辨认内听道孔。
- 有必要在上半规管和内听道之间磨骨。
- 听神经管可能骨骼化，耳蜗居前和上半规管居后造成解剖分离受限。
- 垂直嵴可用于辨认迷路神经，为了切除肿瘤外侧，迷路神经可移位至肿瘤上方，在此处锐性分离前庭上神经和前庭下神经。
- 要细心分离和切除包绕面神经的部分肿瘤。
- 要抵达颅后窝，可由外向内分离小脑幕缘，避免损伤走行小脑幕游离缘的滑车神经。
- 牢记滑车神经围绕中脑走行并穿过小脑幕。
- 双击电凝可用于天幕静脉窦和天幕动脉（Bernasconi-Cassinari 动脉，又名伯 - 卡动脉）的止血。伯 - 卡动脉常发自颈内动脉海绵窦段，对后循环提供重要的侧支供血，并常对动眼神经、滑车神经和展神经供血，而且，此血管也可对肿瘤供血。
- 用 4-0 外科缝线悬吊小脑幕前后部，继续以上述方法，对目标病变进行解剖分离。

3. 关颅

- 硬脑膜间断缝合。
- 抬高缝合（帐篷样缝合）硬脑膜，可以预防术后硬脑膜外血肿的形成。
- 可用颞肌补片及骨蜡封闭乳突气房及内听道口。另外，岩骨切除区可用脂肪充填，并使用硬脑膜密封剂预防脑脊液漏。

【枕下 / 乙状窦后肿瘤切除】

- 经此入路可以较好地抵达脑桥小脑三角区。
- 此入路可用于脑桥小脑三角区的轴外病变，以及沿小脑、小脑脚或脑干岩骨面的轴内病变（图 37-9，图 37-10）。

1. 手术入路

注意：枕下及乙状窦后入路的详细介绍在第 21 章，请参考。

2. 硬脑膜打开及肿瘤切除（图 37-11）

- “C”形或十字切开硬脑膜。
- 需要时，可在脑池放置脑室造瘘管，或者用脑牵开器直达脑池，用小钩刀打开脑池释放脑脊液以便于脑组织松弛。
- 此时，可移入显微镜。
- 多点刺激肿瘤后部的瘤囊避免面神经走行于肿瘤的后部导致进入肿瘤内部时损伤面神经纤维。
- 推荐识别肿瘤表面的蛛网膜，蛛网膜提供了一个分离界面，并且为脑神经和那些小的滋养血管提供了保护屏障。
- 肿瘤的后极，不能被刺激到，可以用双极电囊烧灼后用显微剪刀打开。移除肿瘤并取样本组织送病理诊断。
- 应用超声吸引器，在肿瘤内部减压。
- 充分止血并从蛛网膜界面分离瘤囊后，可重点处理肿瘤位于内听道的部分。

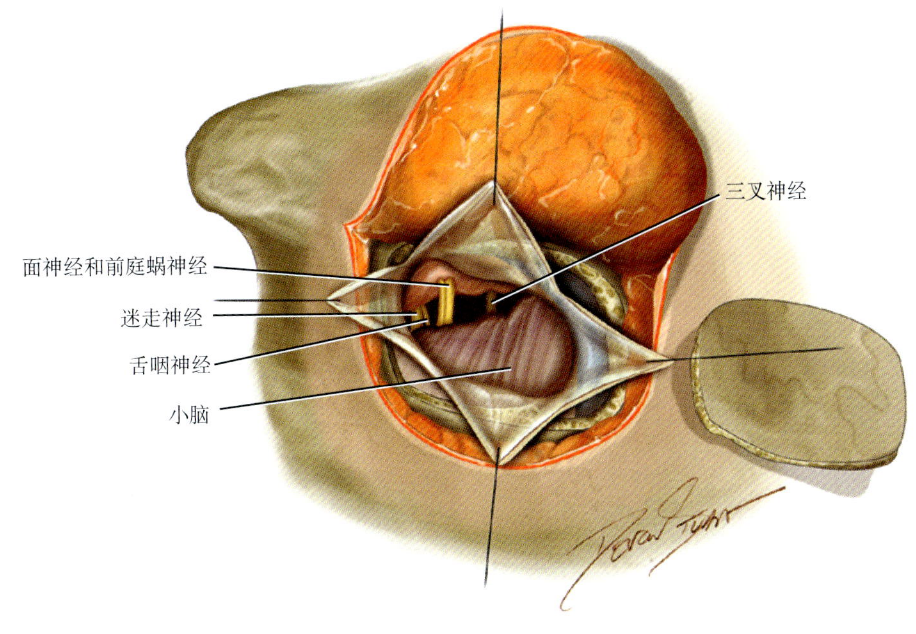

图 37-9 从手术体位方向显示左乙状窦后入路开颅术

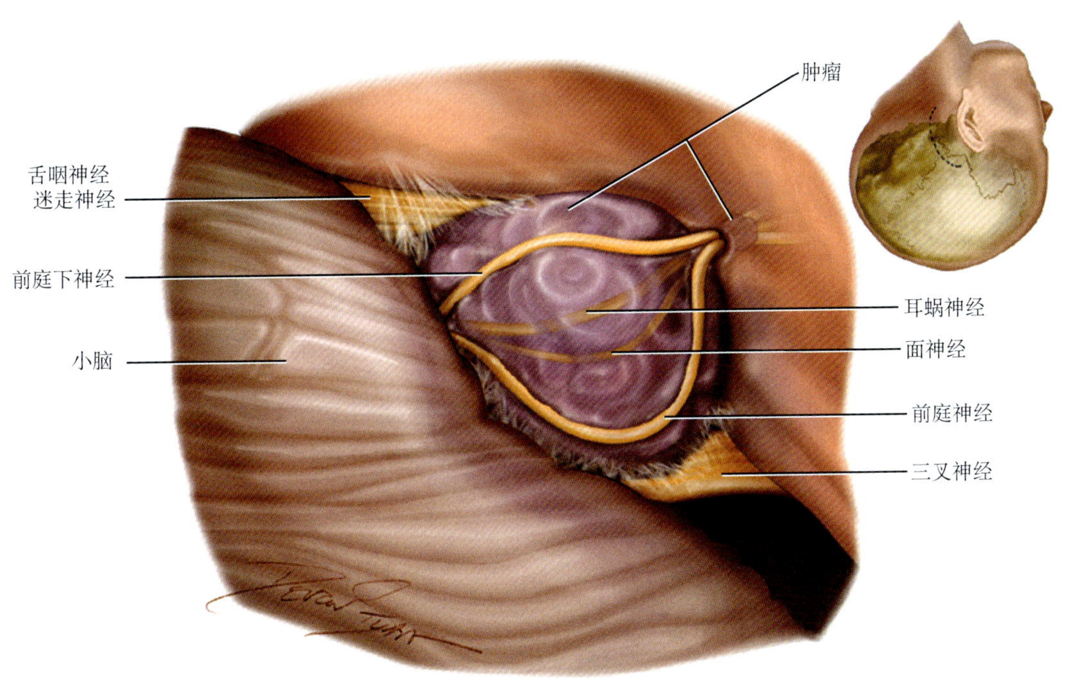

图 37-10 左乙状窦后入路暴露的前庭神经鞘瘤。注意肿瘤和脑神经之间的关系。面神经通常位于肿瘤的前方，因此从该入路进入面神经是被肿瘤遮挡的。神经电刺激有助于识别神经并尽可能保护它们

- 术者可在神经耳科医师的帮助下打开内听道。如果脑池是开放状态，用一片湿润的明胶海绵覆盖，避免骨渣进入。
- 首先稍做内听道口周围的硬脑膜，切开并向内侧翻起。
- 使用吸引 - 冲洗系统和高速磨钻磨除部分内听道骨质，暴露内听道硬脑膜。
- 为保留听力，内听道的打磨限制在 10mm 以内或更少，注意一定不能损伤前庭器。
- 当内听道磨除结束后，用锐性的方式打开内听道硬

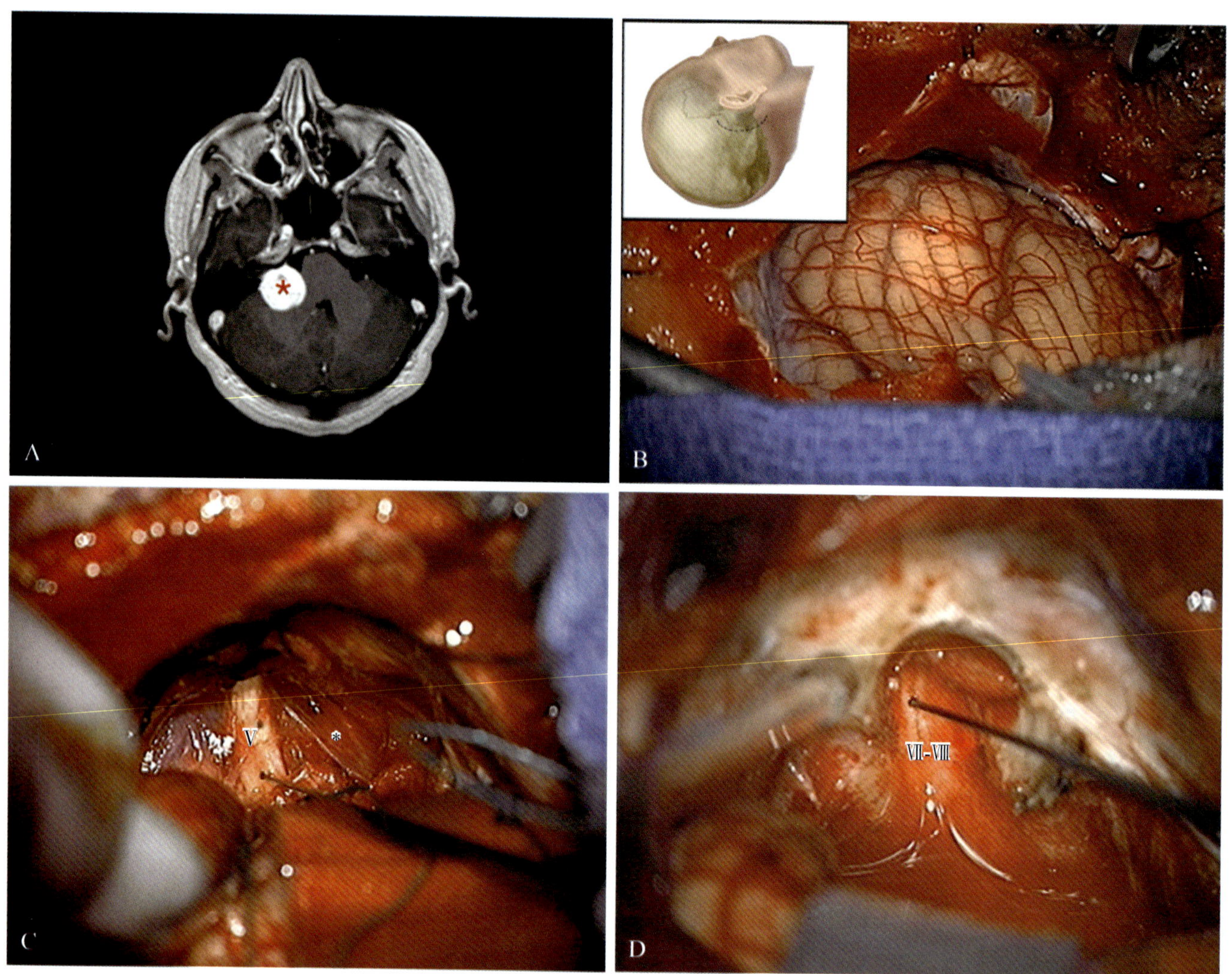

图 37-11 典型病例。一位 54 岁男性，表现为右侧面部麻木，右侧听力减退，步态不稳。A. MRI 对比增强 T_1 加权像显示右侧脑桥小脑三角前庭神经鞘瘤均匀强化。B. 乙状窦后入路术中镜下照片；C. 当切除最外侧的肿瘤，可见三叉神经位于肿瘤的上缘；D. 肿瘤彻底切除后的景象。显示内听道被打开，肿瘤全切。Ⅴ：三叉神经；Ⅶ～Ⅷ：面听神经，* 前庭神经鞘瘤。*©A.Quiñones-Hinojosa 版权所有*

脑膜；可进一步从内侧显露面神经从脑干发出的位置，然后从内到外暴露面神经。

- 同时分离和保留面神经和耳蜗神经。
- 此时通常避免使用双极电凝，因为有可能导致面神经或耳蜗神经的损伤。
- 用显微剪刀移除肿瘤最外侧的部分。在脑干水平刺激面神经和三叉神经以便确认其是否仍完好，可以存在诱发电位。
- 面神经和其他神经必须被识别并从肿瘤分离。唯有如此，肿瘤才能完整的从内听道从尾端到头端切除。
- 肿瘤附着于内听道的最头端时可以烧灼后锐性分离。
- 岩静脉通常走行于肿瘤的上极；它接受来自于海绵窦的静脉血，向后向侧方汇入横窦。在巨大肿瘤切除过程中，岩静脉可以电凝和分离。外科医师必须记住，岩静脉可能是此区域唯一的引流静脉。在这种情况下，建议保留它以尽量减少小脑静脉梗死的可能性。
- 寻找肿瘤瘤囊的上缘，可见平行于天幕边缘的滑车神经。三叉神经的纤维位置更深并略微靠下。面部和前庭 - 耳蜗神经可以见于肿瘤的内下部分，在这些神经进入脑干的位置找到。如果听力不需要保留，前庭 - 耳蜗神经可以被切断。
- 肿瘤可以从面神经由内到外的方向移除；从舌咽神经、迷走和副神经从下到上的方向移除。展神经也可在肿瘤切除后的深部找到。
- 建议保留面神经与肿瘤之间的蛛网膜平面。
- 小脑前下动脉可被识别；它可在内听道后附近环绕，有时靠近面神经。肿瘤深面的上方，小脑上动脉可以被识别。此外较大的椎基底动脉干也可被显露。推荐使用显微剪刀锐性方式分离肿瘤和神经。

如果听力需要保留，内听动脉必须保护，因为它是耳蜗神经唯一的血供。

3. 关颅

- 在切除肿瘤并充分止血后，一片取自腹部的皮下脂肪组织放置在内听道口防治脑脊液漏。此外，Tisseel/fbrin 胶和骨蜡涂抹在气房和内听道口。周围的硬脑膜可覆盖一片湿润的速即纱。
- 硬脑膜可用人工硬脑膜或骨膜修复，用 4-0 线缝合。
- 骨缺损可按常规修复。

【要点总结】

- 语言分辨率在 50% 以上，纯音损失平均值小于 50 分贝，建议手术方切除保留听力。
- 高分辨率薄 CT 扫描有助于观察内耳道的侵蚀或扩大。
- 非手术治疗的谨慎等待应该基于稳定的前庭神经鞘瘤无神经系统症状或随访追踪无肿瘤进行性增大的证据。
- 面部持续的神经电生理监测是值得推荐的，建议放置电极于额叶、眼轮匝肌和眼轮匝肌周围的肌肉。
- 经迷路入路适合术前听力损失的病人。
- 中颅底或颞下入路是保留听力很好的入路。因为它可以直接进入内听道，而不需要切除迷路。
- 乙状窦后入路适用于脑桥小脑三角的轴内病变或沿小脑岩面上、小脑中脚或脑干生长的轴外病变。
- 在巨大肿瘤切除中，开放小脑脑桥池可释放脑脊液缓解颅内压，防止小脑疝形成。

推荐阅读

Baaj, A.A., Siviero, A., van Loveren, H.R., 2009. Tumors of the middle cranial fossa. In Hanna, E.Y., DeMonte, F. (Eds.), Comprehensive Managament of Skull Base Tumors. Informa Healthcare, New York, pp. 367-374,

Liu, J.K., Gupta, G., Christiano, L.D., Fukushima, T., 2012. Surgical management of tumors of the jugular foramen. In Quiñones- Hinojosa, A. (Ed.), Schmidek & Sweet: Operative Neurosurgical Techniques: Indications, Methods and Results, sixth ed. Saunders, Elsevier Inc., Philadelphia, pp. 529-545.

Matthies, C., 2014. Functional microsurgery of vestibular schwannomas. In Ramina, R., Pires de Aguiar, P.H., Tatagiba, M. (Eds.), Samii’s Essentials in Neurosurgery, second ed. Springer, Berlin, pp. 285-300.

Nelson, R.A., 2006. Temporal Bone Surgical Dissection Manual, third ed. House Ear Institute and House Clinic, Los Angeles.

Poulsgaard, L., 2012. Translabyrinthine approach to vestibular schwannomas. In Quiñones-Hinojosa, A. (Ed.), Schmidek & Sweet: Operative Neurosurgical Techniques: Indications, Methods and Results, sixth ed. Saunders, Elsevier Inc., Philadelphia, vol. 1, pp. 555-564.

Pyle, M., Moftakhar, R., Badie, B., 2006. Surgical approaches to vestibular schwannomas. In Badie, B. (Ed.), Neuro-Oncology (Neurosurgical Operative Atlas). Thieme, New York, pp. 222-229.

Raza, S.M., Woodworth, G.F., Quiñones-Hinojosa, A., 2011. Subtemporal (intradural and extradural) craniotomy. In Jandial, R., McCormick, P., Black, P. (Eds.), Core Techniques in Operative Neurosurgery. Saunders, Elsevier Inc., Philadelphia, pp. 21-25.

Ruzevik, J., Lim, M., Rigamonti, D., 2013. Skull-base tumors D: Radiosurgery for vestibular schwannommas. In Lim, M., Hsu, W., Rigamonti, D., Kleinberg, L., Handbook of Radiosurgery in CNS Disease. Desmos Medical, New York, pp. 83-85.

Samii, M., 2009. Vestibular schwannomas. In Sindou, M. (Ed.), Practical Handbook of Neurosurgey, vol. 1. Springer, Berlin, pp. 333-348.

Saylam, C., Ucerler, H., Orhan, M., Cagli, S., Zileli, M., 2007. The relationship of the posterior inferior cerebellar artery to cranial nerves Ⅶ～Ⅻ. Clin. Anat. 20(8), 886-891.

Tubbs, R.S., Nguyen, H.S., Shoja, M.M., Benninger, B., Loukas, M., Cohen-Gadol, A., 2011. The medial tentorial artery of Bernasconi-Cassinari: a comprehensive review of its anatomy and neurosurgical importance. Acta Neurochir. 153(12), 2485-2490.

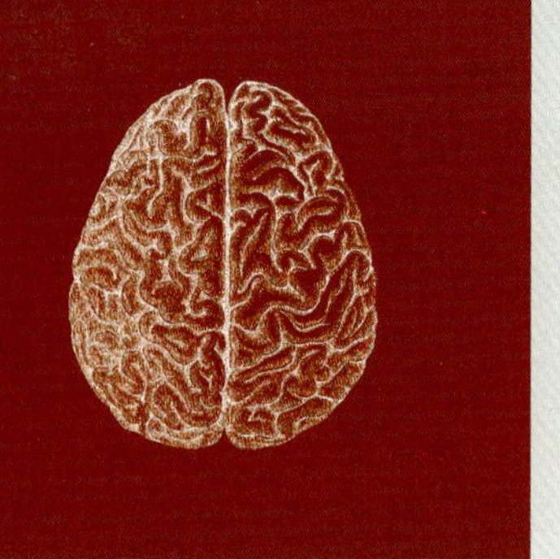

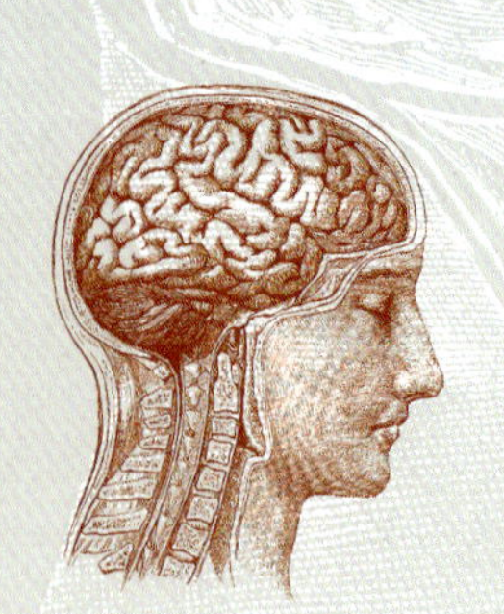

第 38 章　枕骨大孔区脑膜瘤

Eva F. Pamias-Portalatín, Tito Vivas-Buitrago,
Jordina Rincon-Torroella, Alfredo Quiñones-Hinojosa

参看 video38，请访问 expertconsult.com

【术前注意事项】

- 脑膜瘤占所有颅颈交界区髓外硬脑膜下肿瘤的77%。
- 枕大孔（FM）区是复杂的手术区域。肿瘤可以在硬脑膜内或硬脑膜外生长，对于外科手术是一个挑战。
- 已有数种分类旨在术前确定手术方案。最常采用的是来自于布鲁诺和乔治的分类，其中三个主要标准描述如下（图 38-1）：
  - A. 肿瘤的位置
    a. 硬脑膜内（最常见类型）：后入路。
    b. 硬脑膜外：前外侧入路。
    c. 硬脑膜内 - 外沟通型。
  - B. 硬脑膜受侵位置
    a. 前方（在中线向前到脑干）。
    b. 前外侧（在中线和齿状韧带中间）：颅骨切除范围可以延伸到枕大孔的侧壁，包括寰椎侧块或枕髁。
    c. 后位受侵（向后到齿状韧带）：后正中入路。

最常见的类型是硬脑膜内肿瘤和前外侧（在中线和齿状韧带中间）硬脑膜受侵。

  - C. 涉及椎动脉（VA）：可能在椎动脉上方、下方或关系到双侧的椎动脉。术前了解肿瘤与椎

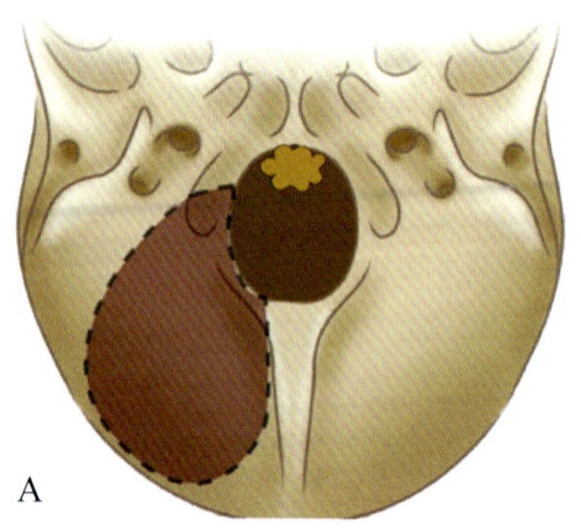

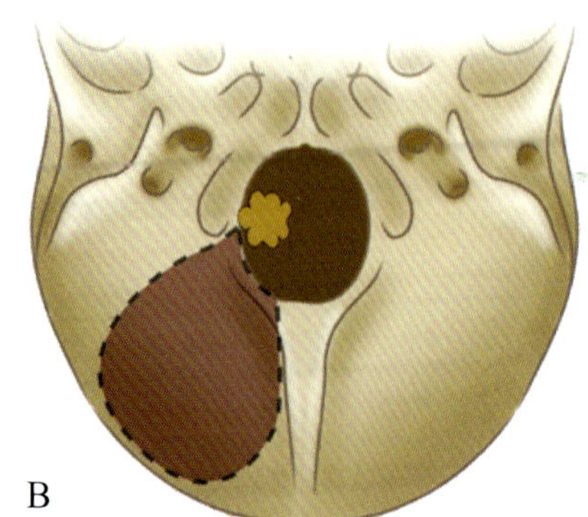

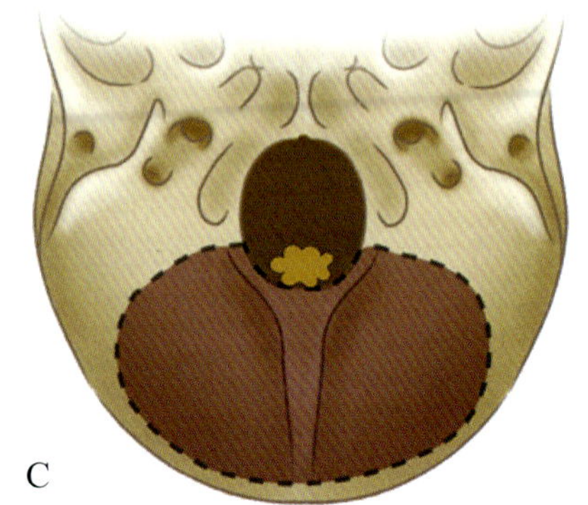

图 38-1　根据希鲁诺和乔治于 2010 年的分类方法所进行的手术方法选择。A. 经髁状突外侧入路；B. 远外侧入路；C. 枕下后入路。对枕大孔前部或前外侧的脑膜瘤，经 A 或 B 比较合适，而枕大孔后部的脑膜瘤则枕下后入路应该首选 C。本图经 Sughrue, M.E., Parsa, A.T. 惠允使用其 Subfrontal and bifrontal craniotomies with or without orbital steotomy 绘图，引自 Jandial,R., McCormick, P., Black, P. 编写的 *Core Techniques in Operative Neurosurgery* 一书，97-103 页，2011 年 Elsevier 公司出版（Saunders，费城）

动脉的关系可以使外科医师预判低位脑神经的位置有个从而减少手术并发症。

- 该区域肿瘤的诊断要考虑喉神经鞘瘤、脊索瘤、脑膜瘤、骨肿瘤和转移瘤。
- 该区域的脑膜瘤临床表现过程隐匿导致诊断的延迟和发现时肿瘤已经较大。
- 枕下区域头痛和上颈部疼痛是最常见的早期症状。病人常主诉这些症状可以被鼓腮充气训练所加重。第Ⅺ对脑神经最常受累，导致胸锁乳突肌和斜方肌萎缩。表现类似于脱髓鞘疾病和 Chiari 畸形。
- 枕大孔综合征包括同侧上肢进展性的感觉与运动障碍损害，随后发展到同侧下肢、对侧下肢功能障碍，最后包括对侧的上肢。病人可以出现长束的症状和四肢痉挛性瘫痪。
- 用钆对比增强的 MR 是术前对病变特性进行分析最有价值的研究方法（图 38-2）。
- 椎动脉垂直走行在 C_2 和 C_1 之间的横突孔间，水平走行于寰枕关节后方寰椎后弓的凹槽内。因为椎动脉的直径和走行路线可能有多种变异，推荐行 CTA 或 MRA 检查。
- CTA 可以帮助研究肿瘤的血供（通常为小脑后下动脉供血）和评估必要时行栓塞的可行性。
- 上文提到的综合征和肿瘤的进行性增长或 FLAIR 信号是手术干预的指征。
- 对于病变位于后部到齿状韧带骨的位置，暴露范围扩展到枕骨侧方和（或）行 C_1～C_2 椎板切除通常足够。
- 对于向前方或前侧方生长包括肿瘤侵袭斜坡或枕骨大孔的病变推荐采用远外侧入路或其改良入路手术。
- 术前血管内栓塞仍有争议；以证据为基础的数据依然缺乏病人选择和风险 - 利益平衡。
- 尽管以颈脊髓减压和血管保护为目的的外科手术是这些病变治疗的方法，但在某些病例仍存在争议。
- 影像学的表现（如 MRIT_2 像）提示脑干和脊髓水肿可能反映软脑膜受侵。对于某些学者这可能是他们选择更保守的手术入路和只做肿瘤小部分切除来试图保留的重要因素。另一方面，椎动脉被肿瘤包绕者可以使手术医师在切除肿瘤时提高警惕以免损伤椎动脉。

【重要的解剖】

1. 确定枕大孔区域的骨性标志

- 前部—从斜坡中下 1/3 交界处到 C_2 椎体。
- 后部—枕骨的枕大孔下缘到 C_2 椎板的上缘
- 侧方—从颈静脉结节到 C_1～C_2 横突关节、枕髁和寰椎侧块。

2. 硬脑膜内标志

- 上方—脑桥与延髓交界处，伴随椎基底动脉分叉处。
- 下方—C_2 脊神经根底部。

【手术流程】

- 前方入路（经口或经颈部）：尽管该入路能够直达

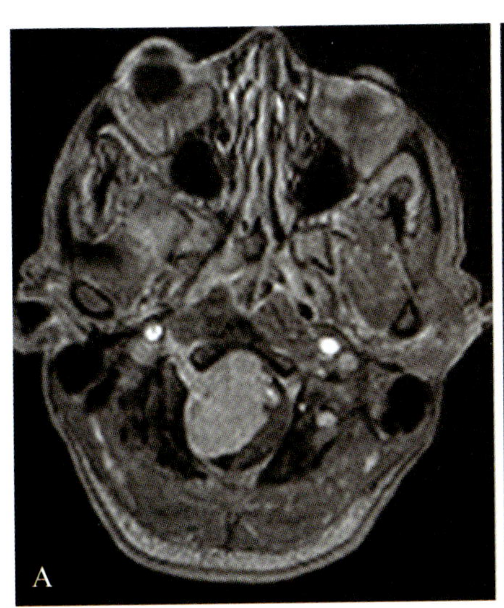

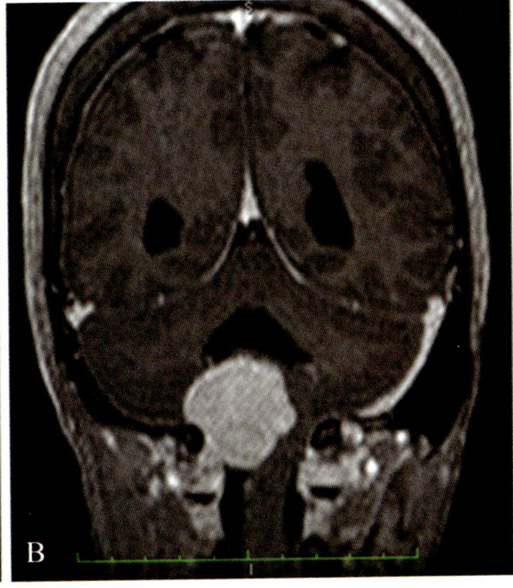

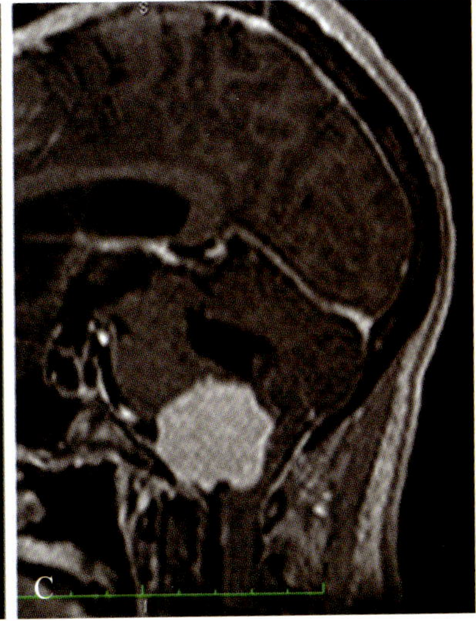

图 38-2 脑部 PMRI。A. 轴位；B. 冠状位；C. 矢状位，该图显示枕大孔脑膜瘤的对比度增强。图 A 经 Landeiro, J.A., Silveira, R.L., Corréa dos Reis, C.V 惠允使用其 Surgical management of tumors of the foramen magnum 绘图，引自 Quiñones-Hinojosa, A. 主编的 *Schmidek & Sweet: Operative Neurosurgical Techniques: Indications, Methods and Results* 一书，第 6 版，2012 年 Elsevier 公司出版（Saunders，费城）

枕大孔、低位斜坡、颈椎管，但由于寰枕关节的存在限制了侧方的暴露。另外，椎动脉、延髓、脊髓和颅颈部神经根暴露的困难，以及术后脑膜炎的高发生率使此入路不尽如人意。最近出现的鼻内镜入路作为解决颅底中线部位的病变的手术入路，包括枕大孔前方的病变，与开放性手术入路相比该入路可能降低手术并发症。

- 后正中入路：枕下减压（有或无 C_1～C_2 椎板切除）一直用于枕大孔区脑膜瘤的切除术。这种入路可能会限制下斜坡和枕大孔前部的暴露，这种对于延髓及脊髓的牵拉可能导致在切除前位生长肿瘤过程中出现严重的神经功能缺失。
- 侧方枕下入路（远外侧、极外侧 - 经髁）：对脊髓的牵拉最小，对于低位脑神经和椎动脉有较好的保护。

1. 病人体位

- 3/4 俯卧位经常被用于侧方入路。手术入路在病变身体的同侧。如果病变位于前正中处，手术侧选择椎动脉和颈静脉球非优势侧，这样可以提供一个宽敞的外科操作空间。
- 推荐采用侧卧位。这种体位允许大脑向对侧下垂，将对大脑的牵拉降至最小。对侧上臂放在手术台外，并用腋羽状卷形工具加以保护以免外周神经损伤。
- 头部用三点头架加以固定，颈部微屈、顶点下垂 30°、面部向前侧旋转。为了预防静脉回流受阻，头部旋转避免超过 45°（图 38-3）。
- 手术体位摆放的目的是使小脑远离术野，允许外科医师直视枕大孔的侧面和颅后窝。

2. 皮肤切口（图 38-4）

远外侧入路

- 倒曲棍球状切口。起自枕骨粗隆下 5cm，沿中线向上。在枕骨粗隆水平上项线上方弯向侧方矢状面内耳侧缘的内侧 2～3cm。

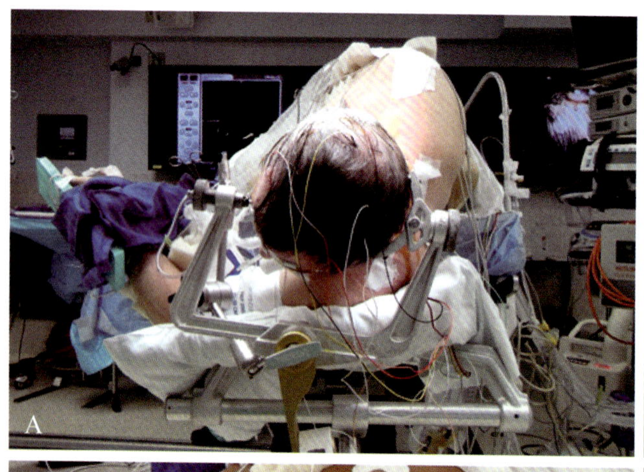

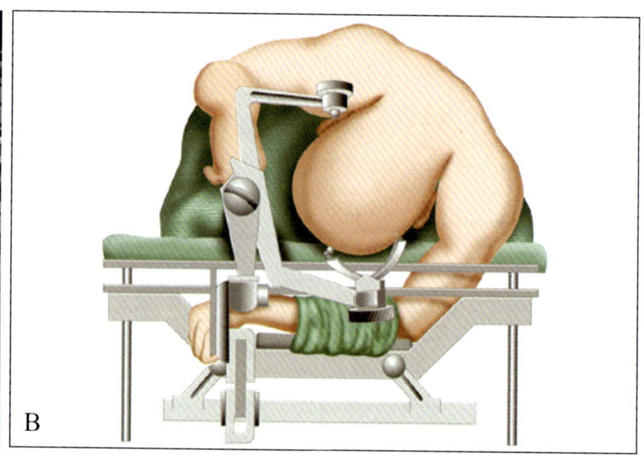

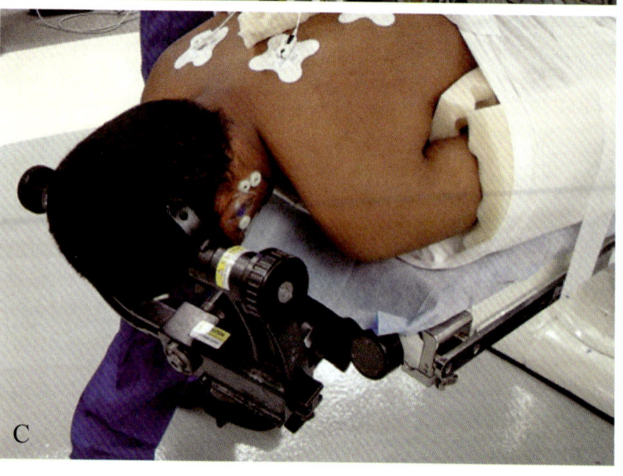

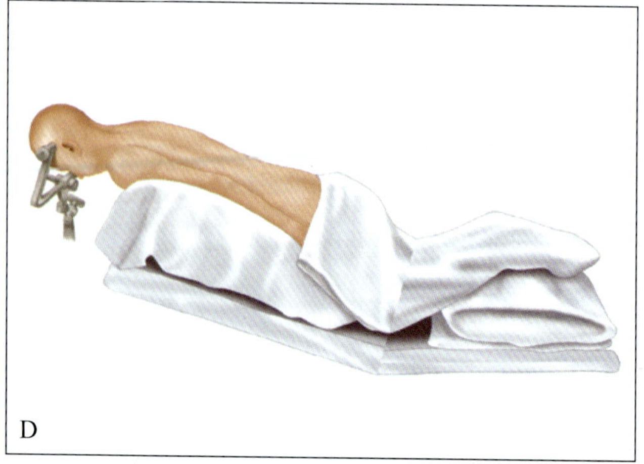

图 38-3 A. 病人被安放于公园躺椅位行远外侧入路，病变侧在上方。头部三点头架固定，腋下放置垫子保护神经。B. 公园躺椅位典型图示：颈部微屈、顶点下垂 30°、面部向前侧旋转。C. 俯卧位准备行枕大孔后部脑膜瘤切除枕下减压术。D. 俯卧位。图 B～D 经 Sughrue,M.E., Parsa, A.T. 惠允使用其 Far-lateral suboccipital approach 绘图，引自 Jandial,R., McCormick, P., Black, P. 编写的 *Core Techniques in Operative Neurosurgery* 一书，2011 年 Elsevier 公司出版（Saunders，费城）

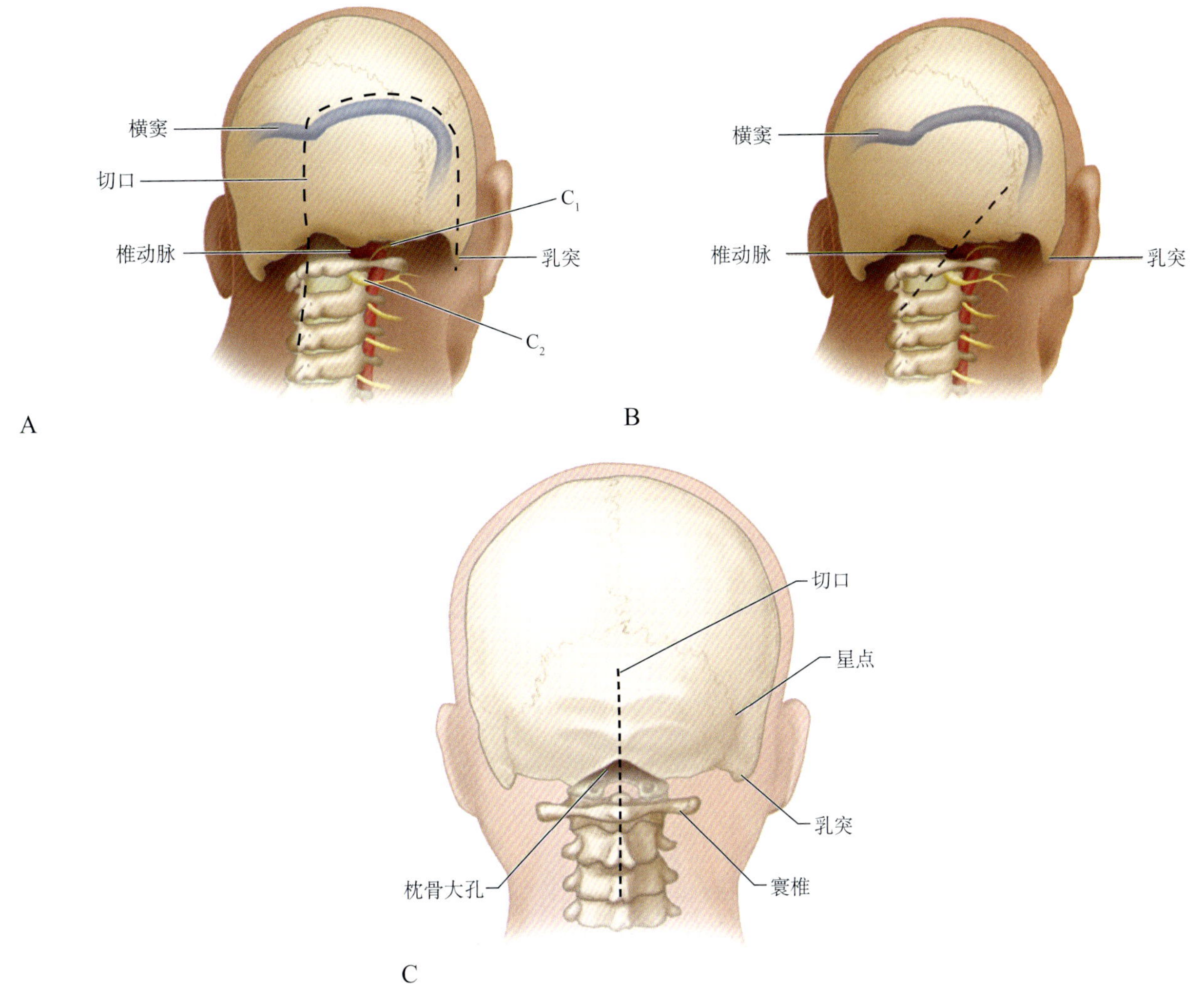

图 38-4　皮肤切口。A. 侧方曲棍球杆状切口。B. 远侧直线切口。C. 枕部中线切口。图 A 经 Sughrue,M.E., Parso, A.T. 惠允使用其 Far-lateral suboccipital approach 绘图，引自 Jandial,R., McCormick, P., Black, P. 编写的 *Core Techniques in Operative Neurosurgery* 一书，2011 年 Elsevier 公司出版（Saunders，费城）

- 切口可以向下向乳突方向延伸并可以超过胸锁乳突肌的后缘。
- 直线切口：用斜线切口，起自星点与乳突尖之间斜向 C_2 棘突。这个切口为基本的远外侧入路或经髁或髁上及其变异入路提供足够的空间。然而，必要时完全暴露寰椎横突对于髁旁变异的远外侧入路可能会受到限制而倒曲棍球状切口是个不错的选择。

3. 肌群阶段

a. 浅表肌肉（长头肌；半棘肌）被分离后可以暴露枕下三角。

b. 枕下三角解剖后可以暴露椎动脉。

c. 如果需要可以做椎动脉置换。

- 通常应避免在枕髁处烧灼以减少枕骨下静脉丛的损伤，静脉丛损伤可导致出血并增加气体栓塞的风险。
- 切开皮肤和帽状腱膜暴露骨膜，骨膜可以保留用于手术后期的硬脑膜的关闭。同样切开颈筋膜以暴露颈后肌群。
- 头后直肌被从下项线上分离下来向后反折。上下斜肌从 C_1 横突上分下，暴露 C_1 椎板、椎动脉、静脉丛和 C_1 神经根。

4. 硬脑膜外椎动脉的暴露

- 基本的远外侧入路自从不在枕髁钻孔双侧椎动脉暴露已无必要。然而，在一些该手术的变异情况下推荐椎动脉被从它们在 C_1 的袖套中从骨膜下分离以增加外科的视野避免误伤椎动脉。C_1 横突被强制性去顶以便置换。之后，行 C_1 后弓椎板切除，尽可能向侧方切除以便暴露枕髁行钻孔（图 38-5）。

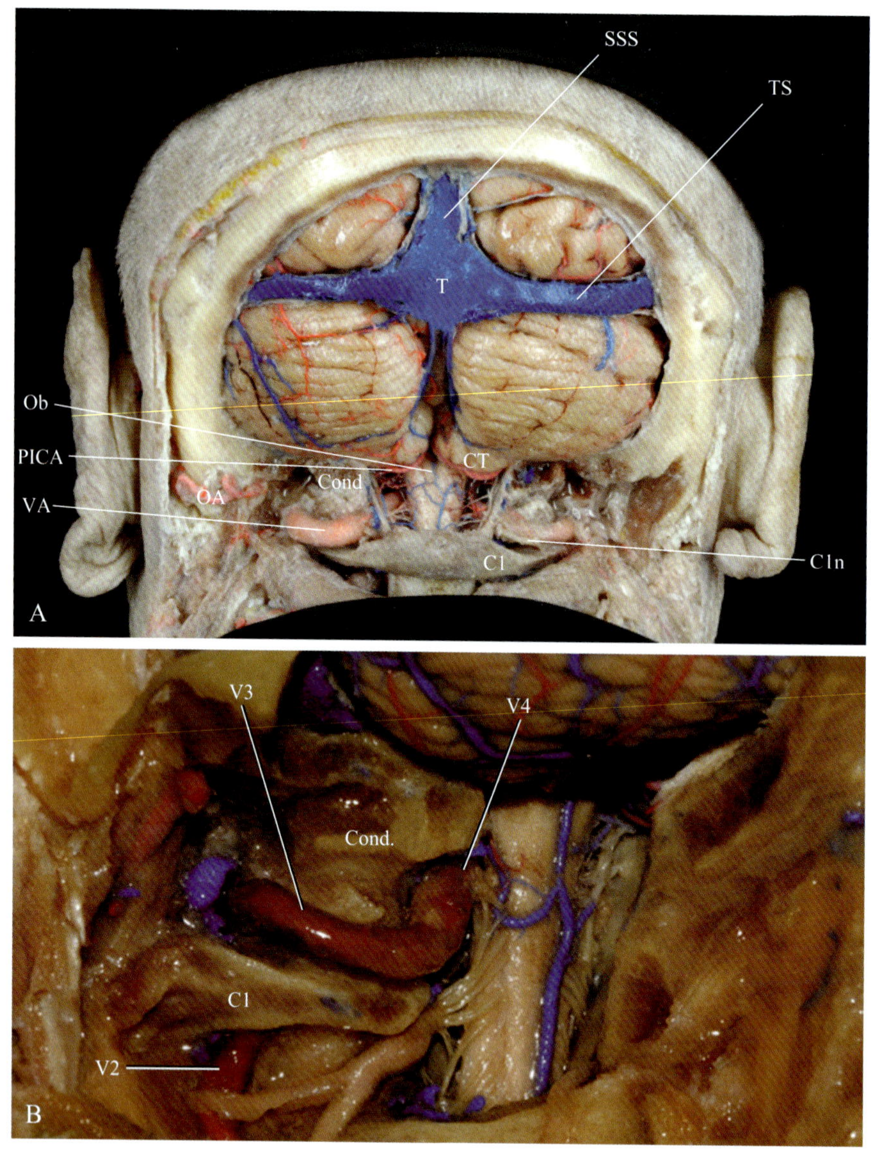

图 38-5 A. 枕下区的解剖；B. 椎动脉及其与枕髁和 C_1 后弓的关系。C1：C1 薄板；C1n：C_1 神经；Cond.：枕髁；CT：小脑扁桃体；OA，枕动脉；Ob：闩部；PICA：后动脉分支；SSS：上矢状窦；T：窦汇；TS 横窦；V2、V3、V4、：V2、V3、V4 椎动脉段；VA：椎动脉。*© Arnau Benet 版权所有*

5. 枕下颅骨切除减压和偏侧椎板切除术

- 定向标记是星点、中线、乳突后缘、枕骨粗隆和上项线。
- 在星点的后下方钻一孔暴露横窦与乙状窦的交界处的外侧角。
- 枕下入路的上限是横窦的下缘，坐落于开始于枕骨粗隆穿行与上项线的 50mm 线上。
- 高速磨钻的使用使枕骨鳞部变薄，然后咬下颅骨行枕骨切除减压术。颅后窝也可以行颅骨切除暴露乙状窦的边缘和颈静脉球。
- 枕骨大孔与枕骨的同侧缘被切除，与枕髁处融合。
- 如果手术需要，在同侧的椎动脉及其静脉丛分离后可以行 C_1 偏侧椎板切除术。外科导航在此决定中也可以提供帮助。
- 如果需要更多的暴露，C_2 和 C_3 的棘突可以被切除。

6. 枕髁

- 椎动脉解剖移位后推荐切除枕髁后部来增加暴露的角度，减少脑干的牵拉，增加颅后窝工作空间。
- CT 外科导航可以帮助确定骨质磨除深度超过枕髁 50%，因为绝大多数情况下此深度足够充分切除在侧方和枕骨大孔前部中线处生长的肿瘤。
- 磨除枕髁外层的骨皮质，暴露舌下神经管颅内段的侧方；此标志约至少在枕髁的后 1/3。
- 为了获得上斜坡更好的视野推荐磨除颈静脉结节。

- 根据枕髁区域骨质切除的多少，远外侧入路的几种变异术式曾被报道，包括：
  - 经髁的变异：此术式在髁突和 C_1 上关节面被切除后才能进行。在磨除寰枕关节、髁突与舌下神经管的下缘后斜坡与低位脑干被暴露，有足够的视野看清病变。
  - 髁上的变异：通常限于髁突上方。该入路增加了斜坡侧方的暴露。
  - 在经颈静脉结节入路舌下神经管上方，颈静脉结节被磨除以显露脑干腹侧区域到低位脑神经。
  - 通过磨除侧方到髁突部分可以通过髁旁入路切除颈静脉孔区和乳突后方病变。
  - 是经枕骨髁入路的变形。充分的融合可帮助避免枕颈交界处活动过度和失稳。

7. 切开硬脑膜和切除肿瘤

- 平行于乙状窦、在枕大孔处跨过环窦，切开硬脑膜。在切开环窦时尤其要小心，因为大的静脉丛使止血更困难并增加了栓塞的风险。环窦切开前可结扎以避免过度失血。
- 切开蛛网膜并固定，以便于分离和辨认神经血管结构，因为肿瘤会包绕椎动脉。通过蛛网膜界面可以切除这些病变，降低血管损伤的风险。
- 推荐术中尽早离断肿瘤的硬脑膜附着以减少肿瘤供血。为更好、更彻底地切除肿瘤，有时需要切除硬脑膜。
- 在低于椎动脉的肿瘤中，易于辨认和保护后组脑神经。但是，在向上发展的病变中，可能无法预料神经的位置。必须小心，避免损伤后组脑神经。
- 高度推荐应用术中监测以避免神经损伤。用体感诱发电位、听觉诱发反应、面神经监测和第 X、第Ⅺ和第Ⅻ对脑神经监测，可以使术者持续了解这些神经的活动。
- 接近 50% 的枕大孔脑膜瘤病例，椎动脉颅内段受累。因为两者之间的蛛网膜存在，所以大部分时间这些病变可以与血管分开。
- 向外牵拉肿瘤时，可以在它上面发现椎动脉。在位于腹侧的脑膜瘤病人中，椎动脉位于肿瘤的外侧面。小脑后下动脉常被推向背侧或内侧，或被包在肿瘤内。脊髓前动脉和脊髓后动脉常与肿瘤粘连。蛛网膜内分离能够保护这些动脉。
- 位于前或前外侧的脑膜瘤，脑干被向后推移，颈脊髓被推向对侧。这些移位有利于选择该入路和扩大到达病变的手术通道。这样，可以容易显露肿瘤的最前面部分和硬脑膜附着处。
- 早期瘤内切除减压和移开周围结构，使手术过程更容易更安全。减压时，硬的肿瘤可以用超声吸引器，软的肿瘤可以用双极电凝和吸引器（图 38-6）。
- 当肿瘤下面的部分在进入椎管的下极处与延髓和脊髓分开时，肿瘤上面的部分可以与后组脑神经分开。
- 游离副神经可以提供进一步的移动范围，增加操作空间。舌咽、迷走和舌下神经常被向上推移。
- 保护这些神经的关键性因素之一是在蛛网膜内分离和沿着神经和他们的神经根分支分离（图 38-7）。
- 切开在硬脑膜环的后面和上面附着于硬脑膜的齿状韧带，增加操作空间。
- 如果肥厚的骨质被肿瘤侵犯，可以磨除。
- 这种手术策略可以切除肿瘤，显著降低复发率。

8. 关颅

- 认真细致地止血后，硬脑膜可用细的不可吸收缝线（通常为 5-0 或 6-0）做不透水缝合。用骨膜片或硬脑膜替代物可帮助关闭硬脑膜。
- 可用骨水泥和（或）钛网以改善外观。
- 在筋膜的深、浅层及肌肉层做间断缝合。
- 缝合颈部肌肉时，要缝筋膜层，不要缝太多肌肉。
- 推荐认真关闭颈筋膜浅层和深层，保持接近枕大孔和颅后窝的颈部和枕下肌肉尽量闭合，以减小假性脑膜漏形成的风险。这是关颅过程中最重要的方面。
- 从此点开始，剩余的关颅可以按普通方式进行。
- 如果乳突气房开放，用骨蜡、碎肌肉和（或）纤维蛋白胶封闭，避免死腔和潜在的脑脊液漏 / 感染。腱膜肌肉瓣的后部分可以缝进硬脑膜。

【并发症预防】

- 枕骨大孔脑膜瘤可严重侵犯骨质、神经、血管结构和软组织。需要小心，避免损伤和神经功能缺失。在肿瘤切除的过程中，重要的是小心辨认和牵拉脑神经，避免术后神经功能缺失。
- 骨肿瘤病人需要广泛切除骨质，可出现颈椎失稳，所以要对颈椎稳定性进行功能性检查。

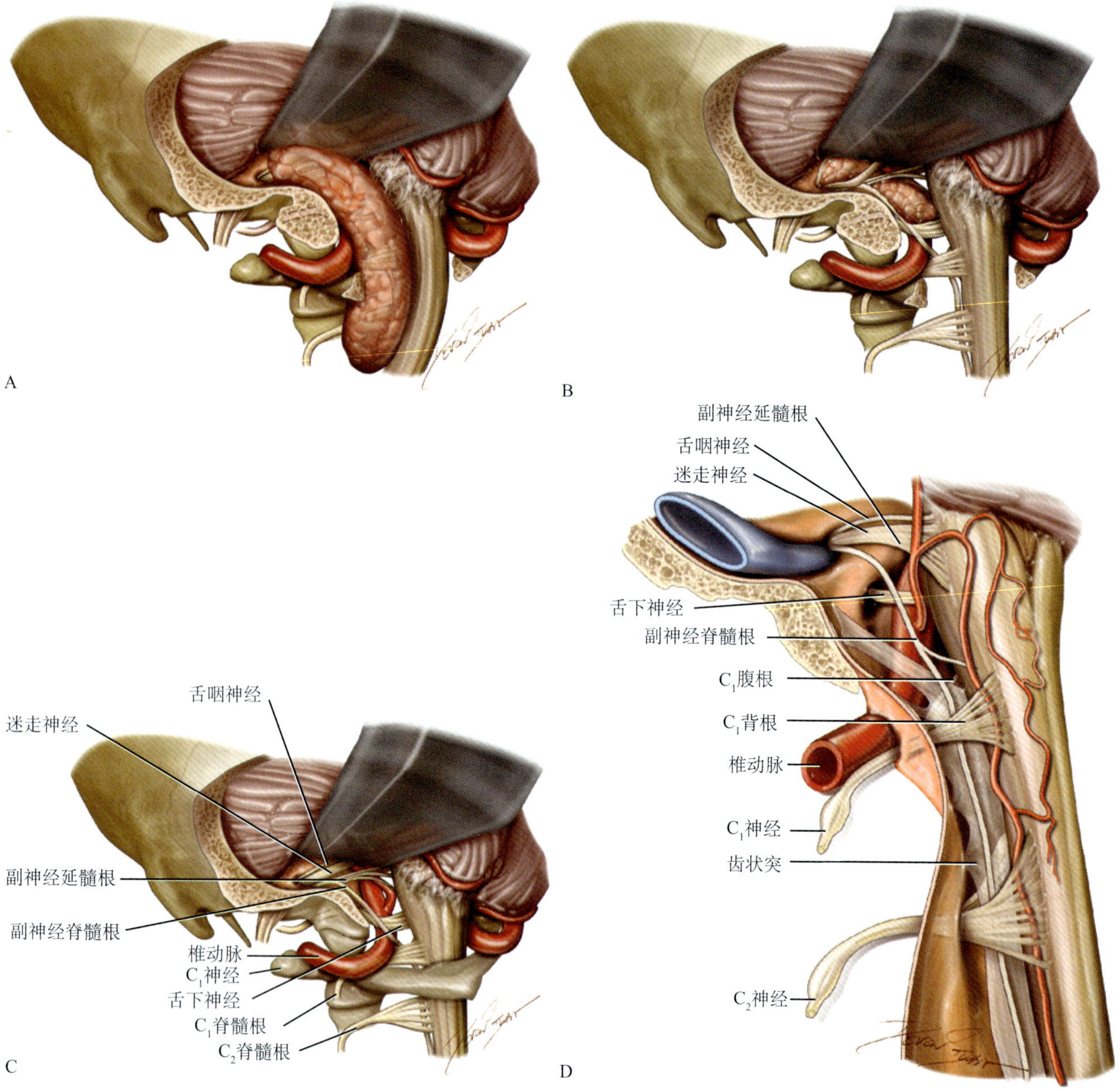

A
B
副神经延髓根
舌咽神经
迷走神经
舌下神经
副神经脊髓根
C_1腹根
C_1背根
椎动脉
C_1神经
齿状突
C_2神经
舌咽神经
迷走神经
副神经延髓根
副神经脊髓根
椎动脉
C_1神经
舌下神经
C_1脊髓根
C_2脊髓根
C
D

图 38-6 A～D. 远外侧入路的硬脑膜内阶段。A. 枕大孔脑膜瘤向内推移脑干，将后组脑神经向前推。B. 图示在超声吸引器或吸引器及双极电凝的辅助下早期瘤内减压，降低周围结构的压力和移位。如果肿瘤的一部分位于前内侧腔隙，分块切除会起作用。C. 应用后组脑神经之间的手术通道处理前内侧腔隙（后组脑神经之前）的肿瘤残余。D. 细节性显示椎动脉、C_1 神经和齿状韧带之间的解剖关系。

*
A
XIcn
XIIcn
B

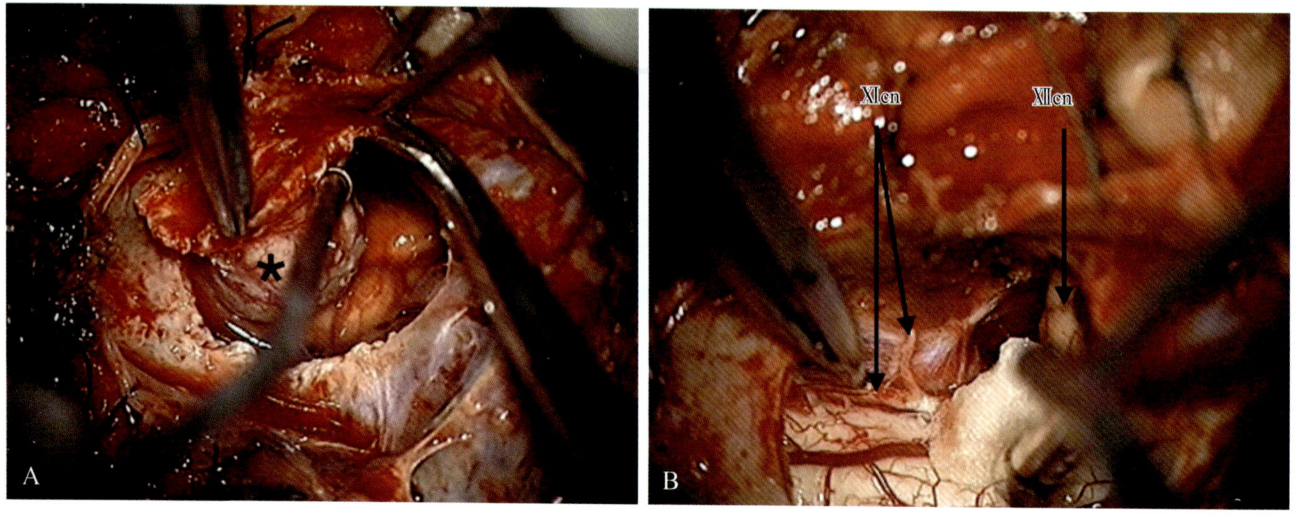

图 38-7 （该图分 ABCD 共 4 张，C、D 图请见下一页）

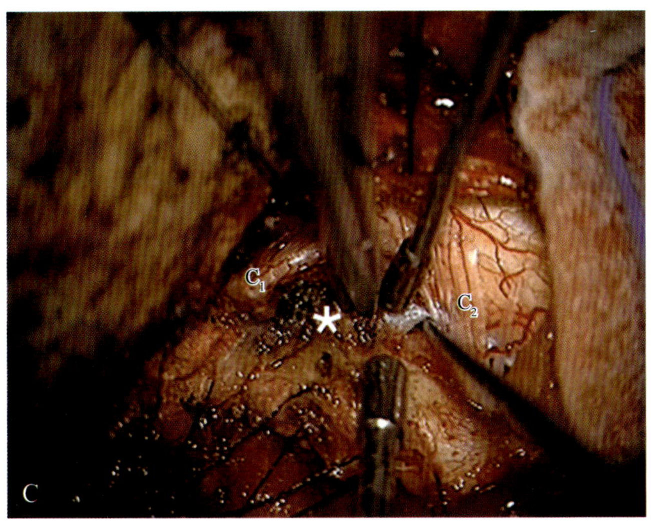

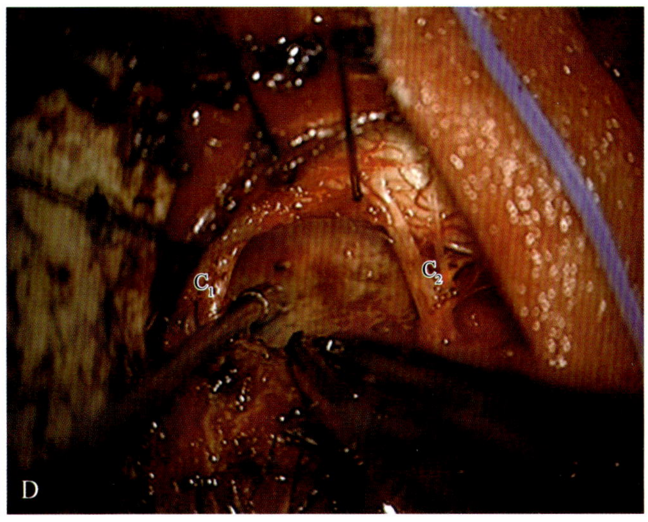

图 38-7 手术显微镜下的手术中照片，显示位于脑神经前面和脑神经后面的枕骨大孔脑膜瘤的不同。A. 左侧远外侧入路，切除位于第Ⅺ和Ⅻ对脑神经后面的枕骨大孔脑膜瘤。注意肿瘤主体是如何遮挡术野的，以及术者如何依靠手术中解剖和术前影像切除肿瘤而未损伤神经。B. 一旦切除肿瘤，可清楚地看到后组脑神经。C. 左侧远外侧入路。本病例中，脑膜瘤位于 C_1 和 C_2 之前。神经是术野中最表浅的结构，利用神经之间的通道切除肿瘤。D. 本病例中，高倍放大显微镜下切除肿瘤的过程中必须小心，不要牵扯神经。一旦已经切除肿瘤，需检查瘤腔是否有肿瘤残余。* 枕骨大孔脑膜瘤。Ⅺ cn：第Ⅺ对脑神经（副神经）；Ⅻ cn：第Ⅻ对脑神经（舌下神经）；C_1、C_2：C_1 椎神经，C_2 椎神经 ©*A.Quiñones-Hinojosa 版权所有*

- 对于脑室阻塞的大型肿瘤，常用脑室造瘘，保留至少 48h 以降低突然发生脑疝和脑积水的风险。

【要点总结】

- 头位放置的目标是将同侧枕骨髁的后内份放置在术野的最高点，以最大程度地依靠重力牵拉。
- 推荐骨瓣要尽可能大，以便骨瓣复位后外观更佳，也有助于防止肌肉与硬脑膜粘连和减小术后枕下疼痛。
- C_2 和 C_3 的半椎板切除能够改善视野。
- 如果超过 59% 的枕髁被切除就需要融合固定，以避免枕颈交界部位活动过度和失稳。

推荐阅读

Arnautovic, K.I., Al-Mefty, O., 2000. Foramen magnum meningiomas. In Kaye, A.H., Black, P. (Eds.), Operative Neurosurgery. Churchill Livingstone, London, pp. 623-634.

Benjamin, V., Russell, S.M., 2007. Resection of lower clivus-anterior foramen magnum meningiomas. In Badie, B. (Ed.), Neuro- Oncology (Neurosurgical Operative Atlas). Thieme, New York, pp. 230-239.

Bruneau, M., George, B., 2010. Classification system of foramen magnum meningiomas. J. Craniovertebr. Junction Spine 1(1), 10-17.

Flores, B.C., BouDreaux, B.P., Klinger, D.R., Mickey, B.E., Barnett, S.L., 2013. The far-lateral approach for foramen magnum meningiomas. Neurosurgery Focus 35(6), E12.

George, B., 2009. Management of foramen magnum tumors. In Sindou, M. (Ed.), Practical Handbook of Neurosurgery, vol. 1. Springer, Vienna/New York, pp. 873-883.

Landeiro, J.A., Silveira, R.L., Corréa dos Reis, C.V., 2012. Surgical management of tumors of the foramen magnum. In Quiñones-Hinojosa, A. (Ed.), Schmidek & Sweet: Operative Neurosurgical Techniques: Indications, Methods and Results, sixth ed. Saunders, Elsevier Inc., Philadelphia, pp. 517-528.

Sughrue, M.E., Parso, A.T., 2011. Far-lateral suboccipital approach. In Jandial, R., McCormick, P., Black, P. (Eds.), Core Techniques in Operative Neurosurgery. Saunders, Elsevier Inc., Philadelphia, pp. 104-110.

Witek, A.M., Colby, G.P., Lin, L-M., Coon, A.L., 2013. The role of preoperative embolization for meningiomas (skull base and non-skull base). In Quiñones-Hinojosa, A., Raza, S.M. (Eds.), Controversies in Neuro-Oncology: Best Evidence Medicine for Brain Tumor Surgery. Thieme, New York, pp. 271-282.